Langenbecks Archiv für Chirurgie
vereinigt mit Bruns' Beiträge für Klinische Chirurgie
Supplement 1989

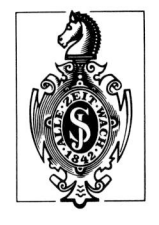

Chirurgisches Forum '89
für experimentelle und klinische Forschung

106. Kongreß der Deutschen Gesellschaft für Chirurgie
München, 29. März – 1. April 1989

Wissenschaftlicher Beirat

Ch. Herfarth (Vorsitzender) S. Geroulanos, Zürich
H. G. Beger, Ulm J. Seifert, Kiel
G. Blümel, München E. Wolner, Wien
J. H. Fischer, Köln D. Wolter, Hamburg

Schriftleitung

Ch. Herfarth unter Mitarbeit von
M. Betzler und M. Raute

Herausgeber

H. Hamelmann
Präsident des 106. Kongresses der
Deutschen Gesellschaft für Chirurgie

K. Meßmer
Vorsitzender der Sektion
Experimentelle Chirurgie

E. Ungeheuer
Generalsekretär der Deutschen
Gesellschaft für Chirurgie

Springer-Verlag
Berlin Heidelberg New York London Paris Tokyo

Schriftleitung:

Professor Dr. Christian Herfarth, Chirurgische Universitätsklinik
Im Neuenheimer Feld 110, D-6900 Heidelberg

Mitarbeiter der Schriftleitung:

Professor Dr. Michael Betzler, Chirurgische Universitätsklinik
Im Neuenheimer Feld 110, D-6900 Heidelberg

Priv.-Doz. Dr. Michael Raute, Chirurgische Klinik
Klinikum der Stadt Mannheim
Fakultät für klinische Medizin Mannheim der Universität Heidelberg
Theodor-Kutzer-Ufer, D-6800 Mannheim 1

Herausgeber:
Prof. Dr. Horst Hamelmann
Zentrum Operative Medizin I, Chirurgische Universitätsklinik
Arnold-Heller-Straße 7, D-2300 Kiel

Prof. Dr. Konrad Meßmer, Chirurgische Universitätsklinik Heidelberg
Abt. für Experimentelle Chirurgie
Im Neuenheimer Feld 110, D-6900 Heidelberg

Prof. Dr. Edgar Ungeheuer
Steinbacher Hohl 28, D-6000 Frankfurt/M. 90

Mit 121 Abbildungen

ISBN 3-540-50898-8 Springer-Verlag Berlin Heidelberg New York
ISBN 0-387-50898-8 Springer-Verlag New York Berlin Heidelberg

CIP-Titelaufnahme der Deutschen Bibliothek.
Chirurgisches Forum für Experimentelle und Klinische Forschung: Chirurgisches Forum... für Experimentelle und Klinische Forschung. – Berlin ; Heidelberg ; New York ; London ; Paris ; Tokyo : Springer.
　Bis 1980 angezeigt u. d. T.: Chirurgisches Forum für Experimentelle und Klinische Forschung. ... Chirurgisches Forum für Experimentelle und Klinische Forschung
　Teilw. mit d. Erscheinungsorten Berlin, Heidelberg, New York. – Teilw. mit d. Erscheinungsorten Berlin, Heidelberg, New York, Tokyo
Berlin ; Heidelberg ; New York ; Tokyo 1989. München 29. März – 1. April 1989. – 1989
(... Kongress der Deutschen Gesellschaft für Chirurgie; 106) (Langenbecks Archiv für Chirurgie: Supplement; 1989)
　ISBN 3-540-50898-8 (Berlin ...)
　ISBN 0-387-50898-8 (New York ...)
NE: Deutsche Gesellschaft für Chirurgie ... Kongress der ...; Langenbecks Archiv für Chirurgie/Supplement

Dieses Werk ist urheberrechtlich geschützt. Die dadurch begründeten Rechte, insbesondere die der Übersetzung, des Nachdrucks, des Vortrags, der Entnahme von Abbildungen und Tabellen, der Funksendung, der Mikroverfilmung oder der Vervielfältigung auf anderen Wegen und der Speicherung in Datenverarbeitungsanlagen, bleiben, auch bei nur auszugsweiser Verwertung, vorbehalten. Eine Vervielfältigung dieses Werkes oder von Teilen dieses Werkes ist auch im Einzelfall nur in den Grenzen der gesetzlichen Bestimmungen des Urheberrechtsgesetzes der Bundesrepublik Deutschland vom 9. September 1965 in der Fassung vom 24. Juni 1985 zulässig. Sie ist grundsätzlich vergütungspflichtig. Zuwiderhandlungen unterliegen den Strafbestimmungen des Urheberrechtsgesetzes.

© by Springer-Verlag Berlin · Heidelberg 1989
Printed in Germany

Die Wiedergabe von Gebrauchsnamen, Warenbezeichnungen usw. in diesem Werk berechtigt auch ohne besondere Kennzeichnung nicht zu der Annahme, daß solche Namen im Sinne der Warenzeichen- und Markenschutzgesetzgebung als frei zu betrachten wären und daher von jedermann benutzt werden dürften.

Pruduktaftung: Für Angaben über Dosierungsanweisungen und Applikationsformen kann vom Verlag keine Gewähr übernommen werden. Derartige Angaben müssen vom jeweiligen Anwender im Einzelfall anhand anderer Literaturstellen auf ihre Richtigkeit überprüft werden.

Druck und Einband: Druckhaus Beltz, Hemsbach/Bergstr.
2125/3140-543210 – Gedruckt auf säurefreiem Papier

Vorwort

Das Chirurgische Forum als *"Wissenschaftsbarometer der Chirurgie"* hat sich wiederum bewährt. Auffällig sind die Zunahmen der Anmeldungen im Bereich Transplantation, perioperative Pathophysiologie und Onkologie. Die Abnahme der Anmeldungen aus dem Bereich von Herz und Lunge ist wohl auf den fachspezifischen Jahreskongreß zurückzuführen. Die chirurgische Forschung muß in ihrer Intensität und Integration mit "Nachbardisziplinen" sicherlich verstärkt werden. Die Zahl der Anmeldungen sind noch nicht das Signal für die Intensivierung und Verbesserung der Qualität der Forschung. Im Gegenteil, die Erfahrung in Gutachtergremien für Forschungsplanung und -förderung zeigt, daß die chirurgischen Forschungsanträge seltener akzeptiert werden als solche aus konservativen und theoretischen Gebieten. Diese Entwicklung ist nicht allein eine Beobachtung aus Deutschland, sondern gerade in den USA wird in den letzten 8 Jahren eine abfallende Tendenz für Forschungsunterstützung im Bereich der Chirurgie beobachtet. Die Chirurgie mit ihren vielen speziellen Gebieten und damit jeder Einzelne, muß hier die große Aufgabe sehen, mit neuer Idee, Kraft und Arbeit dieser Tendenz entgegenzuwirken, die letzthin das ganze Fach gefährdet. Hier eine kurzsichtige Politik oder sogar Beschönigung zu betreiben, wird sich in wenigen Jahren zu Ungunsten unserer Gesellschaft auswirken und auch das Zusammenspiel der Chirurgie mit den anderen Fächern in der täglichen Praxis dann negativ beeinflussen.

Diese Überlegungen kommen besonders beim Lesen der Laudatio von David C. SABISTON auf William Stewart HALSTED auf. HALSTED ist dieser Forumsband gewidmet. Diese so engagierte und begeisterte Schilderung des Lebens von HALSTED zeigt die Originalität und visionäre Kraft der deutschsprachigen Chirurgie um die Jahrhundertwende. Gerade im Anblick des weltweiten Umschwungs der Chirurgie und letztlich unserer chirurgischen Geschichte sollte unsere Gesellschaft das Ziel haben, Forschungskraft und Forschungspotential zu fördern. Ganz besonders sei David C. SABISTON für diese so eindrucksvolle Schilderung gedankt. Die alten und auch die immer engeren neuen Bande über den Atlantik finden in seiner Laudatio ihren Niederschlag.

Die Zahl der Einsendungen für das wissenschaftlich chirurgische Forum im Rahmen des Kongresses der Deutschen Gesellschaft für Chirurgie hat wiederum deutlich zugenommen. 288 Abstracts wurden eingesandt und schließlich hiervon 99 angenommen (34%). Der Präsident des diesjährigen Kongresses, Professor Dr. H. HAMELMANN, hat dem Forum insgesamt 18 Stunden zugeordnet, so daß sogar mehr Vorträge als früher angenommen werden konnten. Die Auswahlsitzung der Abstracts fand im November letzten Jahres in Heidelberg statt. Anwesend waren wie stets der Präsident der Gesellschaft, der Generalsekretär, Prof. Dr. E. UNGEHEUER, der gewählte Präsident für das Jahr 1990, Prof. Dr. R. HÄRING, und der wissenschaftliche Forumsausschuß, dem ex officio, der Vorsitzende der Sektion für Experimentelle Chirurgie der Deutschen Gesellschaft für Chirurgie, Prof. Dr. K. MEßMER, mitangehört.

Es ist sicherlich angezeigt, dem Interessierten die Form und den Ablauf der Abstractsauswahl darzustellen. Nach Eingang der Anmeldungen bis zum 30.09.88 wurde innerhalb von 8 Tagen an die Forumsausschußmitglieder der gesamte Abstractband zugesandt. Sämtliche Abstracts sind komplett anonymisiert. Nicht anonymisiert sind die Abstracts für den Präsidenten, den Generalsekretär und den Vorsitzenden der Sektion für Experimentelle Chirurgie. In die Begutachtung selbst sind allein die Mitglieder des Forumsausschusses involviert. Jedes Gebiet wird von mindestens 3 Gutachtern beurteilt. Die Einstufung der Abstracts erfolgt nach einem 5-Punktesystem entsprechend dem allgemeinen internationalen Usus in der Beurteilung von wissenschaftlichen Mitteilungen. 5 bedeutet, daß es sich um ein außergewöhnliches Abstract handelt, 1 um ein nicht brauchbares, 2 um ein mäßiges, 3 ein akzeptables, 4 ein gutes. Die einzelnen Gutachter legen sich vor der Sitzung schriftlich mit ihren Noten fest. Während der Forumsausschußsitzung werden entsprechend der vom Präsidenten festgelegten Zeit für die Forumssitzungen während des Kongresses die Durchschnittsnoten besprochen und jeweils für die einzelnen Gebiete der *"cut off point"* (diskriminierende Mittelwert) festgelegt. Hierbei kommt es zu einer schnellen Sortierung der Abstracts. Die Aufgabe des Forumsausschusses im einzelnen ist es jedoch dann vor allen Dingen, die Anmeldungen genauer durchzusprechen und zu diskutieren, wenn es zu deutlich diskrepanten Beurteilungen gekommen ist. Die Gutachter nehmen zu ihrer Benotung Stellung und ordnen ggf. wieder neu ein. Am Ende sollte immer allgemeine Übereinstimmung über Aufnahme oder Ablehnung einer Anmeldung bestehen. Es ist noch einmal ausdrücklich festzuhalten, daß das Anonymitätsprinzip eingehalten wird. Gerade der Vorsitzende des Forumsausschusses sieht seine Aufgabe darin, hierauf zu achten. Die Anonymität einer Anmeldung wird dann eröffnet, wenn der Eindruck entsteht, daß von der gleichen Arbeitsgruppe mehrere Abstracts mit dem gleichen Thema vorliegen. Es wird dann darum gebeten, Abstracts zusammenzulegen oder auf Anmeldungen zu verzichten. Sehr großen Wert legt der Forumsausschuß auch auf die Gestaltung der Sitzung und die einzelnen Vorsitzenden. Letzthin entscheidet jedoch dann der Präsident der Gesellschaft über Zuordnung, Vorsitz und Einordnung der Abstracts. Das Auswahlsystem hat sicherlich Härten, auf der anderen Seite ist wohl auf diese Weise eine gerechte Beurteilung möglich.

Die Beurteilung der Abstracts richtet sich nach den allgemeinen Kriterien: Form, Inhalt, Originalität, Verständlichkeit, Relevanz für chirurgische Fragen, d.h. letzthin auch klinische Bedeutung. Bei vielen Abstracts ist der Ablehnungsgrund die vorherige Publikation. Es sollte daher noch einmal für die Zukunft daran erinnert werden, daß die Abstracts für den Forumsband wirklich neue Mitteilungen sein sollen. Gerade im letzten Vorwort (1988) wurde von seiten des Forumsausschusses auf die verschiedenen Auswahlkriterien hingewiesen. Leider ist auch immer wieder ein Ablehnungsgrund, daß die einfachen Auflagen für die Abfassung eines Abstracts nicht eingehalten werden.

Der Stab, der diesen Forumsband des 106. Kongresses der Deutschen Gesellschaft für Chirurgie sicher, schnell und unter erheblichem

Einsatz und Anstrengung in Form brachte, ist unverändert der gleiche. Frau M. Harms hat ihre Arbeit an Frau L. Frohberg übergeben. Besonderer Dank gilt Frau I. Jebram sowie Herrn H. Schwaninger.

                                        Ch. HERFARTH
                                        für den Forumsausschuß

William Stewart Halsted

PASTEUR once commented that he had not been carefully prepared in the tradition and discipline of classical medicine, he thought it unlikely he would have had the chance to conceive and develop his original ideas. William Stewart HALSTED (1852 - 1922) was a surgical giant and a review of his carefully planned career, also in the classic format, illustrates how it led to his becoming one of the world's foremost academic and clinical surgeons. Until the age of 10, he had a private tutor and later graduated from Andover in 1869. He entered Yale University where he became captain of the football team, and although majoring in liberal arts, soon acquired a copy of *Gray's Anatomy* and *Dalton's Physiology* and quite early decided upon a career in medicine. He entered the College of Physicians and Surgeons of Columbia University and became a totally committed student achieving a spectacular acedemic record. He continued with an internship at the Bellevue Hospital and shortly thereafter became dedicated to surgery.

Quite early he became a strong advocate of antisepsis, a result of LISTER's visit to New York in 1877. There was considerable and intense opposition to LISTER's principles, but HALSTED was convinced and soon became recognized as a champion of antisepsis and his influence spread throughout the country. A major impact upon his career came in 1880, when he chose to devote two years to graduate study in the famous clinics of Germany, Austria, and Switzerland. Once there, he had a unique opportunity to observe the meticulous technique of the German surgeons, as well as their classic system of training. He became a keen student of the German medical literature and frequently made references to it in his publications.

MATAS, a pioneer in vascular surgery, said later of HALSTED: "He often reverted to his postgraduate days in Leipzig, Vienna, and Berne, which had been destined to exercise such a profound influence upon his career as a teacher and operator. That he was held in the highest esteem in Germany is evidenced from the eagerness with which his publications were sought by leading German surgical journals and societies, and from the fact that his clinic at the Johns Hopkins was the only American institution included in the list of great clinics that enriched the pages of that leading organ of German surgical thought, *Bruns' Beiträge zur Chirurgie*." On return from Europe, he was filled with enthusiasm and fired with the laudable ambition to improve opportunities for the expansion of his active mind in the promising environment assured him in New York.

In 1887 a fortunate event occurred in HALSTED's life when he received an invitation from WELCH, the famed bacteriologist and pathologist, to assist hin with plans for the establishment of the newly endowed Johns Hopkins Hospital and School of Medicine. They had much in common, since WELCH had also spent several years of postgraduate work in Germany, studying under such important scientists as KOCH, EHRLICH, SCHAUMANN, WEIGERT, and others. HALSTED lived with WELCH in Baltimore and worked with him in his experimental pathological laboratory. There he initiated his fundamental work on wound healing and later his technique of intestinal anastomosis which he did with MALL, the Professor of Anatomy. In reporting this work, HALSTED wrote, "My experiments have led me to attach great weight to an accurate knowledge of the thickness and characteristics of the submucous coat of the intestine. I am not aware that the importance of this coat in connection with this operation has hitherto been emphasized."

With the opening of the Johns Hopkins Hospital in 1889, HALSTED began his innovative and now famous repair of inguinal hernia as well as the development of the radical mastectomy. With the herniorrhaphy he dramatically reduced the recurrence rate of hernias, and with the radical mastectomy he lowered the *local recurrence* of tumor from an accepted figure of 50% or more to only 6%, an extraordinary achievement for that day. His clinic rapidly became known as one in which the most complex operations were undertaken with the best results. HALSTED attributed these successes primarily to the use of antisepsis, gentle handling of tissues, meticulous hemostasis by the use of fine-tipped forceps, minimal destruction of tissue, careful irrigation of the wound at the end of the procedure, and the use of drains in the presence of necrotic tissue or infection.

Most consider HALSTED's single and most significant achievement to be the *training of academic surgeons*. He was quick to recognize the origin of his views in this field, which are found in his Annual Address in Medicine delivered at Yale University in 1904. At the outset, he posed a searching question by asking, "Why was Germany the first country to adopt antiseptic surgery? Why did almost every surgeon in every German University eagerly embrace LISTER's system almost at the same moment and as soon as it was clearly presented? The answers to these questions are, I believe, to be sought mainly in the character of the *scientific* and *practical* training of surgeons in Germany and it is especially upon the training of surgeons that I wish to dwell in the remainder of this address." He proceeded to state, "Here I may be permitted to instance conditions which have evolved in a natural way at the Johns Hopkins Hospital, where the plan of organization of the staff differs from that which obtains elsewhere in this country. The average term of service for the intern on the surgical side who succeeds to the house surgeonship in this hospital is at present eight years, six as an assistant in preparation for the position, and two years of service as actual house surgeon ... the prospective house surgeon has to commonly commit himself to 12 or 14 years of hard work, very hard work, in order to secure this prize to which in this country only few at present attain ... it will be objected that this is too long an apprenticeship, that the young surgeon will be stale, his enthusiasm gone before he has completed his arduous term of service. These positions are not for those who so soon weary of the study of their profession, and it is a fact that the zeal and industry of these young assistants seem to increase as they advance in years as their knowledge and responsibility become greater." HALSTED said further, "It was our original intention to adopt as closely as feasible the German plan, which, in the main, is the same for all the principal clinics ... Every facility and the greatest encouragement is given each member of the resident staff to do work in *research*." It is interesting that HALSTED was deeply impressed with the contributions of those who involved themselves in original investigations and specifically cited the discoveries of HUNTER, PASTEUR, and LISTER as forming the foundations of modern surgical science. In his address at Yale, he also said: "My residents are expected, in addition to their ward and operating duties, to undertake original investigations and to keep in close touch with the work in surgical pathology, bacteriology, and physiology ... Young men contemplating the study of surgery should early in life seek to acquire knowledge of the subjects fundamental to the study of their profession." By the time the resident had completed HALSTED's training program he was fully trained and able to perform the same procedures as the faculty, and was a qualified candidate for a post as Professor in a major university medical center. History has since proven that HALSTED's men were subsequently appointed to the most prestigious academic posts in the nation, and his system of surgical training, with emphasis on clinical excellence as well as research, rapidly spread and became adopted as the standard of excellence in the United States. His success is apparent in the fact that among his residents 22 became Professoors and 16 Associate Professors or Assistant Professors. Included were such figures as CUSHING, HEUER, DANDY, REID, BLOODGOOD, FOLLIS, McCLURE, YOUNG, CROWE, and HOLMAN. Others worked with him solely in the experimental laboratory, including HOMANS of Harvard, as well as a number of promising young surgeons from Europe and who later returned to their homeland.

HALSTED received many honors, including election as a member of the National Academy of Sciences, Honorary Fellow of the Royal College of Surgeons of England, the Royal College of Surgeons of Edinburgh, the Societe de Chirurgie de Paris and was the first American to be elected a member of the erudite Deutsche Gesellschaft für Chirurgie. Each of these honors were much appreciated, and it is known that he especially prized election to the German society, where he personally presented his "Der partielle Verschluß großer Arterien" delivered at the Congress in 1914.

One of the great surgeons to follow HALSTED in the next generation, Dallis B. PHEMISTER, Professor at the University of Chicago, wrote, "The fact that HALSTED, shortly before his death, was searching for articles to assist Professor PAYR in preparation of a monograph on arthroplasty for *Neue Deutsche Chirurgie* was abundant evidence of his abiding interest in German surgery and his friendship for the German surgeons. I can well appreciate his debt to German surgery because I spent 16 months in Germany and Austria in 1909-10 and that was a turning point which directed my career along more scientific lines. As a result, I have always felt an obligation to German surgery."

Following a visit in HALSTED's clinic, the famed LERICHE said, "A real revolution took place in my mind. In three days I had gone through the experience of a great evolution. When I returned home I was a new man. I felt as if I had lived near the surgical heir of Claude BERNARD." Of a later visit, he wrote, "Let me tell you, please, that a few days at your side have influenced me more than years with others."

HALSTED's astuteness in administration is illustrated by an incident reported by Winfred SMITH, the long time Director of the Johns Hopkins Hospital, when he referred to a meeting of the Hospital Medical Board in 1912. On that occasion HALSTED proposed to combine the Laryngology and Otology Services and recommended that CROWE be placed in charge. KELLY, the well known Professor of Gynecology, interrupted and asked if this reorganization had been discussed with those members of the staff already involved in this work, to which HALSTED replied in the negative admitting he was a little embarrassed about it but thought everything would work out satisfactorily. SMITH said KELLY pounded the table saying, "HALSTED, I am opposed to this. Everything we do here must be open and aboveboard." With a flushed face HALSTED replied: "KELLY, you are absolutely right. How could I have ever perpetrated such an offense? It was an awful thing for me to do. I am ashamed, and I apologize for bringing such a recommendation before this dignified Board ..." (and on and on and on, according to SMITH, but never did HALSTED offer to withdraw the recommendation). Recognizing that HALSTED intended to continue his comments indefinitely, KELLY finally interrupted to say, "HALSTED, please stop, I'll vote for it!" Once having reasoned through an issue and being convinced of his position, HALSTED was known to pursue his views to complete fruition.

HALSTED's last Chief Resident, Emile HOLMAN, Professor of Surgery at Stanford, wrote: "In the history of surgery, HALSTED uniquely embodies the role of an original and productive thinker. HALSTED's message to us is clear. Keep a critical eye on all unverified claims. Assertions, even by recognized authorities, cannot always be accepted as facts. Whenever possible, verification is mandatory. Solving new problems requires prolonged concentration, freedom from distractions, and untrammeled time for leisure for thoughtful contemplation."

In summarizing the impact of HALSTED, CUSHING wrote in his obituary, "A man of unique personality, shy, something of a recluse, fastidious in his taste and in his friendships, an aristocrat in breeding, scholarly in his habits, the victim of many years of indifferent health, he nevertheless was one of the few American surgeons who may be considered to have established a school of surgery, comparable, in a sense, to the school of BILLROTH." His long time colleague and close personal friend, J.M.T. FINNEY, wrote, "To those who were privileged to work under him long enough to really know him, and to the chosen few of eminence who were permitted to enter the intercircle of his life, he will always stand out in memory as the commanding figure that he was, teacher, investigator, master surgeon, and benefactor of mankind."

It is little wonder that a century later HALSTED is universally recognized as America's foremost surgeon. Selected to deliver the Memorial Address following HALSTED's death, MATAS closed his remarks by saying, "He was great as the father and founder of a school of surgery ... unsurpassed in surgical scholarship, and surgical craft and the attainment of surgical ideals ... but in none of these he was greater than in the *selection* of the group of young men whom he chose to carry on as his apostolate and to transmit his teachings." This succint commentary convincingly captures HALSTED's most significant contribution to surgery and to mankind.

>David C. Sabiston, Jr., M.D.
>Dept. of Surgery
>Duke University Medical Center
>Durham, North Carolina 27710
>USA

Inhaltsverzeichnis

I. Onkologie 1
(Sitzungsleiter: P. MERKLE, Stuttgart, und
S. GEROULANOS, Zürich) 1

1. Interaktion von Mitomycin C und Tumorischämie
   (B. EIBL-EIBESFELDT, I. AICHNER, J. IZBICKI,
   J. KUMMERMEHR, H. WALDNER und D. WILKER) 1

2. Unterschiede der pH Regulation zwischen normalen und
   Carcinomzellen: Möglichkeiten für neue Therapieansätze (M. WEINLICH, G. BISCHOF, G. HAMILTON und
   R. SCHIESSEL) 7

3. In vitro Untersuchungen zur Beeinflußbarkeit des Adhäsionsverhaltens ductaler humaner Pancreascarcinomzellen (R.J. WEINEL, M. KERLIN, B. MENTGES und
   M.v. BÜLOW) 11

4. Vermindert Zienam die toxischen Nebenwirkungen von
   Cisplatin in der Tumortherapie - eine tierexperimentelle Studie (C. BREYMANN, D. SAUMWEBER, C. HAMMER,
   W. MRAZ und W. PERMANETTER) 17

5. Erhöhte Cytostatica-Sensitivität menschlicher Carcinom Zellen durch humorale Wachstumsstimulation in
   vitro - ein Ansatz zu effektiver adjuvanter Kurzzeit-Chemotherapie? (P.E. GORETZKI, M. GRUSSENDORF,
   A. FRILLING, D. SIMON und H.-D. RÖHER) 21

6. Wachstumsbeeinflussung menschlicher anaplastischer
   Schilddrüsencarcinomtransplantate unter Vitamin B6-Mangelbedingungen - ein neues therapeutisches
   Prinzip? (H.J.C. WENISCH, H.P. FORTMEYER und
   A. ENCKE) 25

II. Traumatologie 1
(Sitzungsleiter: L. SCHWEIBERER, München, und
A. PANNIKE, Frankfurt) 31

7. Untersuchungen über das Implantationsverhalten des
   kardiovasculären GORE-TEX-Patches (PTFE) nach
   Deckung von experimentell erzeugten Bauchwanddefekten (M. PLIESS, K.-H. SCHULTHEIS und Ch. GEBHARDT) . 31

8. Die Transplantation kultivierter autologer Keratinocyten zur plastischen Deckung großer Hautdefekte
   (P. PLEYER, O. ABRI, V. SAKOMAN und E. KRAAS) 37

9. Tierexperimentelle Untersuchungen zur Transplantation von Amnion als Peritonealersatz - die Bedeutung der Vitalität des Amnionepithels für den Behandlungserfolg (P. DOHRMANN, I. LEUSCHNER, K. RUPP, W. MENGEL und H. HAMELMANN) 43

10. Druckverhältnisse in der freien Bauchhöhle und in einem geschlossenen Rohrdrainagesystem (R. ERNST, B. IHMANN, T. GLAß und V. ZUMTOBEL) 49

11. Komplementsystem und Xanthinoxidase-vermittelter mikrovasculärer Permeabilitätsschaden nach Verbrennungstrauma II.° (G.O. TILL, H.P. FRIEDL, P.A. WARD und O. TRENTZ) 55

12. Bedeutung der Xanthinoxidase am mikrovasculären Permeabilitätsschaden nach Verbrennungstrauma II.° (H.P. FRIEDL, G.O. TILL, P.A. WARD und O. TRENTZ) .. 59

13. Die Beeinflussung der Knochenheilung durch Tetrachlordecaoxid und Faktor XIII: Eine tierexperimentelle Studie (W. ZENKER, D. HAVEMANN und I. MUMM) .. 63

14. Untersuchungen zur Durchblutung der Extremität bei Knochenläsion unter besonderer Berücksichtigung unterschiedlicher Durchblutungswertigkeiten der Femurschaftregionen (K. NUTZ) 67

III. Pathophysiologie 1 und Leber - Galle - Pankreas (Sitzungsleiter: F. LARGIADER, Zürich, und J.H. FISCHER, Köln) 73

15. Immunsuppressiver Faktor nach schwerem Trauma: Ein Spaltprodukt des Gerinnungssystems? (M. MAGHSUDI, M. BARTHELS, J. SEIDEL, J. STURM, G. REGEL und C. NEUMANN) 73

16. Untersuchungen zur traumainduzierten Monokinsynthese - Erster klinischer Nachweis des Neutrophil Activating Factor (NAF) (M. STORCK, E. FAIST, W. ERTEL, A. WALZ, M. BAGGIOLINI und G. HEBERER) 79

17. Die Rolle der Interleukine für Proliferation und Differenzierung von B-Lymphocyten polytraumatisierter Patienten (W. ERTEL, E. FAIST, K. NESTLE und G. HEBERER) 85

18. Primärtherapie des traumatisch-hämorrhagischen Schocks mit hyperosmotisch-hyperonkotischer Infusionslösung (S. NIEMCZYK, U. KREIMEIER, U.B. BRÜCKNER und K. MEßMER) 91

19. Die Antikörperantwort auf T-zellabhängiges und T-zellunabhängiges Antigen nach milzerhaltenden Operationen im Schweinemodell (J.R. IZBICKI, H.W.L. ZIEGLER-HEITBROCK, M. MEIER, S. KASTL, W. BAUHUBER, D.K. WILKER und L. SCHWEIBERER) 97

20. Gastrobronchialer Reflux, Ursache von nosokomialen
    Pneumonien unter Streßulcusprophylaxe? (J. NACHTKAMP,
    R. BARES, G. WINKELTAU, U. KLINGE, M.M. LERCH,
    V. SCHUMPELICK und U. BÜLL) 103

21. Verlust der Molekülgrößen-Selektivität des Alveolar-
    epithels für Plasmaproteine bei Patienten nach Poly-
    trauma (A. DWENGER, G. REGEL, Th. JOKA, J.A. STURM,
    H. TSCHERNE und K.P. SCHMIT-NEUERBURG) 109

22. Veränderungen des pulmonalen Gasaustausches und der
    Hämodynamik während Ösophagusresektion - abhängig
    von der Operationsmethode? (D. DUDA, W. HEINRICHS,
    K. KIPFMÜLLER, G. BUEß und W. DICK) 115

23. Gefäßanatomische Grundlagen der Zweitresektionen
    an der Leber nach Regeneration (F. KÖCKERLING,
    C. FÖDRA, F. STEINBAUER und F.P. GALL) 121

24. Die Wertigkeit des Serumlactatspiegels in Korrela-
    tion zu anderen Laborparametern bei der Verlaufsbe-
    obachtung nach Leberresektionen (M. IMHOFF,
    J. LEHNER und D. LÖHLEIN) 127

25. Effektive Verbesserung der warmen und kalten ischä-
    mischen Toleranz der Leber durch Aprotinin
    (T.S. LIE, H.K. PREIßINGER, R. SEGER, K. OGAWA und
    T. HOSOKAWA) 133

IV. Magen und Darm
    (Sitzungsleiter: C. HAMMER, München, und
    H. HEYMANN, Hannover) 139

26. Ein neues Verfahren zur quantitativen Bestimmung
    oesophagealer Motilitätsmuster mittels einer viel-
    fachen Impedanzmessung (J. FAß, J. SILNY, J. BRAUN,
    U. HEINDRICHS, B. DREUW, V. SCHUMPELICK und G. RAU) 139

27. Einfluß einer intragastralen Fettmahlzeit auf den
    Tonus des unteren Ösophagussphincters und die Frei-
    setzung gastrointestinaler Peptide bei Refluxkranken
    (T. NEUFANG, G. KORTLEBEN, B. KNAUFF und G. LEPSIEN) 145

28. Kann die endoskopisch-mikrochirurgische Dissektion
    der Speiseröhre zur Reduzierung pulmonaler Kompli-
    kationen nach Ösophagusresektion beitragen? Eine
    vergleichende tierexperimentelle Studie
    (K. KIPFMÜLLER, G. BUEß, D. DUDA und S. KESSLER) ... 151

29. Makromolekülresorption im Magen - physiologischer
    Nachweis und anaphylaktische Beeinflussung
    (R.A. HATZ, W.A. WALKER, R. MERKLE und
    H.-J. KRÄMLING) 157

30. Interposition oder Roux-en-Y Rekonstruktion nach totaler Gastrektomie bei Ratten: Ergebnisse einer kontrollierten experimentellen Studie, Vergleich somatischer Parameter (T. ZITTEL, G. NIEBEL und A. THIEDE) 163

31. Ergebnisse standardisierter Verhaltensbeobachtung an Ratten nach Gastrektomie: Vergleich von Roux-Y- und Interpositionsrekonstruktionsprinzip in kontrollierten Studien (G. NIEBEL, F. EGGERT, T. ZITTEL und A. THIEDE) 169

32. Auswirkung der Kocher-Mobilisation des Duodenums auf die Magenentleerung (S. PIEPER, G. THOMA, H. MATZDORF und R. MONTZ) 175

33. Zur Wertigkeit des duodeno-gastralen Refluxes und der erhaltenen Duodenalpassage bei refluxverhütender und refluxbelastender Form der Magenteilresektion (S. WALGENBACH und Th. JUNGINGER) 181

34. Die Prävention der Nahtinsuffizienz nach Gastrektomie durch eine lokale antimikrobielle Prophylaxe: eine tierexperimentelle Untersuchung an der Ratte (H.M. SCHARDEY, T. KAMPS, S. GATERMANN, G. BARETTON, G. HOHLBACH und F.W. SCHILDBERG) 185

35. Bewertung chirurgischer Nahtmaterialien in der Colonchirurgie anhand der Nahthaltekapazität des menschlichen Colons (S. DEBUS und B. LÜNSTEDT) 191

36. Immunhistochemische Identifikation endokriner Tumoren des Gastrointestinaltraktes und ihrer Metastasen (G. SCHÜRMANN, M. BETZLER, A.v. HERBAY und H.F. OTTO) 197

V. Pathophysiologie 2 und Herz - Lunge - Gefäße
(Sitzungsleiter: W. ISSELHARD, Köln, und W. OVERBECK, Kaiserslautern) 205

37. Qualitätsunterschiede bei frisch gefrorenem Plasma (S. KORFMANN, J. SEIFERT, J. BERTRAMS und H. HAMELMANN) 205

38. Sauerstoffversorgung und Gewebeoxygenierung von Leber und Dünndarm während Isofluran-Narkose (G. NÖLDGE, K. KOPP, Th. PELCHEN, F. RATHGEB, G. SCHOMBURG, U.v. SPECHT und K. GEIGER) 209

39. Der protektive Effekt von Lidocain auf das Hirnödem - Experimentelle Untersuchungen an der Ratte (R. ASCHERL, M. SCHIMMER, A. MÜLLER, K. GEIßDÖRFER und G. BLÜMEL) 213

40. Niedermolekulares Heparin zur Thromboseprophylaxe in der Allgemeinchirurgie. Eine prospektiv-randomisierte Studie (A. SCHWARZ, J. LIMMER, E. SEIFRIED und H.G. BEGER) 219

41. Einfluß von chemischer Modifizierung auf die anticoagulatorischen und antithrombotischen Eigenschaften von Heparin (A. STEMBERGER, A. RIEDL, S. HAAS und G. BLÜMEL) 225

42. Der Einfluß immunsuppressiver Therapie auf Morphologie und Biomechanik arterieller Allografts (Th. SCHMITZ-RIXEN, J. MEGERMAN, H. PICHLMAIER und W.M. ABBOTT) 229

43. Therapie von Komplikationen subcutan implantierter venöser Kathetersysteme (K. NAGEL, Ch. GAEDERTZ, H.G. FUHR, W. MEYENBURG und D. SCHILD) 237

44. Die Wirkung von Hyperkapnie und Arachidonsäure auf Vasomotorik und Blut-Hirn-Schrankenfunktion von Ratten Pia-Gefäßen (L. SCHÜRER, S. KAWAMURA, B. SCHMUCKER und A. BAETHMANN) 241

VI. Traumatologie 2
(Sitzungsleiter: G. LOB, München, und H. BECK, Erlangen) 245

45. Biomechanische Belastungsuntersuchungen der menschlichen Supraspinatus- und Biceps brachii-Sehne (H.-J. OESTERN und P. von BLANKENBURG) 245

46. Experimentelle und intraoperative Isometriemessungen als Qualitätskontrolle bei der Rekonstruktion des vorderen Kreuzbandes (U.A. WAGNER und L. GOTZEN) ... 249

47. Eine neue Methode zur biomechanischen Stabilitätsprüfung heilender Menisci im Tiermodell - ist die Meniscusnaht in der Zone II eine geeignete Therapie? (K. RÖDDECKER, J. JOCHIMS, U. MÜNNICH und M. NAGELSCHMIDT) 255

48. Die Auswirkung von temporären synthetischen Verstärkungsmaterialien auf die biomechanischen Eigenschaften gestielter Patellarsehnenplastiken als Kreuzbandersatz beim Schaf (W. SIEBELS, R. ASCHERL, R. SCHWERBROCK, M. MAURER und G. BLÜMEL) 261

49. Das PDS-augmentierte Patellarsehnentransplantat zur Rekonstruktion des vorderen Kreuzbandes am Schafsknie (W. HOLZMÜLLER, K.E. REHM, S.M. PERREN und B. RAHN) 265

50. Immunreaktionen bei der Knochenheilung (H.E. SCHRATT, J.L. SPYRA, R. ASCHERL und G. BLÜMEL) 269

51. Biomechanische und morphologische Eigenschaften von neugebildeten Knochen im Defekt (H.-J. WILKE, L. CLAES, H. KIEFER und W. MUTSCHLER) 275

52. Interfragmentäre Dehnung und Knochenheilung – Eine experimentelle Studie (L. CLAES, H.-J. WILKE, S. RÜBENACKER und H. KIEFER) 279

VII. Pathophysiologie 3 und Transplantation 1
(Sitzungsleiter: A. HIRNER, Berlin, und G. BLÜMEL, München) 285

53. Abdominelle Sepsis: Endotoxin in der Peritonealhöhle und Endotoxinämie (H.O. KLEINE und H.G. BEGER) 285

54. Funktionelle Untersuchungen der Permeabilität des Peritoneums bei der diffusen Peritonitis (S. GRESSEL und M. IMHOF) 289

55. Therapie der Schocklunge mit Pentoxifyllin und einem cAMP Analog bei der experimentellen Sepsis (H. HOFFMANN, J.R. HATHERILL, H. HARADA, M. YONEMARU, J. CROWLEY und T.A. RAFFIN) 295

56. Tierexperimentelle Untersuchungen zur Zusatzbehandlung der Sepsis mit natürlichem Interleukin-2 (D. NITSCHE, H. GROEPER und H. HAMELMANN) 299

57. Die Endotoxinfreisetzung bei der Peritonitis durch Antibiotica (A. van BAALEN, D. NITSCHE und H. HAMELMANN) 303

58. Die Rolle der Phospholipase A2 bei chirurgischen Intensivpatienten. Ergebnisse einer klinischen Studie (W. UHL, M. BÜCHLER, M. SAMTNER, A. DELLER, H. SCHÄDLICH und H.G. BEGER) 307

59. Intestinale Ischämie bei akuter Endotoxinämie: ein Kausalfaktor für die Entstehung des multiplen Organversagens (U. KREIMEIER, P. ZELLER, J.R. MORANDEIRA, F. HAMMERSEN und K. MEßMER) 313

60. Zur Definition der postoperativen Sepsis mit "Sepsisscore" quantitativer und semiquantitativer Endotoxinbestimmung (N. KIPPING, C. WESOLY und R. GRUNDMANN) 317

61. Synergistischer immunsuppressiver Effekt von low dose-Cyclosporin A und dem Calciumantagonisten Nifedipin durch die Bildung von Suppressorzellen (W.M. PADBERG, C. BODEWIG, A. MÜLLER und J. DOBROSCHKE) 323

62. Beeinflussung des Proteingehaltes von Pankreassekret und Gallensaft durch Cyclosporin A (T. BERTLING, H.G. HOLZMANN und J. SEIFERT) 327

63. Muciciliäre Funktion nach Autotransplantation, Allotransplantation und Sleeveresektion der Lunge
(A. PAUL, D. MARELLI, M. KING, N.-S. WANG, D.S. MULDER und R.C.-J. CHIU) 331

VIII. Endokrinologie und Leber - Galle - Pankreas
Sitzungsleiter: H.J. STREICHER, Wuppertal, und
K.-P. THON, Düsseldorf) 337

64. Die erste permanente Zellinie eines folliculären menschlichen Schilddrüsencarcinoms (FTC-133) und deren Bedeutung für Untersuchungen zur Wachstumsregulation von Schilddrüsengeweben (D. SIMON, P.E. GORETZKI, A. FRILLING, M. GRUSSENDORF und H.-D. RÖHER) 337

65. Einfluß des cellulären DBS-Gehalts auf die Überlebenschance bei differenzierten Schilddrüsencarcinomen (G. LUKÁCS. Gy. BALÁZS und Z. SZÁLLÁSY) 343

66. Der Eingriff der Pankreasdenervation und Antrektomie auf die Freisetzung gastrointestinaler Hormone beim Hund (F. KÖNIG, R. NUSTEDE, H. KÖHLER und A. SCHAFMAYER) 349

67. Auswirkungen der Exstirpation des Ganglion mesentericum craniale und coeliacum auf die endokrinen Zellen der Dünndarmschleimhaut beim Hanford Mini Pig (G.E. HOLLE, W.G. FORSSMANN und F.K. HOLLE) 353

68. Welchen Einfluß hat die Ileumresektion auf die exokrine Pankreassekretion - Untersuchung zur enteropankreatischen Achse (DFG - Nu-42/1-1) (R. NUSTEDE, J. MEYERHOFF, H. KÖHLER, B. HEIDRICH und A. SCHAFMAYER) 359

69. Vasoaktive Mediatoren bei akuter experimenteller Pankreatitis (H. WALDNER, B. VOLLMAR, J. SCHMAND, P. CONZEN, L. SCHWEIBERER und W. BRENDEL) 363

70. Oxygenierung des Pankreasgewebes bei experimenteller Pankreatitis (J. SCHMAND, H. WALDNER, B. VOLLMAR, A. GOETZ, P. CONZEN, L. SCHWEIBERER und B. BRENDEL). 369

71. Neurotransmitter in Pankreasnerven: Ein Beitrag zur Schmerzgenese bei chronischer Pankreatitis (M. BÜCHLER, E. WEIHE, S. MÜLLER, P. MALFERTHEINER, H. FRIEß und H.G. BEGER) 375

72. Effekt der trunculären Vagotomie auf Nüchternvolumen und Kontraktilität der Gallenblase (A.H. HÖLSCHER, H. VOIT, F. BOLLSCHWEILER und J.R. SIEWERT) 381

73. Gallensteinzertrümmerung durch Laser - Nd:YAG Laser oder Farbstofflaser? (H. WENK, S. THOMAS und F.W. SCHILDBERG) 385

74. Pfortaderdrucksenkendes Prinzip Splanchnicotomie - Ergebnisse einer Studie zur Messung der Hämodynamik mittels der Mikrosphärentechnik im Lebercirrhosemodell der Ratte (E. HANISCH, U. SCHWEIGKOFLER, V. BERNER und Ch. HOTTENROTT) 391

IX. Transplantation 2
(Sitzungsleiter: W. LAND, München, und J. SEIFERT, Kiel) 395

75. Spielen cytotoxische Antikörper bei der primären, irreversiblen Nicht-Funktion von allogenen Nierentransplantaten eine Rolle? (K.H. ALBRECHT, U. VÖGELER, W. NIEBEL, H. GROSSE-WILDE und F.W. EIGLER) 395

76. Trennung von alloreaktiven Lymphocyten und Bystanderzellen im Allotransplantat: Interleukin 2-Receptor positive Lymphocyten als Mediatoren der akuten cellulären Abstoßung (C.D. HEIDECKE, J. SCHNEIDER-EICKE, R. BRAUER, J. STADLER und T. DIAMANTSTEIN) .. 401

77. Analyse der humanen Anti-OKT3 Antwort nach Abstossungstherapie bei nierentransplantierten Patienten (B. NASHAN, R. SCHWINZER, K. WONIGEIT und R. PICHLMAYR) 405

78. Monitoring der Transplantatabstoßung durch monoklonale Antikörper gegen Bürstensaumenzyme nach experimenteller Dünndarmtransplantation (P. SCHROEDER, M.L. HANSMANN, M. GUNDLACH, A. QUARONI und E. DELTZ) 409

79. Bedeutung der MHC-Subloci für die Stärke und den Ablauf der Abstoßungsreaktion nach heterogener Dünndarmtransplantation im Rattenmodell (M. GUNDLACH, P. SCHMIDT, P. SCHROEDER, M.L. HANSMANN und E. DELTZ) 413

80. Charakterisierung von T-Suppressorlymphocyten nach orthotoper Rattenlebertransplantation (H.-J. GASSEL, R. ENGEMANN und H. HAMELMANN) 417

81. Gallensedimentcytologie: Eine neue, nichtinvasive Methode im postoperativen Monitoring nach Lebertransplantation (K.J. OLDHAFER, G. GUBERNATIS, G. TUSCH, E. KUSE und R. PICHLMAYR) 421

82. Partielle Lebertransplantation: Indikation, Technik und Ergebnisse (B. RINGE, H. BUNZENDAHL, G. GUBERNATIS, M. BURDELSKI und R. PICHLMAYR) 427

83. Die Präservierung von Spenderlebern mit UW-Lösung - Erste Erfahrungen an der University of Chicago (P. VOGELBACH, J.C. EMOND, J.R. THISTLETHWAITE, S. WOODLE, S.B. HENRY und C.E. BROELSCH) 435

84. Ein experimentelles Modell zur Toleranzinduktion bei stark allogener Pankreastransplantation (W. HAMELMANN, W. TIMMERMANN und A. THIEDE) 441

85. Die Immunogenität isolierter Langerhansscher Inseln ist unabhängig vom Transplantationsort (W.F.A. HILLER, J. KLEMPNAUER und R. PICHLMAYR) 447

86. Evaluierung von Abstoßungsparametern bei experimenteller Pankreasallotransplantation (N. SENNINGER, N. RUNKEL, G. FRANK, R. von KUMMER und Ch. HERFARTH) 451

X. Onkologie 2
(Sitzungsleiter: T. GSCHNITZER, Innsbruck, und K. NAGEL, Mainz) 455

87. Diagnose, Differentialdiagnose und Verlaufskontrolle des Ösophaguscarcinoms mit dem neuen Tumormarker SCC-Antigen (Th. KRAUS, W. EBERT, B. LEHNER, P. FRIEDL und P. SCHLAG) 455

88. Bindungsaffinität monoklonaler Antikörper an humane Coloncarcinome im ex vivo Perfusionssystem (E. LÖHDE, P. SCHWARZENDAHL, O. ABRI, S. MATZKU, H. SCHLICKER und E. KRAAS) 461

89. Möglichkeiten der Immundiagnostik mit monoklonalen Antikörpern (MAK) von Lebermetastasen über ein intraarterielles Port-System (O. ABRI, G. BARZEN, E. LÖHDE, H. SCHLICKER, R. FELIX und E. KRAAS) 467

90. Oberflächenmarker colorectaler Carcinome und ihre prognostische Bedeutung (A. QUENTMEIER, V. SCHWARZ und P. SCHLAG) 473

91. Erste in-vitro und immunhistochemische Ergebnisse mit einem neuen Tumormarker (CA 72-4) (M. LORENZ, R.P. BAUM, U. RUNGE, G. HERRMANN und C. HOTTENROTT) 479

92. Gibt es Zusammenhänge zwischen präoperativem Serum-CEA-Spiegel und der durchflußcytometrisch bestimmten Ploidie colorectaler Carcinome? (G. SPÄTH und K.E. GRUND) 487

93. Sofortbeurteilung cytotoxischer Effekte bei der hyperthermen Extremitätenperfusion durch MR-Spektroskopie (P. HOHENBERGER, W. SEMMLER, P. BACHERT-BAUMANN, M. MANNER und P. SCHLAG) 491

94. Die Positronenemissionstomographie (PET) trägt zur Individualisierung einer regionalen Tumortherapie bei Patienten mit colorectalen Lebermetastasen bei (A. DIMITRAKOPOULOU, S. FROHMÜLLER, L.G. STRAUSS und P. SCHLAG) 497

95. Immunhistochemische Untersuchungen zum Magencarcinom - Eine Studie am Primärtumor und den Lymphknotenmetastasen im Hinblick auf das tumorbiologische Verhalten (J. JÄHNE, H.-J. MEYER, C. WITTEKIND und R. PICHLMAYR) 503

96. Intraarterielle Chemotherapie colorectaler Lebermetastasen mit 5-Fluorouracil/Folinsäure (R. RAAB, E. SCHMOLL, C. SCHÖBER, B. RINGE, P. VOGT und H.-J. SCHMOLL) 507

97. Charakterisierung und erste Ergebnisse einer aktiven spezifischen Immuntherapie bei Patienten mit colorectalem Carcinom (B. LEHNER, W. LIEBRICH, G. MECHTERSHEIMER, V. SCHIRRMACHER, P. SCHLAG und Ch. HERFARTH) 513

98. Aktiv spezifische Immuntherapie experimenteller Lungenmetastasen mit CT-26 Tumorzellen, die ein transfiziertes virales Genprodukt (Hämagglutininantigen) exprimieren (H.K. SCHACKERT, T. ITAYA, L. EDLER und P. FROST) 519

99. Neue Aspekte des Tumorstoffwechsels: Substrataustausch maligner Colontumoren beim Menschen (E. HAGMÜLLER, H.-D. SAEGER, H.-O. BARTH, M. SEßLER und E. HOLM) 525

Bedingungen für die Vortragsanmeldungen zum Chirurgischen FORUM 1990 531

Table of Contents

I. **Oncology 1**
   (Chairmen: P. MERKLE, Stuttgart, and S. GEROULANOS, Zürich) 1

1. Interaction of Mitomycin C and Tumor Ischemia (B. EIBL-EIBESFELDT, I. AICHNER, J. IZBICKI, J. KUMMERMEHR, H. WALDNER, and D. WILKER) 1

2. Differences in pH Regulation Between Normal and Cancer Cells: Possibility of New Drug Therapy (M. WEINLICH, G. BISCHOF, G. HAMILTON, and R. SCHIESSEL) 7

3. In Vitro Investigations on the Adhesion of Ductal Human Pancreatic Carcinoma Cells (R.J. WEINEL, M. KERLIN, B. MENTGES, and M. v. BÜLOW) 11

4. Does Zienam Reduce the Toxic Side Effects of Cisplatin in Treatment of Malignancies? An Experimental Study (C. BREYMANN, D. SAUMWEBER, C. HAMMER, W. MRAZ, and W. PERMANETTER) 17

5. Humoral Growth Stimulation Increases Sensitivity of Human Cancer Cells for Cytotoxic Drugs in Vitro - A New Start for More Effective Adjuvant Short-Term Chemotherapy? (P.E. GORETZKI, M. GRUSSENDORF, A. FRILLING, D. SIMON, and H.D. RÖHER) 21

6. Growth of Human Anaplastic Thyroid Carcinoma Tissues Xenografted into Athymic Nude Mice with Vitamin B6 Deficiency - A New Therapeutic Approach? (H.J.C. WENISCH, H.P. FORTMEYER, and E. ENCKE) 25

II. **Traumatology 1**
   (Chairmen: L. SCHWEIBERER, München, and A. PANNIKE, Frankfurt) 31

7. Implantation of Gore-Tex-Patches (PTFE) for Primary Closure of Abdominal Wall Defects - An Experimental Study (M. PLIESS, G. PLIESS, K.-H. SCHULTHEISS, and Ch. GEBHARDT) 31

8. Coverage of Large-Area Wounds by Transplantation of Cultivated Autologous Keratinocytes (P. PLEYER, O. ABRI, V. SAKOMAN, and E. KRAAS) 37

9. Animal Studies of Amnion Transplants as Peritoneal Substitutes - The Significance of Vitality of the Amniotic Epithelium for Success of Treatment (P. DOHRMANN, I. LEUSCHNER, K. RUPP, W. MENGEL, and H. HAMELMANN) 43

10.	Intraperitoneal Pressure and Pressure in a Closed Drainage System (R. ERNST, B. IHMANN, T. GLAß, and V. ZUMTOBEL)	49
11.	Role of Complement in Xanthine Oxidase-Mediated Thermal Injury of Skin (G.O. TILL, H.P. FRIEDL, P.A. WARD, and O. TRENTZ)	55
12.	Role of Xanthine Oxidase in Microvascular Damage Following Thermal Injury of Skin (H.P. FRIEDL, G.O. TILL, P.A. WARD, and O. TRENTZ)	59
13.	Influence on Bone Healing of Tetrachlorodecaoxide and Factor XIII: An Animal Study (W. ZENKER, D. HAVEMANN, and I. MUMM)	63
14.	Studies of Perfusion of the Extremity with Bone Lesions: Variation in Perfusion Rates Between Regions of the Shaft of the Femur (V. NUTZ)	67
III.	Pathophysiology 1 and Liver - Biliary System - Pancreas (Chairmen: F. LARGIADER, Zürich, and J.H. FISCHER, Köln)	73
15.	Immunosuppressive Factor Following Severe Trauma: A Fibrinogen Degradation Product? (M. MAGHSUDI, M. BARTHELS. J. SEIDEL, J. STURM, G. REGEL, and C. NEUMANN)	73
16.	Study of Trauma-Induced Monokine Synthesis - First Clinical Demonstration of Neutrophil-Activating Factor (M. STORCK, E. FAIST, W. ERTEL, A. WALZ, M. BAGGIOLINI, and G. HEBERER)	79
17.	Effect of Interleukins on Proliferation and Differentiation of B-Lymphocytes of Patients with Major Injury (W. ERTEL, E. FAIST, K. NESTLE, and G. HEBERER)	85
18.	Primary Resuscitation from Traumatic-Hemorrhagic Shock Using Hyperosmotic-Hyperoncotic Solutions (S. NIEMCZYK, U. KREIMEIER, U.B. BRÜCKNER, and K. MEßMER)	91
19.	The Antibody Response to T-Cell-Dependent and -Independent Antigens After Spleen-Preserving Surgery in the Pig (J.R. IZBICKI, H.W.L. ZIEGLER-HEITBROCK, M. MEIER, S. KASTL, W. BAUHUBER, D.K. WILKER, and L. SCHWEIBERER)	97
20.	Gastrobronchial Reflux: A Cause of Nosocomial Pneumonias in Patients Receiving Antacid Therapy? (J. NACHTKAMP, R. BARES, G. WINKELTAU, U. KLINGE, M.M. LERCH, V. SCHUMPELICK, and U. BÜLL)	103

21. Loss of the Size Selectivity of the Alveolar Epithelium for Plasma Proteins in Multiply Traumatized Patients (A. DWENGER, G. REGEL, Th. JOKA, J.A. STURM, H. TSCHERNE, and K.P. SCHMIT-NEUERBURG) 109

22. Changes of Pulmonary Gas Exchange and Hemodynamic Parameters During Esophageal Resection - Influenced by the Operation Technique? (D. DUDA, H. HEINRICHS, K. KIPFMÜLLER, G. BUEß, and W. DICK) 115

23. Anatomical Basis of Re-resections of the Liver Following Liver Regeneration (F. KÖCKERLING, C. FÖDRA, F. STEINBAUER, and F.P. GALL) 121

24. Blood Lactate in Relation to Other Laboratory Parameters After Liver Resection (M. IMHOFF, J. LEHNER, and D. LÖHLEIN) 127

25. Successful Prolongation of Ischemic Tolerance Time of the Liver by Aprotinin Pretreatment (T.S. LIE, H.K. PREIßINGER, R. SEGER, K. OGAWA, and T. HOSOKAWA) 133

IV. Stomach and Intestine
    (Chairmen: C. HAMMER, München, and H. HEYMANN, Hannover) 139

26. A New Method for Evaluation of Esophageal Motility by Multiple Impedance Measurement (J. FAß, J. SILNY, J. BRAUN, U. HEINDRICHS, B. DREUW, V. SCHUMPELICK, and G. RAU) 139

27. Influence of a Fat Meal on the Tone of Lower Esophageal Sphincter and the Release of Gastrointestinal Peptides in Patients with Reflux-Disease (T. NEUFANG, G. KORTLEBEN, B. KNAUFF, and G. LEPSIEN) 145

28. Can Endoscopic Microsurgical Dissection Bring a Reduction in Cardiopulmonary Complications After Esophagectomy - A Randomized Experimental Study (K. KIPFMÜLLER, G. BUEß, D. DUDA, and S. KESSLER) .. 151

29. Uptake of Macromolecules in the Stomach Under Physiologic and Anaphylactic Conditions (R.A. HATZ, W.A. WALKER, R. MERKLE, and H.-J. KRÄMLING) 157

30. Interposition or Roux-en-Y Reconstruction After Total Gastrectomy in Rats: Results of a Controlled Experimental Study (T. ZITTEL, G. NIEBEL, and A. THIEDE) 163

31. Results of Standardized Behavioral Observation in Gastrectomized Rats: Comparison of Roux-en-Y and Esophagoduodenal Interposition Reconstruction Methods in Controlled Studies (G. NIEBEL, F. EGGERT, T. ZITTEL, and A. THIEDE) 169

32. Effect of Kocher Duodenal Mobilization on Gastric Emptying of Semisolids and Solids in Man (S. PIEPER, G. THOMA, H. MATZDORF, and R. MONTZ) 175

33. Importance of Duodeno Gastric Reflux and Preservation of the Duodenal Passage in Reflux-free and Reflux-exposed Forms of Partial Gastrectomy (S. WALGENBACH and Th. JUNGINGER) 181

34. Prevention of Anastomotic Insufficiency After Gastrectomy by Local Antimicrobial Prophylaxis: An Experimental Study in the Rat (H.M. SCHARDEY, T. KAMPS, S. GATERMANN, G. BARETTON, G. HOHLBACH, and F.W. SCHILDBERG) 185

35. Evaluation of Suture Materials in Colonic Surgery with Regard to the Suture Holding Capacity of the Human Colon (S. DEBUS and B. LÜNSTEDT) 191

36. Identification of Endocrine Tumors of the Gastrointestinal Tract and Their Metastases by Means of Immunohistochemistry (G. SCHÜRMANN, M. BETZLER, A.v. HERBAY, and H.F. OTTO) 197

V. <u>Pathophysiology 2 and Heart - Lung - Vessels</u> (Chairmen: W. ISSELHARD, Köln, and W. OVERBECK, Kaiserslautern) 205

37. Differences in the Quality of Fresh Frozen Plasma (S. KORFMANN, J. SEIFERT, J. BERTRAMS, and H. HAMELMANN) 205

38. Oxygen Supply and Oxygenation of the Liver and the Small Intestine During Isoflurane-Anaesthesia (G. NÖLDGE, K. KOPP, Th. PELCHEN, F. RATHGEB, G. SCHOMBURG, U.v. SPECHT, and K. GEIGER) 209

39. Protective Effect of Lidocaine in Brain Edema - Experimental Studies in Rats (R. ASCHERL, M. SCHIRMER, A. MÜLLER, K. GEIßDÖRFER, and G. BLÜMEL) 213

40. Low Molecular Weight Heparin as Thrombophylaxis in Abdominal Surgery. A Prospective Randomized Clinical Study (A. SCHWARZ, J. LIMMER, E. SEIFRIED, and H.G. BEGER) 219

41. Influence of Chemical Modification on the Anticoagulant and Antithrombotic Activity of Heparin A (A. STEMBERGER, A. RIEDL, S. HAAS, and G. BLÜMEL) .. 225

42. Morphology and Biomechanical Properties of Arterial Allografts With Immunosuppressive Treatment (Th. SCHMITZ-RIXEN, J. MEGERMANN, H. PICHLMAIER, and W.M. ABBOTT) 229

43.	Treatment of Complications After Totally Implanted Venous Access Systems (K. NAGEL, Ch. GAEDERTZ, H.G. FUHR, W. MEYENBURG, and D. SCHILD)	237
44.	Effect of Hypercapnia and Arachidonic Acid on Vasoreactivity and Blood-Brain Barrier Function of Rat Brain Surface Vessels (L. SCHÜRER, S. KAWAMURA, B. SCHMUCKER, and A. BAETHMANN)	241
VI.	Traumatology 2 (Chairmen: G. LOB, München, and H. BECK, Erlangen) .	245
45.	Biomechanical Investigations of the Human Supraspinatus and Biceps Brachii Tendon (H.-J. OESTERN and P. von BLANKENBURG)	245
46.	Experimental and Intraoperative Studies of Anterior Cruciate Ligament Graft Placement and Isometry (U.A. WAGNER and L. GOTZEN)	249
47.	A New Method of Measuring Biomechanical Stability of the Healing Meniscus in an Animal Model - Is Meniscus Suture in Zone II a Suitable Therapy? (K. RÖDDECKER, J. JOCHIMS, U. MÜNNICH, and M. NAGELSCHMIDT)	255
48.	The Influence of Resorbable Augmentation Devices on Biomechanical Properties of Patellar Tendon Grafts for Cruciate Ligament Replacement in sheep (W. SIEBELS, R. ASCHERL, R. SCHWERBROCK, M. MAURER, and G. BLÜMEL)	261
49.	PDS Augmentation in Reconstruction of the Anterior Cruciate Ligament of the Sheep (W. HOLZMÜLLER, K.E. REHM, S.M. PERREN, and B. RAHN)	265
50.	Immune Reactions During Bone Healing (H.E. SCHRATT, J.L. SPYRA, R. ASCHERL, and G. BLÜMEL)	269
51.	Biomechanical and Morphological Properties of Newly Formed Bone in Defects (H.-J. WILKE, L. CLAES, H. KIEFER, and W. MUTSCHLER)	275
52.	Interfragmentary Strain and Bone Healing - An Experimental Study (L. CLAES, H.-J. WILKE, S. RÜBENACKER, and H. KIEFER)	279
VII.	Pathophysiology 3 and Transplantation 1 (Chairmen: A. HIRNER, Berlin, and G. BLÜMEL, München)	285
53.	Abdominal Sepsis: Endotoxin in the Peritoneal Cavity and Endotoxemia (H.O. KLEINE and H.G. BEGER)	285
54.	Studies of Peritoneal Permeability in Diffuse Peritonitis (S. GRESSEL and M. IMHOF)	289

55. Treatment of Sepsis-Induced Shock Lung in Guinea
    Pigs with Pentoxifylline and a Cyclic AMP Analog
    (H. HOFFMANN, J.R. HATHERILL, H. HARADA,
    M. YONEMARU, J. CROWLEY, and T.A. RAFFIN) 295

56. Animal Experiments on Treatment of Septicemia with
    Natural Interleukin-2 (D. NITSCHE, H. GROEPER, and
    H. HAMELMANN) 299

57. Endotoxin Release by Antibiotics in Peritonitis
    (A. van BAALEN, D. NITSCHE, and H. HAMELMANN) 303

58. Role of Serum Phospholipase A2 in Surgical Intensive
    Care Patients. Results of a Clinical Study (W. UHL,
    M. BÜCHLER, M. SAMTNER, A. DELLER, H. SCHÄDLICH, and
    H.G. BEGER) 307

59. Intestinal Ischemia During Acute Endotoxemia: A
    Pathogenic Mechanism in the Development of Multiple
    Organ Failure (U. KREIMEIER, P. ZELLER,
    J.R. MORANDEIRA, F. HAMMERSEN, and K. MEßMER) 313

60. Sepsis Score and Quantitative and Semiquantitative
    Endotoxin Assessment for Definition of Postoperative
    Sepsis (N. KIPPING, C. WESOLY, and R. GRUNDMANN) ... 317

61. Synergistic Immunosuppressive Effect of Low-Dose
    Cyclosporin A and the Calcium Antagonist Nifedipine
    Mediated by Generation of Suppressor Cells
    (W.M. PADBERG, C. BODEWIG, A. MÜLLER, and
    J. DOBROSCHKE) 323

62. Influence on Protein Content of Pancreatic Fluid and
    Bile of Cyclosporin A (T. BERTLING, H.G. HOLZMANN,
    and J. SEIFERT) 327

63. Mucociliary Function in Autotransplanted, Allotrans-
    planted, and Sleeve-Resected Lungs (A. PAUL,
    D. MARELLI, M. KING, N.-S. WANG, D.S. MULDER, and
    R.C.-J. CHIU) 331

VIII. Endocrinology and Liver - Biliary System - Pancreas
      (Chairmen: H.J. STREICHER, Wuppertal, and
      K.-P. THON, Düsseldorf) 337

64. First Permanent Cell Line From a Differentiated
    Human Follicular Thyroid Carcinoma (FTC-133) and
    its Significance in Assessing Growth Regulation of
    Thyroid Tissue (D. SIMON, P.E. GORETZKI, A. FRILLING,
    M. GRUSSENDORF, and H.-D. RÖHER) 337

65. Influence of Cellular DNA Content on Survival in
    Differentiated Thyroid Carcinomas (G. LUKÁCS,
    Gy. BALÁZS, and Z. SZÁLLÁSY) 343

66. The Influence of Pancreas Denervation and Antrectomy on the Release of Gastrointestinal Hormones in Dogs (F. KÖNIG, R. NUSTEDE, H. KÖHLER, and A. SCHAFMAYER) 349

67. Effects of Superior Mesenteric and Coeliac Ganglionectomy on the Geometry and Cellular Organization Including Peptide-Producing Cells of the Small Intestinal Mucosa (G.E. HOLLE, W.G. FORSSMANN, and F.K. HOLLE) 353

68. Effect of Ileum Resection on Exocrine Pancreas Secretion - Study on the Enteropancreatic Axis (R. NUSTEDE, J. MEYERHOFF, H. KÖHLER, B. HEIDRICH, and A. SCHAFMAYER) 359

69. Vasoactive Mediators in Acute Experimental Pancreatitis (H. WALDNER, B. VOLLMAR, J. SCHMAND, P. CONZEN, L. SCHWEIBERER, and W. BRENDEL) 363

70. Oxygenation of the Pancreatic Tissue in Experimental Pancreatitis (J. SCHMAND, H. WALDNER, B. VOLLMAR, A. GOETZ, P. CONZEN, L. SCHWEIBERER, and W. BRENDEL) 369

71. Neurotransmitter in Human Pancreatic Nerves: A Contribution on the Generation of Pain in Chronic Pancreatitis (M. BÜCHLER, E. WEIHE, S. MÜLLER, P. MALFERTHEINER, H. FRIEß, and H.G. BEGER) 375

72. Effect of Truncal Vagotomy on Fasting Gall Bladder Volume and Contractility (A.H. HÖLSCHER, H. VOIT, E. BOLLSCHWEILER, and J.R. SIEWERT) 381

73. Gallstone Destruction by Laser - Nd:YAG Laser or Dye Laser? (H. WENK, S. THOMAS, and F.W. SCHILDBERG) 385

74. Reduction on Portal Venous Pressure by Splanchnicotomy - Hemodynamics Measured Using Microspheres in a Rat Liver Cirrhosis Model (E. HANISCH, U. SCHWEIGKOFLER, V. BERNER, and Ch. HOTTENROTT) ... 391

IX. Transplantation 2
(Chairmen: W. LAND, München, and J. SEIFERT, Kiel) . 395

75. Are Cytotoxic Antibodies Relevant in Primary Irreversible Nonfunction of Kidney Allografts? (K.H. ALBRECHT, U. VÖGELER, W. NIEBEL, H. GROSSE-WILDE, and F.W. EIGLER) 395

76. Separation of Alloreactive Lymphocytes from Bystander Cells Within Allografts: Interleukin 2 Receptor-Bearing Lymphocytes Mediate Acute Cellular Rejection (C.D. HEIDECKE, J. SCHNEIDER-EICKE, R. BRAUER, J. STADLER, and T. DIAMANTSTEIN) 401

77. Analysis of the Human Anti-OKT 3 Response After Rejection Therapy in Kidney Transplanted Patients (B. NASHAN, R. SCHWINZER, K. WONIGEIT, and R. PICHLMAYR) 405

78. Monitoring on Experimental Small Bowel Transplantation by Monoclonal Against Brush-Border Enzymes (P. SCHROEDER, M.L. HANSMANN, M. GUNDLACH, A. QUARONI, and E. DELTZ) 409

79. Major Histocompatibility Complex - Sublocus Differences in Heterotopic Small Bowel Transplantation and Their Influence on Graft Rejection (M. GUNDLACH, P. SCHMIDT, P. SCHROEDER, M.L. HANSMANN, and E. DELTZ) 413

80. Characterization of T-Suppressor Lymphocytes Following Orthotopic Rat Liver Transplantation (H.-J. GASSEL, R. ENGEMANN, and H. HAMELMANN) 417

81. Bile Cytology: A New, Noninvasive Method for Postoperative Monitoring After Liver Transplantation (K.J. OLDHAFER, G. GUBERNATIS, G. TUSCH, E. KRUSE, and R. PICHLMAYR) 421

82. Partial Liver Transplantation: Indication, Technique, and Results (B. RINGE, H. BUNZENDAHL, G. GUBERNATIS, M. BURDELSKI, and R. PICHLMAYR) 427

83. Preservation of Liver Grafts with University of Wisconsin-Solution - Preliminary Results at the University of Chicago (P. VOGELBACH, J.C. EMOND, J.R. THISTLETHWAITE, S. WOODLE, S.B. HENRY, and C.E. BROELSCH) 435

84. An Experimental Model of Tolerance Induction in Allogenic Pancreas Transplantation (W. HAMELMANN, W. TIMMERMANN, and A. THIEDE) 441

85. The Immunogenicity of Isolated Islets of Langerhans Is Independent of the Site of Transplantation (W.F.A. HILLER, J. KLEMPNAUER, and R. PICHLMAYR) ... 447

86. Evaluation of Rejection Parameters in Experimental Pancreas Allotransplantation (N. SENNINGER, N. RUNKEL, G. FRANK, R. von KUMMER, and Ch. HERFARTH) 451

X. Oncology 2
    (Chairmen: T. GSCHNITZER, Innsbruck, and K. NAGEL, Mainz) 455

87. Diagnosis, Differentialdiagnosis and Monitoring of Treatment of Esophageal Carcinoma by Determination of SCC-Antigen (Th. KRAUS, W. EBERT, B. LEHNER, P. FRIEDL, and P. SCHLAG) 455

88. Binding Affinity of Monoclonal Antibodies in Human Colon Tumors by an Ex Vivo Perfusion Model (E. LÖHDE, P. SCHWARZENDAHL, O. ABRI, S. MATZKU, H. SCHLICKER, and E. KRAAS) 461

89. Diagnosis of Liver Metastases with Radiolabeled Monoclonal Antibodies Injected Via an Intraarterial Port System (O. ABRI, G. BARZEN, E. LÖHDE, H. SCHLICKER, R. FELIX, and E. KRAAS) 467

90. Relevance of Cell Surface Markers for the Prognosis of Colorectal Cancer (A. QUENTMEIER, V. SCHWARZ, and P. SCHLAG) 473

91. First in Vitro and Immunohistochemical Experience with a New Tumormarker, Ca 72-4 (M. LORENZ, R.P. BAUM, U. RUNGE, G. HERRMANN, and C. HOTTENROTT) 479

92. Are There Correlations Between Preoperatively Measured Serum CEA Levels and the Ploidy of Colorectal Carcinomas Determined by Flow Cytometry? (G. SPÄTH and K.E. GRUND) 487

93. Monitoring Cytotoxic Effects of Isolated Hyperthermic Limb Perfusion by ^{31}P Magnetic Resonance Spectroscopy (P. HOHENBERGER, W. SEMMLER, P. BACHERT-BAUMANN, M. MANNER, and P. SCHLAG) 491

94. Positron Emission Tomography (PET) Provides an Individualized Regional Tumor Therapy in Patients with Colorectal Liver Metastases (A. DIMITRAKOPOULOU, S. FROHMÜLLER, L.G. STRAUSS, and P. SCHLAG) 497

95. Immunhistochemistry in Gastric Carcinoma - Comparison of the Biological Behaviour of the Primary Tumor and the Lymph Node Metastases (J. JÄHNE, H.-J. MEYER, C. WITTEKIND, and R. PICHLMAYR) 503

96. Intraarterial Combined Therapy of Colorectal Hepatic Metastasis with 5-Fluorouracil/Folinic ACid (R. RAAB, E. SCHMOLL, C. SCHÖBER, B. RINGE, P. VOGT, and H.-J. SCHMOLL) 507

97. Characterization and Initial Results of Active Specific Immunotherapy in Colorectal Cancer Patients (B. LEHNER, W. LIEBRICH, G. MECHTERSHEIMER, V. SCHIRRMACHER, P. SCHLAG, and Ch. HERFARTH) 513

98. Active Specific Immunotherapy of Experimental Lung Metastases by CT-26 Tumor Cells Expressing a Transfected Viral (Hemagglutinin) Gene Product (H.K. SCHACKERT, T. ITAYA, L. EDLER, and P. FROST) . 519

99. New Aspects of Tumor Metabolism: Substrate Exchange in Malignant Human Colon Tumors (E. HAGMÜLLER, H.-D. SAEGER, H.-O. BARTH, M. SEßLER, and E. HOLM) . 525

Instructions for Abstract Submission, Chirurgisches FORUM 1990 531

I. Onkologie 1

1. Interaktion von Mitomycin C und Tumorischämie

Interaction of Mitomycin C and Tumor Ischemia

B. Eibl-Eibesfeldt[1], I. Aichner[1], J. Izbicki[1], J. Kummermehr[2], H. Waldner[1] und D. Wilker[1]

[1]Chirurgische Klinik Innenstadt und Chirurgische Poliklinik der Univ. München (Dir.: Prof. Dr. L. Schweiberer)
[2]Gesellschaft für Strahlen- und Umweltforschung mbH, Neuherberg

Bei der regionalen Chemotherapie führt eine Reduktion der arteriellen Flußrate zu einer größeren Konzentrations/Zeitfläche im Zielorgan. Mir diesem Ziel werden vasoaktive Substanzen, auflösbare Stärkemikrosphären oder Ballonkatheter eingesetzt. Ob jedoch Tumore in einer Phase partieller oder vollständiger Ischämie nach arterieller Flußreduktion auch pharmakodynamisch vermehrt vulnerabel sind, ist nicht unumstritten und noch kaum untersucht. In vitro Untersuchungen zeigen für Mitomycin C (MMC) eine synergistische Wirkung mit Hypoxie (3). In vivo Untersuchungen liegen nicht vor. Im Tiermodell an einem soliden Carcinom prüften wir folgende *Hypothesen*: 1. MMC wirkt verstärkt, wenn es auf einen ischämischen Tumor einwirkt. 2. Es besteht eine Wirkungsabschwächung, wenn MMC nach Ende einer Ischämie und nach Abschluß der Reperfusion unter aeroben Bedingungen gegeben wird.

Methode

Als *Versuchstiere* dienten isogene weibliche C3H Mäuse.

Tumor: Das Adenocarcinom 284 ist ein undifferenziertes Brustdrüsencarcinom der C3H-Maus. Ein Tumorwürfel von 1 mm Kantenlänge wurde den Versuchstieren subcutan implantiert. Das *Tumorwachstum* wurde percutan durch Messungen mit einer geeichten Schablone verfolgt. Das kleinste, gerade noch über den Tumor stülpbare Schablonenloch, wurde ausgewählt. Die Lochgrößen entsprachen, nach zuvor durchgeführten Eichmessungen, einem Tumorgewicht von 23 bis 1670 mg, so daß direkte Gewichtsangaben möglich waren. Nach Erreichen der Behandlungsgröße von 100 ± 10 mg wurden die Tiere zufällig den verschiedenen Behandlungsgruppen zugeordnet.

Behandlungsgruppen: In den Gruppen 4 - 6 wurde zunächst MMC .iv. verabreicht und nach 30, 60 bzw. 120 min der Tumor percutan über

90 min abgeklemmt. Die Behandlungsfolge in den Gruppen 7 - 9 war umgekehrt. Nach einer 90-minütigen Ischämiezeit erfolgte 30, 60, bzw. 120 min nach Öffnen der Klemme die iv. MMC-Injektion. Gruppe 3 erhielt nur MMC, Gruppe 2 wurde nur mit 90 min Ischämie behandelt und Gruppe 1 diente als unbehandelte Kontrollgruppe. Die Gruppenstärke betrug 8-10 Tiere.

Chemotherapie: Mitomycin C 2 mg/kg Körpergewicht als Bolus i.v.

Tumorischämie: Der Tumor wurde durch percutanes Abklemmen über 90 min ischämisch gemacht. Durch Verwendung von Spezialklemmen wurde eine Druckschädigung oder Quetschung der Haut ausgeschlossen. Während der Ischämie wurden die Mäuse unter isothermen Bedingungen bei 37°C Raumtemperatur gehalten. Die Behandlung wurde unter Hexobarbitalnarkose (1,5 mg/kg Körpergewicht intraperitoneal, mit Wiederholung nach 60 min) durchgeführt. Die Ischämiedauer wurde auf 90 min begrenzt, da bei längeren Ischämiezeiten Hautnekrosen auftreten.

Statistik: Gruppenmittelwertsvergleiche erfolgten in Form von paarweisen T-Tests mit Bonferroni-Korrektur für multiple Vergleiche.

Ergebnisse

Die 90 minütige Ischämie allein führte gegenüber der unbehandelten Kontrollgruppe nicht zu einer Wachstumsverzögerung und auch nicht zu einem Tumorrückgang (Tabelle 1). Alle mit MMC behandelten Tiere zeigten einen deutlichen Tumorrückgang auf < 30% des Ausgangsgewichtes. Die Zeiten bis zum Erreichen des Ausgangsgewichtes nach Rückbildung bzw. bis zur Verdoppelung des Ausgangsgewichtes wurden in Tagen dokumentiert. Abbildung 1 zeigt, daß deutliche Unterschiede der Wachstumsverzögerung in Abhängigkeit von der Behandlungssequenz vorliegen. Alle Gruppen, bei denen der 90 minütigen Tumorischämie eine MMC Injektion mit einem Zeitintervall von 30, 60 oder 120 min vorausgegangen war, zeigten eine signifikant längere Wachstumsverzögerung im Vergleich mit der nur MMC behandelten Gruppe. Für die Gruppen der Reihenfolge zuerst Ischämie und nach Reperfusion (Intervall 30, 60, 120 min) MMC-Behandlung bestand hingegen eine signifikant geringere Wachstumsverzögerung im Vergleich zu der nur durch MMC behandelten Gruppe. Die Werte für die Tumorverdoppelungszeiten sind in Tabelle 1 ersichtlich. Beispielhaft sei das 60 Minutenintervall herausgegriffen. Wirkt MMC auf einen ischämischen Tumor ein (Reihenfolge MMC - Ischämie) so kommt es zu einer deutlichen Wachstumsverzögerung. Erst nach durchschnittlich 10,1 Tagen hat sich das Tumorausgangsgewicht verdoppelt. Wirkt MMC jedoch auf den Tumor nach Reperfusion ein, so ist die Wachstumsverzögerung deutlich geringer, die Tumore haben ihr doppeltes Ausgangsgewicht bereits nach 6,6 Tagen erreicht. Die alleinige MMC Therapie nimmt mit 8,2 Tagen eine Mittelstellung ein.

Diskussion

Hypothese 1 konnte angenommen werden. Erstmals haben wir eine Wirkungsverstärkung von MMC durch Ischämie am Tumormodell in

Tabelle 1. Tumorverdopplelungszeiten nach sequentieller Behandlung. Gruppe 4-6: zunächst MMC gefolgt von 90-minütiger Ischämie nach 30, 60 und 120 min. Gruppe 7-9: 90-minütige Ischämie mit MMC-Behandlung 30, 60 und 120 min nach Reperfusion. Vergleich mit der nur MMC-behandelten Gruppe 4

Behandlung Sequenz	Verdopplung (Tage ± s)	Vergleich (m. MMC allein)		Verdopplung (Tage ± s)	Behandlung Sequenz
unbehandelt	1,8 ± 0,5				
Ischämie 90'	2,5 ± 0,5				
MMC allein	8,2 ± 0,6				
MMC + Isch. (nach 30')	9,7 ± 0,6	p<0,01	n.s.	7,3 ± 0,6	Isch. - MMC (nach 30')
MMC + Isch. (nach 60')	10,1 ± 0,9	p<0,05	p<0,05	6,6 ± 0,9	Isch. + MMC (nach 60')
MMC + Isch. (nach 120')	11,4 ± 1,6	p<0,05	n.s.	7,5 ± 0,9	Isch. + MMC (nach 120')

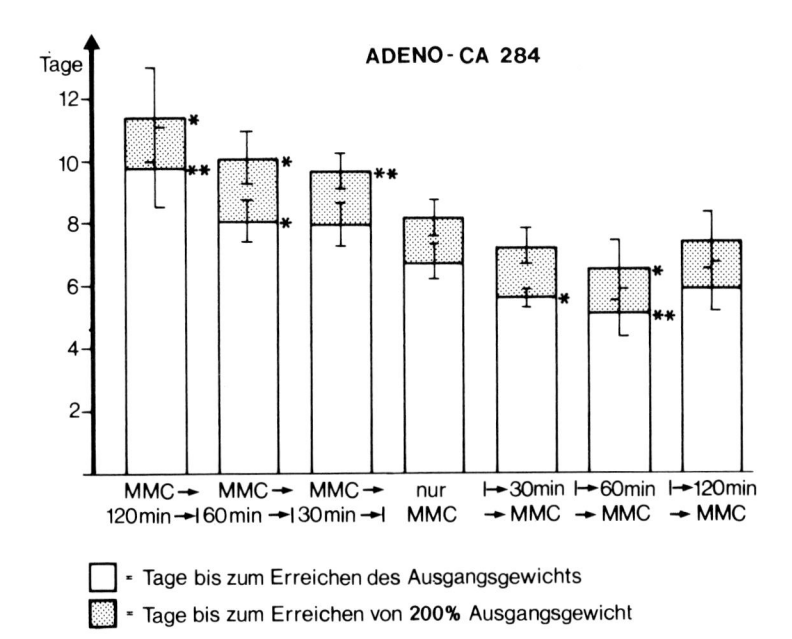

Abb. 1. Tumorwachstumsverzögerung nach sequentieller Behandlung. Gruppe 4-6: zunächst MMC gefolgt von 90-minütiger Ischämie (I) nach 30, 60 und 120 min. Gruppen 7-9: 90-minütige Ischämie und 30, 60 und 120 min nach Reperfusion MMC-Behandlung. Vergleich mit der nur MMC-behandelten Gruppe 3. *p<0,05, **p<0,01

vivo anhand von Wachstumsverzögerungen nachweisen. In dem von uns gewählten Modell wirkt MMC nach einem variablen Zeitintervall auf einen ischämischen Tumor ein. In dieser Sequenz ist die Wirkung gegenüber der alleinigen MMC-Gabe verstärkt. Es lassen sich hierfür folgende Wirkungsmechanismen vermuten. Zunächst wird MMC nach Aufnahme in die Zelle durch Reduktion unter anaeroben Bedingungen aktiviert (4). Im weiteren könnten zwei zellschädigende Mechanismen wirksam werden: Einmal kommt es direkt durch aktiviertes MMC zu einer Quervernetzung von DNS- und RNS-Strängen (2). Zum anderen führt aktiviertes MMC unter aeroben Bedingungen über die Bildung kurzlebiger Sauerstoffradikale zu DNS-Strangbrüchen (5). Bei Reperfusion ischämischer Gewebe kommt es ebenfalls zur Bildung von Sauerstoffradikalen und in der Folge zu DNS-Strangbrüchen. Hierin wird eine Hauptursache des postischämischen Reperfusionsschadens gesehen. Dieser Reperfusionsschaden ist in unserem Modell subklinisch. Die im Versuch gewählte Ischämiezeit führte nicht zu einer Tumorwachstumsverzögerung. Liegt jedoch in der Phase der Ischämie aktiviertes MMC zum Zeitpunkt der Reperfusion im Tumor vor, so können MMC-induzierte und reperfusionsbedingte Sauerstoffradikalbildung synergistisch wirken. Diese Erklärungsmodelle bedürfen im Einzelnen einer experimentellen Überprüfung.

Hypothese 2 wird bestätigt. Wird MMC nach Ende einer Hypoxie und nach Reperfusion gegeben, kommt es zu einer Wirkungsabschwächung, gegenüber der alleinigen MMC-Behandlung. Hierfür könnte ein relatives Sauerstoffüberangebot in der Phase einer reaktiven Hyperämie mit verminderter reduktiver Aktivierung von MMC verantwortlich sein. Auch kommt es zu einer Aktivierung reparativer Mechanismen, die protektiv wirken können. Der Reperfusionsschaden nach Ischämie kann durch intracellulär vorhandene Radikalfänger wie Superoxiddismutase (SOD) und Katalase verringert werden. Die SOD-Synthese im Gewebe steigt mit zunehmender Gewebsoxygenierung und sinkt bei Hypoxie (1). Eine ischämiebedingte Hemmung endogener Radikalfänger wird vermutet.

Klinisch sollte MMC möglichst vor oder während einer Tumorischämie eingesetzt werden. Bei MMC-Behandlung verbessern sich durch Flußreduktion und Ischämie sowohl die pharmakokinetischen wie auch die pharmakodynamischen Merkmale der Wachstumshemmung und laufen somit parallel. MMC erscheint daher in idealer Weise für den Einsatz in der regionalen Therapie geeignet.

Zusammenfassung

An einem soliden Carcinom konnte erstmals in vivo eine Wirkungsverstärkung durch Verlängerung der Wachstumsverzögerung nachgewiesen werden, wenn Mitomycin C (MMC) auf einen ischämischen Tumor einwirkt. Verglichen wurde mit einer alleinigen MMC-Behandlung. Wird MMC nach einer Ischämiephase und nach Reperfusion gegeben, kommt es zu einer Wirkungsabschwächung.

Summary

Increased sensitivity to mitomycin C (MMC) in an ischemic tumor has been demonstrated in vivo for the first time in an undifferentiated mammary adenocarcinoma in C3H mice. When MMC was administered before ischemia, growth delay was greater than with MMC alone or with MMC after reperfusion. On the other hand, for MMC given after reperfusion, a markedly reduced growth delay is found. Multimodal treatment must take these interactions into consideration.

Literatur

1. Dalsing MC, Grosfeld JL, Shiffler MA, Vane DW, Hull M, Baehner RL, Weber TR (1983) Superoxide dismutase: a cellular protective enzyme in bowel ischemia. J Surg Res 34:589-596
2. Iyer VN, Szybalsi W (1963) A molecular mechanism of mitomycin action: linking of complementary DNA strands. Proceedings of the National Academy of Sciences of the United States of America 50:355-362
3. Kennedy KA, Teicher BA, Rockwell S, Sartorelli AC (1980) The hypoxic tumor cell: a target for selective cancer chemotherapy. Biochem Pharmacology 29: 1-8
4. Kennedy KA, Sligar SG, Polomski L, Sartorelli AC (1982) Metabolic activation of mitomycin C by liver microsomes and nuclei. Biochem Pharmacology 31:2011-2016
5. Tomasz M (1976) H2O2 generation during the redox cycle of mitomycin C and DNA bound mitomycin C. Chemico-Biological Interactions 13:89-97

Dr. B. Eibl-Eibesfeldt, Chirurgische Klinik Innenstadt und Chirurgische Poliklinik der Universität München, Nußbaumstr. 20, D-8000 München 2

2. Unterschiede der pH Regulation zwischen normalen und Carcinomzellen: Möglichkeiten für neue Therapieansätze

Differences in pH Regulation Between Normal and Cancer Cells: Possibility of New Drug Therapy

M. Weinlich, G. Bischof, G. Hamilton und R. Schiessel

Experimentelle Chirurgie, 1. Chirurgische Univ. Klinik Wien

Zielsetzung

Die Regulation des intracellulären pH (pH_i) ist vorwiegend von einem Na^+/H^+ Austauscher abhängig. Zusätzlich dient dieser Na^+/H^+ Austauscher den Zellen als Signalüberträger für wachstumsstimulierende oder tumorfördernde Faktoren (EGF, phorbol ester, etc.) (1). Bei einer Wachstumsstimulation der Zellen in vitro kommt es zu einer Aktivitätssteigerung des Na^+/H^+ Austauschers und zu einem Anstieg des pH_i (2). Da Carcinomzellen ein gesteigertes unphysiologisches Wachstum aufweisen, stellte sich die Frage, ob die Funktion und Aktivität des Na^+/H^+ Austauschers in Carcinomzellen unterschiedlich ist zu der von nicht-malignen, normalen Zellen. Außerdem sollte in beiden Zelltypen die Beeinflussung des Austauschers durch Amilorid, den spezifischen Hemmer des Na^+/H^+ Austauschers, untersucht werden.

Methodik

Als normale Zellen wurden suspensierte humane Lymphocyten herangezogen. Als maligne Zellinie wurden ATCC SW 620 verwendet, die von einer Lymphknotenmetastase eines Coloncarcinoms stammten.

Mit Hilfe der Spektrofluorimetrie und des pH sensitiven Carboxyfluoresceins BCECF wurde der pH_i gemessen. Die Zellen wurden mit einer extracellulären BCECF-Konzentration von 4 µM über 30 min exponiert. Extracellulär überschüssiger Farbstoff wurde mit einer HEPES gepufferten NaCl-Ringerlösung (pH = 7,40) ausgewaschen. Die Fluorescenzaktivität des intracellulär angesammelten BCECF (= Emissionsintensität (bei 526 nm) bei Excitationswellenlängen von 439 bzw. 490 nm) wurde in einem Fluorescenzspektrophotometer (Perkin Elmer LS - 5B) bestimmt. Um von der Fluorescenzintensität des intracellulären BCECF auf die intracelluläre H^+ Ionenkonzentration zu schließen, wurden die Zellen am Ende eines jeden Versuchs mit der Nigericinmethode kalibriert. Zwischen pH 6,5 und 7,9 bestand ein linearer Zusammenhang zwischen dem pH_i und der Fluorescenzintensität.

Zur Bestimmung der pH Regulation beider Zelltypen wurden folgende Versuche durchgeführt: Zum Nachweis des Na^+/H^+ Austauschers wurden die Zellen 8 min mit 25 mM NH_4Cl angesäuert. Danach wurden die Zellen zuerst 8 min in eine Na^+ freie Lösung gegeben und daraufhin in eine Na^+ enthaltende Ringerlösung. Zur Beeinflussung der pH_i Regulation wurden die Zellen mit 1 mM Amilorid, einem spezifischen Hemmer des Na^+/H^+ Austauschers bei physiologischem pH 7,40 und saurem pH (Ansäuerung mit 25 mM NH_4CL) für 8 min ausgesetzt.

Ergebnisse

Der Ruhe-pH_i der Lymphocyten war 7,27 $\pm$ 0,02 (n = 37, SEM). Der Ruhe pH_i der Carcinomzellen war 7,60 $\pm$ 0,02 (n = 36). Eine Ansäuerung der Lymphocyten mit 25 mM NH_4Cl bewirkte einen Abfall des pH_i auf 6,74 $\pm$ 0,05 (n = 6), bei den Carcinomzellen auf 7,06 $\pm$ 0,08 (n = 6). Der Austausch der NH_4Cl enthaltenden Lösung durch eine Na^+ freie Ringerlösung bewirkte bei beiden Zelltypen keine Veränderung der Acidose. Erst durch den Austausch mit einer NaCl Ringerlösung konnte die Acidose ausgeglichen werden. Wurden die Zellen einer 1 mM Amilorid enthaltenden NaCl-Ringerlösung (pH = 7,40) ausgesetzt, kam es bei den Lymphocyten zu keiner Veränderung des pH_i. Bei den Carcinomzellen kam es nach 8 min zu einem reversiblen Abfall des pH_i auf 7,42 $\pm$ 0,05 (p < 0,01, n = 6). Wurden die Zellen zuerst mit 25 mM NH_4Cl angesäuert und dann mit einer 1 mM Amilorid enthaltenden NaCl Ringerlösung versetzt, so kam es bei den Lymphocyten in 8 min zu einem Anstieg des pH_i von 6,51 $\pm$ 0,03 auf 6,70 $\pm$ 0,04 (p < 0,001, n = 6). Bei den Carcinomzellen blieb die Acidose unverändert bestehen. In beiden Fällen führte ein Austausch der amiloridhaltigen Lösung durch eine amiloridfreie Lösung zu einem Anstieg des pH_i zum Ausgangswert.

Schlußfolgerung

In beiden Zelltypen konnte das Vorhandensein eines Na^+/H^+ Austauschers bewiesen werden. Eine Acidose der Zellen kann in einer Na^+ freien Lösung nicht ausgeglichen werden. Erst durch extracelluläre Na^+ Ionen können die H^+ Ionen gegen die Na^+ Ionen ausgetauscht werden. Carcinomzellen (SW 620) haben in vitro einen um 0,3 höheren Ruhe pH_i als Lymphocyten. Es wird angenommen, daß wachstumsstimulierende Faktoren in den Carcinomzellen permanent den Na^+/H^+ Austauscher aktivieren. Dadurch kommt es zu einer Verschiebung der Sensitivitätsschwelle des Na^+/H^+ Austauschers ins Alkalische (1). Nachweislich führt eine Senkung des pH_i in wachsenden Zellen zu einer Wachstumshemmung (3). Es zeigte sich in dieser Studie, daß sich durch Amilorid der Ruhe pH_i von Carcinomzellen spezifisch senken läßt. Möglicherweise könnte die Wachstumsaktivität von Tumoren über diesen Mechanismus reduziert werden.

Bei angesäuerten Lymphocyten wurde die pH_i Regulation durch
Amilorid nur leicht beeinflußt. Bei angesäuerten Carcinomzellen
wirkte Amilorid als ein kompletter Hemmer des Na^+/H^+ Austauschers.
Mit Amilorid könnten acidotische maligne Zellen selektiv auf
einem niedrigen pH_i gehalten werden. Normale Zellen konnten sich
nach einer intracellulären Ansäuerung trotz Amilorid erholen.
Eine selektive Beeinflussung der pH_i Regulation von Carcinomzellen durch Amilorid könnte bestehende Therapieformen ergänzen.

Zusammenfassung

Mit Hilfe des pH sensitiven fluorescierenden Farbstoffs BCECF
wurde der intracelluläre pH (pH_i) von humanen Lymphocyten (nichtmaligne Zellen) und von hochmalignen Coloncarcinomzellen (SW 620)
bestimmt. Der Ruhe pH_i der Lymphocyten war $7,27 \pm 0,02$, der der
Carcinomzellen war $7,60 \pm 0,02$. Bei beiden Zelltypen konnte der
Nachweis eines Na^+/H^+ Austauschers erbracht werden. Eine Blokkierung des Austauschers durch Amilorid bewirkte bei den Lymphocyten keine pH_i Änderung, während bei den Carcinomzellen ein
reversibler Abfall des pH_i auf $7,42 \pm 0,05$ auftrat. Bei den mit
25 mM NH_4Cl angesäuerten Lymphocyten erholte sich der pH_i in
Anwesenheit von 1 mM Amilorid langsam von $6,51 \pm 0,03$ auf $6,70 \pm 0,04$ in 8 min. Bei den angesäuerten Carcinomzellen konnte die
Regulation der intracellulären Acidose komplett durch Amilorid
blockiert werden. Diese Ergebnisse zeigen, daß der Na^+/H^+ Austauscher, der auch als Signalüberträger von tumorfördernden
Faktoren dient, bei Carcinomzellen stärker aktiviert ist, als
bei nichtmalignen Zellen. Durch Amilorid kann in Carcinomzellen
die pH_i Regulation selektiv beeinflußt werden, was zu einer Tumurwachstumshemmung führen könnte.

Summary

The pH-sensitive fluorescent dye BCECF was used to measure the
intracellular pH (pH_i) of human lymphocytes (nonmalignant cells)
and highly malignant colon cancer cells (SW 620). The pH_i in
resting lymphocytes was 7.27 ± 0.02, and in cancer cells the
pH_i was 7.60 ± 0.02. In both cell types the existence of a Na^+/H^+
exchanger could be demonstrated. 1 mM Amiloride had no effect
on lymphocytes, but led to a reversible decrease in pH_i to 7.42 ± 0.05 in cancer cells. Acidified lymphocytes (ammonium prepulse
technique with 25 nM NH_4Cl) slowly restored pH_i to its basal
level in the presence of amiloride from 6.51 ± 0.03 to 6.70 ± 0.04 in 8 min. Amiloride led to a complete block of pH_i recovery
in acidified cancer cells. These results demonstrate that the
Na^+/H^+ exchanger, which also functions as a signal transducer
in tumor promotion, is more activated in cancer cells than in
nonmalignant cells. Amiloride selectively influences the pH_i
regulation in cancer cells, which may lead to inhibition of
tumor growth.

Literatur

1. Bierman AJ, Tertoolen LGJ, de Laat SW, Moolenaar WH (1987) J Biol Chemistry 262:9621-9628

2. Moolenaar WH, Tertoolen LGJ, de Laat SW (1984) Nature 312:371-374
3. Rotin D, Wan P, Grinstein S, Tannock I (1987) Cancer Research 47:1497-1504

Dr. M. Weinlich, Experimentelle Chirurgie, 1. Chir. Univ.-Klinik, Alserstr. 4, A-1090 Wien

3. In vitro Untersuchungen zur Beeinflußbarkeit des Adhäsionsverhaltens ductaler humaner Pankreascarcinomzellen

In Vitro Investigations on the Adhesion of Ductal Human Pancreatic Carcinoma Cells

R. J. Weinel, M. Kerlin, B. Mentges und M. v. Bülow

Klinik und Poliklinik für Allgemein- und Abdominalchirurgie der Johannes Gutenberg-Universität Mainz (Leiter: Prof. Dr. Th. Junginger)

Einleitung

Tumorzellen müssen, um metastasieren und invasiv wachsen zu können, zur Adhäsion an andere Zellen (Endothelzellen, Plättchen) sowie an Basalmembranen befähigt sein. Erst nach erfolgreicher Adhäsion kann die lokale Absiedlung und Durchwanderung einer Endothelzellschicht, bzw. die Invasion der extracellulären Matrix beginnen.

In den letzten Jahren wurden im Verständnis der molekularen Interaktionen, welche zur Zelladhäsion führen, große Fortschritte gemacht. Viele adhäsive Proteine der extracellulären Matrix sowie des Plasmas besitzen die Zellbindungssequenz Arginin-Glycin-Aspartat (RGD). Zu diesen Proteinen gehören u.a. Fibronectin, Collagene und Laminin. Die RGD-Sequenz jedes dieser adhäsiven Proteine wird von mindestens einem Mitglied einer Familie strukturell verwandter Receptoren (Integrine) erkannt. Manche dieser Receptoren binden nur an die RGD-Sequenz eines einzigen adhäsiven Proteins, während andere verschiedene adhäsive Proteine erkennen. Die adhäsiven Proteine und ihre Receptoren bilden ein vielseitiges Erkennungssystem, welches für die Verankerung der Zellen, die zur Migration notwendige Traktion sowie für Polarität, Differenzierung und möglicherweise auch Wachstum verantwortlich ist (1).

Auch die Tumorzell-Endothelzell-Interaktion wird über spezifische Receptoren auf den Zellen sowie über adhäsive Plasmaproteine wie Fibronectin und v. Willebrandt-Faktor geregelt. Wie Humphries et al. 1986 berichteten (2) kann ein der zentralen Zellbindungssequenz entsprechendes Peptid (RGD) die Entstehung experimenteller Metastasen muriner Melanome in der Nacktmaus hemmen. Durch Coinjektion von RGD mit den Tumorzellen wurde die Anzahl pulmonaler Metastasen bei den Versuchstieren zu über 90% reduziert.

Die Bedeutung von Plättchen für die Entstehung von Metastasen im Tiermodell ist seit über 18 Jahren bekannt. Der zugrundeliegende Mechanismus ist jedoch noch nicht genau geklärt. Denkbar ist, daß Plättchen-Tumorzell-Aggregate entstehen, welche im Capillarbett hängenbleiben, wodurch die Tumorzellen zum Kontakt mit der Endothelzellschicht befähigt werden. Weiterhin könnte ein Plättchenwall um die Tumorzellen diese vor dem Angriff körpereigener Abwehrzellen schützen. Alle Fälle setzen jedoch eine aktive Tumorzell-Plättchen-Interaktion voraus (3).

Das Pankreascarcinom stellt einen in der Incidenz zunehmenden Tumor mit unbefriedigenden therapeutischen Erfolgen dar. Vor diesem Hintergrund scheint es wichtig, die Gesetzmäßigkeiten der Invasion und Metastasierung des Pankreascarcinoms zu untersuchen. Wir haben die Adhäsion ductaler-humaner Pankreascarcinomzellen an Plättchen und adhäsive Proteine (Fibronectin, Kollagen IV, Laminin, Concavalin A) sowie die Beeinflußbarkeit dieser Adhäsion durch plättchenspezifische monoklonale Antikörper und RGD untersucht.

Methoden

Zellkultivierung

Drei etablierte Zell-Linien ductaler-humaner Pankreascarcinome wurden untersucht (Pankreascarcinom 2,3,44). Die Zellen wurden in DMEM plus 10% FCS bei 37°C, 5% CO_2 kultiviert.

Tumorzell-Plättchen-Adhäsion

Humane Plättchen wurden durch Waschen (4) isoliert. Mikrotiterplatten wurden mit den gewaschenen Plättchen beschichtet. Die Plättchen wurden mit den plättchenspezifischen monoklonalen Antokörpern Gi 5 - IgG (20 µg/ml), Gi 14 - IgG (20 µg/ml) sowie AP 1 - IgG (20 µg/ml) bzw. mit RGD (100 µg/ml) inkubiert. Als negative Kontrollen dienten monoklonales anti Maus-IgG (20 µg/ml) sowie RGD - analog (100 µg/ml). 10^5 Tumorzellen wurden in 100 µl Adhäsionsmedium (PBS + 1 mM, Ca^{++}, 1 mM Mg^{++}, pH 7,3) suspendiert und 2 h bei 37°C mit den Plättchen inkubiert. Anschließend wurden die nicht adhärenten Tumorzellen entfernt und die adhärenten Zellen gezählt.

Tumorzelladhäsion an adhäsive Proteine

Mikrotiterplatten wurden mit Fibronectin (10 µg/ml), Laminin (90 µg/ml), Kollagen Typ IV (5 µg/ml) sowie Concavalin A (500 µg/ml) beschichtet. Die Tumorzellen wurden in Adhäsionsmedium suspendiert. 10^5-Tumorzellen wurden mit 20 µg/ml der o.g. Antikörper bzw. mit RGD (100 µg/ml) oder mit RGD analog (100 µg/ml) vorinkubiert, anschließend gewaschen. 10^5 Tumorzellen, suspendiert in 100 µl Adhäsionsmedium, wurden 2 h bei 37°C auf der beschichteten Mikrotiterplatte inkubiert. Nach dieser Adhäsionsphase wurden die nicht adhärenten Zellen entfernt und die adhärenten Zellen gezählt.

Ergebnisdarstellung

Als unspezifische Adhärenz wurde die Zahl adhärenter Tumorzellen an eine unbeschichtete Platte gewertet. Die Zahl der unspezifisch adhärenten Tumorzellen wurde von der Gesamtzahl adhärenter Tumorzellen subtrahiert. Die Gesamtzahl spezifisch adhärenter Zellen in der positiven Kontrolle entspricht 100%. Das Ergebnis wurde in Prozent der positiven Kontrolle ausgedrückt. Zur statistischen Auswertung diente der zweiseitige T-Test.

Ergebnisse

Tumorzell-Plättchen-Adhäsion (Tabelle 1). Das die Zellbindungssequenz enthaltende Peptid RGD hemmt die Adhäsion aller Tumorzell-Linien an Plättchen zu mindestens 60%. Wie die Kontrolle mit RGD-analog zeigt (hier ist Gly gegen Ala ausgetauscht), ist die Hemmung durch RGD spezifisch. Schon nach Austausch einer Aminosäure vermag das RGD-analog die Tumorzell-Plättchen-Adhäsion nicht mehr zu hemmen. Der plättchenspezifische monoklonale Antikörper Gi 5 erkennt ein Epitop auf dem Glykoprotein IIb/IIIa-Komplex der Plättchenmembran. Auf dem IIb/IIIa-Komplex sind Receptoren für die adhäsiven Proteine Fibronectin, Fibrinogen und v. Willebrandt-Faktor lokalisiert. Eine Blockade dieses Komplexes durch Gi 5 hemmt die Tumorzell-Plättchen-Adhäsion ebenfalls um etwa 60%. Dagegen hat die Blockade des Kollagen-Receptors der Plättchen durch Gi 14 keinen Einfluß auf die Adhäsion der Tumorzellen an Plättchen. AP 1 ist spezifisch gegen den Laminin-Receptor auf der Plättchenmembran. Auch dieser Receptor scheint für die Adhäsion der Tumorzellen an Plättchen bedeutsam zu sein, wie eine 50 bis 60%ige Hemmung der Tumorzelladhäsion durch AP 1 zeigt.

Tabelle 1. Der Einfluß plättchenspezifischer monoklonaler Antikörper bzw. von RGD auf die Adhäsion ductaler humaner Pankreascarcinomzellen an gewaschene Plättchen. Wiedergegeben ist die Zahl spezifisch adhärenter Zellen in Prozent der pos. Kontrolle (diese ≙ 100%). n = 3; $\bar{x} \pm S$; *$p \leq 0,05$; **$p \leq 0,01$

Plättchen behandelt mit	Pancreascarcinom Zellinien		
	2	3	44
RGD	40,3 ± 1,2**	41,3 ± 15,5*	23,3 ± 4,2**
RGD-analog	98,7 ± 6,0	86,7 ± 8,7	93,7 ± 5,5
Gi 5	44,3 ± 13,5*	41,0 ± 6,0**	40,0 ± 18,3
Gi 14	88,7 ± 4,9	85,6 ± 14,5	83,0 ± 19,9
AP 1	42,7 ± 11,8*	48,7 ± 14,3*	45,0 ± 13,2*
anti Maus IgG	92,3 ± 5,5	96,3 ± 7,0	97,0 ± 2,6

Tumorzelladhäsion an adhäsive Proteine (Tabelle 2). RGD hemmt in unterschiedlichem Ausmaß (38% bis 62%) die Adhäsion aller untersuchten Tumorzell-Linien an Fibronectin, Laminin und Kolla-

Tabelle 2. Der Einfluß plättchenspezifischer monoklonaler Antikörper bzw. von RGD auf die Adhäsion ductaler humaner Pankreascarcinomzellen an adhäsive Proteine. Wiedergegeben ist die Zahl spezifisch adhärenter Zellen in Prozent der pos. Kontrolle (diese ≙ 100%). n = 3; $\bar{x} \pm S$; *$p \leq 0,05$; **$p \leq 0,01$

Zelllinie	Zellen behandelt mit	Adhärente Proteine auf der Mikrotiterplatte			
		Fibronectin	Kollagen	Laminin	Concavalin A
2	RGD	48,6+13,6*	48,0+19,9*	57,0+16,5*	62,3+20,1
	RGD-analog	100 +4,0	99,7+6,1	91,0+4,6	87,7+11,0
	Gi 5	65,3+9*	78,3+12,5	87,0+9,8	87,3+7,8
	Gi 14	78,3+9,3	46,0+18,7*	86,0+11,4	82,7+9,0
	AP 1	87,6+7,0	82,7+11,2	63,0+12,5*	87,6+8,3
	anti-Maus IgG	98,0+5,6	92,3+3,1	94,0+5,0	92,3+5,5
3	RGD	54,0+7,2**	38,7+14,7*	62,0+8,2*	70,3+13,6
	RGD-analog	95,3+5,1	89,3+6,1	92,0+10,2	95,7+8,3
	Gi 5	59,0+8,5*	79,3+9,5	82,3+7,8	86,0+8,0
	Gi 14	87,3+7,3	46,0+18,7*	86,2+8,3	89,7+7,6
	AP 1	82,0+8,5	83,7+6,5	63,7+4,2*	90,0+4,4
	anti-Maus IgG	91,0+5,6	89,7+7,0	89,7+6,5	92,3+6,1
44	RGD	38,3+9,6**	45,0+7,9**	37,7+16,8*	82,3+7,1
	RGD-analog	94,7+8,4	95,3+6,7	97,0+3,6	93,7+4,2
	Gi 5	67,7+7,1*	88,3+4,7	89,3+7,1	88,0+6,2
	Gi 14	85,3+6,5	57,0+7,5*	84,3+7,5	86,0+6,6
	AP 1	89,7+10,1	87,3+6,5	52,0+3,5**	85,7+8,6
	anti-Maus IgG	93,7+12,9	90,3+9,8	94,7+7,6	92,7+5,1

gen Typ IV. Eine signifikante Hemmung der Tumorzelladhäsion an Concavalin A wird durch keinen der untersuchten Stoffe erreicht. Gi 5 hemmt die Adhäsion aller Tumorzell-Linien an Fibronectin, wogegen es keinen signifikanten Einfluß auf die Adhäsion an Collagen oder Laminin hat. Desgleichen hemmt Gi 14 die Adhäsion an Kollagen Typ IV (43% - 54%), hat jedoch keinen deutlichen Einfluß auf die Adhäsion an Fibronectin, Laminin oder Concavalin A. Zu einem geringeren aber immer noch deutlichen Ausmaß läßt sich die Adhäsion der Tumorzellen an Laminin durch AP 1 hemmen.

Die Kontrollen mit RGD-analog bzw. anti Maus IgG zeigen, daß es sich bei den beobachteten Hemmeffekten um spezifische Reaktionen handelt.

Diskussion

Für die Adhäsion der Pankreascarcinomzellen an Plättchen in vitro ist offenbar der Laminin-Receptor der Plättchen sowie der Glykoprotein IIb/IIIa-Komplex (Receptor für Fibronectin, Fibrinogen, v. Willebrandt-Faktor) der Plättchen bedeutsam. Unsere Ergebnisse weisen darauf hin, daß die untersuchten Tumorzell-Linien ebenfalls über spezifische Bindungsstellen für Laminin, Fibronectin sowie Kollagen verfügen. Der beobachtete Hemmeffekt der plättchenspezifischen monoklonalen Antikörper auf die Adhäsion der Tumorzellen an die genannten Proteine legt eine Kreuzreagibilität dieser Antikörper mit Bindungsstellen auf der Tumorzelloberfläche nahe. Dies würde bedeuten, daß die Bindungsstellen der Tumorzellen für Laminin, Fibronectin und Kollagen Typ IV den entsprechenden Receptoren auf der Plättchenmembran strukturell ähneln.

Gi 14 vermag die Adhäsion der Tumorzellen an Plättchen nicht zu hemmen, wogegen der Antikärper die Adhäsion an Kollagen zu etwa 50% hemmt. Dies spricht für einen komplexen Prozeß der Tumorzell-Plättchen-Interaktion, bei dem wahrscheinlich verschiedene Receptoren bzw. verschiedene adhäsive Proteine beteiligt sind.

Offenbar besitzen auch die von uns untersuchten Pankreascarcinomzellen Bindungsstellen für adhäsive Proteine, welche die RGD-Sequenz erkennen und in ihrer Funktion durch das Peptid Arg - Gly - Asp hemmbar sind. Insofern bestätigen unsere Ergebnisse die Beobachtungen anderer Gruppen, wonach RGD eine Vielzahl verschiedener Zell - Zell und Zell-Protein-Adhäsionsprozesse hemmt.

Unsere Ergebnisse bestätigen Berichte einer spezifischen Interaktion zwischen Tumorzellen und Plättchen sowie zwischen Tumorzellen und adhäsiven Proteinen. Wir halten es für wahrscheinlich, daß auch für Pankreascarcinomzellen adhäsive Proteine bzw. Receptoren für adhäsive Proteine bedeutsam sind für deren Fähigkeit zu intensivem Wachstum und zur Metastasierung.

Zusammenfassung

Plättchenspezifische monoklonale Antikörper (Gi 5, Gi 14, AP 1) sowie das Peptid Arg-Gly-Asp (RGD) sind in der Lage, die Adhäsion ductaler humaner Pankreascarcinomzellen an adhäsive Proteine sowie an gewaschene Plättchen in vitro spezifisch zu hemmen. Aus den Ergebnissen schließen wir, daß die untersuchten Tumorzellen Receptoren für adhäsive Proteine besitzen; diese scheinen strukturell den entsprechenden Receptoren der Plättchen zu ähneln.

Summary

Platelet-specific monoclonal antibodies (Gi 5, Gi 14, AP 1) and the peptide Arg-Gly-Asp (RGD) specifically inhibit the adhesion of ductal human pancreatic carcinoma cells on adhesive proteins and washed human platelets in vitro. Our results suggest that ductal human pancreatic carcinoma cells possess binding sites for adhesive proteins which can be specifically blocked by RGD and monoclonal antibodies. These binding sites seem to be structurally related to some well characterized receptors on human platelets.

Literatur

1. Ruoslathi E, Pierschbacher D (1987) New perspectives in cell adhesion: RGD and integrins. Science 238:491
2. Humphries MJ, Olden K, Yamada KM (1986) A synthetic peptide from fibronectin inhibits experimental metastasis of murine melanoma cells. Science 223:467
3. Karpatkin S, Pearlstein E, Ambrogio C, Coller BS (1988) Role of adhesive proteins in platelet tumor interaction in vitro and metastasis formation in vivo. J Clin Invest 81:1012
4. Heinrich D, Santoso S, Scharf T, Weinel RJ, Müller-Eckardt C (1986) Monoclonal platelet antibodies with Zw (a) specificity have different inhibitory activity on platelet function. In: Monoclonal antibodies and human blood platelets. INSERM Symposium Nr. 27

Dr. R.J. Weinel, Chirurgische Universitätsklinik, Baldinger Straße, D-3550 Marburg

4. Vermindert Zienam die toxischen Nebenwirkungen von Cisplatin in der Tumortherapie – eine tierexperimentelle Studie

Does Zienam Reduce the Toxic Side Effects of Cisplatin in Treatment of Malignancies? An Experimental Study

C. Breymann, D. Saumweber, C. Hammer, W. Mraz und W. Permanetter

Inst. f. Chirurg. Forschung, Inst. f. Klin. Chemie und Patholog. Institut, Klinikum Großhadern, Universität München

Einleitung

Ergänzend zu chirurgischen Therapieansätzen wird Cisplatin (CDDP) als eines der wirksamsten Cytostatica in der Behandlung von Bronchial-, Magen-, Kopf-Hals-Carcinomen und Osteosarkomen eingesetzt. Die starke renale Toxizität dieser Substanz am proximalen Tubulus im Rahmen der Nierenausscheidung ist jedoch der ausschlaggebendste Faktor zur Dosislimitierung bei klinischer Anwendung (1).

Zienam, ein neues Antibioticum aus der Carbapenem-Gruppe, hat sich aufgrund seines breiten Wirkungsspektrums in der Behandlung schwerer, insbesondere chirurgischer Infektionen bewährt. Bei noch relativ unbekannter Pharmakokinetik, verhindert Zienam möglicherweise die Akkumulation und den Durchtritt von Medikamenten durch die Tubuluszelle und damit deren potentiell nephrotoxische Wirkung (2).

Ziel der Studie war es, die Nephrotoxizität von CDDP durch Kombination mit Zienam zu beeinflussen.

Material und Methodik

Verwendet wurden männliche Sprague-Dawley Ratten mit einem Körpergewicht von 200-220 g. Folgende Therapiegruppen wurden gebildet:

```
Gruppe I    (n=9) - Kontrolltiere ohne Therapie
Gruppe II   (n=9) - CDDP 6 mg/kg KG i.p. einmalig am Tag 0
Gruppe III  (n=8) - CDDP 6 mg/kg KG i.p. einmalig am Tag 0 und
                    Zienam 100 mg/kg KG/Tag i.p. über 5 Tage
Gruppe IV   (n=6) - CDDP 6 mg/kg KG i.p. einmalig am Tag 0 und
                    Zienam 300 mg/kg KG/Tag i.p. über 5 Tage
```

Die Tiere wurden in Stoffwechselkäfigen gehalten. Blut- und Urinproben wurden an den Tagen -1, 1, 3, 5, 7 und 9 nach Therapiebeginn gewonnen. Im peripheren Blut und im Urin wurden bestimmt: Kreatinin, Harnstoff, Gesamteiweiß und Osmolarität. Zusätzlich wurde ein kleines Blutbild angefertigt und Serumbilirubin sowie GOT gemessen.

Nach Entnahme der Nieren am Versuchsende wurden deren Organgewichte bestimmt und die Nieren patho-histologisch untersucht.

Ergebnisse

Bei einmaliger Gabe von CDDP kam es in Gruppe 2 zur starken Retention harnpflichtiger Substanzen mit deutlicher Verschlechterung der Nierenfunktionswerte. Demgegenüber zeigte sich in den Therapiegruppen 3 und 4 ein dosisabhängiger günstigerer Verlauf der Serum-Kreatinin- und -Harnstoffwerte sowie deren Clearance im Vergleich zu Gruppe 2. Die deutlichsten serologischen Veränderungen wurden zwischen den Tagen 3 und 5 beobachtet (Tabelle 1). Für die Serumparameter GOT, Bilirubin, kleines Blutbild und Gesamteiweiß ergaben sich zwischen den Gruppen 2, 3 und 4 im Versuchszeitraum keine Veränderungen.

Die patho-histologische Untersuchung zeigte in Gruppe 2 als charakteristisches Schädigungsbild von CDDP akute Tubulusnekrosen im Wechsel mit Tubulusschwellung und -zellpolymorphie. Im direkten Vergleich der mit Zienam therapierten Gruppen 3 und 4 zu Gruppe 2 zeigte sich an den proximalen Tubulusanteilen in Bezug auf Umfang und Schwere der Organschädigung ein deutlich geringer ausgeprägtes Schädigungsbild, abhängig von der Höhe der Zienamdosierung.

Tabelle 1. Verlauf der Serum-Harnstoff- und Serum-Kreatininwerte, sowie der Kreatinin-Clearance im Versuchszeitraum

Mittelwerte ($\bar{x}$)	Serum-Harnstoff (mg/dl)				Serum-Kreatinin (mg/dl)				Kreatinin-Clearance (μl/min/100 gr)			
	-1	3	5	9	-1	3	5	9	-1	3	5	9
Gruppe I (n=9)	39	36	34	41	0,5	0,5	0,5	0,5	283	254	293	301
Gruppe II (n=9)	46	109	130	81	0,6	1,3	1,2	0,8	277	105	168	219
Gruppe III (n=8)	41	94	103	65	0,5	1,0	1,0	0,6	330	133	235	280
Gruppe IV (n=6)	47	66	87	60	0,5	0,7	0,8	0,5	344	245	225	315

Diskussion und Schlußfolgerung

Für die renale Ausscheidung von Cisplatin werden sowohl aktive Reabsorptions-, wie auch aktive Sekretionsmechanismen angenommen (3, 4). Dabei soll die durch Cisplatin verursachte kumulative Nierentoxizität u.a. auf der intracellulären Platinkinetik und -sekretion der Tubulusepithelien beruhen.

Zienam besteht aus der Kombination des Antibioticums Imipemen und dem Wirkstoff Cilastatin, der den basolateralen Imipenemtransport in die Tubuluszelle sowie die weitere renale Metabolisierung von Imipenem durch das Bürstensaumenzym Dehydropeptidase 1 blockiert (2).

Sowohl in der klinisch-chemischen, als auch in der histologischen Untersuchung zeigte sich, daß die an den Nieren durch CDDP bedingten toxischen Veränderungen mit Zienam (Imipenem/Cilastatin) günstig beeinflußt werden konnten.

Die Ergebnisse der vorliegenden Untersuchungen lassen vermuten, daß nach Blockierung von Transportmechanismen durch Zienam eine intracelluläre Akkumulation von CDDP und damit die Cisplatin bedingte Nierenschädigung verringert werden kann. Inwieweit dieser Effekt selektiv auf den Wirkstoff Cilastatin zurückgeführt werden kann, wird derzeit untersucht.

Zusammenfassung

Die Nephrotoxizität des Cytostaticums Cisplatin (CDDP) beruht auf einer direkten Wirkung auf proximale Tubuluszellen sowie möglicherweise auf einem aktiven renalen Sekretionsmechanismus mit der Folge einer intracellulären Akkumulation von CDDP. Tierexperimentell wurde untersucht, ob sich bei Kombination von CDDP mit dem neuen Antibioticum Zienam eine Verminderung der renalen Toxizität erreichen läßt. Zienam ist in der Lage, aktive Transportmechanismen von Tubuluszellen zu hemmen. Die Ergebnisse ließen sowohl serologisch wie histologisch bei Kombination von CDDP mit Zienam eine Verminderung der Nierenschädigung erkennen.

Summary

The nephrotoxicity of the cancer chemotherapeutic agent cisplatin (CDDP) is based on a direct effect on proximal tubular cells and probably on an active renal secretory mechanism. In order to reduce CDDP-induced renal damage it was combined experimentally with the new antibiotic Zienam, which inhibits active transport mechanisms in tubules. The results of serological and histological investigations indicated clearly that the nephrotoxicity of CDDP is reduced when it is coadministered with Zienam.

Literatur

1. Prestayko AW, Crooke ST, Carter SK (1980) Cisplatin: Current status and new developments. Academic Press, New York
2. Clissold SP, Todd P, Campoli-Richards D (1987) Imipenem/Cilastatin: Antibakterielles Wirkungsspektrum, Pharmakokinetik, therapeutische Wirksamkeit. Drugs 33:183-241
3. Ross DA, Gale GR (1979) Reduction of the renal toxicity of cis-dichlorodiamino platinum by probenecid. Cancer Treat Rep 63:781

4. Siddik ZH, Newell DR, Boxall FE, Harrap KR (1987) The comparative pharmacokinetics of carboplatin and cisplatin in mice and rats. Biochem Pharmac 36:1925-1932

Dr. C. Breymann, Institut für Klinische Forschung, Klinikum Großhadern, Universität München, Marchioninistr. 15, D-8000 München 70

5. Erhöhte Cytostatica-Sensitivität menschlicher Carcinomzellen durch humorale Wachstumsstimulation in vitro – ein Ansatz zu effektiver adjuvanter Kurzzeit-Chemotherapie?

Humoral Growth Stimulation Increases Sensitivity of Human Cancer Cells for Cytotoxic Drugs In Vitro – A New Start for More Effective Adjuvant Short-term Chemotherapy?

P. E. Goretzki[1], M. Grussendorf[2], A. Frilling[1], D. Simon[1] und H.-D. Röher[1]

[1]Klinik für Allgem. und Unfallchirurgie (Leiter: Prof. Dr. H.D. Röher)
[2]Klinik für Endokrinologie und Rheumatologie der Heinrich Heine Universität Düsseldorf

Einleitung

Die Heterogenität menschlicher Carcinome mit unterschiedlicher Empfindlichkeit der Zellen gegenüber Cytostatica und deren zunehmende Desensibilisierung bei langfristiger Medikation erklären teilweise die bisher unbefriedigenden Ergebnisse adjuvanter Chemotherapie solider Tumoren (1). Neuere Therapieansätze versuchen deshalb durch Immunstimulation des Wirts (2) oder direkt peri- und postoperative Cytostase (3) und/oder Strahlentherapie (4) einen Ausweg aus dieser therapeutisch unbefriedigenden Situation zu finden. Ein zusätzlicher theoretisch sinnvoller Therapieansatz könnte die kurzfristige Stimulation der Tumorzellen darstellen, um sie aus der G0 in die sensiblere G1 und S Phase zu überführen. Erste Untersuchungen der eigenen Gruppe aus dem Jahre 1985 an Kurzzeitkulturen menschlicher C-Zell-Carcinome zeigten eine verstärkte Cytostatica-Sensitivität der Zellen nach pulsativer Stimulation mit nervalem Wachstumsfaktor (NGF) (5). Der Nachteil dieser Untersuchungen lag jedoch in deren zeitlicher Terminierung (bis zum 10. Tag) und in der nicht zu trennenden Interaktion von Tumorzellen mit Wirtsfibroblasten. Die nachfolgenden Untersuchungen sollten deshalb an dauerhaften Zellkulturen überprüfen, ob gewebs-spezifische humorale Wachstumsstimulatoren zu einer Sensibilitätssteigerung menschlicher Carcinomzellen gegen verschiedene Cytostatica führen.

Material und Methode

Es wurden zwei permanente Zellkulturen etabliert. Aus dem Primärtumor (T3N3M1) des wenig differenzierten C-Zell Carcinoms eines 64jährigen männlichen Patienten isolierten wir im Dezember 1985 die Zellinie T164. Die Zellen zeigen nach 10maliger Passagierung Immnreaktivität für Chromogranin A und Calcitonin und weisen spezifische Bindungsstellen für hochgereinigtes NGF der Maus (Geschenk Prof. Unzicker, Marburg) auf. Die Zellen des folliculären Schilddrüsencarcinoms (FTC-133) eines 42jährigen männlichen Patienten wurden im Juni 1987 aus der mediastinalen Lymphknotenmetastase des Tumors (T3N3M0) isoliert und nach Klonierung 14fach passagiert. Die Zellen weisen Immunoreaktivität für EGF-Receptoren und Thyreoglobulin auf und sind gegenüber TSH sensibel. Die Empfindlichkeit der Zellen gegen Cytostatica wurde an je 200.000 Zellen in $25 cm^2$ Kulturflaschen in Quadruplikat Experimenten bestimmt. Die Zellen wurden für 3 Tage in serumhaltigem Medium (Dulbecco's und HAM's F12 1:1) ausgesät und für 24 h in serumfreiem Medium gehalten. Danach folgte eine Stimulationsphase der Zellen für 24 h mit TSH oder EGF und mit NGF (FTC-133 Zellen: 10; 1000 ng EGF/ml und 0,01; 1,0 mIU TSH/ml; T164 Zellen: 0,01-1,0 µg NGF/ml). Es schloß sich die Inkubation mit Cytostatica (T164 Zellen: Adriblastin; FTC-133 Zellen: Adriblastin, DTIC, 5-Flurouracil je 0,001-1,0 mg/ml und Platinex 0,001-0,1 mg/ml) für weitere 24 h an. Nach Trypan-Blau Färbung wurde die Anzahl der lebenden, nicht gefärbten Zellen in einer Neubauer Kammer bestimmt.

Ergebnisse

Adriblastin weist selbst bei Konzentrationen von 1 mg/ml Medium nur einen geringen cytotoxischen Effekt auf die nicht stimulierte C-Zell Kultur (T-164) auf, mit 82% lebender Zellen nach 24 h. Die Vorinkubation der Zellen mit NGF (0,01-1,0 µg/ml) erniedrigt die Zahl der lebenden Zellen nach Cytostaticainkubation mit 0,5 mg Adriblastin/ml auf 47% bei 0,01, 34% bei 0,1 und 32% bei 1,0 µg NGF/ml.

Auch für die unstimulierten Zellen des etablierten folliculären Carcinoms (FTC-133) wiesen Adriblastin, DTIC, 5-Flurouracil (je 0,001-1,0 mg/ml) und Platinex (0,001-0,1 mg/ml) nur geringe cytotoxische Effekte auf (Vitalität nach 24 h 82-100%). Die Kombination aus Adriblastin und Platinex zeigte hingegen bei je 10 µg/ml 69%, bei je 100 µg/ml 0% überlebende Zellen (Tabelle 1).

Nach Vorstimulation der FTC-133 Zellen mit TSH (10 µIU/ml und 1 mIU/ml) oder EGF (10 ng/ml und 1000 ng/ml) konnte der cytotoxische Effekt aller Cytostatica dosisabhängig erhöht werden, welches besonders bei Verwendung von DTIC zu einer Senkung der Rate überlebender Zellen von 92% auf 40% nach EGF- und 20% nach TSH-Stimulation führte (Tabelle 2).

Zusammenfassung

Pulsative Wachstumsstimulation menschlicher Carcinomzellen führt, wie am Beispiel der Zellinien differenzierter Schilddrüsencar-

Tabelle 1. Es wird die prozentuale Anzahl lebender Zellen nach 24 stündiger Inkubation von FTC-133 Zellen mit einem Cytostaticum im serumfreien Medium gezeigt

Primäre Cytostatica-Sensitivität humaner Thyreocyten (FTC-133)						
Cytostaticum	0	0,0001	0,001	0,01	0,1	1,0
			(Dosis in mg/ml)			
	Lebende Zellen in Prozent des Ausgangswertes					
Adriblastin	100	100	97,3	97,2	96,8	81,8
DTIC	100	100	97,2	95,1	92,4	91,6
Endoxan	100	100	97,5	97,3	96,4	92,0
5-Flurouracil	100	98,9	100	94,7	96,0	100
Platinex	98	96,5	96,2	96,3	90,9	85,7
Adri.+Platinex	96	86,8	82,6	82,3	69,0[a]	0[a]

([a]$p<0,01$ Chi^2-Test)

Tabelle 2. Die Sensitivität der folliculären humanen FTC-133 Zellen gegenüber Cytostatica kann durch Vorstimulation der Zellen mit hohen Dosen EGF oder TSH für 24 h erhöht werden

Cytostatica Sensitivität von FTC-133 Zellen nach humoraler Vorstimulation								
Stimulator	TSH (10 µIU/ml)				TSH (1 mIU/ml)			
Cytostaticum	0	0,001	0,01	1,0	0	0,001	0,01	1,0
			(Dosis in mg/ml)					
	Lebende Zellen in Prozent des Ausgangswertes							
Adriblastin	82,5	90,0	80,3	85,2	86,0	96,1	66,6[a]	45,3[a]
DTIC	84,4	93,5	97,4	92,0	88,2	79,6	73,3	20,2[a]
5-Flurouracil	74,7	65,0	71,3	74,6	79,0	--	74,7	72,3
Stimulator	EGF (10 ng/ml)				EGF (1000 ng/ml)			
Adriblastin	82,2	96,4	88,1	89,7	83,2	72,5	77,9	31,0[a]
DTIC	64,3	69,0	82,1	79,5	69,2	72,1	82,1	40,3[a]
5-Flurouracil	93,0	76,4	81,8	--	78,0	66,0	78,3	74,4

([a]$p<0,01$ Chi^2-Test)

cinome in vitro gezeigt, zu einer erhöhten Sensitivität gegenüber Cytostatica. Weitere in vitro und in vivo Untersuchungen werden belegen, ob mit dieser pulsativen humoralen Vorstimulation ein neues, wirksameres Konzept kurzfristiger adjuvanter Chemotherapie zu erreichen ist.

Summary

Pulsative growth stimulation of human cancer cells increases the sensitivity to cytotoxic drugs, as demonstrated for differentiated thyroid cancer cell lines in vitro. Further in vitro and in vivo studies are needed to show whether pulsative humoral growth stimulation prior to cytotoxic drugs offers a new and more effective form of short-term adjuvant chemotherapy.

Literatur

1. Schnipper LE (1986) Clinical implications of tumor heterogeneity. N Engl J Med 314:1423-1431
2. Rosenberg SA et al (1987) A progress report on the treatment of 157 patients with advanced cancer using lymphokine-activated killer cells and interleukin-2 or high dose interleukin-2 alone. N Engl J Med 316: 879-897
3. Williams SD et al (1987) Immediate adjuvant chemotherapy versus observation with treatment at relapse in pathological stage II testicular cancer. N Engl J Med 317:1433-1438
4. Linfoot PA, Barcellos-Hoff MH, Brent TP, Marton LJ, Deen DF (1986) Cell cycle phase specific kinning by 1,3,-bis(2-chloroethyl)-1-Nitroso urea (BCNU) in sensitive and insensitive cells. Abstract 4-4 on the meeting "Interaction of radiation therapy and chemotherapy", Williamsburg Sep.-Oct. 86
5. Goretzki PE, Wahl RA, Becker R, Koller C, Branscheid D, Grussendorf M, Röher HD (1987) Nerve growth factor (NGF) sensitizes human medullary thyroid carcinoma (hMZC) cells for cytostatic therapy in vitro. Surgery 102:1035-1042

Dr. P.E. Goretzki, Klinik für Allgem. und Unfallchirurgie, Heinrich Heine Universität Düsseldorf, Moorenstr. 5, D-4000 Düsseldorf

6. Wachstumsbeeinflussung menschlicher anaplastischer Schilddrüsencarcinomtransplantate unter Vitamin B6-Mangelbedingungen – ein neues therapeutisches Prinzip?

Growth of Human Anaplastic Thyroid Carcinoma Tissues Xenografted into Athymic Nude Mice with Vitamin B6 Deficiency – A New Therapeutic Approach?

H. J. C. Wenisch[1], H. P. Fortmeyer[2] und A. Encke[1]

[1]Klinik für Allgemeinchirurgie, Klinikum der Johann Wolfgang Goethe-Universität Frankfurt
[2]Tierversuchsanlage, Klinikum der Johann Wolfgang Goethe-Universität Frankfurt

Einleitung

Anaplastische Schilddrüsencarcinome des Menschen haben eine infauste Prognose. Eine Verbesserung der Überlebenszeiten wurde nach einer Kombination von Chemotherapie, percutaner Bestrahlung und chirurgischer Behandlung beschrieben (Werner et al. 1984). Wie unsere Arbeitsgruppe zeigen konnte, eignet sich das Nacktmaus-Xenotransplantationsmodell zum Wirksamkeitsnachweis verschiedener Cytostatica bei transplantierten Schilddrüsencarcinomen (Wenisch et al. 1985). Bei verschiedenen anderen Tumoren konnte der Einfluß nutritiver Faktoren auf das Transplantatwachstum demonstriert werden (Fortmeyer 1988). Ziel der vorliegenden Studie war, den Einfluß von Vitamin B6 auf das Wachstum anaplastischer Schilddrüsencarcinomtransplantate zu untersuchen.

Material und Methode

4 verschiedene anaplastische Schilddrüsencarcinome in der 24.-53. Serienpassage wurden zum Versuch verwendet (Tabelle 1). Jede Versuchs- und Kontrollgruppe bestand aus mindestens 20 Tieren (Fra: NMRI - nu/nu) mit jeweils 2 Transplantaten. Transplantatgrößen und Tiergewichte wurden einmal wöchentlich bestimmt. Nach 28-42 Tagen wurden die Einzelversuche beendet und die Tiere getötet. Die Transplantate wurden entnommen, gewogen und histologisch aufgearbeitet. Zur statistischen Auswertung diente der Wilcoxon-Test.

Tabelle 1

Tumor	Passage	Versuchsdauer (Tage)	Ansprechrate (% Kontrolle)	Signifikanz (Wilcoxon)
1. BL	53	43	49,9	p < 0,001
2. GE	48	28	56,7	p < 0,05
3. TH	24	42	keine	
4. PF	24	42	81,7	p < 0,05

Alle Tiere wurden unter laminar flow-Bedingungen bei konstanter Raumtemperatur, Luftfeuchtigkeit und geregeltem Tag-Nacht-Rhythmus gehalten. Nach der Transplantation erhielten die Tiere der Kontrollgruppen eine voll ausbilanzierte synthetische Diät (ALTROMIN C 1000). Sie enthielt 15 mg/kg Vitamin B6. Die Tiere der Versuchsgruppen erhielten eine Vitamin B6-arme Diät (ALTROMIN C 1023; 0,13 mg/kg Vitamin B6).

Ergebnisse

3 von 4 untersuchten Transplantaten reagierten nach 2 bis 3-wöchiger Versuchsdauer mit einer statistisch signifikanten (p<0,05; p<0,01; p<0,01; Wilcoxon) Reduktion des Größenwachstums der Transplantate auf die Vitamin B6-arme Ernährung (Abb. 1). Die Transplantatendgewichte unterschieden sich ebenfalls statistisch signifikant (p<0,05; p<0,005; p<0,001; Wilcoxon) von denen der jeweiligen Kontrollgruppen (Tabelle 1; Abb. 2). Im Vergleich dazu zeigten sich bei dem nicht auf eine Vitamin B6-Unterversorgung ansprechenden Schilddrüsencarcinom keine Unterschiede in der Verlaufsbeobachtung der Transplantatgrößen

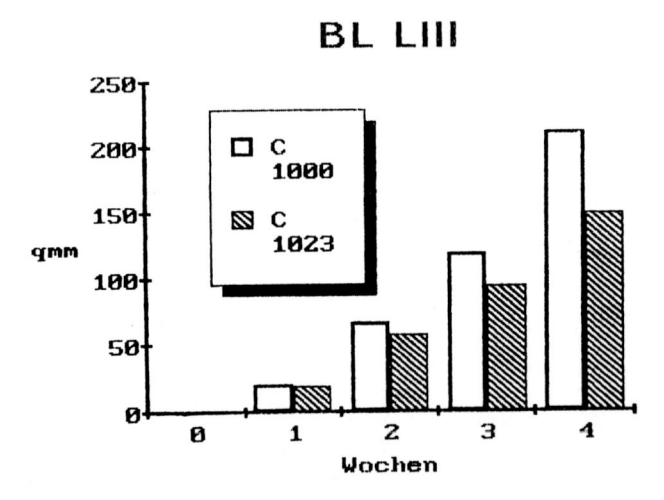

Abb. 1. Mittlere Tumorfläche (mm^2) mit (C1023) und ohne (C1000) Vitamin B6-armer Diät. Nach 3 und 4 Wochen sind die Unterschiede statistisch signifikant (p<0,01)

BL LIII

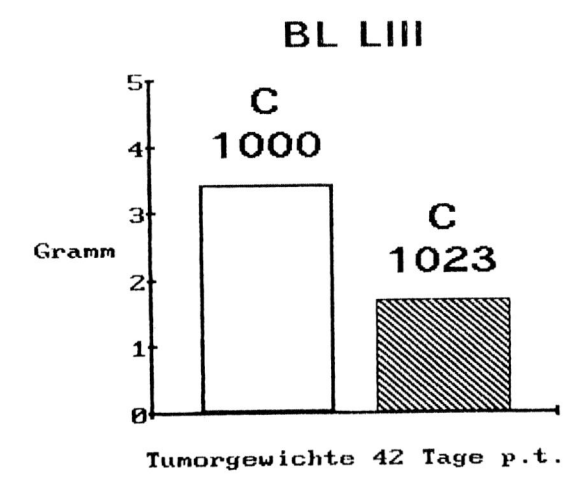

Abb. 2. Mittlere Tumorendgewichte 42 Tage nach Transplantation mit (C1023) und ohne (C1000) Vitamin B6-armer Diät. Der Unterschied ist statistisch signifikant ($p<0,001$)

oder im Tumorendgewicht zwischen Versuchs- und Kontrollgruppe (Abb. 3). Klinische Symptome eines Vitamin B6-Mangels wurden bei keinem der Versuchstiere beobachtet.

Diskussion

Der Effekt nutritiver Faktoren, insbesondere der Vitamin B6-Verfügbarkeit, auf das Tumorwachstum unter experimentellen Bedingungen ist in der Literatur gut dokumentiert (Fortmeyer 1988). Klinisch interessant werden diese Befunde, weil sich der Vita-

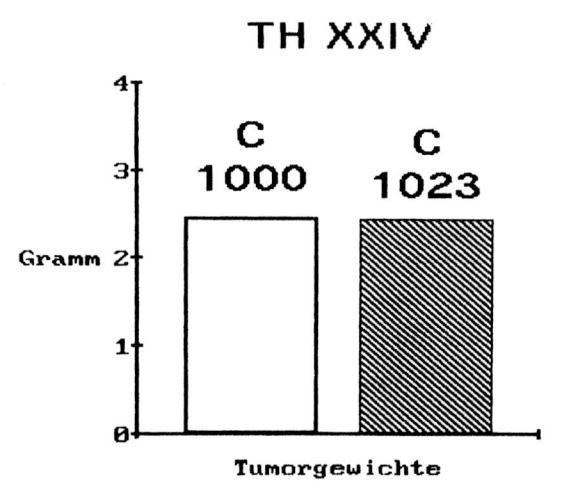

TH XXIV

Abb. 3. Mittlere Tumorendgewichte eines nicht reagierenden Schilddrüsencarcinomtransplantates mit (C1023) und ohne (C1000) Vitamin B6-armer Diät. Es finden sich keine Unterschiede

min B6-Spiegel durch Antagonisten wie beispielsweise durch D-Penicillamin, ein etabliertes Pharmakon, senken läßt (Asatoor 1964). Es lag daher nahe, den Einfluß eines Vitamin B6-Minderangebots auf das Wachstum anaplastischer Schilddrüsencarcinomtransplantate zu untersuchen. 3 von 4 untersuchten Tumoren entwickelten bei alimentärer Vitamin B6-Unterversorgung eine statistisch signifikante Wachstumshemmung im Vergleich zu normal ernährten Kontrolltieren. Nach einer Versuchsdauer zwischen 29 und 42 Tagen wurde eine Reduktion der mittleren Tumorendgewichte auf 49,9 bis 81,7% der Kontrollgruppen beobachtet. Dabei traten keine klinischen Symptome eines Vitamin B6-Mangels auf. Auch bei völligem Fehlen von Vitamin B6 in der Nahrung gewährleistet die Darmflora der Versuchstiere durch Bildung von Vitamin B6 eine ausreichende Mindestversorgung. Der beschriebene wachstumshemmende Effekt entspricht dem einer experimentell wirksamen Chemotherapie (Wenisch et al. 1985). Weitere experimentelle und klinische Studien müssen zeigen, ob eine kontrollierte Vitamin B6-Verarmung, die auch medikamentös erzeugt werden kann, als synergistisches Behandlungsprinzip zur Verbesserung der auch bei Einsatz einer Kombinationstherapie prognostisch infausten anaplastischen Schilddrüsencarcinome geeignet ist.

Zusammenfassung

Im Nacktmaus-Xenotransplantationsmodell wurde der Einfluß einer alimentären Vitamin B6-Unterversorgung auf 4 verschiedene menschliche anaplastische Schilddrüsencarcinome untersucht. 3 von 4 Tumoren entwickelten eine statistisch signifikante Wachstumshemmung im Vergleich zu den jeweiligen Kontrollgruppen. Diese war dem Effekt einer cytostatischen Behandlung vergleichbar. Mögliche Konsequenzen für die klinische Behandlung anaplastischer Schilddrüsencarcinome werden diskutiert.

Summary

Using the nude mouse xenotransplantation model, the influence of a reduced nutritive availability of vitamin B6 was investigated in four different anaplastic human thyroid carcinomas. Three of the tumors showed a statistically significant growth reduction compared to controls. This effect was comparable to that of chemotherapy. Possible consequences for clinical treatment of anaplastic thyroid carcinomas are discussed.

Literatur

1. Asatoor AM (1964) Pyridoxine deficiency in the rat produced by D-penicillamine. Nature (London) 203:1382
2. Fortmeyer HP (1988) New experimental possibilities in nutritive oncology by the model of human tumors, xenotransplanted and passaged into athymic nude mice. In: Nutrition, Growth, and Cancer. Alan R. Liss, Inc., p 283
3. Wenisch HJC, Wagner RH, Schumm PM, Encke A (1985) Untersuchungen zur Wirksamkeit einer cytostatischen Behandlung auf xenotransplantierte Schilddrüsencarcinomgewebe. Langenbecks Arch Chir [Suppl]. Springer, Berlin Heidelberg New York Tokyo, S 123

4. Werner B, Abele J, Alveryd A, Björklund A, Franzen A, Granberg PO, Landberg T, Lundell G, Löwhagen T, Sundblad R, Tenvall J (1984) Multimodal therapy in anaplastic giant cell thyroid carcinoma. World J Surg 8:64

Priv.-Doz. Dr. H.J.C. Wenisch, Klinik für Allgemeinchirurgie, Klinikum der J.W. Goethe-Universität, Theodor-Stern-Kai 7, D-6000 Frankfurt am Main 70

II. Traumatologie 1

7. Untersuchungen über das Implantationsverhalten des kardiovasculären GORE-TEX-Patches (PTFE) nach Deckung von experimentell erzeugten Bauchwanddefekten

Implantation of Gore-Tex Patches (PTFE) for Primary Closure of Abdominal Wall Defects – An Experimental Study

M. Pliess[1], G. Pliess[2], K.-H. Schultheis[1] und Ch. Gebhardt[1]

[1]Zentrum für Chirurgie, Klinikum Nürnberg (Vorstand: Prof. Dr. med. Ch. Gebhardt)
[2]ehem. Vorstand des Pathologischen Institutes der Stadt Nürnberg

Zielsetzung

Die chirurgische Versorgung großer Bauchwandbrüche (epigastrische Hernien, Narbenhernien, Gastroschisis) mittels primärer Fasciennaht bedingt oft Komplikationen wie pulmonale Minderventilation. Die Rezidivhäufigkeit beträgt nach der Lit. 10% und hat zur alternativen Verwendung synthetischer Biomaterialien geführt. Hierbei soll das verwendete Material biologisch inert sein bzw. bei Resorbierbarkeit rasche Einheilung und Narbengewebsentwicklung induzieren.

Der in der Gefäßchirurgie als Gefäßpatch häufig verwendete kardiovasculäre Gore-Tex-Patch wurde von uns in Bezug auf die Verwendbarkeit als Implantationsmaterial zur Deckung von experimentell erzeugten Bauchwandbrüchen klinisch und histologisch untersucht.

Material und Methodik

Bei 21 Kaninchen wurde unter Barbiturat/Ketanestnarkose nach Abpräparation der Cutis und Subcutis ein ca. 5 cm im Durchmesser großer Bauchwanddefekt durch zirkuläre Excision von Muskulatur, Fascie und Peritoneum in der regio hypogastrica gesetzt. Ein dem Defektdurchmesser angepaßter kardiovasculärer Gore-Tex-Patch (gerecktes Polytetrafluorethylen, Wandstärke 0,5 mm, Porenweite 30 micron) wurde dann dem Defekt mittels *resorbierbarem* Nahtmaterial 3/0 (überwendlich fortlaufend allschichtig) eingepaßt. Nach Deckung der parietalen Patch-Fläche durch fortlaufende Hautnaht erhielten die Tiere aufgrund schlechter Toleranz gegenüber textilen Verbänden einen Sprühverband. Um

insbesondere Aufschlüsse über die Infektionsanfälligkeit des
implantierten Materials zu erhalten, wurde auf eine prä-,
intra- oder postoperative Antibioticagabe verzichtet.

Nach vorherbestimmter Überlebenszeit von 1, 2, 3 und 4 Wochen,
sowie 2, 4 und 6 Monaten wurden je drei Tiere mit einer Barbiturat-Überdosis getötet und seziert. Das Präparat wurde einschließlich eines 2 cm breiten Gewebe-Randsaumes in toto entnommen, formalinfixiert und in Querschnitten der zentralen und
marginalen Zonen histologisch untersucht. Während der gesamten
Versuchsdauer wurden tast- und sichtbare pathologische Befunde
dokumentiert.

Ergebnisse

1. Makroskopisch

Als regelhaften Befund werteten wir a) primäre Wundheilung,
b) kontinuierliche Einheilung in die Defekträndern und Narbenbildung, c) visceralen Adhäsionen.

Diese Kriterien wurden nur in einem Fall erfüllt (= 4,8%);
Sekundärheilungen, die jedoch nur in einem Fall zu einer
"transmuralen" eitrigen Peritonitis mit Schlingenabscess führte,
fanden sich in 12 Fällen (= 57,1%), Wundserome in 6 Fällen
(= 28,6%), marginale Hernien in 6 Fällen (= 28,6%), visceralen
Adhäsionen (jedoch in keinem Fall mit klinisch relevanter
Sub-/Ileussymptomatik) in 18 Fällen (= 85,7%).

2. Mikroskopisch

Die chronologische Abfolge der Gewebsreaktionen zeigte sich
bis auf den Fall der eitrigen Peritonitis bei allen Tieren
nahezu identisch. An der *parietalen und visceralen* Patch-Oberfläche erfolgte zunächst die Ausbildung eines lockeren zellreichen Bindegewebes mit einer Histiocyten-Grenzschicht zur
Patch-Oberfläche, aus welcher freie Histiocyten in die Poren
einwandern. Nach 3 Wochen bilden sich "Zellsäulen" in den Poren
(Abb. 1). Diese Prozesse sind parietal quantitativ grundsätzlich
stärker ausgeprägt als visceral (vgl. Tabelle 1). Gegen Versuchsende ist die Einheilung parietal mit einer Narbenplatte,
visceral mit der Ausbildung lediglich einer zarten Regeneratserosa abgeschlossen.

Am Patch-Rand ergeben sich jedoch fundamentale Unterschiede: Der
Anlagerung des zellreichen lockeren Bindegewebes folgt die Bildung der Histiocytengrenzschicht und der "Zellsäulen" nur minimal bzw. bleibt ganz aus. Der Endzustand ist mit der Vernarbung
erreicht, wobei die Bindegewebsfasern parallel zu den Materialporen um die Patch-Kante herum im Sinne einer "Enkapsulation"
angeordnet sind. Typisch jedoch ist die Ausbildung einer teils
flächenhaften, teils kleinknotigen Narbengewebshyperplasie im
subserösen Bereich (bei den Tieren mit einer Versuchsdauer von
2-6 Monaten immer nachweisbar; vgl. Abb. 2). Der Patch selbst
wird transmural an keiner Stelle von Bindegewebsfasern "durchwachsen". In den Fällen von Wundheilungsstörungen sowie in einem

RS   HS   ZS   HZ

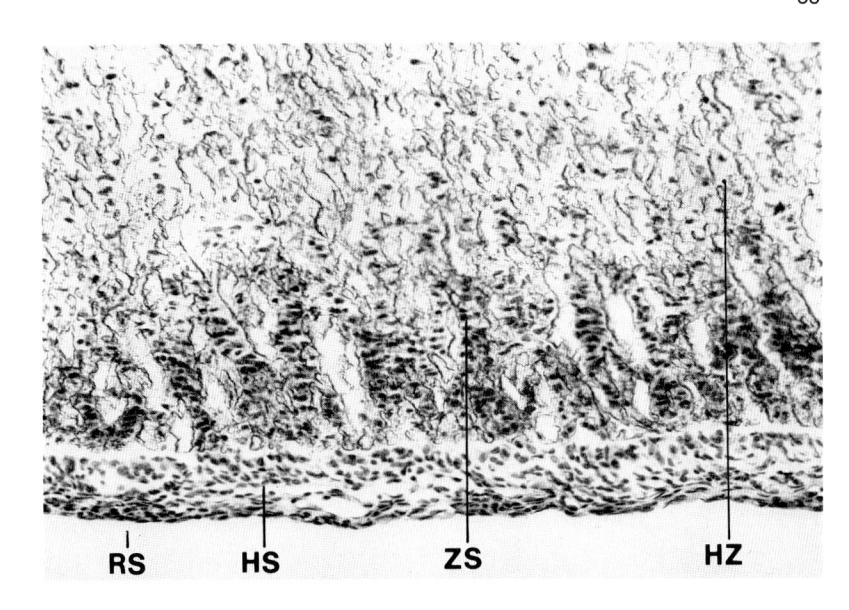

Abb. 1. Zellinfiltrate in den visceralen Patch-Poren. Lichtoptisch, 165-fache Vergr., Versuchsdauer: 3 Wochen. Querschnitt durch einen zentralen Patch-Gewebebezirk von visceral (unten) nach parietal (oben): An die Regeneratserosa (RS) schließt sich eine Histiocytenschicht (HS) an. Diese bildet sich in den Patch-Poren zu "Zellsäulen" (ZS) um. In der mittleren Patch-Schicht nur vereinzelt Histiocyten (HZ)

Tabelle 1. Korrelation von Versuchadauer und Art der histomorphologischen Befunde in/um das Implantat

Versuchsdauer		parietal	Rand	visceral
nach 1 Woche	zellreiches lockeres Organisationsgewebe	++	++	++ (und Reg.-serosa)
nach 2 Wochen	Histiocytenschicht an der Patch-Oberfläche	++	0	+
nach 3 Wochen	Histiocytäre Infiltration	++	0	+
nach 4 Wochen	"Zellsäulen"	+++	0	++
nach 4 Monaten	Endzustand	Narbe	Narbengewebs-hyperplasie	Regenerat-serosa
nach 6 Monaten				

Fall mit normaler Narbengewebsentwicklung fanden sich in den Patch-Poren zunächst Veränderungen im Sinne eines "Ödems" mit Verbreiterung der Poren und der Patch-Dicke, z.T. mit Fibrininsudation. Polarisationsoptisch ließen sich die feinen, die Poren quervernetzenden Kunststoffasern nicht mehr nachweisen. Subjektiv bestand der Eindruck einer quantitativen Verminderung der groben Kunststoff-Fibrillen und feinen Kunststoffasern.

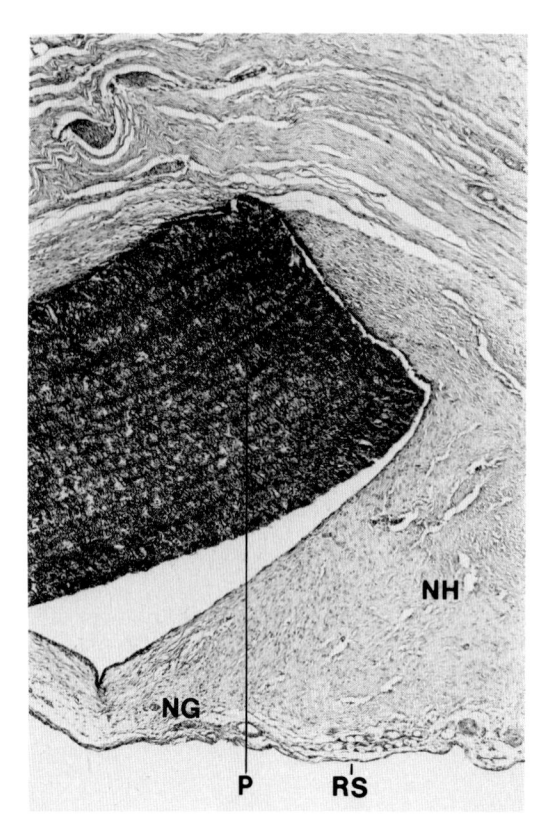

Abb. 2. Narbengewebshyperplasie am Patch-Rand. Lichtoptisch, 40-fache Vergr. Versuchsdauer: 3 Wochen. Querschnitt Randzone Patch-Gewebe. Regelrechte viscerale Regeneratserosa (RS), zum Rand hin eine diffuse Narbengewebshyperplasie (NH). Der Spalt zwischen Patch (P) und visceralem Narbengewebe (NG) ist ein Schnittartefakt

Diskussion

Die primäre Naht großer Bauchdeckendefekte birgt große postoperative pulmonale Risiken. Die Rezidivhäufigkeit ist groß. Daher werden zunehmend prothetische Biomaterialien verwandt. Der in der Gefäßchirurgie als Bypass oft verwendete Kunststoff Polytetrafluorethylen (PTFE) zeigt - nach unseren Untersuchungen - aufgrund seiner physikalischen Eigenschaften an den seitlichen Rändern keine Einwachsungs-Tendenz. Die hohe Rate an lateralen Hernien in unserem Versuch ist auf die Verwendung resorbierbaren Nahtmaterials zurückzuführen. Deren Ausbildung korreliert mit der Resorptionskurve des Nahtmaterials. Die sonst beschriebene Ausreißfestigkeit des Materials ist allein auf die Verwendung nichtresorbierbaren Nahtmaterials zurückzuführen (3). Die histologisch nachgewiesene (s.u.) marginale hyperplastische Narbengewebsbildung dürfte die Rezidivherniengefahr kaum beeinflussen.

Die hohe Infektionsrate in unserem Untersuchungsgut führen wir auf drei Ursachen zurück: Schlechte Toleranz der Versuchstiere auf den Sprühverband, keine prä-, intra- oder postoperative antibiotische Abdeckung, und Minderperfusion der den Patch überdeckenden dünnen Hautschichten. Trotzdem führten auch tiefe parietale Infektionen des Implantatbettes nur in einem Fall zu einer durch die Patch-Poren fortgeleiteten Peritonitis. Trotz der raschen Ausbildung einer zarten Regeneratserosa treten herdförmige Adhäsionen häufig auf. Diese sind hauptsächlich auf Verwachsungen mit Anteilen des großen Netzes beschränkt. Briden finden sich selten; im Rahmen unserer Untersuchung zeigten sich in keinem Fall klinische Zeichen eines Ileus bzw. Subileus. Dies deckt sich mit den ersten Erfahrungen aus der klinischen Anwendung von PTFE als Bauchdeckenersatz (1). Trotzdem muß aufgrund unserer histologischen Auswertung die völlige Inertness des Materials angezweifelt werden: nebenbefundlich erhobene polarisations- und lichtoptische Untersuchungen weisen auf lytische Prozesse im Grenzbereich/Patch hin (Patch-Ödem; Fibrin-Insudation; histio- und leukocytäre Infiltration; Verminderung der quervernetzenden Kunststoffibrillen). Die Serumbildung ist im Zusammenhang mit der Narbengewebsentwicklung zu sehen. Insbesondere bei Auftreten hoher Scherkräfte, bedingt durch die unterschiedlichen Elastizitätskoeffizienten von Patchrand und angrenzendem Gewebe, kommt es zu einer nachweisbaren Narbengewebshyperplasie, die die Serombildung begünstigt, jedoch nicht zu einer transmuralen Durchwachsung, sondern lediglich zur bindegewebigen "Enkapsulation" führt. Wir sehen in der Narbengewebshyperplasie am Patch-Rand ein Analogon zu der sog. Intimahyperplasie im Bereich der distalen Anastomose bei Anlage von autologen wie auch allogenen Gefäßprothesen. Hierfür werden pathogenetisch neben humoralen und hydrostatischen Faktoren (Blutdruckabfall im nachgeschalteten "dehnbaren" Gefäßabschnitt) (4) zunehmend auch biomechanische Ursachen diskutiert. Unsere Untersuchungen legen nahe, daß es sich bei der Intimahyperplasie um eine unspezifische Bindegewebsreaktion auf biomechanische Faktoren (Zerrung, Druck, Schub) an der Anastomose handeln dürfte - in der Literatur auch als Gefäß-"pannus" bezeichnet (5, 2). Solche rein funktionsmechanisch bedingten Bindegewebshyperplasien findet man auch im Bereich der Ringbänder, der Sehnenscheiden und der Synovialmembran.

Zusammenfassend kann festgestellt werden: Der kardiovasculäre Gore-Tex-Patch ist aufgrund seiner mechanischen Eigenschaften zur Deckung von Bauchwanddefekten geeignet, sofern die - bei uns und in ersten klinischen Anwendungen komplikationslose - viscerale Adhäsionsneigung in Kauf genommen wird. Der hohe Anteil marginaler Hernien ist ein Hinweis darauf, daß keinesfalls resorbierbares Nahtmaterial zur Verwendung kommen darf. Die in Übereinstimmung mit den Beobachtungen anderer Autoren festgestellte seitliche Narbengewebshyperplasie steht pathogenetisch in Analogie zur distalen anastomosalen Intimahyperplasie bei der Verwendung des PTFE als Gefäßprothese.

Zusammenfassung

21 Kaninchen wurde zur Deckung eines experimentell gesetzten Bauchwanddefektes der kardiovasculäre Gore-Tex-Patch mit resorbierbarem Nahtmaterial implantiert. Über eine Versuchsdauer von 1, 2, 3, 4 Wochen und 2, 4, 6 Monaten sahen wir Komplikationen

wie Infektion (57,1%), Serome (28,6%), marginale Hernien (28,6%) und viscerale Adhäsionen (85,7%). Histologisch fand sich keine bindegewebige Durchwachsung, lediglich nur eine fibröse Enkapsulation mit marginaler Narbengewebshyperplasie. Analogien zur Entstehung der sog. Intimahyperplasie im distalen Anastomosenbereich bei PTFE-Verwendung als Gefäßprothesen werden diskutiert. Die mechanische Stabilität des Materials spricht für die viscerale Adhäsionsneigung gegen die Verwendung von PTFE zur Deckung von Bauchwanddefekten.

Summary

Experimentally created abdominal wall defects in 21 rabbits were closed by implantation of the Gore-Tex cardiovascular patch with resorbable sutures. After 1,2,3, and 4 weeks and 2,4, and 6 months we found complications like infection (57.1%), seromas (28.6%), marginal hernias (28.6%) and visceral adhesions (85%), the latter without any clinical symptoms. Histologically we saw only fibrous encapsulation with fibrous-tissue hyperplasia at the margins but no transmural fibrous-tissue growth. Comparisons between the development of intima hyperplasia of distal anastomoses when using vascular grafts and fibrous-tissue hyperplasia are discussed. The mechanical stability of the material makes it, in combination with nonabsorbable sutures, useful in primary closure of abdominal-wall defects, but the tendency to form abdominal adhesions is a disadvantage.

Literatur

1. Bauer JJ, Salky BA, Gelernt IM, Kreel I (1987) Repair of large abdominal wall defects with expanded polytetrafluorethylene (PTFE). Ann Surg 206 (6):765-769
2. Elliot MP, Juler GL (1979) Comparison of Marlex mesh and microporous teflon sheets when used for hernia repair in the experimental animal. Am J Surg 137 (3):342-344
3. Jenkins SD, Klamer TM, Parteka JJ, Condon RE (1987) A comparison of prosthetic materials used to repair abdominal wall defects. Surgery 94 (2):392-398
4. Kuroki M, Okadome K, Inokuchi K, Sugimachi K (1988) Intimal hyperplasia: the permeation of serum-derived substance into the arterial autovein graft under subnormal blood flow. Jpn J Surg 18 (3):300-307
5. Kowano H, Hashizume M, Yang Y, Kholoussy AM, Matsumoto T (1986) Patterns of pannus growth of the expanded polytetrafluoroethylene vascular graft with special attention to the initial hyperplasia formation. Am Surg 52 (12):663-666

Dr. M. Pliess, Zentrum für Chirurgie, Klinikum Nürnberg, D-8500 Nürnberg

8. Die Transplantation kultivierter autologer Keratinocyten zur plastischen Deckung großer Hautdefekte

Coverage of Large-Area Wounds by Transplantation of Cultivated Autologous Keratinocytes

P. Pleyer, O. Abri, V. Sakoman und E. Kraas

I. Chirurgie des Krankenhauses Moabit, Berlin

Die plastische Versorgung ausgedehnter Hautdefekte stellt auch heute noch ein Problem dar, da die für autologe Transplantate verwendbare, nicht geschädigte Haut oft nur in eingeschränktem Maße zur Verfügung steht. Die Vervielfachung durch Kultivierung weniger Spalthaut-Explantate zu einem epithelialen Zellverband setzt ein sicheres Kulturverfahren zur raschen Anzucht autologer Keratinocyten voraus.

Hieraus ergab sich folgende Zielsetzung:
1. Die Entwicklung optimierter Kulturbedingungen für autologe, zur Transplantation geeignete Plattenepithelverbände
2. Die klinische Prüfung der Überlegenheit transplantierter Keratinocyten gegenüber herkömmlichen Maschentransplantaten

Material und Methode

Zur Ermittlung idealer Anzuchtbedingungen wurden zunächst epitheliale Explantate aus primär entnommener Vollhaut präpariert und in unterschiedlichen Nährmedien (Ham F 12, Eagle MEM, M 199 und RPMI 1640) und Medienzusätzen (fetales Kälberserum = FKS, Epidermal Growth Factor = EGF und Cholera-Toxin) auf verschiedenen Adhäsionssubstanzen (Fibrinkleber, Poly-L-Lysin und autologer Plasma-clot im Vergleich zum unbeschichteten Flaschenboden) kultiviert. Temperatur (37°C), CO_2 (5%) und pH (7,2-7,4) blieben bei allen Versuchen konstant.

Zur Transplantation wurden die mehrschichtigen Epithelrasen mit 0,5%iger Dispase vom Flaschenboden gelöst und mit Hilfe einer fetthaltigen Gaze auf das vorbereitete Wundbett gebracht. Die klinische Anwendung erfolgte an 21 Patienten beiderlei Geschlechts im Alter von 25-81 Jahren mit tief-dermalen Wunden, die einem Hautdefekt von 2-5% der Körperoberfläche entsprachen.

Es handelte sich um ausgedehnte Ulcera cruris, tiefe II.-III.
gradige Verbrennungen und traumatische Weichteilverluste. Drei
verschiedene Transplantationsverfahren wurden parallel angewendet und drei Gruppen à sieben Patienten gebildet:

I   : Auflegen kultivierter Keratinocyten
II : Kultivierte Keratinocyten kombiniert mit einer Spalthaut-
      mesh-graft (1:6)
III : Spalthaut-mesh-graft (1:1,5)

Die bei jedem Verbandswechsel vorgenommenen Wundinspektionen und
die zu bestimmten Zeitpunkten (2. Wo., 4. Wo., 6. Mon., 12. Mon.)
bei allen Patienten entnommenen Drillbiopsien dienten der makroskopischen und mikroskopischen Beurteilung des Heilungsverlaufs.

Ergebnisse

Von den in der Anzuchtphase verglichenen Nährmedien erwies sich
RPMI 1640 + 10% FKS als das geeignetste (Abb. 1). Durch verbesserte Adhäsion auf autologem Plasma-clot (Abb. 2) und Zusatz von
EGF und Cholera-Toxin bei pH 7,2 - 7,4, Temperatur = 37°C und
5% CO_2 ließ sich innerhalb von 20 $\pm$ 5 Tagen aus 7 - 8 Explantaten
à 0,25 mm^2 ein mehrschichtiger Epithelrasen von 25 cm^2 kultivieren, von dem durch Überimpfen auf neue Kulturgefäße weitere
Subkulturen angelegt werden konnten.

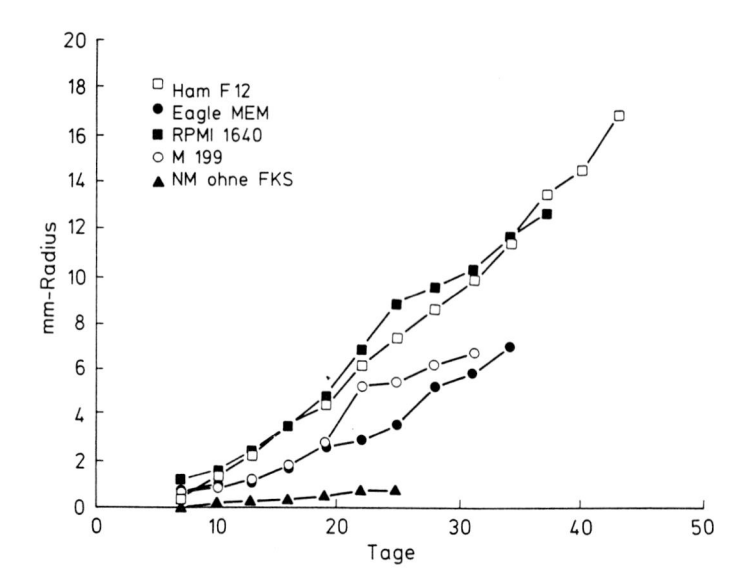

Abb. 1. Wachstum kultivierter Keratinocyten in 4 verschiedenen Nährmedien mit und ohne fetalem Kälberserum (FKS)

Bei 2 Patienten der Gruppe I gingen die Transplantate verloren.
Die anderen 5 Patienten wiesen beim ersten Verbandswechsel
(7. Tag) einen dünnen, aber gleichmäßigen Wundverschluß auf,
der sich im Laufe der folgenden Woche stabilisierte, jedoch die

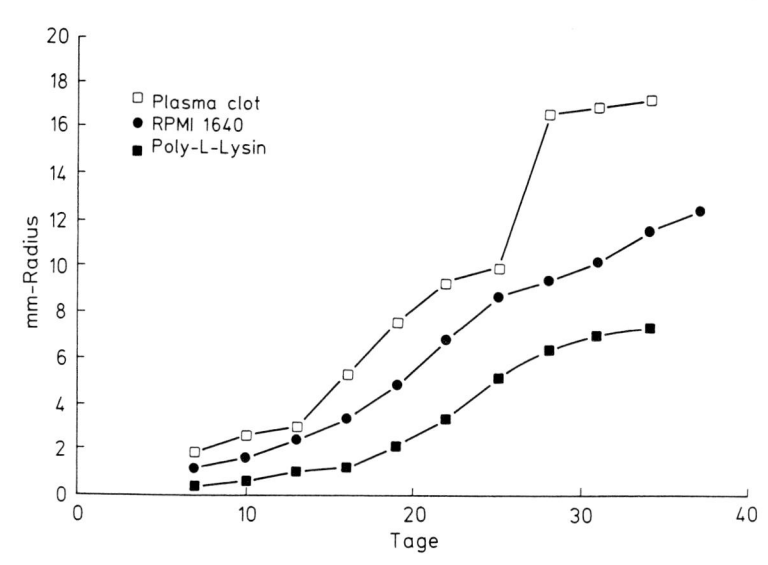

Abb. 2. *Wachstum kultivierter Keratinocyten auf unterschiedlichen Adhäsionssubstanzen*

narbigen Verziehungen des corialen Bindegewebes nicht verhindern konnte. Die histologische Aufarbeitung der Biopsien ergab bei allen Patienten ein ruhiges, sich in die oberen Coriumschichten einsenkendes Plattenepithel mit einer geringgradigen Hyperkeratose. In den Gruppen II und III kam es zu je einem infektionsbedingten Verlust der Transplantate.

Bei den Patienten der Gruppe II, deren Transplantatmaschen mit kultivierten Keratinocyten ausgelegt worden waren, wiesen die Wunden auch nach 6 Monaten noch das typische Gittermuster bei vollständigem Wundverschluß auf, das sich erst 8 Monate post transplantationem nivellierte.

Die aus den Transplantatmaschen aller Patienten gewonnenen Proben zeigten ein ruhiges, regelmäßig differenziertes Plattenepithel mit zunächst geringer (2. Wo.), später zunehmender Verhornung bis hin zur leichten Hyperkeratose (4. Wo.) und reichlich elastische Fasern im corialen Bindegewebe.

Auch bei der Patientengruppe III war die Struktur der meshgrafts nach 6 Monaten noch deutlich erkennbar. In einem Fall kam es zu partiellen Wucherungen von Granulationsgewebe durch die Transplantatmaschen. Die ebenfalls aus den Maschen entnommenen Biopsien wiesen zu allen Zeitpunkten, also auch noch nach 12 Monaten, eine Epithelunruhe mit geringer Keratinisierung im Sinne einer unspezifischen Dermatitis mit deutlich geringerem Gehalt corialer elastischer Fasern auf.

Das Bindegewebe war bei allen Patienten der 3 Gruppen narbig verbreitert.

Diskussion

In zahlreichen Untersuchungen wurden Kulturverfahren für Keratinozyten aus enzymatisch (Trypsin) oder mechanisch (Explantate) isolierter Epidermis erforscht. Im Gegensatz zu den teilweise aufwendigen Methoden (1) gewährleistet das vorliegende Verfahren die einfache und für die klinische Transplantation praktikable Anzucht eines konfluierenden, mehrschichtigen Zellverbands innerhalb von 3 Wochen. Der Verlust kultivierter Epithelien (2) sowie die Ausbildung von Granulationsgewebe durch die Maschen der mesh-graft kann durch kombinierte Anwendung beider Methoden weitestgehend vermieden werden. Darüberhinaus verleihen der höhere Gehalt elastischer Fasern und die vollständige Keratinisierung der Haut eine Elastizität und Widerstandsfähigkeit, die bei alleiniger Transplantation von Zellkulturen oder mesh-grafts nicht gegeben ist. Der Nachteil dieses Verfahrens liegt in dem großen Bedarf an unverletzter Epidermis und der Entstehung zusätzlicher Hautdefekte.

Die in Übereinstimmung mit anderen Autoren beobachtete Vernarbung des Coriums (2, 3) läßt sich durch eine rein epidermale plastische Versorgung nicht beeinflussen, sondern erfordert die Rekonstruktion der Hautschichten durch Kombination getrennt gezüchteter dermaler und epidermaler Anteile (4).

Zusammenfassung

Die Transplantation kultivierter autologer Keratinocyten allein oder in Kombination mit einer Spalthaut-mesh-graft wies qualitativ bessere Ergebnisse auf als die Deckung größerer Hautdefekte mit einem herkömmlichen Maschentransplantat. Sie gewährt einen elastischen Wundverschluß ohne Entzündungszeichen. Nachteilig ist die durch die Anzuchtszeit von 3 Wochen bedingte Verzögerung.

Summary

The transplantation of cultivated autologous keratinocytes alone or combined with a split-thickness mesh graft gives better results than transplantation of a normal mesh graft. It provides an elastic wound coverage without giving signs of inflammation. The delay of 3 weeks because of the culture time is a pronounced disadvantage.

Literatur

1. Gilchrest BA, Calhoun JK, Maciag T (1982) Attachment and growth of human keratinocytes in a serum-free environment. J Cell Physiol 112:197-206
2. Déglise B, Benathan M, Frenk E, Krupp S (1987) Résultats préliminaires du traitement des brûlés par autogreffes d'épiderme de culture. Schweiz Med Wochenschr 117:1380-1383
3. Gallico III GG, O'Connor NE, Compton CC, Kehinde O, Green H (1984) Permanent coverage of large burn wounds with autologous cultured human epithelium. New Engl J Med Vol 311,7:448-451

4. Bell E, Ehrlich HP (1981) Living tissue formed in vitro and accepted as skin-equivalent tissue of full thickness. Science 211:1052–1054

Dr. P. Pleyer, I. Chirurgie des Krankenhauses Moabit,
D-1000 Berlin

9. Tierexperimentelle Untersuchungen zur Transplantation von Amnion als Peritonealersatz – die Bedeutung der Vitalität des Amnionepithels für den Behandlungserfolg

Animal Studies of Amnion Transplants as Peritoneal Substitutes – The Significance of Vitality of the Amniotic Epithelium for Success of Treatment

P. Dohrmann[1], I. Leuschner[2], K. Rupp[1], W. Mengel[1] und H. Hamelmann[1]

[1]Chirurgische Klinik, Abteilung Allg. Chirurgie der Christian-Albrechts-Universität zu Kiel (Direktor: Prof. Dr. H. Hamelmann)
[2]Pathologisches Institut, Abt. Paidopathologie der Christian-Albrechts-Universität zu Kiel (Direktor: Prof. Dr. Lennert)

Zielsetzung

Die Entstehung von Adhäsionen zwischen der Serosa der Abdominalorgane und dem Peritoneum ist nach wie vor eine häufige und komplikationsreiche Folge chirurgischer Eingriffe in diesem Bereich.

Die Verwendung von Amnion als Peritonealersatz zur Verwachsungsreduzierung ist seit Anfang dieses Jahrhunderts bekannt (4), konnte sich aber wegen unbefriedigender Ergebnisse nicht durchsetzen.
Ein spezielles Einsatzgebiet für Amniontransplantationen ist die Neugeborenenchirurgie (1, 2, 5). Der Vorteil besteht darin, daß das Material bei den zu operierenden Neugeborenen sofort zur Verfügung steht und in ausreichender Menge vorhanden ist. Unbeachtet blieb bislang die Bedeutung der Vulnerabilität des cuboiden Amnionepithels und die Wertigkeit des Lagerungsmediums für die Vitalität der zu transplantierenden Membran. Dieser Frage wurde an einem in Anlehnung an die Laparoschisis entwickelten Bauchspaltenmodell an der Ratte nachgegangen. Parameter für die Vitalitätsprüfung, Zusammensetzung der Lagerungsmedien und Adhäsionsbestimmung wurden entwickelt.

Material und Methode

An 170 - 230 g schweren Fischer-Stamm Ratten wurde in Anlehnung an die Laparoschisis ein standardisiertes Bauchspaltenmodell ent-

wickelt. Hierzu wurden die Tiere in Ätherinhalationsnarkose in
der Medianlinie laparotomiert. Die Cutis mit der dünnen Subcutis
wurde von der Fascie nach beiden Seiten je 2-3 cm abpräpariert
und ein ca. einmarksstückgroßer Bauchwanddefekt durch Heraus-
schneiden eines Muskel-Fascien-Peritonealstückes gesetzt.

Zur Prüfung der Abhängigkeit des Ausmaßes der Adhäsionsbildung
zwischen Transplantat und Eingeweiden von der lagerungsbedingten
Vitalität des Amnionepithels wurden 4 Versuchsgruppen gebildet:

1. Kontrollgruppe   (keine Amnionmembran)
2. Kochsalzgruppe   (Lagerung der Membran in physiol. NaCl)
3. Glucosegruppe   (Lagerung der Membran in Päd II)
4. Nährmediumgruppe   (Lagerung der Membran in Ham's F12)

In der ersten Gruppe wurde bei 14 Ratten wie oben beschrieben
vorgegangen und die Bauchhaut sofort wieder mit fortlaufender
Naht verschlossen. Die Eingeweide hatten somit direkten Kontakt
mit dem Unterhautfettgewebe. Die Tiere wurden zwischen dem
15.-20. Tag postoperativ nachuntersucht.

Bei den Versuchsgruppen 2-4 wurde der Bauchwanddefekt durch
Transplantation einer Amnionmembran verschlossen, bevor die
Haut darüber vernäht wurde. Die Membran war dabei stets so gelagert, daß das cuboide Epithel abdominalwärts zeigte; sie wurde
mit fortlaufender Naht bündig an den Bauchdeckendefektrand an-
genäht. Die Nachuntersuchung der sakrifizierten Tiere fand 15-20
Tage postoperativ statt.

Die Amniongewinnung wurde von normalen, termingerechten Geburten
und von Kaiserschnittentbindungen erhaltenen Plazenten unter
sterilen Kautelen vorgenommen. Die Abpräparation der Membran
vom Chorion erfolgte manuell. Das Spül- und Lagerungsmedium war
bei:

Gruppe 2:   physiologische Kochsalzlösung
  n=26
Gruppe 3:   Päd II Lösung (2/3 Traubenzuckerlösung + 1/3 Ringer-
  n=17   lösung)
Gruppe 4:   Nährmediumgruppe (Ham's F12 Lösung
  n=30   + fetales Kälberserum
                            + Glutamin
                            + Penicillin + Streptomycin
                            + Amphotericin B)

Die Zeitspanne zwischen der Präparation der Amnionmembran und
der Transplantation in den Bauchwanddefekt lag zwischen 45 min
und 2 h. Die Amnionmembranen wurden in ihren gruppenspezifi-
schen Lagerungsmedien steril bei +4°C aufbewahrt.

Zum Nachweis der Vitalität des Amnionepithels wurde der Farbstoff Trypanblau verwendet (Trypanblau 0,5% in 0,9% NaCl-Lösung)
([3](_)).

Zur Befunderhebung und Auswertung der Verwachsungen wurde das
Bauchwandstück reseziert, auf einem Korkbrettchen fixiert und
eine Flächenbestimmung des Gesamt- und Verwachsungsareals durchgeführt.

Hierzu wurde der zu untersuchende Bereich mit einer Kopierfolie abgedeckt und mit einem Filzstift umfahren. Die auf ein elektromagnetisches Tablett gelegte Folie wurde durch ein rechnerunterstütztes Programm mit einem Tastenkursor angefahren und zum Vergleich der Verwachsungsergebnisse der prozentuale Verwachsungsanteil herangezogen.

Die zu untersuchenden Amnionproben wurden für 10 min in eine 0,1% Trypanblaulösung gelegt; die Inkubationstemperatur betrug 37°C. Anschließend wurden die Membranen in PBS (phosphate buffered saline) gespült und auf einem Objektträger ausgewertet.

Tote oder in ihrem Stoffwechsel stark gestörte Zellen nehmen den blauen Farbstoff auf und können somit von den ungefärbten noch lebenden Zellen gut unterschieden werden.

Ergebnisse

Kontrollgruppe: Die Auswertung der 14 Tiere ohne Transplantat ergab flächenhafte Adhäsionen nur zum Defektareal. Darm und Leber waren teilweise anheftend, das Netz war immer beteiligt. Der prozentuale Verwachsungsanteil im Defektareal betrug im Median 70,6% (Mittelwert 73%).

Kochsalzgruppe: Die Amnionmembran war vor der Transplantation für 45 min bis 120 min in physiologischer Kochsalzlösung gelagert worden. Die Vitalitätsprüfung ergab, daß annähernd die Hälfte der Zellen blau angefärbt waren.

Die postoperativen Ergebnisse zeigten die aufgetretenen Verwachsungen zum Defektareal nicht mehr so ausgeprägt und ausschließlich das Netz betreffend. Die Planimetrie ergab, bezogen auf die Gesamtfläche, einen Medianwert von 25,1% Verwachsungen (Mittelwert 35,2%).

Glucosegruppe: Nach Spülung und Lagerung in einer Päd II Lösung ergab die Vitalitätsprüfung einen Untergang von annähernd 50% der Amnionepithelzellen.

Das postoperative Planimetrieergebnis zeigte im Median 19,1% Verwachsungen bezogen auf die Gesamtdefektfläche des Defektareals (Mittelwert 36,1).

Nährmediumgruppe: Die Vitalitätsprüfung, nach Lagerung in einer Nährmediumlösung von 45 min bis 2 h, ließ nur vereinzelt avitale Zellen erkennen.

Bei den 30 zu dieser Testserie gehörenden Tieren ergab die Untersuchung nach der Transplantation, daß keine oder nur geringste Verwachsungen mit Netzanteilen bestanden. Die Planimetrie hatte im Median einen Verwachsungsanteil von 0% (Mittelwert 2,3%).

Die Untersuchungen lassen erkennen, daß durch Transplantation einer vitalen Amnionmembran eine weitgehende Verwachsungsminderung zu einem künstlichen Defektareal im Bauchspaltmodell erreicht werden kann.

Zusammenfassung

Bei der Verwendung von Amnion als Peritonealersatzmembran ist der Transplantationserfolg von der Vitalität des Amnionepithels abhängig.

Zum Nachweis diente ein Bauchspaltenmodell, das in Anlehnung an die Laparoschisis des Neugeborenen an Fischer-Ratten entwickelt wurde. In den standardisiert gesetzten Bauchwanddefekt wurden unterschiedlich behandelte Amnionmembranen transplantiert.

Zur Bewertung der Verwachsungsbildung im Bauchspaltendefektareal wurde ein computerunterstütztes Meßverfahren entwickelt, um den adhäsionsreduzierenden Einfluß der unterschiedlich behandelten Amnionmembranen bestimmen zu können. Diese Planimetrieauswertung ergab bei der Kontrollgruppe (ohne Amniontransplantat) im Median 70,6% (Mittelwert 73%) und bei der günstigsten Aufbewahrungsart (Nährmediumlagerung) im Median 0,0% (Mittelwert 2,3%) Adhäsionen.

Es konnte gezeigt werden, daß die Vitalität der Membran die Adhäsionsbildung signifikant beeinflußt und spezielle Aufbewahrungsverfahren in der Lage sind, die Amniontransplantation auch für die klinische Anwendung zu empfehlen.

Summary

When the amnion is used as a substitute peritoneal membrane, the success of the transplantation depends on the vitality of the amniotic epithelium. A model of laparoschisis that was developed in Fischer rats, analogous to laparoschisis of the newborn, served as a means of demonstration. Differently treated amniotic membranes were transplanted to abdominal wall defects that had been made in a standardized fashion.
In order to evaluate the development of adhesions in the area of the abdominal fissure, a computer-assisted measuring method was designed which determined the adhesion-reducing effect of the differently treated amniotic membranes. This planimetric evaluation showed adhesion of 73% in the control group (no amniotic transplant) and 2.3% with the most favorable kind of storage (culture medium storage).
It was shown that the vitality of the membrane has a significant effect on the development of adhesions, and that special storage methods should enable clinical application of amnion transplantation.

Literatur

1. Eliseev NT (1969) The use of preserved amniotic membrane for plastics of defect of the anterior wall. Eksp Chir Anesteziol 14:21-22
2. Gharib M (1975) Versorgung der pränatal rupturierten Omphalozele und des paraumbilikalen Bauchwanddefektes mit geburtseigenen Eihäuten. Münch Med Wochenschr 117:1555-1558
3. Lindle T, Bauer J (1987) Zell- und Gewebekultur. Fischer, Stuttgart
4. Lyman CB, Bergtold WH (1914) Amniotic membrane for the prevention of post-operative peritoneal adhesions. Surg Gynec Obstet 18:762-763

5. Seashore JH, MacNaughton RJ, Talbert JL (1975) Traetment of gastroschisis and omphalocele with biological dressings. J Pediat Surg 6: 143-147

Dr. P. Dohrmann, Chirurgische Universitätsklinik, Arnold-Heller-Straße 7, D-2300 Kiel

10. Druckverhältnisse in der freien Bauchhöhle und in einem geschlossenen Rohrdrainagesystem

Intraperitoneal Pressure and Pressure in a Closed Drainage System

R. Ernst[1], B. Ihmann[1], T. Glaß[2] und V. Zumtobel[1]

[1]Chirurgische Klinik der Ruhr-Universität Bochum, St. Josef-Hospital (Direktor: Prof. Dr. med. V. Zumtobel)
[2]Institut für Strömungsmechanik der Ruhr-Universität Bochum (Direktor: Prof. Dr. Ing. H.D. Papenfuß)

Einleitung und Fragestellung

Die Druckverhältnisse in der freien Bauchhöhle und die Bauart der Abdominaldrainagen bestimmen deren Funktion. Frühere Untersuchungen im Abdomen widersprechen sich (3, 5). Klare Angaben über Druck und Funktion von Rohrdrainagen fehlen. Es wird meistens von sog. "Schwerkraft" Drainagen gesprochen (4), ohne nähere Erklärung des Begriffes Schwerkraft und ohne nähere Erklärung zur Auswirkung der Schwerkraft auf die Funktion der Drainage. So erschien eine Klärung des Sachverhaltes durch direkte Druckmessung dringend notwendig.

Methode

Abbildung 1 zeigt die vorbereitete "Meß"-Drainage. Geschlossene Silikon-Rohrdrainage-Systeme (Robinson-Drainage, Fa. Boehringer Ingelheim, 30 Char.) wurden im Drainage-Lumen und außen angelagert mit 2 Meßkathetern versehen (Venenkatheter, Fa. Boehringer Ingelheim). Der Druck wurde über handelsübliche Druckgeber (Fa. Peter v. Berg) und Monitor (Fa. Siemens) wie bei der intravasalen Blutdruckmessung abgeleitet. Das Meßsystem und die Funktion der Drainage wurde zunächst im Labor getestet. Anschließend wurden 14 Pat. prospektiv mit ausgedehnten Abdominaleingriffen in die Studie aufgenommen (3 Pat. nach Gastrektomie, 4 Pat. nach anteriorer Rectumresektion, 3 Pat. nach biliodigestiver Anastomose, 2 Pat. nach Sigmaresektion, 1 Pat. nach Milzexstirpation, 1 Pat. nach Hemicolektomie rechts). Es waren 13 Frauen und ein Mann. Intraoperativ wurden insgesamt 22 Meßdrainagen plaziert (1-3 pro Pat.). Der außen der Drainage angelagerte Meßkatheter wurde mit seiner Spitze in ca. 4-5 cm Ent-

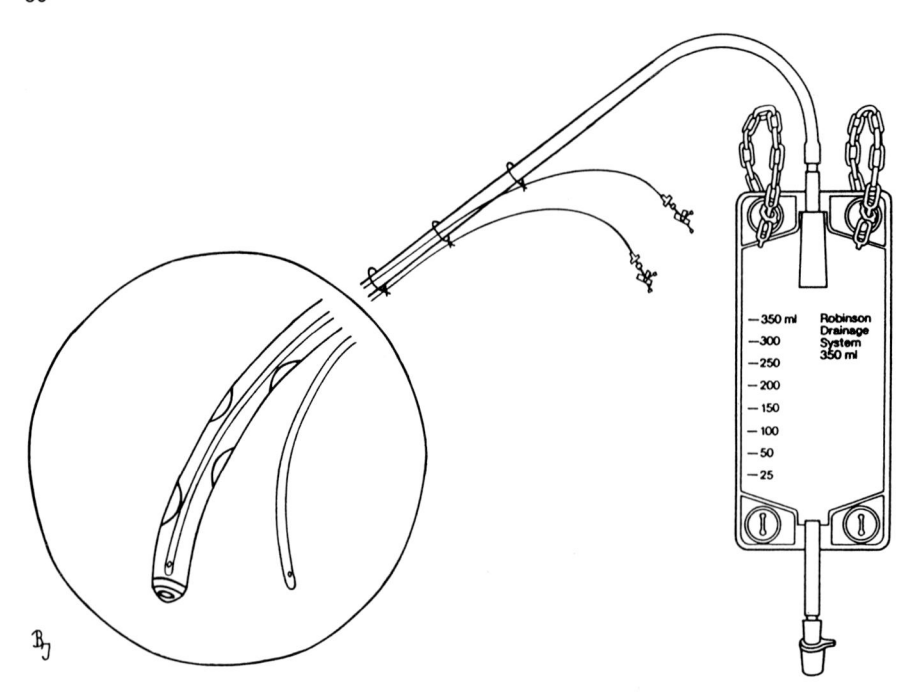

Abb. 1. Die speziell vorbereitete Meßdrainage enthält einen Meßkatheter im Drainagelumen, der zweite Meßkatheter ist außen angelagert

fernung neben der Drainage in der Bauchhöhle plaziert. Entsprechend den Erfordernissen der durchgeführten Operation mußte der subphrenische Raum links, der subhepatische Raum und der Douglassche Raum drainiert werden. Die Druckmessung erfolgte sofort postoperativ und täglich bis zur Entfernung der Drainage. Die Durchgängigkeit der Meßkatheter und die Funktionstüchtigkeit der Meßanordnung wurde vor jeder Messung überprüft. Durch Mehrfachmessungen wurde versucht, zufällige Fehler möglichst gering zu halten.

Ergebnisse

Das Meßsystem reagiert empfindlich und schnell auf jede Druckschwankung. Es zeigt beispielsweise die Schwankungen des Druckes mit der Atmung an. Ebenso empfindlich reagiert das System auf Änderungen der Bauchdeckenspannung, beispielsweise durch Kopfanheben des Patienten, Handauflegen des Untersuchers, so daß jede kleinste Änderung sich in Druckschwankungen niederschlägt und die Beurteilung der Messung erschwert. Fehler des Meßsystems konnten wir auch bei Liegezeiten der Drainagen von 5 Tagen und länger nur bei 5 Meßkathetern feststellen (Verstopfung durch Fibrin). Eine Verstopfung des Drainagelumens konnten wir anhand der Messungen nur in einem Fall beobachten.

1. *Druckverhältnisse in der freien Bauchhöhle:* In den drei Bauchhöhlenregionen subhepatisch, subphrenisch links, Douglas

finden sich stets positive Druckwerte. Die Durchschnittswerte des Gesamtkollektivs betrugen beim liegenden Pat.: subphrenisch links (n=5): 10±7 mm Hg; subhepatisch (n=7): 6±5 mm Hg; Douglas (n=10): 11±6 mm Hg. Wurde bei einem Pat. gleichzeitig in 2 Regionen der Bauchhöhle der Druck abgeleitet, so konnte zwischen den verschiedenen Räumen der Bauchhöhle kaum Druckunterschiede festgestellt werden. Abbildung 2 zeigt die entsprechenden Werte unserer 5 Pat., bei denen mindestens 2 Bauchhöhlenregionen gleichzeitig beurteilt werden konnten. Die Veränderung der Körperlage (vom Liegen zum Sitzen) veränderte den Druck nur unwesentlich, mit leichtem Anstieg der Werte bei aufrechter Körperhaltung bis auf 10-25 mm Hg. Beim Hustenstoß traten Spitzenwerte bis 50 mm Hg auf. Der Druck war von Pat. zu Pat. sehr unterschiedlich (1-20 mm Hg) und stieg mit dem Körpergewicht an. So konnten bei liegenden Pat. mit einem Körpergewicht von über 65 kg meist intraperitoneale Druckwerte von über 10 mm Hg und bei einem Körpergewicht von über 80 kg über 15 mm Hg gemessen werden. Die fortlaufende Druckmessung beim Ziehen der Drainagen ergab in den durchquerten Bauchhöhlenabschnitten nahezu konstante Druckwerte. So zeigte sich nahezu der gleiche Druck bei unterschiedlich tiefer Lage des Meßkatheters in der Bauchhöhle. Erst bei Durchtritt des Meßkatheters durch den Drainagekanal der Bauchdecke zeigte sich ein Druckabfall.

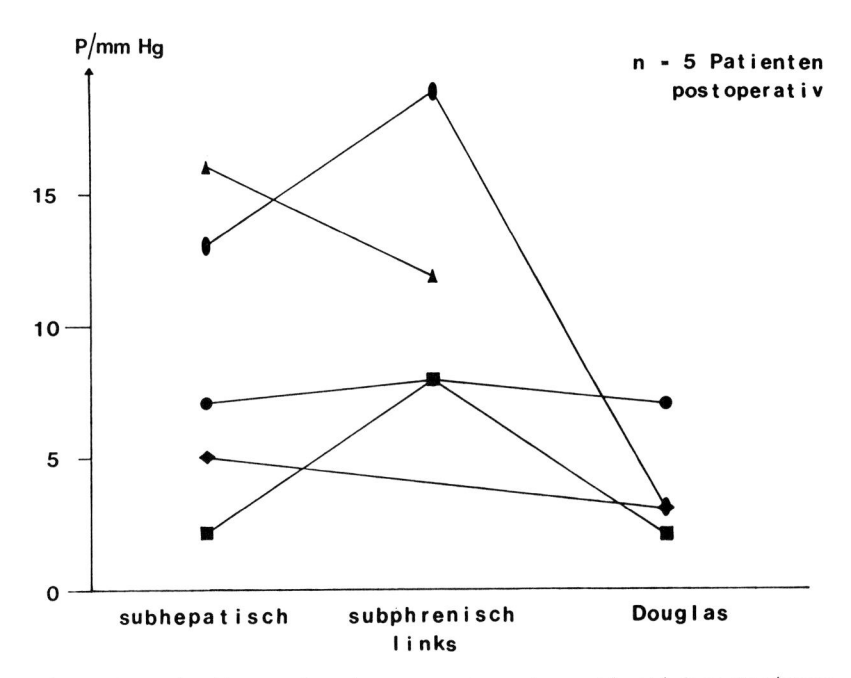

Abb. 2. Ergebnisse der simultanen Druckmessung in unterschiedlichen Regionen der Bauchhöhle. Die Werte der einzelnen Patienten direkt postoperativ sind jeweils getrennt eingezeichnet und markiert

2. *Druckverhältnisse im geschlossenen Rohrdrainagesystem*: Bei der Messung im Labor und postoperativ ist im Augenblick der schwallartigen Sekretentleerung in der Spitze des Drainagelumens und außen neben der Drainage der gleiche Druck zu messen. Sobald

das Sekret abgeflossen ist, baut sich im Lumen der Drainage ein
Druck auf, der genau dem Druck der Flüssigkeitssäule im Drainagerohr entspricht. Wird jetzt der Auffangbeutel der Drainage über
das Niveau des Abdomens des Pat. angehoben, so ist ein der Höhe
der Flüssigkeitssäule entsprechender positiver Druck im Lumen
der Drainage zu messen. Wird der Auffangbeutel unter dieses
Niveau abgesenkt, so ist ein der Höhe der Flüssigkeitssäule entsprechender negativer Druck (Sog) zu messen. Der Sog beträgt maximal ca. 50 mm Hg, der maximalen Länge der Drainage einschließlich Auffangbeutel entsprechend. Durch Manipulationen an der
Drainage: Ausstreifen, "Melken" kann der Sog wesentlich erhöht
werden mit Sogspitzen bis zu -200 mm Hg. Die Pat. geben ver-
ständlicherweise bei diesen Manipulationen regelmäßig Schmerzen
an.

Diskussion

Die differierenden Ergebnisse der Druckmessung in der Bauchhöhle
scheinen vorwiegend ein Problem der Versuchsanordnung und der
Meßsysteme zu sein (3, 5). Es wurden z.T. Drücke in Hohlorganen
den Drücken in der freien Bauchhöhle gleichgesetzt, oder Ballonkatheter verwendet. Es kann meist der Versuchsanordnung nicht
entnommen werden, zu welchem Referenzdruck oder "Nullpunkt" die
Eichung des Systems vorgenommen wurde. Für die Funktion der
Drainagen ist der Druck in der freien Bauchhöhle entscheidend,
der sich durchaus vom Druck in den Hohlorganen der Bauchhöhle
unterscheiden kann. Ergebnisse anderer Autoren, die ähnliche
Meßsysteme verwendet haben (3), sind mit unseren Ergebnissen
vergleichbar. Aus den Meßergebnissen mit nahezu identischen
Druckwerten in unterschiedlichen Bauchhöhlenabschnitten läßt sich
ableiten, daß die freie Bauchhöhle näherungsweise einem abge-
schlossenen Hohlraum entspricht, der an allen Punkten den gleichen Druck aufweist. Dieser ist im wesentlichen von Inhalt und
Bauchdeckenspannung abhängig. Er zeigt z.B. einen Anstieg bei
Zunahme des Körpergewichtes, welches aber nicht der alleinige
Faktor sein kann, der den Inhalt beeinflußt. Die Körperhaltung
hat nach diesen Ergebnissen und denen anderer Autoren (3) nur
einen geringen Einfluß auf die Bauchdeckenspannung und den Druck
in der freien Bauchhöhle. Die gleichmäßige Druckverteilung in
der freien Bauchhöhle bleibt auch bei Änderung der Körperlage
erhalten.

Das Heber-Prinzip ist im wesentlichen eine Auswirkung des Luft-
druckes. Das geschlossene Rohrdrainagesystem entspricht der
Versuchsanordnung des sog. Saughebers, bei dem 2 Flüssigkeitsbehälter durch eine flüssigkeitsgefüllte Leitung miteinander verbunden sind. An der Eintrittsstelle der Leitung in den tieferstehenden Flüssigkeitsbehälter wird der Luftdruck um den Druck
der Flüssigkeitssäule reduziert, die in der Verbindungsleitung
steht (Schweredruck, Druck = Dichte der Flüssigkeit x Fallbe-
schleunigung x Höhe der Flüssigkeitssäule). Damit ist an der
Eintrittsstelle der Leitung in den tieferstehenden Flüssigkeitsbehälter im Vergleich zur Austrittsstelle aus dem höherstehenden
Flüssigkeitsbehälter ein niedriger Druck vorhanden, und die
Flüssigkeit wird - auch entgegen der Schwerkraft über eine beispielsweise bogenförmig hochstehende Leitung - vom Ort des höheren Druckes zum Ort des tieferen Druckes fortbewegt. Diese Drücke

sind durch die Meßanordnung direkt abzulesen und zeigen, daß
das überprüfte geschlossene Rohrdrainagesystem im Laborversuch
und bei Anwendung am Pat. genau den physikalischen Gesetzen entspricht. Die Messung zeigt auch, daß bei Anheben des Drainagebeutels über das Niveau des Abdomens tatsächlich ein Überdruck
aufgrund der stehenden Flüssigkeitssäule in der Drainage entsteht
und das Sekret bei fehlendem Rückschlagventil aus dem Auffangbeutel in den Pat. zurückfließen würde.

Meßtechnisch ist bei maximaler Strömungsgeschwindigkeit unter
normalen Funktionsbedingungen keine Druckänderung (Druckabfall)
beim Übertritt des Sekretes durch die Drainagelöcher in das
Drainagelumen zu erfassen. Somit kann davon ausgegangen werden,
daß Strömungsphänomene unter normalen Funktionsbedingungen keine
Rolle spielen, wie das auch rechnerisch zu erwarten ist (2).

Ein Druckausgleich zwischen der freien Bauchhöhle und dem Lumen
der Drainage findet nur im Augenblick des Sekretübertritts statt.
Der Sekretübertritt dauert je nach Sekretmenge einige Sekunden,
anschließend baut sich ein Sog auf, der anzeigt, daß die Eingeweide der Drainage fest anliegen. Die Eingeweide werden dann
konstant vom Sog der Drainage angesaugt. Findet Sekret zwischen
den Eingeweiden Anschluß an die Drainage, so wird es durch den
Sog sofort abtransportiert. Nur größere, nachlaufende Sekretmengen führen zu einer kurzfristigen Reduzierung des Soges. Der Sog
ist in der Region des außen an der Drainage angebrachten Meßkatheters im entsprechenden Abstand von der Drainage nicht nachweisbar.

Der maximale Sog, den das Drainagesystem ausüben kann, entspricht
dem Schwerdruck der Flüssigkeitssäule in der Drainage. Selbstverständlich reduzieren somit Luftblasen im Drainagerohr die
Saugwirkung. Durch Manipulationen kann der Sog wesentlich gesteigert werden, dabei kollabiert die druckbeständige Drainage
nicht. Wegen der hohen Sogwerte und deren Gefährlichkeit für die
Baucheingeweide sollten Manipulationen vermieden werden. Durch
die Position des Auffangbeutels kann die Sogwirkung der Drainage
gesteuert werden.

Der Begriff "Schwerkraft-Drainage" sollte unserer Meinung nach
für geschlossene Rohrdrainagesysteme nicht verwendet werden, da
er weder physikalisch exakt begründet ist, noch die Funktion der
Drainage direkt mit der Wirkung der Schwerkraft zusammenhängt.
Korrekt wäre der Begriff des Heberprinzips für die Funktionsweise
der Drainage. Es handelt sich um eine Saugdrainage nach dem
Heberprinzip. Durch positiven Druck in der freien Bauchhöhle und
Saugwirkung des geschlossenen Rohrdrainagesystems ist die Funktion dieses Drainagesystems gesichert.

Zusammenfassung

In einer prospektiven Studie bei 14 Pat. mit ausgedehnten Abdominaleingriffen wurde über Meßkatheter der Druck direkt im Lumen
eines geschlossenen Rohrdrainagesystems und in der freien Bauchhöhle gemessen. Insgesamt wurden 22 Drainagen untersucht (1-3

pro Pat.). Der Druck in der freien Bauchhöhle war stets positiv und bei simultaner Ableitung aus unterschiedlichen Bauchhöhlenregionen nahezu gleich hoch. Daraus folgt, daß die freie Bauchhöhle näherungsweise einem geschlossenen Hohlraum entspricht, dessen Innendruck von der Wandspannung abhängt und an allen Punkten nahezu gleich ist. Die Körperlage ändert den Druck nur unwesentlich. Geschlossene Rohrdrainagesysteme sind Saugdrainagen nach dem Heberprinzip. Der Sog entspricht der Höhe der Flüssigkeitssäule in Drainage und Auffangbeutel und beträgt unter normalen Funktionsbedingungen bis - 50 mm Hg. Manipulationen an der Drainage können die Sogwirkung bis auf -200 mm Hg verstärken.

Summary

In a prospective study, 14 patients undergoing extensive abdominal operations were examined. They received a total of 22 drainage tubes. The pressure in the lumen of the closed drainage systems and the intraperitoneal pressure were measured with the help of open-tip catheters. The pressures recorded simultaneously in different parts of the abdomen were nearly identical. We conclude that the intraperitoneal cavity corresponds to a closed cavity whose internal pressure depends on the tension of the wall. Similar pressures were found in all regions of the abdomen. The pressure was not influenced by the position of the patient. Closed drainage systems work like a siphon. The suction correlates with the fluid level in the drainage tube and in the collecting bag. In a normal state the suction is up to minus 50 mm Hg. Manipulations can increase it up to minus 200 mmHg.

Literatur

1. Robinson JO, Brown AA (1980) A new closed drainage system. Br J Surg 67: 229-230
2. Lohfert H (1980) Untersuchungen über die Flüssigkeitsdynamik in chirurgischen Saugdrainagen. Unfallheilkunde 83:153-157
3. Gedda S, v.d. Linden W (1983) What makes the peritoneal drainage work? Pressure in the subhepatic space after biliary surgery. Acta Chir Scand 149:703-706
4. Schweiberer L, Geissler K (1988) Drainagesysteme und -Verfahren. Grundlagen der Chirurgie, G 38. Beilage zu den Mitteilungen der Dtsch. Gesellschaft f. Chirurgie, Heft 5
5. Lam CR (1931) Intra-Abdominal Pressure. A Critical Review and an Experimental Study. Arch Surg 22:691-703

Dr. R. Ernst, Oberarzt, Chirurgische Klinik der Ruhr-Universität des St. Josef-Hospitals, Gudrunstr. 56, D-4630 Bochum 1

11. Komplementsystem und Xanthinoxidase-vermittelter mikrovasculärer Permeabilitätsschaden nach Verbrennungstrauma II.°

Role of Complement in Xanthine Oxidase-Mediated Thermal Injury of Skin

G. O. Till[1], H. P. Friedl[1,2], P. A. Ward[1] und O. Trentz[2]

[1]Department of Pathology (Direktor: Prof. Dr. P.A. Ward), University of Michigan Medical School, Ann Arbor, Michigan, USA
[2]Abteilung für Unfallchirurgie (Direktor: Prof. Dr. O. Trentz) der Universität des Saarlandes, Homburg/Saar

Einleitung

Die Komplementaktivierung nach lokalem Verbrennungstrauma II.° gilt als eine der Hauptursachen systemischer Komplikationen wie intravasculärer Hämolyse, Neutrophilen-Aktivierung und akutem Lungenversagen (1). Erste experimentelle Befunde deuten in-vitro darauf hin, daß Hydroxyl-Radikalen-abhängige Pathomechanismen die Bildung von C5a, einem potenten chemotaktischen Faktor und Neutrophilen-Aktivator, triggern (2). Der Mechanismus der Komplement-Aktivierung in-vivo wie auch der Zusammenhang zwischen dem Komplementsysten und Xanthinoxidase-abhängiger Radikalen-Generierung als potentiell wichtige Quelle gewebeschädigender Sauerstoffradikale ist bislang ungeklärt. Die vorliegende Arbeit beschäftigt sich mit dem Zusammenhang zwischen lokalem Verbrennungstrauma II.°, Sauerstoffradikalen-Generierung und Komplement-Aktivierung in-vivo.

Methodik

Standardisiertes Verbrennungstrauma II.° (70° C, 30 s, 28% KO) an 60 männlichen, pathogenfreien Long-Evans Ratten (350-400 g) in Xylazin/Ketanest-Vollnarkose gem. den Bestimmungen der TschG (3).

Dekomplementierungsexperiment

Intraperitoneale Injektion von Cobra-Venom-Faktor (CVF) (150 U/kg/KG in NaCl 0,9%) 48 und 24 h vor Verbrennungstrauma. Kontrolle der Dekomplementierung durch Bestimmung der hämolytischen Kapazität (CH50) und der C3-Konversion mittels gekreuzter

Immunelektrophorese von Nativplasma vor Versuchsbeginn. Untersuchungszeitpunkte: t = 0, 5, 10, 15, 20, 30, 45, 60, 90 min. (n = 5/Zeitpunkt) nach Verbrennungstrauma.

Systemische Komplementaktivierung

Intravenöse Injektion von CVF (20 U/kg KG in NaCl 0,9%) zum Versuchsbeginn. Kontrolle der Komplementaktivierung durch Bestimmung der CH50/Immunelektrophorese von Nativplasma zu den jeweiligen Untersuchungszeitpunkten (t = 0, 5, 10, 15, 20, 30, 45, 60, 90 min, n = 5/Zeitpunkt).

125_J-BSA-Transsudation

Die Transsudation von intravenös appliziertem 125_J-BSA aus der Zirkulation in das traumatisierte Gewebe wurde zur Bestimmung der Ödementwicklung der verbrannten Haut herangezogen. Intravenöse Injektion des Tracers 10 min vor dem Trauma, standardisierte Entnahme von Biopsien aus dem Verbrennungsareal und Bestimmung der inkorporierten Radioaktivität mittels Gamma-Counter (t = 0, 5, 10, 15, 20, 30, 45, 60, 90, 120 min, n = 20/Zeitpunkt). Bestimmung des Wassergehaltes nach der Wet/Dry-Methode.

Neutrophilen-Depletion

Selektive Depletion von Blut-Neutrophilen in-vivo durch Injektion von spezifischem Kaninchen-Antiserum (6,0 ml/kg KG).

Xanthindehydrogenase (X.D.)/Xanthinoxidase (X.O.)

Aufnahme von Nativplasma zu den jeweiligen Untersuchungszeitpunkten (t = 0, 5, 10, 15, 20, 30, 45, 60, 90, 120 min, n = 5/Zeitpunkt) in ein Phenylmethylsulfonylfluorid (PMSF)- und Dithiothreitol (DTT)-haltiges Medium zur Inhibierung einer artifiziellen X.D./X.O.-Konversion. Bestimmung der Plasma-X.O.-Aktivität in einem neuen Verfahren mit spektrophotometrischer Bestimmung der Superoxid-Anion-Produktion in-vitro in Gegenwart von Ferricytochrom c +/- SOD und Xanthin bei 550 nm und 37°C. Bestimmung der Harnsäureproduktion bei 293 nm in Gegenwart eines Uricase-Inhibitors (Oxonate).

Ergebnisse

1. Die systemische Dekomplementierung oder die Behandlung mit selektiven X.O.-Inhibitoren (Allopurinol, Lodoxamid) führen zu einer signifikanten Reduktion des Verbrennungsödems ($p < 0,01$).
2. Unter den Bedingungen des Komplementmangels ist der beobachtete, selektive Anstieg der Plasma X.O.-Aktivität nach Verbrennungstrauma signifikant reduziert ($p < 0,01$).
3. Systemische Komplementaktivierung führt per se und *ohne* Verbrennungstrauma zu einem signifikanten, selektiven Anstieg der Plasma-X.O.-Aktivität und zu mikrovaskulärem Lungenschaden ($p < 0,005$).
4. Die Neutrophilen-Depletion hat keinen Einfluß auf die Ödementwicklung nach Verbrennungstrauma.

Diskussion

Die signifikante Reduktion des Verbrennungsödems im Komplementmangel wie - im Umkehrexperiment - die artifizielle Induzierbarkeit eines pathomorphologisch identischen, vasculären Permeabilitätsschadens durch intravasculäre Komplementaktivierung *ohne* Verbrennung dokumentiert die kausale Bedeutung des Komplementsystems für den mikrovasculären Permeabilitätsschaden nach Verbrennungstrauma II.°. Die Aktivierbarkeit X.O.-abhängiger Radikalen-Generierungsmechanismen durch systemische Komplementaktivierung belegt hierbei - zusammen mit der beschriebenen Generierung von C5a in Gegenwart von Hydroxyl-Radikalen (2) den *wechselseitigen* Zusammenhang beider Systeme.

Der fehlende protektive Effekt einer Neutrophilen-Depletion weist hierbei der Xanthinoxidase eine besondere pathomechanische Bedeutung innerhalb der initialen Kausalkette nach Verbrennungstrauma zu. Die Xanthinoxidase ist demnach innerhalb dieser Frühphase als wichtige Quelle gewebsschädigender Sauerstoffradikale anzusehen, während umgekehrt das Komplementsystem vermutlich die X.O.-Aktivität im Zusammenhang mit dem Ausmaß des Traumas moduliert. Weiterführende Untersuchungen werden diesbezüglich gegenwärtig unternommen (4).

Zusammenfassung

Die pathomechanische Bedeutung des Komplementsystems an der Ausbildung mikrovasculärer Permeabilitätsschäden in der Initialphase nach Verbrennungstrauma II.° ist bislang ungeklärt. Wir beschäftigten uns mit den pathomechanisch relevanten Zusammenhängen zwischen Sauerstoffradikal-Generierung und Komplementaktivierung in-vivo unter den Bedingungen lokaler Verbrennungstraumata. Der protektive Effekt von selektiven Xanthinoxidase (X.O.)-Inhibitoren wie der fehlende protektive Effekt einer Neutrophilen-Depletion weisen hierbei X.O.-abhängigen Radikal-Generierungsmechanismen eine Schlüsselrolle zu. Die systemische Dekomplementierung auf alternativem Weg vor Verbrennungstrauma zeigt hierbei eine signifikante Reduktion der X.O.-Aktivität wie auch der Transsudation von ^{125}J-BSA in die traumatisierten Gewebe, wobei sich der umgekehrte Effekt auch ohne Verbrennungstrauma durch artifizielle Komplementaktivierung in-vivo experimentell induzieren läßt. Die gefundenen Ergebnisse belegen die kausale Beteiligung des Komplementsystems an der Entwicklung des akuten Verbrennungsödems vermutlich im Sinne einer Modulation der als kritisch erkannten X.O.-Aktivität.

Summary

The role of complement in acute microvascular damage following cutaneous thermal injury is currently unknown. The studies reported here were designed to address the relationships between thermal injury of skin, oxygen radical formation, and complement activation in vivo.
Neutrophil depletion did not alter ^{125}I-BSA transudation into injured tissues, whereas selective inhibitors of xanthine oxidase

(XO) attentuated the microvascular damage significantly, suggesting that oxygen radicals derived from XO may promote these effects. *Cobra venom* factor-induced intravascular complement activation alone augmented XO activity and ^{125}I-BSA transudation by amounts equivalent to those observed with thermal injury. Conversely, systemic complement depletion prior to thermal injury significantly reduced XO activity and microvascular damage.
We conclude that the complement system plays an important pathogenetic role in microvascular damage following cutaneous thermal injury, possibly by modulating oxygen radical formation by XO.

Literatur

1. Till GO, Hatherill JR, Ward PA (1985) Peroxidation Products in Experimental Thermal Injury. In: Novelli, Ursini (eds) Oxygen Free Radicals in Shock. Florence, 34
2. Oldham KT, Guice KS, Till GO, Ward PA (1988) Activation of Complement by Hydroxyl Radical in Thermal Injury. Surgery 104:272
3. Till GO, Beauchamp CH, Menapace D, et al (1983) Oxygen Radical Dependent Lung Damage Following Thermal Injury of Rat Skin. J Trauma 23:269
4. Till GO, Guilds LS, Friedl HP, Ward PA (1988) Role of Products of Xanthine Oxidase in Thermal Injury of Skin. J Trauma (submitted for publication)

Mit Unterstützung durch die National Institutes of Health (NIH)-Projekte GM - 28499, 29509, 39397 - und der Deutschen Forschungsgemeinschaft (DFG) - Projekt FR 744/1-1.

Dr. G.O. Till, Department of Pathology, University of Michigan Medical School, Ann Arbor, Michigan 48109, U.S.A.

12. Bedeutung der Xanthinoxidase am mikrovasculären Permeabilitätsschaden nach Verbrennungstrauma II.°

Role of Xanthine Oxidase in Microvascular Damage Following Thermal Injury of Skin

H. P. Friedl[1,2], G. O. Till[1], P. A. Ward[1] und O. Trentz[2]

[1]Department of Pathology (Direktor: Prof. Dr. P.A. Ward), University of Michigan Medical School, Ann Arbor, Michigan, USA
[2]Abteilung für Unfallchirurgie (Direktor: Prof. Dr. O. Trentz) der Universität des Saarlandes, Homburg/Saar

Einleitung

Die unverändert hohe Mortalität nach schwerem Verbrennungstrauma hat - trotz erheblicher Fortschritte in der modernen Verbrennungsbehandlung - ihre Hauptursache in posttraumatischen Komplikationen wie dem akuten Lungenversagen und der Sepsis (1). Die zugrundeliegenden Pathomechanismen sind derzeit nur lückenhaft bekannt. Das Interesse focussiert sich auf die mikrovasculären Permeabilitätsschäden, die initial in den traumatisierten Geweben und später generalisiert - u.a. auch im Bereich des capillären Endstromgebietes der Lunge - auftreten (2). Im Zentrum des Interesses stehen hierbei die pathomechanisch bedeutsamen Frühveränderungen unmittelbar nach Verbrennungstrauma.

Die Rolle toxischer Sauerstoffmetabolite am mikrovasculären Permeabilitätsschaden wird in diesem Zusammenhang derzeit intensiv untersucht. Die vorliegende Arbeit beschäftigt sich innerhalb der Frühphase der Verbrennungskrankheit mit den zugrundeliegenden Radikal-Generationsmechanismen, insbesondere mit der Plasma-Xanthinoxidase (X.O.) als potentiell wichtiger Quelle gewebsschädigender Sauerstoffradikale.

Methodik

75 männliche, pathogenfreie Long-Evans Ratten (350-400 g) wurden gem. den Bestimmungen des TschG in Xylazin/Ketamin-Vollnarkose einem standardisierten Verbrennungstrauma II.° (70° C, 30 s, 28% KO) unterzogen (3).

^{125}J-BSA-Transsudation

Die Transsudation von intravenös appliziertem ^{125}J-BSA aus der Zirkulation in das traumatisierte Gewebe wurde zur Bestimmung der Ödementwicklung der verbrannten Haut herangezogen. Intravenöse Injektion des Tracers 10 min vor dem Trauma. Standardisierte Entnahme von Biopsien aus dem Verbrennungsareal, Bestimmung der inkorporierten Radioaktivität mittels Gamma-Counter (t = 0, 5, 10, 15, 20, 30, 45, 60, 90, 120 min, n = 20/Zeitpunkt). Bestimmung des Wassergehaltes nach der Wet/Dry-Methode. Morphometrie mit Elektronenmikroskopie.

Capillärer Blutfluß

Bestimmung des capillären Blutflusses mittels Laser-Velocimeter zu den verschiedenen Untersuchungszeitpunkten (t = 0,5, 10, 15, 20, 30, 45, 60, 90, 120 min, n = 5/Zeitpunkt).

Xanthindehydrogenase (X.D.)/Xanthinoxidase (X.O.)

Aufnahme von Nativplasma zu den jeweiligen Untersuchungszeitpunkten (t = 0, 5, 10, 15, 20, 30, 45, 60, 90, 120 min, n = 5/Zeitpunkt) in ein Phenylmethylsulfonylfluorid (PMSF)- und Dithiothreitol (DTT)-haltiges Medium zur Inhibierung artifizieller X.D./X.O.-Konversion. Bestimmung der Plasma-X.O.-Aktivität in einem neuen Verfahren mit spektrophotometrischer Bestimmung der Superoxid-Anion-Produktion in-vitro in Gegenwart von Ferricytochrom c +/- SOD und Xanthin bei 550 nm und 37°C. Bestimmung der Harnsäureproduktion bei 293 nm in Gegenwart eines Uricase-Inhibitors (Oxonate).

Neutrophilen-Depletion

Selektive Depletion von Blut-Neutrophilen in-vivo durch Injektion von spezifischem Kaninchen-Antiserum (5,0 ml/kg KG) (<u>4</u>).

Ergebnisse

1. Der mikrovasculäre Permeabilitätsschaden der Haut nach Verbrennungstrauma II.° manifestiert sich bereits früh in signifikanter (t = 45 min, p<0,05) und maximaler Ödementwicklung innerhalb traumatisierter Areale nach 60 min (p<0,01). Pathomechanisch bedeutsame Frühveränderungen zeichnen sich demnach vor Ablauf der ersten Stunde nach Verbrennungstrauma ab.
2. Die Elimination von Blut-Neutrophilen (PMN) zeigt in dem beschriebenen Setup keinen protektiven Effekt. PMN-abhängige, pathomechanisch bedeutsame Veränderungen stehen damit nicht am Anfang der traumainduzierten Kausalkette.
3. Selektive X.O.-Inhibitoren (Allopurinol, Lodoxamid), OH-Radikal-Scavengers (DMTU, DMSO) und Eisen-Chelatoren (Deferoxamin) zeigen einen signifikanten protektiven Effekt (p<0,01).
4. Die Plasma X.O.-Aktivität zeigt einen frühen signifikanten Peak bei t = 15 min nach Trauma (p<0,001), der durch die frühe Excision traumatisierten Gewebes (p<0,01) oder durch die Behandlung mit X.O.-Inhibitoren supprimierbar ist.

5. Die Plasma X.D.-Aktivität bleibt anhaltend konstant. Der pathologische Anstieg der X.O.-Aktivität ist damit nicht durch eine X.D./X.O.-Konversion erklärbar.

Diskussion

Der mikrovasculäre Permeabilitätsschaden thermisch geschädigter Gewebe ist als Frühveränderung nach Verbrennungstrauma II.° anzusehen. Er steht in kausalem und zeitlich engem Zusammenhang zur Xanthinoxidase-abhängigen Bildung von toxischen Sauerstoffradikalen. Pathologische Superoxid-Spiegel stehen hierbei in enger zeitlicher Nachbarschaft zu den beobachteten Permeabilitätsschäden. Der beobachtete protektive Effekt von X.O.-Inhibitoren und OH-Radikal-Scavengers stützt hierbei die vorliegende Arbeitshypothese. Konstant bleibende X.D.-Aktivitätsspiegel im Plasma deuten an, daß der posttraumatische Anstieg der X.O.-Aktivität in diesem initialen Stadium vermutlich nicht mit einer X.D./X.O.-Konversion in Zusammenhang steht. Die kritische, initiale Veränderung der X.O.-Aktivität ist möglicherweise Folge einer kofaktoriellen Aktivierung, die in kausalem Zusammenhang zum Ausmaß des Traumas steht. Weiterführende Untersuchungen werden diesbezüglich gegenwärtig unternommen (4).

Zusammenfassung

Die pathogenetische Bedeutung toxischer Sauerstoffradikale für den mikrovaskulären Permeabilitätsschaden nach Verbrennungstrauma II.° lenkt das Interesse auf pathomechanisch bedeutsame Radikal-Generationsmechanismen und deren kausalen Bezug zum auslösenden Trauma. Die Bestimmung der Transsudation von ^{125}J-markiertem bovinen Serumalbumin (BSA) aus der Zirkulation in das traumatisierte Gewebe ermöglicht hierbei die zeitliche Eingrenzung pathomechanisch bedeutsamer Abläufe auf die erste Stunde nach Trauma. Der fehlende protektive Effekt einer Neutrophilen-Depletion zeigt, daß alternative Radikal-Generationsmechanismen innerhalb dieser Frühphase eine ausschlaggebende Rolle spielen. Die plasmatische X.D./X.O.-Aktivität wurde zu diesem Zweck in einem engen zeitlichen Raster bezüglich der Superoxid-Anion-Produktion und der Harnsäure-Generation gemessen. Ein signifikanter Peak der X.O.-Aktivität wurde bei t = 15 min nach Trauma gefunden. Eine theoretisch denkbare X.D./X.O.-Konversion konnte hierbei als Erklärung für diese Beobachtung ausgeschlossen werden.

Summary

The role of oxygen radicals in the pathophysiology of acute microvascular damage following cutaneous thermal injury has recently been established. The studies reported here were employed to evaluate the principal radical generation mechanisms in acute microvascular damage after thermal injury. Our data show that significant transudation of ^{125}I-BSA into injured tissues occurred within the first 60 min after burn. This was paralleled by a significant increase of plasma xanthine oxidase

activity, showing a peak at 15 min after burn. Xanthine dehydrogenase/xanthine oxidase (XD/XO) conversion could be excluded as a possible explanation for this observation.
We conclude that XO-dependent oxygen radical generation plays an important pathogenetic role in microvascular damage following cutaneous thermal injury.

Literatur

1. Till GO (1983) Cellular and Humoral Defense Systems and Inflammatory Mechanisms in Thermal Injury. Clin Lab Med 3:801
2. Oldham KT, Guice KS, Till GO, Ward PA (1988) Activation of Complement by Hydroxyl Radical in Thermal Injury. Surgery 104:272
3. Till GO, Beauchamp CH, Menapace D, et al. (1983) Oxygen Radical Dependent Lung Damage Following Thermal Injury of Rat Skin. J Trauma 23:269
4. Till GO, Johnson KJ, Kunkel R, Ward PA (1982) Intravascular Activation of Complement and Acute Lung Injury. Dependency on Neutrophils and Toxic Oxygen Metabolites. J Clin Invest 69:1126
5. Friedl HP, Till GO, Ward PA, Trentz O (1988) Role of Complement in Xanthine Oxidase Mediated Thermal Injury of Skin. Am J Path (submitted for publication)

Mit Unterstützung durch die National Institutes of Health (NIH) - Projekte GM-28499, 29507, 39397 - und der Deutschen Forschungsgemeinschaft (DFG) - Projekt FR 744/1-1.

Dr. H.P. Friedl, Department of Pathology, University of Michigan Medical School, Ann Arbor, Michigan 48109, USA

13. Die Beeinflussung der Knochenheilung durch Tetrachlordecaoxid und Faktor XIII: eine tierexperimentelle Studie

Influence on Bone Healing of Tetrachlorodecaoxide and Factor XIII: An Animal Study

W. Zenker, D. Havemann und I. Mumm

Abteilung Unfallchirurgie der Chirurgischen Universitätsklinik
Kiel (Direktor: Prof. Dr. D. Havemann)

Einleitung

Für Problemfälle der Knochenbruchheilung kann die Möglichkeit einer medikamentösen Beeinflussung der Frakturheilung von Bedeutung sein. So wird bereits für die Behandlung von Pseudarthrosen die Gabe von Faktor XIII empfohlen (3). Die Wirksamkeit von Faktor XIII ist bezüglich der günstigen Beeinflussung der Knochenbruchheilung tierexperimentell belegt (1, 4). Die in klinischen Studien nachgewiesene Wirkung von Tetrachlordecaoxid (TCDO) bei lokaler Behandlung von Problemwunden (5) und das gut belegte Wirkprinzip der Stimulation von Makrophagen und Fibroblasten (2) hat uns veranlaßt, die Wirksamkeit dieser Substanz für die Knochenbruchheilung zu überprüfen.

Material und Methode

Als Versuchstiere wurden männliche Ratten vom Stamm "Wistar" mit einem Körpergewicht zwischen 250 und 300 g verwendet. In einer Äthernarkose erfolgte eine standardisierte quere Sägeosteotomie von Tibia und Fibula in Unterschenkelmitte. Zur Stabilisation wurde intramedullär ein Kirschner-Draht mit einem Durchmesser von 0,8 mm in den Markraum der Tibia eingebracht. Alle Tiere erhielten direkt postoperativ sowie an den fünf darauffolgenden Tagen die Prüfsubstanzen intravenös über die Penisvene appliziert. Die Tiere der TCDO-Gruppe jeweils 1 ml des 1:10 mit Aqua pro injectione verdünnten Infusionslösungskonzentrates WF 10 der Firma OXO Chemie. Dies entspricht einer Tagesdosis mit einem biologischen Oxydationswert von 69×10^4 Einheiten. Die Tiere der Faktor XIII-Gruppe erhielten 1 ml des Blutplasmafaktors XIII (Fibrogammin HS der Firma Behring), entsprechend einer Tagesdosis von 60 Einheiten. Die Tiere der Kontrollgruppe bekamen 1 ml physiologische Kochsalzlösung injiziert. Direkt postoperativ und in wöchentlichen Abständen erfolgte eine

Röntgenverlaufskontrolle. Nach 3, 4 und 6 Wochen wurden die Tiere getötet, Tibia und Fibula explantiert und das Osteosynthesematerial aus der Tibia entfernt. An den Tibiae wurde die Frakturstabilität, an den Fibulae die Callusdichte gemessen. Für die Stabilitätsprüfung wurde die Biegefestigkeit an einem Tensiometer - Modell 1026 der Firma Instron - aufgezeichnet. Hierzu wurden proximales und distales Tibiaende in eine Halteapparatur eingespannt und die Fraktur quer zur Schienbeinachse bis zur Refraktur auf Zug belastet.

An einem jeweils 4 mm langen Fibularresektat mit mittig gelegenem Frakturspalt wurde die Callusdichte in einen Pyknometer bestimmt. Die Errechnung des Knochenregenerates erfolgte nach der Formel:

$$dx = mx : [Vpyk -/mp : (dp - dl)] + dl$$
(mx = Masse der Prüfsubstanz, Vpyk = Wasserwert des Pykometers, mp = Masse der Sperrflüssigkeit, dp = Dichte der Sperrflüssigkeit, dl = Dichte von Luft)

Ergebnisse

Nach der 3. und 6. Woche wurden 9 bzw. 10 Tibiae aus jeder Behandlungsgruppe in Bruchlastmessungen untersucht. In der 4. Woche nach Fraktursetzung wurden nur noch mit TCDO und NaCl behandelte Tiere überprüft. Tabelle 1 gibt einen Überblick über die Meßergebnisse.

Tabelle 1. Mittelwert und Standardabweichung der Bruchlast in Abhängigkeit von Behandlungsart und Behandlungsdauer

Behandlungsdauer / Behandlungsart	Bruchlast (in N)		Anzahl Beobachtungen
	Mittelwert ($\bar{x}$)	Standardabw. (s)	(n)
nach 3 Wochen			
Kochsalz	20,07	7,42	10
Faktor XIII	21,78	5,59	9
TCDO	24,70	5,95	10
nach 4 Wochen			
Kochsalz	18,18	5,54	5
Faktor XIII	-	-	-
TCDO	28,77	3,62	6
nach 6 Wochen			
Kochsalz	34,16	9,82	9
Faktor XIII	36,99	10,72	10
TCDO	40,81	7,86	10
Insgesamt	28,88	10,79	69

Man erkennt, daß sich die mittlere Bruchfestigkeit zwischen den drei Behandlungsarten unterscheidet. Die TCDO-Gruppe weist stets die höchsten Werte auf. Zur statistischen Auswertung kann von einer zufälligen Zuordnung der Tiere zu den Teilkollektiven und Therapiegruppen ausgegangen werden. Als Analyseverfahren bietet sich im vorliegenden Fall die zweifache Varianzanalyse an. Von den beiden Faktoren erweist sich erwartungsgemäß der Faktor Zeit als statistisch hoch signifikant ($p<0,001$). Der Einfluß der Therapieform auf die Bruchfestigkeit ist ebenfalls statistisch gesichert ($p = 0,012$). Wertet man die Daten regressionsanalytisch aus, kommt man ebenfalls zu dem Ergebnis, daß bei gegebener Behandlungsdauer die Bruchfestigkeit je nach Behandlungsart unterschiedlich ist. Hierbei gelangt man zu dem Ergebnis, daß die Bruchfestigkeit unter TCDO-Behandlung um 5,04 N über dem Vergleichswert der beiden anderen Gruppen liegt. Dieser Unterschied ist auf dem 1%-Niveau signifikant ($p = 0,011$). Bei den in 33 Fällen bestimmten Dichtewerten des Frakturcallus der Fibula ergeben sich ebenfalls unterschiedliche Werte für die einzelnen Therapiegruppen mit den höchsten Meßwerten für das TCDO-Kollektiv. Im Rahmen einer exploratorischen Analyse wurde der Zusammenhang zwischen den Dichtewerten und der Bruchlast untersucht. Dabei zeigt sich, daß beide Größen stark positiv korreliert sind ($p<0,001$). Durchschnittlich geht ein Anstieg der Dichte um 0,1 g/cm^3 mit einem Zuwachs der Bruchfestigkeit um 1,1 N einher. Die Behandlungsdauer spielt hierbei keine Rolle.

Diskussion

Bewußt wurde bei der Versuchsanordnung eine späte Phase der Frakturheilung untersucht. Die Frakturstabilität ist ein komplexer Meßparameter und für das Versuchsergebnis der am höchsten relevante Wert. Die Ergebnisse der Bruchlastversuche bestätigen frühere Mitteilungen über die günstige Beeinflussung der Knochenbruchheilung durch Faktor XIII. Überraschender Weise liegen die Stabilitätswerte der TCDO-Gruppe deutlich höher und können statistisch gesichert werden. Allein über das Wirkprinzip der Makrophagenstimulation durch TCDO kann dieses Ergebnis nicht erklärt werden, da dies lediglich zu einer gesteigerten Osteoblastentätigkeit führen würde. Es muß vermutet werden, daß die aus einfachen mesenchymalen Zellen hervorgehenden Osteoblasten durch TCDO ebenfalls aktiviert werden. Hierfür könnte die durch TCDO verbesserte Sauerstoffversorgung des Gewebes ursächlich sein.

Sollten sich die Ergebnisse auch in anderen Tiermodellen bestätigen, könnte die intravenöse Gabe von TCDO insbesondere für Problemfrakturen mit schwerem Weichteilmantelschaden oder bei Verletzten mit hohem Lebensalter eine Indikation finden.

Zusammenfassung

Die Wirkung von TCDO und Faktor XIII auf die Knochenbruchheilung wurde an insgesamt 69 Ratten überprüft. An der rechten Tibia wurde eine Osteotomie gesetzt und intramedullär stabilisiert. Die Tiere erhielten postoperativ und an den 5 darauf folgenden

Tagen TCDO bzw. Faktor XIII injiziert. Eine Kontrollgruppe erhielt Kochsalzlösung. Nach 3, 4 und 6 Wochen erfolgten Stabilitätsmessungen. Zusätzlich wurde die Dichte des Frakturcallus bestimmt.

Summary

The effect of TCDO and factor XIII on bone healing was investigated on 69 rats. An osteotomy of the right tibia was set and intramedullary stabilization used. The animals were treated postoperatively and on the following 5 days with TCDO or factor XIII. A control group received Injections of NaCl solution. Stability was examined after 3, 4 and 6 weeks and the density of callus was measured.

Literatur

1. Klaes L, Burri C, Gerngross H, Mutschler W (1984) Die Beschleunigung der Frakturheilung durch Faktor XIII. Helv Chir Acta 51:209-212
2. Elstner EF (1984) Der aktivierte Sauerstoff. medwelt 35:728
3. Gerngross H, Steinmann R, Graf K (1987) Faktor XIII und Knochenheilung. medwelt 38:1533-1538
4. Mousawi M, Steltmann W, Benfer J, Struck H (1978) Einfluß des Faktor XIII auf Wund- und Knochenbruchheilung. Akt Chir 13:219-224
5. Zenker W, Thiede A, Dommes M, Ullmann K (1986) Die Wirksamkeit von Tetrachlordecaoxid zur Behandlung komplizierter Wundheilungsstörungen. Chirurg 334-339

Dr. W. Zenker, Abteilung Unfallchirurgie der Chirurgischen Universitätsklinik Kiel, Arnold-Heller-Str. 7, D-2300 Kiel

14. Untersuchungen zur Durchblutung der Extremität bei Knochenläsion unter besonderer Berücksichtigung unterschiedlicher Durchblutungswertigkeiten der Femurschaftregionen

Studies of Perfusion of the Extremity with Bone Lesions: Variation in Perfusion Rates Between Regions of the Shaft of the Femur

V. Nutz

Chirurgische Klinik der Universität Bonn

Knochenmarksdruckmessungen zahlreicher Autoren erfolgten in der Hoffnung, hier einen Parameter für die Hämodynamik des Knochens zu finden (1, 4). Die Ergebnisse hierzu sind umstritten. Als zuverlässigste Methode der Knochendurchblutungsbestimmung gilt derzeit die Perfusion mit radioaktiv markierten Mikrosphären, die im Kapillarbett hängen bleiben und deren Anzahl in einer Gewebsprobe über die Radioaktivität bestimmt werden kann und somit ein Maß für die Durchblutung ist ("tracer-microspheres"- = TM-Methode, 2). In den vorliegenden Versuchen wurde die hämodynamische Bedeutung des Knochenmarkdruckes mit Mikrosphären überprüft. Gleichzeitig wurde der Einfluß einer Knochenläsion auf Markraumdruck und Durchblutung des lädierten Knochens sowie seiner umgebenden Weichteile geprüft.

Methodik

Knochenmarksdruckmessungen wurden an Femur und Tibia von 16 Bastardhunden (Körpergewicht 6-16 kg) bei geschlossener und offener Markhöhle durchgeführt. Nach schonender Darstellung der Diaphyse wurde über eine 2 mm große Trepanation mit einem Statham-Element der Druck jeweils am Femur und an der Tibia und jeweils bei geschlossenem und offenem Markraum gemessen. Offener Markraum bedeutete eine zusätzliche 2 mm große Trepanation in ca. 1 cm Abstand vom Meßort.

Bei 10 Hunden wurde gleichzeitig die Durchblutung mit Mikrosphären gemessen. Quantitative Durchblutungsbestimmungen der unteren Extremität wurden in einer zweiten Serie an 15 Kreuzungskaninchen (Körpergewicht 2,3 bis 4,2 kg) ebenfalls mit Mikrosphären durchgeführt. Die Messungen erfolgten vor und nach dem Eingriff am li. Hinterlauf jeweils mit Tracer-Mikrosphären der Größe 16,5 ± 1 µ als Doppelmessung mit Ce^{141} und Ru^{103}. Die Mikrosphären wurden in 5 ml 0,9%iger NaCl-Lösung aufgelöst und über 1 min mit einem Katheter ins linke Herz appliziert. Die Probengewichte wurden bis auf eine Genauigkeit von 10^{-4} bestimmt. Die Aktivität der Proben wurde im Probenwechsler 10 min lang gemessen und auf eine Aktivität pro Gramm Gewebe umgerechnet. 35% Streustrahlung von Ru^{103} in das Fenster von Ce^{141} wurden berücksichtigt.

Am Hund wurde in je 5 Fällen der Femur- oder Tibiaschaft mit einem 2 mm-Bohrer so trepaniert, daß nur eine Corticalis eröffnet wurde. Der Markraum wurde nicht durchbohrt. Vor und nach Trepanation wurden Mikrosphären injiziert. 2 min vor bis 2 min nach Verabreichung der Mikrosphären wurde Blut mit konstanter Absauggeschwindigkeit von 2 ml/min aus der rechten A. femoralis entnommen. Über die Aktivität dieses Referenzorganes mit bekannter Durchblutung konnte die absolute Durchblutung errechnet werden für die Gewebsproben des linken Beines (ca. 1 cm Tibia- und Femurschaft, Knochenmark von Tibia und Femur, ca. 500 mg Pfotenmuskulatur).

Am Kaninchen wurde eine Osteotomie des Femurschaftes jeweils in 5 Fällen im proximalen, mittleren oder distalen Abschnitt durchgeführt, so daß der Markraum in diesem Bereich zerstört wurde. Die Aktivität der Proben wurde vor und nach Osteotomie bestimmt und auf 1 g Gewebe umgerechnet. Die spezifische Aktivität der Gewebsproben des linken Beines wurde mit entsprechenden Gewebsproben des rechten Beines verglichen.

Ergebnisse

Der Markraum zeigt eine pulssynchrone Druckkurve mit einer Amplitude von ca. 5 mm Hg. Die absoluten Druckwerte schwanken an der Tibia zwischen 14 und 60 mm Hg, am Femur zwischen 13 und 50 mm Hg. Sie korrelieren nicht mit den Blutflußmessungen im Knochen und Knochenmark. Nach zusätzlicher Eröffnung des Markraums über eine 2 mm große Trepanation fällt der Druck sofort deutlich ab (Abb. 1).

Beim HUnd beträgt die durchschnittliche Durchblutung der Femurdiaphyse 2,2 ml/100 g x min, der Tibiadiaphyse 1,5 ml/100 g x min, des Femurmarks 11 ml/100 g x min, des Tibiamarks 6,4 ml/100 g x min und der Pfotenmuskulatur 3,2 ml/100 g x min. Nach Eröffnung der Femurmarkhöhle sinkt die Durchblutung der Femurdiaphyse, der Tibiadiaphyse, des Tibiamarks und der Pfotenmuskulatur, nach Eröffnung der Tibiamarkhöhle sinkt die Durchblutung nur im Tibiaschaft und in der Pfotenmuskulatur. Sie sinkt also im trepanierten Knochen und allen distal davon entnommenen Proben, nicht im Mark des trepanierten Knochens ($p<0,05$, Abb. 2).

Nach Osteotomie kommt es im gesamten linken Femurschaft gegenüber rechts zu einem signifikanten ($p<0,01$) Abfall der Aktivität, im mittleren Abschnitt am deutlichsten unabhängig vom Ort der Osteotomie. Außerdem ist die Aktivitätsminderung hier am deutlichsten bei Osteotomie im proximalen Schaft. Im proximalen

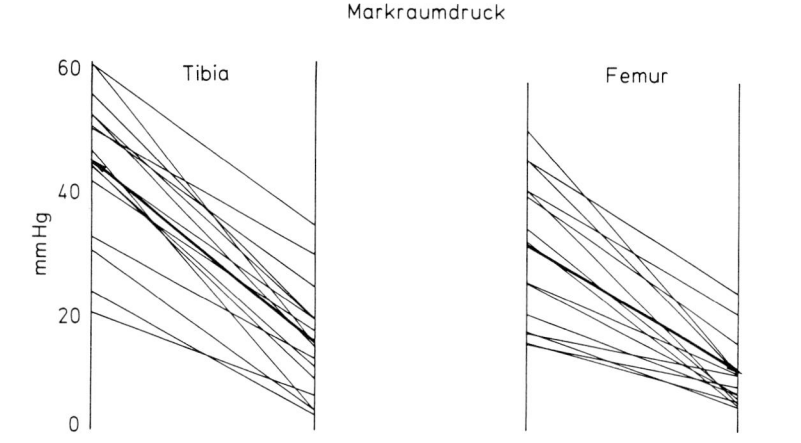

Abb. 1. Systolische Markraumdrucke von Tibia und Femur vor und nach Eröffnung des Markraumes (dicke Linie = Durchschnittswerte)

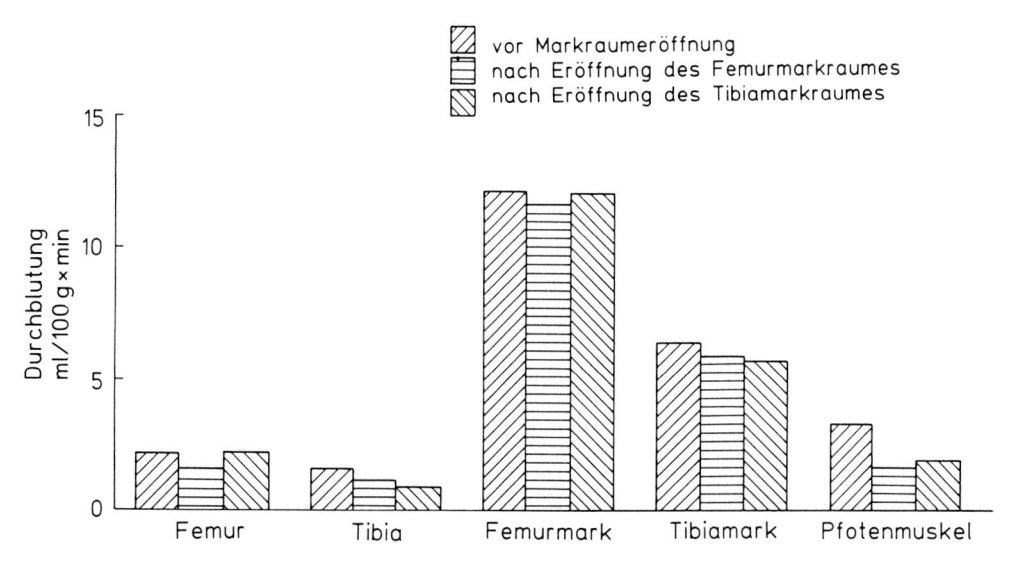

Abb. 2. Durchblutung von Femur- und Tibiadiaphyse, von Femur- und Tibiamark und von der Pfotenmuskulatur des linken Beines (n = 10) gemessen mit Tracer-Mikrosphären nach der "reference sample"-Methode jeweils vor (Ce^{141}) und nach (Ru^{103}) Eröffnung der Femurmarkhöhle (n=5) oder der Tibiamarkhöhle (n = 5)

und distalen Schaft fällt die Aktivität dann am stärksten, wenn die Osteotomie auch hier erfolgt (Abb. 3). Der Abfall der Femurmarkaktivität ist bei proximaler Osteotomie am deutlichsten. Der Aktivitätsrückgang in Tibia, Tibiamark und Muskulatur ist weniger deutlich und zudem unabhängig von der Höhe der Femurosteotomie.

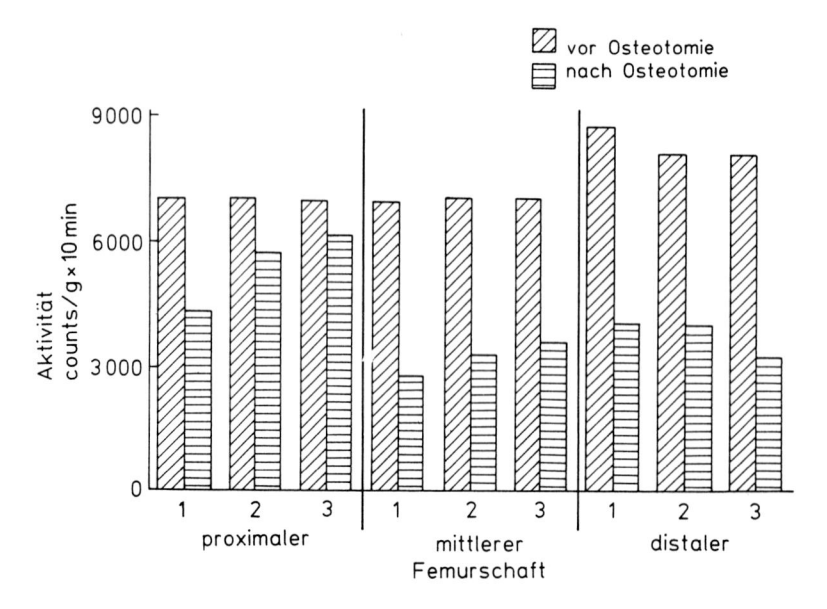

Abb. 3. Aktivität des linken Femurschaftes vor und nach Femurschaftosteotomie gemessen nach Injektion von Tracer-Mikrosphären (Ce^{141} vor, Ru^{103} nach Osteotomie). Getrennte Darstellung der Aktivität der proximalen, mittleren und distalen Diaphyse jeweils nach Osteotomie im proximalen (1), mittleren (2) und distalen (3) Femurschaftbereich (jeweils 5 Kaninchen)

Diskussion

Der Markraumdruck ist kein verläßliches Maß für den Blutfluß im Knochen oder Knochenmark. Er ist aber ein empfindlicher Parameter für die Integrität des Knochens, da er schon bei kleinsten Trepanationen deutlich abfällt.

Eröffnung des Markraumes von Femur oder Tibia ohne größere Knochendestruktion und ohne Zerstörung der Markraumgefäße führt zu einer sofortigen Durchblutungsminderung des Knochens und der Extremität distal der Trepanation. Dieser Durchblutungsrückgang kann nicht durch Zerstörung von Blutgefäßen erklärt werden, sondern muß auf einer reflektorischen Drosselung der Durchblutung beruhen. Abschnitte der Extremität proximal der Läsion sind nicht betroffen, ebensowenig wie das Mark des trepanierten Knochens, das sein Blut über die A. nutritia erhält.

Bei Osteotomie des Femurs mit Zerstörung der Markraumgefäße kommt es ebenfalls zu einer reflektorischen Durchblutungsminderung in der distalen Extremität. Im Femur ist der Durchblutungsabfall ausgeprägter als bei Trepanation ohne Markraumzerstörung. Dies ist nicht mehr allein durch reflektorische Durchblutungsdrosselung zu erklären, sondern beruht wohl auf der Zerstörung der Markraumgefäße (3). Der Durchblutungsabfall im Femurschaft ist in den einzelnen Dritteln unterschiedlich und von der Höhe der Osteotomie abhängig. Dies ist zu erklären durch die Anatomie der A. nutritia, die proximal in das Femur eintritt. Die verschiedenen Schaftbereiche zeigen also eine unterschiedliche Anfälligkeit der Durchblutung, bzw. eine unterschiedliche "Durchblutungswertigkeit", die sich weniger am unversehrten, als am lädierten Knochen zeigt.

Bei ähnlicher Gefäßversorgung des Femurs wären auch beim Menschen unterschiedliche "Durchblutungswertigkeiten" der verschiedenen Femurschaftabschnitte zu erwarten. Bei einer dislocierten Fraktur mit Zerstörung der Markraumgefäße dürfte die Höhe der Fraktur besonders dann eine Rolle spielen, wenn die periostale Durchblutung zusätzlich gestört wird, wie z.B. bei einer Plattenosteosynthese.

Zusammenfassung

An 15 Hunden wurde der Markraumdruck von Femur und Tibia bei geschlossenem und offenem Markraum gemessen, bei 10 Hunden wurde gleichzeitig die Durchblutung mit radioaktiven Mikrosphären untersucht. Sofort nach Eröffnungen des Markraumes fällt der Druck stark ab. Gleichzeitig ist eine reflektorische Durchblutungsminderung im betroffenen Knochen und allen peripheren Abschnitten meßbar. Bei 15 Kaninchen wurde die Durchblutung der Knochen und Weichteile der unteren Extremität nach Osteotomie des Femurs in unterschiedlichen Schaftabschnitten mit Mikrosphären gemessen. Es fand sich ein deutlicherer Abfall im osteotomierten Knochen, der durch Zerstörung des Markraumgefäßes erklärt werden kann. Er war in den einzelnen Schaftabschnitten unterschiedlich ausgeprägt und zudem abhängig von der Höhe der Osteotomie.

Summary

The bone marrow pressure in the femur and tibia was examined in 15 dogs and compared with blood flow determined using tracer microspheres. The marrow pressure fell immediately after trepanation of the bone. It was accompanied by a decrease in the blood flow in the bone and the peripheral parts of the leg, and must be caused by arterial spasm. Blood flow in the left legs of 15 rabbits was also examined with tracer microspheres before and after osteotomy in different parts of the femoral diaphysis. The reduction of blood flow was greater in the diaphysis of the femur than in other parts of the leg and showed a characteristic pattern that depended on the localization of the osteotomy.

Literatur

1. Böhme H (1968) Wechselbeziehung zwischen Markraumdruck und peripherer Durchblutung. Fortschr Med 24:1097
2. Kunze K-G (1985) Die Durchblutung der Knochen. Hefte Unfallheilkd, Heft 173. Springer, Berlin Heidelberg New York Tokyo, S 1
3. Nutz V (1988) Die unterschiedliche Durchblutungswertigkeit verschiedener Femurschaftregionen. Arch Chir 373:206

4. Polster J (1970) Zur Hämodynamik des Knochens. Bücherei d. Orthopäden. Enke, Stuttgart

Dr. V. Nutz, Chirurgische Klinik der Universität Bonn,
D-5300 Bonn 1

III. Pathophysiologie 1 und Leber – Galle – Pankreas

15. Immunsuppressiver Faktor nach schwerem Trauma: Ein Spaltprodukt des Gerinnungssystems?

Immunosuppressive Factor Following Severe Trauma: A Fibrinogen Degradation Product?

M. Maghsudi[1], M. Barthels[2], J. Seidel[3], J. Sturm[1], G. Regel[1] und C. Neumann[1]

[1]Unfallchirurgische Klinik der Med. Hochschule Hannover (Direktor: Prof. H. Tscherne)
[2]Abt. f. Hämatologie der Med. Hochschule Hannover (Direktor: Prof. Dr. H. Poliwoda)
[3]Abt. f. Immunologie und Transfusionsmedizin der Med. Hochschule Hannover (Direktor: Prof. H. Deicher)

Einleitung

Die frühzeitig nach schwerem Trauma auftretende Immunabwehrschwäche endet häufig in einer Sepsis mit irreversiblem Multiorganversagen. Neben der initialen direkten Funktionseinschränkung der Lymphocyten im spezifischen Immunsystem und der Granulocyten im unspezifischen Immunsystem wird die Bedeutung von humoralen immunsuppressiven Faktoren für diese Entwicklung kontrovers diskutiert. Einen immunsuppressiven Effekt auf die Lymphocytenfunktion konnte für einige Spaltprodukte des Gerinnungssystems nachgewiesen werden.

Ziel dieser Untersuchung war es, den posttraumatischen Verlauf der Spaltprodukte des Fibrinolysesystems und deren Bedeutung für die Entwicklung des posttraumatischen Immundefektes darzustellen.

Methodik

In einer prospektiven standardisierten Studie wurden bei 26 polytraumatisierten Patienten (13 Überlebende, 13 Verstorbene) mit definiertem Verletzungsschweregrad (PTS > 30) sofort bei Klinikaufnahme (Zeitpunkt 0), am 1., 4., 8. und 12. Tag nach Trauma die Granulocytenfunktion anhand der Fähigkeit zur Opsonisierung von Staphylococcus aureus und der Adhärenz an Nylonwatte sowohl im autologen Serum (AS) als auch im Serum gesunder Blutspender untersucht (1). Bei 13 Patienten (6 Überlebende,

7 Verstorbene) konnte zusätzlich die Proliferationsrate der Lymphocyten anhand der spontanen DNS-Syntheserate ohne Mitogenzusatz, sowie nach Stimulation mit jeweils 1 µg/ml Phytohämagglutinin (PHA), 100 µg/ml Pokeweed (PWM) und 10 µg/ml Concanavalin A (ConA) sowohl in 10%-igem autologen Serum als auch in Kälberserum (FCS) gemessen werden (2). Parallel dazu wurde im Gerinnungssystem die Serum-Konzentration der fibrinspezifischen Spaltprodukte, die D-Dimere, in einem ELISA-Test (Boehringer Mannheim) erfaßt.

Die Ergebnisse der immunologischen Teste wurden als Quotient aus den Mediandaten im Eigenserum zu Spenderserum ausgedrückt. Werte kleiner als 1 entsprechen einer Funktionsreduktion im Eigenserum und umgekehrt.

Als Normalwerte für die Gerinnungsanalysen dienten die Medianwerte von 50 gesunden erwachsenen Blutspendern.

Für die statistische Auswertung wurden die Medianwerte ermittelt und der Mann-Whitney Test angewendet. Als signifikant wurde ein $p<0,05$ angenommen.

Ergebnisse

In den Lymphocytenproliferationstesten zeigte sich in der Gruppe der später verstorbenen Patienten bereits zum Aufnahmezeitpunkt (< 2 h nach Trauma, vor jeglicher Bluttransfusion), eine signifikante Reduktion der spontanen Zellteilungsrate. Nach einer deutlichen Überstimulation am 4. Tag nach Trauma kam es zu einem massiven präfinalen Abfall der DNS-Syntheserate (s. Abb. 1). In der Gruppe der Überlebenden hingegen konnte bei initialer gesteigerter spontaner Proliferationsrate ein vorübergehender Abfall am 4. Tag nach Trauma beobachtet werden. Im Testansatz mit den Mitogenen PHA und ConA ist zwar kein immunsuppressiver Effekt

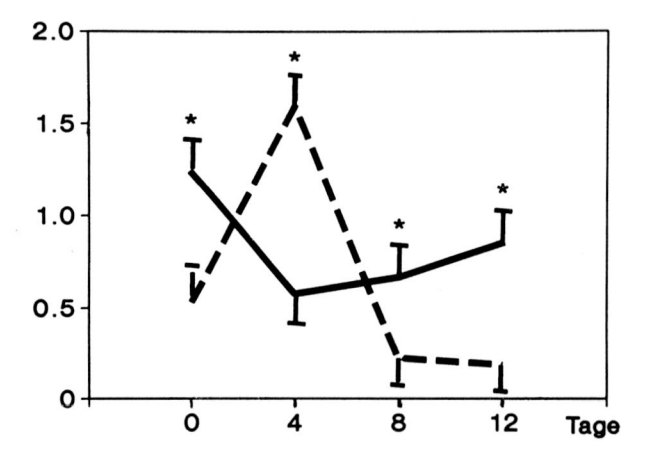

Abb. 1. Verlauf der spontanen Lymphocytenproliferation als Quotient der Medianwerte autologes Serum/Spenderserum (FCS), ——— Überlebende, ----- Verstorbene, * entspricht einem $p<0,05$

des autologen Serums mehr nachweisbar, es zeigt sich jedoch bei den später Verstorbenen eine initial schlechtere Proliferationsantwort gefolgt von einer maximalen Stimulation am 4. Tag und einer nachfolgenden Erschöpfungsphase parallel zur spontanen Zellproliferationsrate. Bei der Stimulation der B-Lymphocyten mit PMW ist dieses Verhalten nur angedeutet feststellbar, während die Überlebenden eine dreifach höhere Stimulation der B-Lymphocyten im autologen Serum bei Aufnahme und am 4. Tag aufweisen (s. Tabelle 1).

Tabelle 1. Medianwerte der Lymphocytenproliferation als Quotient autologes Serum/Spenderserum (FCS): Überlebende, V: Verstorbene, *entspricht einem p<0,05

Zeitpunkt		Aufnahme	4. Tag	8. Tag	12. Tag
Phytohämagglutinin	Ü	1,64*	0,93*	0,49*	0,57*
	V	1,10	1,72	1,31	1,02
Concanavalin A	Ü	9,76*	3,15*	1,34*	2,51
	V	4,06	19,78	3,03	1,88
Pokeweed	Ü	3,22*	3,88*	1,39	1,57
	V	1,64	2,09	1,20	1,25

Der Konzentrationsverlauf der fibrinspezifischen Spaltprodukte (D-Dimere) zeigt in beiden Gruppen einen initialen Anstieg, der in der Gruppe der später Verstorbenen signifikant höher war als bei den Überlebenden und parallel zum immunsuppressiven Effekt des autologen Serum in der spontanen Lymphocytenproliferation verläuft (s. Abb. 2).

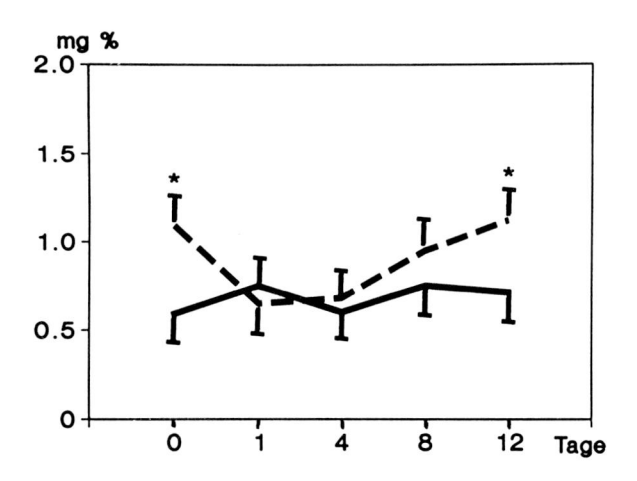

Abb. 2. Verlauf der D-Dimer-Konzentration im Serum als Medianwerte, ——— Überlebende, ----- Verstorbene, *entspricht einem p<0,05

Im unspezifischen Immunsystem zeigt sich bei der Adhärenz der Granulocyten eine im Verlauf zunehmende immunsuppressive Wirkung des autologen Serum. Dieser Effekt ist bei der Opsonisierung von Staph. aureus nicht eindeutig nachweisbar (s. Tabelle 2).

Tabelle 2. Medianwerte der Granulocytenfunktion als Quotient autologes Serum/Spenderserum, Ü: Überlebende, V: Verstorbene, *entspricht einem $p<0,05$

Zeitpunkt		Aufnahme	4. Tag	8. Tag	12. Tag
Adhärenz	Ü	1,20*	1,10*	1,08	1,07
	V	1,10	0,95	0,90	0,91
Opsonisierung (Staph. aureus)	Ü	0,95	1,05*	0,98	1,11*
	V	1,01	0,93	0,99	0,98

Diskussion

Die posttraumatische Aktivierung der Gerinnungskaskade führt auch zu einer raschen Aktivierung des fibrinolytischen Systems. Einen immunsuppressiven Effekt von Fibrinogenspaltprodukten auf die Lymphocyten konnte von Harvey bereits 1977 nachgewiesen werden (3). Neuerdings kann das fibrinspezifische Spaltprodukt D-Dimer im Plasma quantitativ exakt gemessen werden. Es wird aus Faktor XIII-quervernetztem Fibrin durch Plasmin abgespalten.

Die hier vorliegenden Untersuchungsergebnisse zeigen eine dem Abstieg der D-Dimerkonzentration parallel verlaufende humorale Suppression der spontanen Lymphocytenproliferation im patienteneigenen Serum. Der hierzu ähnliche Verlaufnach Mitogenstimulation mit PHA und PWM weist auf eine vorwiegend die T-Lymphocyten betreffende Wirkung des autologen Serums hin.

Auf der anderen Seite kann es sich bei der relativ niedrigen Konzentrationserhöhung der D-Dimere auch um ein Parallelverhalten und nicht um einen kausalen Zusammenhang handeln.

Im unspezifischen Immunsystem zeigt sich in der Gruppe der Verstorbenen eine von humoralen Faktoren abhängige Granulocytenfunktion erst 24 h nach dem Trauma mit zunehmender Verminderung im weiteren Verlauf. Dies kann insbesondere im Vergleich zu den Überlebenden auch durch einen Mangel von aktivierenden Faktoren wie z.B. Komplementfaktoren bedingt sein.

Zusammenfassung

In einer prospektiven, standardisierten Studie wurde bei 26 Polytraumatisierten (13 Überlebende, 13 Verstorbene) der Verlauf der fibrinspezifischen Spaltprodukte (D-Dimere), die Adhärenz der Granulocyten und Opsonisierung von Staph. aureus sowie die

Lymphocytenproliferationsrate in PHA, PWM, ConA und spontan ohne Mitogenzusatz, jeweils in autologem und Spenderserum untersucht. Der Verlauf der D-Dimere zeigt bei den später Verstorbenen bereits zum Aufnahmezeitpunkt (ca. 60 min nach Trauma) eine signifikant höhere Konzentration als bei den Überlebenden, um dann nach einem passageren Abfall präfinal erneut anzusteigen. Die Lymphocytenproliferationswerte zeigen in allen Testansätzen initial eine signifikante Reduktion bei den Verstorbenen und insbesondere bei der spontanen DNS-Syntheserate eine zur D-Dimer-Konzentration parallelen Verlauf der humoralen Immunsuppression im autologen Serum. Im unspezifischen Immunsystem war ein im Verlauf zunehmender Einfluß von humoralen Faktoren auf die Granulocytenfunktion festzustellen.

Summary

In a prospective standardized study, the pattern of fibrinogen degradation products (D dimer) and the lymphocyte proliferation rate both in PHA, PWM, and ConA and spontaneously as well as the adherence and the opsonization of *Staph. aureus* by polymorphonuclear cells (PWM) were monitored. Measurements were taken in 26 multiply traumatized patients (13 survivors, 13 nonsurvivors) at admission (within 2h after trauma) and on days 1, 4, 8 and 12 following trauma using autologous sera and sera from healthy blood donors. At admission a significant suppression of the lymphocyte response was observed in nonsurvivors; this was followed by a transient improvement. The humoral immunosuppression was paralleled by an increase of fibrinogen degradation products.

Literatur

1. Regel G et al. (1987) Die Bedeutung der neutrophilen Granulozyten bei der Entstehung des posttraumatischen Lungenversagens. Unfallchirurg 90: 106
2. Maghsudi M et al. (1988) Multiorganversagen nach Trauma: Frühe Dysregulation der spezifischen und unspezifischen Immunabwehr. In: Langenbecks Arch Chir [Suppl] Chir Forum. Springer, Berlin Heidelberg New York Tokyo, S 335-340
3. Harvey HA et al. (1977) The effect of fibrinogen degradation products on in vitro function. Thromb Haemost 38:226

Dr. M. Maghsudi, Unfallchirurgische Klinik, Medizinische Hochschule Hannover, D-3000 Hannover 61

16. Untersuchungen zur traumainduzierten Monokinsynthese – Erster klinischer Nachweis des Neutrophil Activating Factor (NAF)

Study of Trauma-Induced Monokine Synthesis – First Clinical Demonstration of Neutrophil-Activating Factor

M. Storck[1], E. Faist[1], W. Ertel[1], A. Walz[2], M. Baggiolini[2] und G. Heberer[1]

[1] Chirurgische Klinik und Poliklinik der LMU München, Klinikum Großhadern
[2] Theodor-Kocher-Institut, Universität Bern

Einleitung

Intakte Monocyten-(Mo) Funktion ist eine conditio sine qua non für den ungestörten Ablauf zellvermittelter Immunmechanismen (CMI). Aus der Reihe der bisher charakterisierten Mo-Dysfunktionen nach Trauma sind vor allem verminderte Kapazität der Antigenpräsentation und alteriertes Monokinsyntheseverhalten zu nennen (1, 3, 4, 7). Insbesondere das von uns nach schwerer Mehrfachverletzung gezeigte Shifting der Monokinausschüttung mit hoher Syntheserate des suppressorisch immunreaktiven PGE$_2$ zuungunsten der IL-1-Synthese ist ein essentielles Charakteristicum verminderter CMI (2).

Mit dem Nachweis des Neutrophil Activating Factor (NAF), einem von stimulierten Mo sezernierten Cytokin, gelang erstmalig der Nachweis einer direkten Beeinflußbarkeit der Granulocytenfunktion durch mononucleäre Phagocyten. NAF, ein 1987 sequenziertes Polypeptid aus 32 Aminosäuren, stimuliert an Granulocyten einen eigenen Receptor. Dieser Receptor besitzt keine Kreuzreaktivität mit IL-1, FMLP (formyl-methionyl-leucyl-Phenylalanin) oder C5a und ist somit als spezifischer Receptor anzusehen (5).

Ziel dieser Studie war es, mit dem in-vitro-Nachweis von NAF im posttraumatischen und postoperativen Verlauf mit Parallelbestimmung von IL-1 eine differenziertere Charakterisierungsmöglichkeit der veränderten Funktionalität von Mo nach Trauma und Infektion aufzuzeigen.

Patienten und Methoden

Es wurden Untersuchungen an insgesamt 32 Patienten und 5 Kontrollpersonen durchgeführt. 17 Patienten nach großen abdominalchirurgischen Eingriffen (AS) (Tag 0, 1, 3), 10 Patienten mit septischen Komplikationen (SK) (einmalige Abnahme bei Erfüllung von mindestens drei der folgenden Bedingungen: Leukocytose > 15.000, Temp. > 39°C, positive Blutkultur, Pneumonie bzw. Nachweis eines Sepsisherdes, Kreislaufinstabilität), sowie 5 Patienten nach Polytrauma (PT) (Tag 1, 3, 7) mit einem I.S.S. von 33 $\pm$ 5 wurden untersucht.

Zellseparation

Bei allen Bestimmungen wurden zunächst mononucleäre Leukocyten (PBMC's) aus 40 ml peripherem heparinisiertem Blut über Ficoll-Hypaque-Dichtegradienten-Zentrifugation (Dichte 1.077) separiert. Nach zweimaligem Waschen in Hanks-Solution (Fa. Gibco, Ltd.) wurde eine Zellkonzentration von 10×10^6/ml PBMC's eingestellt. Als Kulturmedium wurde RPMI 1640 mit 15% foetalem Kälberserum (FCS, Fa. Gibco, Ltd.) verwendet. Die Isolierung von Mo erfolgte mittels Glasadhärenz (2 h) in Mikrotiter-Platten und anschließender Resuspension im Kulturmedium.

IL-1

500 µl der eingestellten PBMC-Suspension entsprechend 5×10^6 Zellen wurden mit Lipopolysaccharid (LPS von C. Parvum, Fa. Wellcome) in einer Endkonzentration von 1000 ng/ml über 24 h bei 37°C und 6% CO_2 in 5-ml-Röhrchen stimuliert. Nach Zentrifugation wurde der Überstand eingefroren.

NAF

In jede Mulde der Microtiterplatten wurden 100 µl der Zellösung entsprechend 1×10^6 PBMC's pipettiert. Nach Adhärenz und Dekantieren des Überstandes wurde in Dreifachbestimmungen mit LPS in Endkonzentrationen von 50, 100 und 1000 ng/ml über 24 h entsprechend den obigen Bedingungen stimuliert.

Zusätzlich wurden wie bei dem IL-1-Assay 5×10^6 Zellen im 5 ml-Röhrchen mit 1000 ng/ml LPS über 24 h stimuliert. Es wurde parallel je ein Ansatz mit 5×10^6 unstimulierten PBMC's angesetzt.

IL-1-Assay

Die Bestimmung von IL-1 erfolgte mittels Thymocyten-Proliferations-Bioassay. Hierzu wird die IL-1-abhängige Proliferationskapazität von Mausthymocyten auf das Mitogen PHA mittels einer Eichkurve bestimmt und in Units pro Milliliter umgerechnet (6).

NAF-Assay

Mit Cytochalasin B voebehandelte Granulocyten wurden bezüglich ihres Stimulus-abhängigen Elastase-Ausstosses als Bioassay für die NAF-Bestimmung verwendet. Zur Methodik siehe auch (5). Über eine logarithmische Beziehung mittels einer Eichkurve können dann die Werte in Fluorescenz-Einheiten (cpm) angegeben werden.

PBMC-Phänotypisierung

Die Bestimmung des Monocytenanteils der PBMC-Kulturen erfolgte durch Anfärbung der Mo mit dem monoklonalen Antikörper LeuM3 (Fa. Becton-Dickinson) und deren Darstellung unter dem Fluorescenz-Mikroskop (Fa. Leitz).

Statistische Auswertung

Es wurden alle Werte als Mittelwert (x) mit Standardabweichung (S.E.M.) angegeben. Zur Berechnung der Signifikanz wurde der Student's t-Test für unverbundene Stichproben angewendet. Das Signifikanzniveau wurde mit $p<0,05$ festgelegt.

Ergebnisse

Gegenüber gesunden Probanden (K) war NAF in LPS-stimulierten Monocytenkulturen von septischen Patienten (SK) signifikant erhöht nachweisbar ($p<0,05$, Student's t-Test). In Abhängigkeit von der verwendeten LPS-Konzentration ließen sich erhöhte Werte nachweisen. In PBMC-Kulturen war die NAF-Ausschüttung gegenüber K nicht erhöht (Tabelle 1).

Tabelle 1. Ergebnisse der in vitro NAF-Messung in Mo und PBMC-Kulturen

Kulturbedingung	K (n=5) c.p.m.	SK (n=10) x ± S.E.M.	AS (n=6) 0	1	3
Mo + LPS					
50ng/ml	–	99±94*	–	–	–
100ng/ml	–	137±102*	–	–	–
1000ng/ml	–	447±150*	43±17*	–	151±85*
PBMC's					
1000ng/ml	27±9	27±18	58±24	77±20*	93±11*
ohne LPS	–	–	–	–	–

*= $p < 0,05$ vs. Kontrolle, Student's t-Test

Bei operierten Patienten (AS), die präoperativ und an den Tagen 1 und 3 postoperativ untersucht wurden, ließ sich NAF dann nachweisen, wenn LPS in Höchstkonzentration von 1000 ng/ml verwendet wurde. Hier fand sich zwar ein deutlicher Anstieg der NAF-Werte gegenüber präoperativen Ausgangswerten, jedoch bei hohen S.E.M.-Werten ohne statistische Signifikanz (Tabelle 1). In unstimulierten PBMC-Kulturen konnte NAF nicht nachgewiesen werden.

Die IL-1-Synthese in den Zellkulturen der einzelnen Kollektive ist in Tabelle 2 dargestellt. Verglichen mit der Anzahl der LeuM3+ Monocyten (17%) der PBMC-Kulturen im Kontrollkollektiv war eine deutliche Monocytose insbesondere bei den PT (33-57%) auffällig. Der durchschnittliche LeuM3-Anteil betrug im SK Kollektiv 25% und im AS Kollektiv bis 35%. Die IL-1-Synthese bei PT und SK war gegenüber dem Kontrollkollektiv erniedrigt, insbesondere wenn man die Einzelzelleistung (IL-1-Index) berücksichtigt. Demgegenüber sahen wir bei Patienten mit elektivem chirurgischen Trauma eher eine IL-1-Synthesesteigerung, ausgedrückt durch eine Erhöhung des IL-1-Index (f IL-1) mit Werten zwischen 1,5 und 3,9.

Tabelle 2. IL-1-Synthese (Units/ml) nach mechanischem und operativem Trauma in PBMC-Kulturen mit und ohne LPS-Stimulation (1000 ng/ml). (K n=5, SK n=10, AS n=17, PT n=5)

	% LeuM3+ PBMC's	Leerwert	LPS	f IL-1
K	25%	3,4±2,0	22,4±6,66	1,3
SK	25%	14,2±1,9	19,0±5,9	0,8
AS				
d 0	18%	17,7±2,9	69,7±16,4*	3,9
d 1	35%	22,4±6,8	50,8±11,7*	1,5
d 3	25%	23,0±8,2	82,4±20,1*	3,3
PT				
d 1	48%	6,6±2,2	9,2±2,9	0,2
d 3	57%	7,6±4,3	16,4±4,2	0,3
d 7	33%	19,2±11,5	23,4±8,7	0,7

x ± S.E.M.; *= p < 0,05 vs. Leerwert; f IL-1 ergibt sich aus: IL-1 (Units/ml) / % LeuM3+ PBMC's

Diskussion

Die vorliegenden Untersuchungen bestätigen unsere bisherigen Erkenntnisse, daß die Funktion zirkulierender Mo aus individuellen Umgebungsbedingungen resultiert, welche durch Qualität und Quantität zirkulierender Serumfaktoren festgeschrieben werden. Die IL-1-Synthese des Einzelmonocyten insbesondere nach ausgedehnter Mehrfachverletzung und innerhalb septischer Zustandsbilder ist empfindlich supprimiert (3), während sich diesbezüglich elektives operatives Trauma eher positiv regulatorisch auswirkt. Dieses Phänomen kann als Ausdruck eigentlich ungestörter Serumumgebung nach elektiver Operation gewertet werden. Im Gegensatz zu IL-1 ist NAF ein nur nach LPS-Stimulation synthetisierbares Monokin. Die höchsten NAF-Konzentrationen konnten in den Mo-Überständen septischer Patienten nachgewiesen werden. Im Kontrollkollektiv wurde NAF nur in relativ geringen

Mengen (27±9 cpm) gemessen. Vergleichbar mit der hohen PGE_2-Synthese bei gestörter Homöostase in Mo-Kulturen bei gleichzeitig reduzierter IL-1-Freisetzung ist bei septischen Patienten für die NAF-Synthese ein vergleichbares Syntheseprofil zu erkennen. NAF war im Gegensatz zu PGE_2 gerade bei polytraumatisierten Patienten bisher nur in einzelnen Zellkulturen nachweisbar und ist in seiner Bedeutung als Indikator für den Status der Zellkonditionierung noch nicht endgültig zu bewerten. Sollte sich in den gegenwärtig durchgeführten Untersuchungen bestätigen, daß sich hohe in-vitro NAF-Syntheseraten bei septischen Patienten mit hohen Serum-Elastase-Spiegeln korrelieren lassen, wäre ein interessanter Parameter verfügbar, der simultan Aufschluß über Zustandsbild sowohl der CMI als auch unspezifischer inflammatorischer Mechanismen gibt.

Zusammenfassung

Ziel der Untersuchung war der parallele Nachweis der Monokine Neutrophil Activating Factor (NAF) und Interleucin 1 (IL-1) in stimulierten PBMC- und Monocytenkulturen operierter (n=6 an Tag 0, 1, 3), polytraumatisierter (n=5 an Tag 1, 3, 7) und septischer Patienter (n=10). Gegenüber Kontrollpersonen (n=5) ließen sich nach Stimulation mit LPS (C. Parvum) hohe Werte von NAF vor allem bei chirurgischen Patienten mit septischen Verläufen nachweisen. Die erhöhte NAF-Synthese in diesem Patientenkollektiv ging einher mit deutlich erniedrigter IL-1-Produktion. Bei Patienten mit operativem Trauma war die IL-1-Syntheserate eher erhöht. Aus unstimulierten Zellkulturen sowie aus stimulierten Kulturen gesunder Probanden konnte mit den bisher zur Verfügung stehenden Methoden NAF nicht nachgewiesen werden. Weitere Untersuchungen zur Klärung der pathophysiologischen Bedeutung von NAF in der postoperativen Phase, speziell bei septischen Verläufen, werden gegenwärtig durchgeführt.

Summary

In this study, parallel measurements were made of the in-vitro synthesis of two monokines, neutrophil activating factor (NAF) and interleukin 1 (IL-1) from cell cultures of patients undergoing major surgery and patients with multiple major trauma and septic complications. The supernatants were harvested from cultures of glass-adherent monocytes (Mo) and from peripheral mononuclear leukocytes (PBMCs). Compared to healthy controls, following LPS stimulation, high amounts of NAF were produced in the monocyte cultures of septic patients. The elevated NAF synthesis in these patients was paralleled by a decrease of IL-1 production. In patients following major surgery, IL-1 synthesis was slightly elevated. In unstimulated cell cultures and in stimulated cultures of healthy controls we could not detect NAF with the methods presently available. Further investigations are needed to reveal the pathophysiological importance of NAF in the posttraumatic phase as well as in septic states.

Wir danken Frau I. Schübel und Herrn P. Huber für die hervorragende technische Assistenz.

Literatur

1. Faist E, Mewes A, Baker CC, Strasser T, Alkan SS, Rieber P (1987) Prostaglandin E_2 (PGE_2) dependent suppression of interleukin 2 (IL-2) production in patients with major trauma. J Trauma 27,8:837
2. Faist E, Mewes A, Strasser T, Alkan S, Walz A, Baker CC, Ertel W, Heberer G (1988) Alterations of monocyte function following major surgery. Arch Surg 123:287
3. Luger A, Graf H, Schwarz HP (1986) Decreased serum interleukin 1 activity and monocyte interleukin 1 production in patients with fatal sepsis. Crit Care Med 14:458
4. Miller CL, Flink MP, et al (1988) Mechanisms of altered monocyte prostaglandin E_2 production in severely injured patients. Arch Surg 123:293
5. Peverini P, Walz A, Dewald B, Baggiolini M (1988) A novel neutrophil activating factor produced by human mononuclear phagocytes. J Exp Med 167:1547
6. Rosenwasser JL, Dinarello CA (1981) Ability of human leukocytic pyrogen to enhance phytohemagglutinin induced murine thymocyte proliferation. Cell Immunol 63:134
7. Wood JJ, Rodrick ML, O'Mahoney JB et al (1984) Inadequate interleukin 2 production , a fundamental immunological deficiency in patients with major burns. Ann Surg 9:311

M. Storck, Klinikum Großhadern, Chirurgische Klinik und Poliklinik, Marchioninistr. 15, D-8000 München 70

17. Die Rolle der Interleukine für Proliferation und Differenzierung von B-Lymphocyten polytraumatisierter Patienten

Effect of Interleukins on Proliferation and Differentiation of B-Lymphocytes of Patients with Major Injury

W. Ertel, E. Faist, K. Nestle und G. Heberer

Chirurgische Klinik und Poliklinik der Ludwig-Maximilians-Universität München, Klinikum Großhadern (Direktor: Prof. Dr. Dr. h.c. med. Georg Heberer)

Schweres mechanisches Trauma verursacht eine komplexe Störung der cellulären und humoralen Immunität. Dies führt zu einer erhöhten Infektionsanfälligkeit mit gesteigerter Morbidität und Mortalität dieser Patienten. Neben einer generellen Suppression der T-Lymphocytenfunktion bedingt mechanisches Trauma auch eine Störung der B-Lymphocytendifferenzierung und der IgM-Synthese. Diese Untersuchungen wurden von uns in mononucleären Zellkulturen durchgeführt (1). Deshalb war bisher ungeklärt, ob genativ regulatorisch agierende Makrophagen, ein intracellulärer B-Zell-Defekt selbst, oder eine Lymphokinutilisationsstörung ursächlich hierfür in Frage kommen. Es war deshalb das Ziel dieser Studie, die B-Zellfunktion (Proliferation, Differenzierung) in Abhängigkeit entsprechender Wachstumsfaktoren in gereinigten B-Lymphocytenkulturen zu untersuchen.

Patienten und Methoden

Es wurden 5 polytraumatisierte Patienten (Durchschnittsalter: 32,8 ± 3,9 Jahre, 2 Frauen, 3 Männer) mit einem Verletzungsschweregrad (ISS) von 36,4 ± 3,9 Punkten und 14 altersentsprechende gesunde Probanden untersucht. Die Untersuchungen wurden an den Tagen (D) 3, 7, 10, 14 und 21 nach Trauma durchgeführt. Die mononucleären Leukocyten (PBMC's) wurden über einen Ficoll-Hypaque-Dichtegradienten (1,077) separiert. Die Depletierung der Monocyten erfolgte mittels Glasadhärenz. Hierzu wurden die PBMC's 2 h bei 37°C und 6% CO_2 in flachen Plastikflaschen inkubiert. Die Trennung der B- und T-Lymphocytenfraktionen erfolgte durch die Rosettierungstechnik mit 2-Aminoethyliso-thiouroniumbromid vorbehandelten Schafserythrocyten. Der Anteil an verbliebenen T-Lymphocyten und Monocyten in den gereinigten B-Zellkulturen wurde durch monoklonale Antikörper (Pan T, Leu M 3) überprüft. Der Gehalt an T-Lymphocyten war < 2%, der an Monocyten < 3%.

B-Zellwachstumsfaktor (BGCF)-Assay: Die gereinigten B-Lymphocytenkulturen (1 x 10^5 Zellen/0,2 ml) wurden mit Staphylococcus aureus Cowan I (Sac) (1:13500, Fa. Sigma, St. Louis) über 72 h mit oder ohne Wachstumsfaktoren inkubiert. 16 h vor Terminierung der Zellkulturen wurden diese mit 3H-Thymidin (1 µCi/well) inkubiert und die Proliferationsrate mittels β-Counter bestimmt. Als Wachstumsfaktoren wurden rekombinantes Interleukin 2 (IL 2, 250 U/ml) und rekombinantes Interleukin 4 (IL 4, 250 U/ml, Fa. Genzyme, Boston) verwendet.

B-Zelldifferenzierungsfaktor (BCDF)-Assay: Die B-Lymphocytenkulturen (3,64 x 10^5 Zellen/0,5 ml) wurden mit Sac (1:13500 Verdünnung) über 7 Tage mit oder ohne Wachstumsfaktoren (IL 2 185 U/ml, IL 4 370 U/ml) inkubiert. Am Ende der Inkubationszeit wurden die Zellkulturen zentrifugiert, die Überstände abpipettiert und eingefroren. Die Messung des Ig-Gehaltes in den B-Zellüberständen erfolgte mittels einer von Peest et al. (2) modifizierten ELISA-Technik.

Die statistische Auswertung erfolgte mit dem Student-t-Test für ungepaarte Stichproben.

Resultate

In der Kontrollgruppe führt die Zugabe der Lymphokine IL 2 und IL 4 zu einem signifikanten Anstieg der B-Lymphocytenproliferation ($p<0,05$) um 213% für IL 2 und 76% für IL 4 (Abb. 1). Die B-Zellproliferation bei polytraumatisierten Patienten ist an D 3 sowohl für Sac allein als auch unter Zusatz von IL 2 oder IL 4 im Vergleich zur Kontrollgruppe signifikant ($p<0,05$) vermindert. Im weiteren Verlauf kommt es zu einer Proliferationssteigerung, die jedoch den Normwertbereich nicht erreicht. Die Kapazität der Lymphokine IL 2 und IL 4, die mit Sac allein stimulierte Proliferation weiter zu steigern, ist bei den polytraumatisierten Patienten nicht reduziert. IL 2 stimuliert die B-Zellproliferation in der Patientengruppe um den Faktor 4,16 (Kontrolle 3,13), IL 4 um den Faktor 1,98 (Kontrolle: 1,76).

Die IgM-Synthese der mit Sac stimulierten B-Lymphocyten (Abb.2) kann im Kontrollkollektiv durch IL 2 um den Faktor 3,0 gesteigert werden. IL 4 hat hingegen keinen bzw. einen hemmenden Einfluß auf die IgM-Synthese. Die IgM-Produktion der B-Zellen polytraumatisierter Patienten ist während der Beobachtungszeit bis D 21 teilweise signifikant ($p<0,05$) reduziert. Entsprechend dem B-Zellproliferationsverhalten sind die Absolutwerte der IgM-Synthese polytraumatisierter Patienten im Vergleich mit dem Kontrollkollektiv deutlich vermindert. Der Einfluß von IL 2 auf die Steigerung der IgM-Synthese ist in beiden Kollektiven (Kontrolle: Faktor 3,0; Patienten: Faktor 2,8) identisch.

Die IgG-Synthese (Abb. 3) läßt sich im Kontrollkollektiv mit IL 2 um den Faktor 3,0 steigern, während IL 4 keinen essentiellen Einfluß auf die IgG-Produktion hat. An D 3 ist die Sac- und Sac+IL 2 induzierte IgG-Synthese supprimiert. Ab D 7 kommt es, im Gegensatz zur IgM-Synthese, zu einem Anstieg der IgG-Synthese bis 300% (Sac/D 14). Die Kapazität von IL 2, die IgG-Synthese

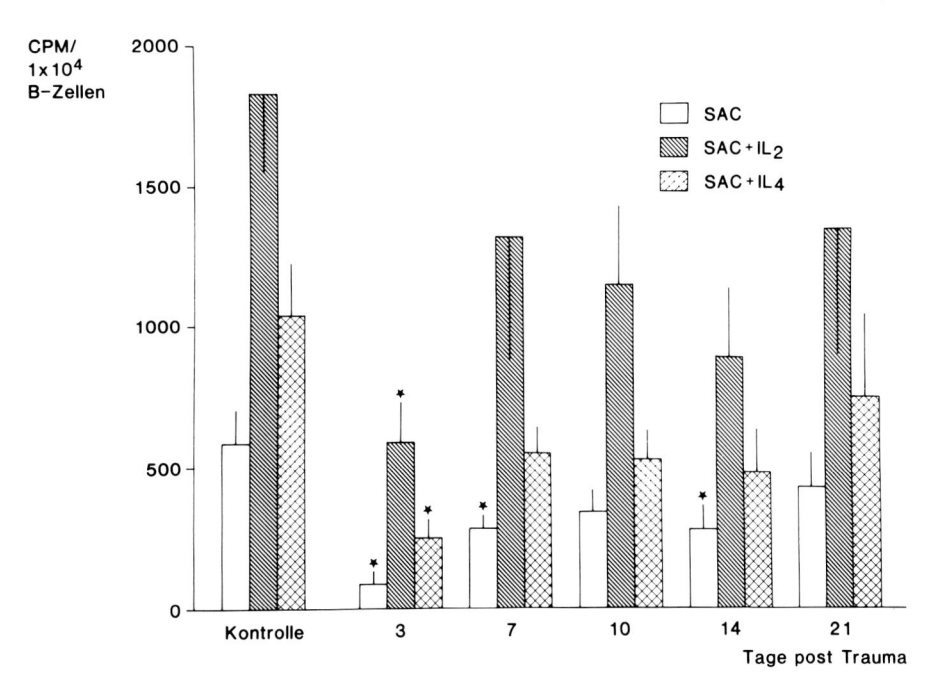

Abb. 1. Veränderungen der B-Zell-Proliferation polytraumatisierter Patienten (n=5) an den Tagen 3, 7, 10, 14 und 21 nach Trauma verglichen mit dem Kontrollkollektiv (n=14). Die Stimulation erfolgte mit Sac, Sac+IL 2 und Sac+IL 4. Die Proliferationsrate (CPM) wurde pro 1 x 10^5 B-Lymphocyten berechnet. x $\pm$ S.E.M.; *=p<0,05

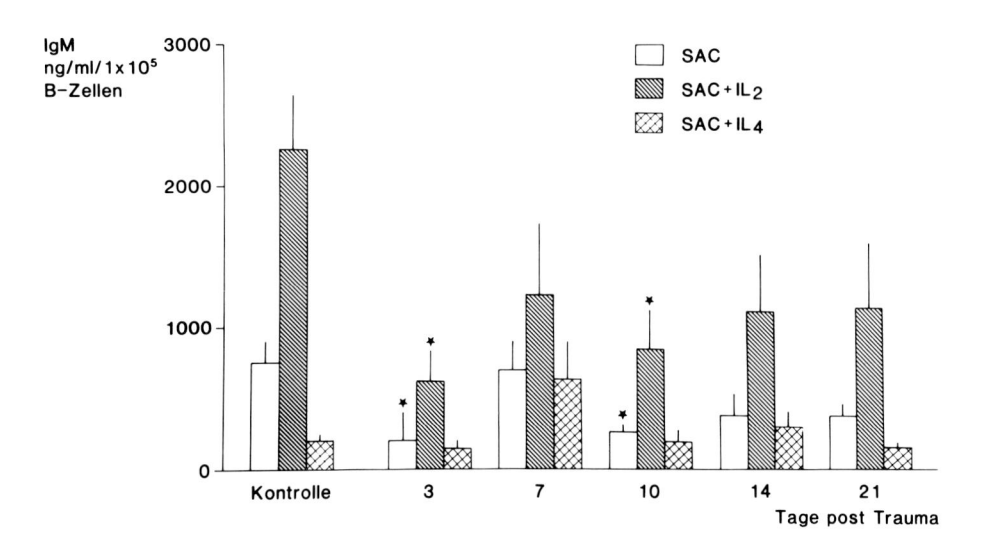

Abb. 2. Veränderungen der IgM-Synthese polytraumatisierter Patienten (n=5) an den Tagen 3, 7, 10, 14 und 21 nach Trauma verglichen mit dem Kontrollkollektiv (n=14). Die Stimulation der B-Zell-Kulturen erfolgte mit Dac, Sac+IL 2 und Sac+IL 4. Die Syntheserate (ng/ml) wurde pro 1 x 10^5 B-Lymphocyten berechnet. x $\pm$ S.E.M.; *=p<0,05

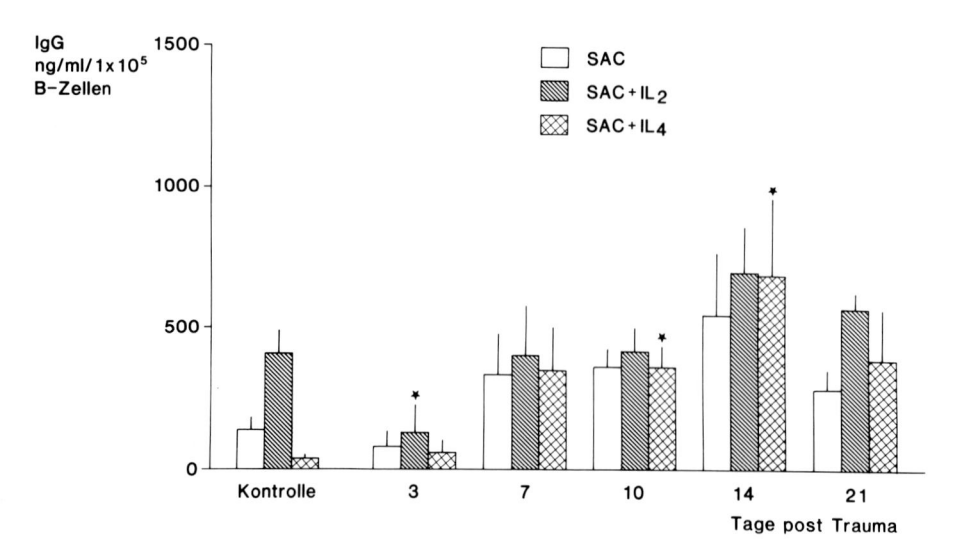

Abb. 3. Veränderungen der IgG-Synthese polytraumatisierter Patienten (n=5) an den Tagen 3, 7, 10, 14 und 21 nach Trauma verglichen mit dem Kontrollkollektiv (n=14). Die Stimulation der B-Zell-Kulturen erfolgte mit Sac, Sac+IL 2 und Sac+IL 4. Die Syntheserate (ng/ml) wurde pro 1×10^5 B-Lymphocyten berechnet. $x \pm S.E.M.$; *=p<0,05

zu steigern, ist im Patientenkollektiv (1,46) verglichen mit den Kontrollen (3,01) vermindert.

Diskussion

Bisher durchgeführte eigene Untersuchungen über das B-Lymphocytenverhalten von Patienten nach ausgedehntem Trauma zeigten eine Suppression der B-Zell-Differenzierung und selektiv eine Störung der IgM-Synthese. Shorr et al. (3) sowie Wood et al. (4) fanden bei Patienten mit schweren Verbrennungen ebenfalls eine Suppression der IgM-Synthese bei unbeeinflußter IgG-Synthese. Da diese Untersuchungen in PBMC-Kulturen durchgeführt wurden, mußten bisher mehrere Ursachen für eine Funktionsstörung der B-Zelle postuliert werden, wie der PGE2 vermittelte Einfluß von Suppressor-Monocyten, die verminderte Lymphokinutilisation über eine defekte Receptorexpression, oder eine intrazelluläre Funktionsstörung der B-Zelle.

Die Absolutwerte der B-Lymphocytenproliferation nach Trauma in reinen B-Zell-Kulturen mit dem Antigen Sac sind an allen Tagen post Trauma reduziert. Die zugesetzten Wachstumsfaktoren IL 2 und IL 4 haben zwar einen proliferationssteigernden Einfluß, die Absolutwerte sind aber, verglichen mit den Kontrollwerten, ebenfalls supprimiert. Die Kapazität der proliferationssteigernden Wachstumsfaktoren ist in beiden Kollektiven identisch. Das IgM-Syntheseprofil nach Trauma verhält sich ähnlich. Die Absolutwerte sind nach Stimulation mit Sac bzw. Sac + IL 2 im Vergleich mit dem Kontrollkollektiv vermindert, die Steigerungsfähigkeit durch Zugabe von IL 2 aber identisch. Untersuchungen von Nossal et al. (5), die zeigen konnten, daß IL 4 zwar die B-Lymphocytenaktivierung und -proliferation, nicht aber die Ig-Synthese steigert, wurden durch diese Ergebnisse bestätigt.

Auch unseren Ergebnissen läßt sich folgern, daß auch ohne Einflußnahme von Suppressor-Monocyten die B-Zellproliferation und IgM-Synthese nach schwerem Trauma erheblich reduziert ist. Eine insuffiziente Receptorexpression der B-Zelle für IL 2 und IL 4 kann hierfür nicht verantwortlich sein, da beide Lymphokine sowohl Proliferation als auch IgM-Synthese um den gleichen Faktor wie im Kontrollkollektiv steigern. Durch die deutliche Verminderung der Absolutwerte für die B-Zell-Proliferation und die IgM-Synthese muß man jedoch auf eine Trauma-bedingte intracelluläre Funktionsstörung der B-Zelle schließen.

Die IgG-Synthese der Patienten ist im Vergleich zur Proliferationskapazität und IgM-Synthese nur an D 3 reduziert. Im weiteren Verlauf kommt es sogar zu einer Steigerung der Absolutwerte. Die IgG-Synthese wird somit durch das Trauma nicht wesentlich beeinflußt. Möglicherweise kommt es im Gefolge der Traumatisierung zu intracellulären Reaktionen, die zu einem IgM/IgG-Shifting führen. Nohr et al. (6), der die Tetanusantikörperproduktion nach ausgedehnten chirurgischen Eingriffen untersuchte, beschreib ebenfalls dieses Phänomen. Molekularbiologische Untersuchungen sind nötig, um diese Befunde weiter abzuklären.

Zusammenfassung

An 5 polytraumatisierten Patienten und 14 Kontrollpersonen wurde der Einfluß von Sac-Antigen und Wachstumsfaktoren auf die B-Lymphocytenproliferation und Ig-Synthese untersucht. In reinen B-Zell-Kulturen wurden Proliferation sowie IgM/G-Synthese bestimmt. Die Absolutwerte für Proliferation und IgM-Synthese sind an allen Tagen post Trauma reduziert, während die Kapazität der Lymphokine IL 2 und IL 4, die B-Zellfunktionen zu steigern, unverändert ist. Die IgG-Synthese ist nur bis Tag 3 nach Trauma reduziert. Die Hemmung der B-Zelle nach schwerem Trauma ist nicht allein durch Suppressor-Monocyten bedingt. Bei gleichbleibender Ansprechbarkeit der B-Zelle auf Wachstumsfaktoren muß auch eine intracelluläre Funktionsstörung der B-Zelle vorliegen.

Summary

The impact of antigen and lymphokines on B-cell proliferation and immunoglobulin (Ig) synthesis was investigated in five multiply traumatized patients and 14 control persons. B-cell proliferation and Ig synthesis were measured in purified B-cell cultures or cell supernatants. Major mechanical trauma reduced absolute amounts of proliferation and IgM syntbesis on all days after trauma, independent on any influence of suppressor monocytes. A defect or a change in B-cell intracellular function must be considered.

Literatur

1. Faist E, Ertel W, Baker CC, Heberer G (1989) Terminal B-Cell Maturation and Immunoglobulin (Ig) Synthesis in vitro in Patients with Major Injury. J Trauma 29 (in press)
2. Peest D, Holm G, Mellstedt M, Peterson D (1982) In vitro production of monoclonal and polyclonal immunoglobulins by peripheral blood mononuclear cells in human cell myeloma. Scan K Immunol 15:595
3. Shorr RM, Ershler WB, Gamelli RL (1984) Immunoglobulinproduction in burned patients. J Trauma 24:319
4. Wood JJ, O'Mahony JB, Rodrick ML, et al. (1986) Abnormalities of antibody production after thermal injury. Arch Surg 121:108
5. Nossal GJ (1988) Triumphs and trials of immunology in the 1980s. Immunol today 9,10:286
6. Nohr CW, Christou NV, Rode H et al (1984) In vivo and in vitro humoral immunity in surgical patients. Ann Surg 200:373

Dr. W. Ertel, Chirurgische Klinik und Poliklinik der Ludwig-Maximilians-Universität München, Klinikum Großhadern, Marchioninistr. 15, D-8000 München 70

18. Primärtherapie des traumatisch-hämorrhagischen Schocks mit hyperosmotisch-hyperonkotischer Infusionslösung

Primary Resuscitation from Traumatic-Hemorrhagic Shock Using Hyperosmotic-Hyperoncotic Solutions

S. Niemczyk, U. Kreimeier, U. B. Brückner und K. Meßmer

Chirurgische Univ.-Klinik, Abt. Experimentelle Chirurgie, Heidelberg

Unfälle und mit schweren Verletzungen einhergehende massive Blutverluste stellen weiterhin die häufigste Todesursache bei Patienten unter 45 Jahren dar; die Prognose hängt von Alter, Verletzungsmuster und -ausmaß sowie der Dauer der Kreislaufdysregulation ab ([1]). Ein neues Konzept zur Primärtherapie basiert auf der raschen Infusion kleiner Volumina stark hypertoner Kochsalz-Dextranlösung (7,2 - 7,5% NaCl), welche unmittelbar zur Normalisierung von Herzminutenvolumen und signifikantem Anstieg des systemischen Druckes führt ([2], [3a]). Bei schwerer hämorrhagischer Hypotension (MAP = 40 mm Hg) wurde am Beagle gezeigt, daß durch die Infusion von ca. 4 ml/kg KG hyperosmotisch-hyperonkotischer Lösung (10% Dextran 60 in 7,2% NaCl) innerhalb von 5 min eine Normalisierung der Durchblutung vitaler Organe mit Ausnahme von Pankreas und Magenmucosa erreicht wird ([3a,b]).

Ziel der vorliegenden Studie war die Untersuchung der regionalen Organdurchblutung bei einem standardisierten Trauma und zusätzlicher Hämorrhagie (mittlerer systemischer Druck 40 mm Hg) vor und nach Therapie mit hyperosmotisch-hyperonkotischen Infusionslösungen.

Material und Methodik

Bei 21 ausgewachsenen, splenektomierten Beagles wurde in Barbituratnarkose (Pentobarbital 20 mg/kg KG initial) unter kontrollierter Beatmung (FiO_2 = 0,21) eine Laparotomie mit Eventeration des Darmes durchgeführt. Durch kontinuierlichen Blutentzug wurde der systemische Druck (MAP) innerhalb von 10 min auf 40 mm Hg gesenkt und durch ein Blutdruck-kontrolliertes Reservoir-Servo-System über 75 min konstant gehalten. Nach Rückverlagerung des Darmes und adaptierenden Verschluß der Bauchdecken erfolgte die Primärtherapie als i.v. Bolus-Infusion

(Dauer: 2 min) von 10 Prozent des entnommenen Blutvolumens in Form von: a) *HHL* (10% Dextran 60 in 7,2% NaCl, n=7), b) *HDL* (10% Dextran 60, n=7) bzw. c) *HSL* (7,2% NaCl, n=7). 35 und 45 min später erhielten alle Tiere zusätzlich 6% Dextran 60 (Macrodex 6%, Schiwa GmbH, D-Glandorf) entsprechend dem zuvor infundierten Volumen. Bestimmt wurden: zentral-hämodynamische Parameter (AOP, PAP, ZVD, PCWP, HZV), extravasculärer Lungenwassergehalt (EVLW, Thermo-dye-Methode), regionale Durchblutung (RBF) mittels radioaktiver Microspheres (∅ 15 µm; Injektion in den linken Vorhof), außerdem Elektrolytkonzentration, Osmolalität und kolloid-osmotischer Druck im Plasma, Blutgase im arteriellen und gemischt-venösen Blut. Die Messungen erfolgten jeweils vor und am Ende der Hypotensionsphase, sowie 5, 30 und 60 min nach Primärtherapie. Danach wurde durch intrakardiale Injektion von gesättigter KCL-Lösung in Narkose ein Herzstillstand erzeugt. Entsprechend eines hierarchisch strukturierten Präparationsschemas wurde die regionale Durchblutung in 11 Organen (285 Proben) bestimmt.

Die statistische Analyse der Daten erfolgte innerhalb der Gruppen mit dem gepaarten t-Test mit Bonferroni-Korrektur, zwischen den Gruppen mit dem U-Test nach Mann-Whitney. Als α-Fehler wurde p<0,05 gewählt, angegeben sind Mittelwert und Standardabweichung.

Ergebnisse

Während der Hypotensionsphase wurde den Tieren 43,2 ± 6,6 ml/kg KG Blut entzogen, wovon 10 Prozent durch *HHL*, *HDL* oder *HSL* ersetzt wurden. Das HZV stieg nach Infusion in allen Gruppen innerhalb von 5 min auf die Ausgangswerte an, der periphere Strömungswiderstand fiel ab (p<0,05; Tabelle 1). Der systemische Druck stieg nach *HHL* signifikant höher an als nach *HDL* oder *HSL*, erreichte aber erst nach weiterer Volumenzufuhr (6% Dextran 60) seinen Ausgangswert. Das periphere Sauerstoffangebot kehrte nach Infusion hyperosmolarer Kochsalzlösung in den unteren Normalbereich zurück (Tabelle 1), es bestand kein gruppenspezifischer Unterschied. Der Hämatokrit nahm ab und lag zwischen 22 und 24% (*HSL* < *HHL* < *HDL*). Das EVLW blieb in allen drei Gruppen nach Primärtherapie im Ausgangsbereich von 6 - 8 ml/kg KG.

Die regionale Durchblutung war am Ende der Hypotension in allen Organen, ausgenommen Herz, Gehirn und Nebennieren, signifikant abgefallen. 5 min nach Primärtherapie mit *HHL* (10% Dextran 60 in 7,2% NaCl) lag die Durchblutung in Herz und Gehirn über dem Kontrollwert, in Nieren, Dünndarm, Dickdarm, sowie in Pankreas und Magenmucosa im Ausgangsbereich (Abb. 1). Die Infusion von *HSL* (7,2% NaCl) bzw. *HDL* (10% Dextran 60) war weniger effektiv bei größerer interindividueller Variation (p<0,05; Varianzanalyse).

Die Natrium-Konzentration im Blut erreichte nach Primärtherapie in der *HSL*-Gruppe 154 ± 4 mmol/l, in der *HHL*-Gruppe bei 152 ± 5 mmol/l, und lag damit signifikant höher als in der *HDL*-Gruppe (143 ± 4 mmol/l; p<0,05). Der kolloid-osmotische Druck im Plasma betrug nach Infusion von *HDL* 20,0 ± 2,9 cm H$_2$O, nach *HHL* 16,8 ± 1,8 und nach *HSL* 11,9 ± 0,9 (*HHL* vs. *HSL*: p<0,05). Die Plasma-

Tabelle 1. Traumatisch-hämorrhagischer Schock beim Beagle: arterieller Mitteldruck (MAP), Herzindex (CI), peripherer Strömungswiderstand (TPR), pulmonal-capillärer Verschlußdruck (PCWP) und Sauerstoffangebot zum Kontrollzeitpunkt, am Ende der Hypotension, sowie 5 und 30 min nach Primärtherapie mit *HHL* (10% Dextran 60 in 7,2% NaCl; n=7), *HDL* (10% Dextran 60; n=7) bzw. *HSL* (7,2% NaCl; n=7).
x ± SD; n = 7 je Gruppe; *p<0,05 Primärtherapie vs. Kontrolle; #p<0,05 *HDL* vs. *HHL* bzw. *HSL* vs. *HHL*

Makrohämodynamik und Sauerstoffangebot (Mittelwert ± SD; n=7 je Gruppe)

	Lsg	Kontrolle	Hypotension	5 min	30 min
MAP (mmHg)	HHL	109±9	40±0	67±8 *	67±8 *
	HDL	107±13	40±0	58±3 *#	67±5 *
	HSL	110±14	40±0	58±7 *#	69±12 *
CI (ml/min/kg)	HHL	141±19	64±11	148±38	140±24
	HDL	161±17	67±11	140±23	148±21
	HSL	164±24	79±14	166±13	145±17
TPR (dyn·s/cm^5)	HHL	4180±910	3440±1120	2580±960 *	2740±870*
	HDL	4330±990	3950±1070	2740±700 *	2910±480*
	HSL	4060±800	3070± 470	2050±460 *	2840±840*
PCWP (mmHg)	HHL	4,2±1,2	1,9±1,2	3,5±1,3	3,8±1,4
	HDL	3,1±1,2	1,0±0,6	1,8±0,6 #	2,1±1,0
	HSL	3,4±1,0	0,9±0,7	2,9±0,9	2,9±1,2
O$_2$-Angebot (ml/min)	HHL	340±60	115±35	205±50 *	195±30 *
	HDL	325±55	100±25	170±40 *	190±30 *
	HSL	345±90	120±15	205±25 *	190±20 *

Osmolalität stieg nach Infusion hypertoner Kochsalzlösung auf Spitzenwerte von 346 mosmol/kg an, war jedoch bereits nach 60 min wieder auf 323 ± 6,4 (*HHL*) abgefallen.

Diskussion

Beim traumatisch-hämorrhagischen Schock ist es unabdingbar, mit der Primärtherapie möglichst frühzeitig nicht nur die systemischen Kreislaufparameter - Herzminutenvolumen und arterieller Druck -, sondern insbesondere die Mikrozirkulation zu normalisieren (3a). Wie unsere Untersuchungen zeigen, sind trotz eines Verlustes von mehr als 50 Prozent des berechneten Blutvolumens 4 ml/kg KG (d.h. 10% des Blutverlustes) der hyperosmotischhyperonkotischen Infusionslösung ausreichend, um die Durchblutung der vitalen Organe innerhalb kürzester Zeit wiederherzu-

Nieren
[ml/min/100g]

Dünndarm
[ml/min/100g]

Pankreas
[ml/min/100g]

Kontrolle   Hypotension   5 min   30 min
nach Primärtherapie

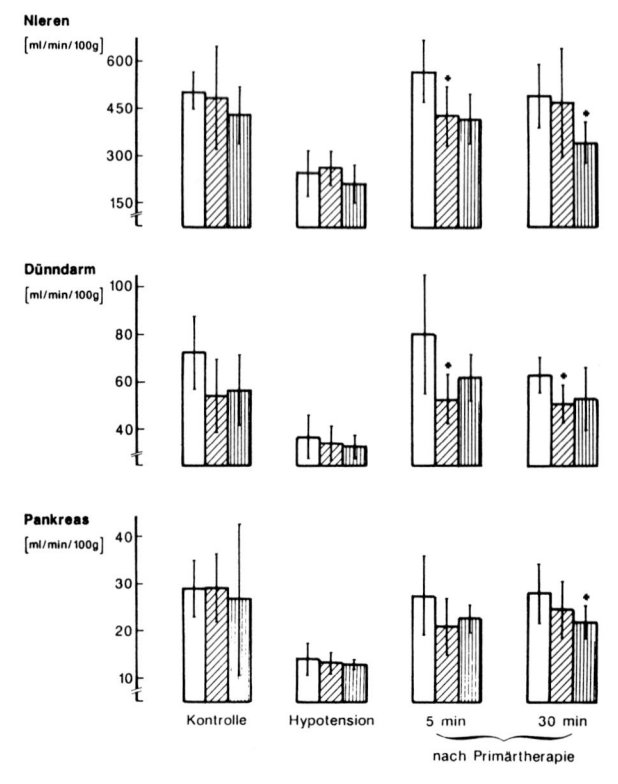

Abb. 1. Traumatisch-hämorrhagischer Schock beim Beagle: Durchblutung von Nieren, Dünndarm und Pankreas zum Kontrollzeitpunkt, am Ende der Hypotension, 5 min und 30 min nach Primärtherapie mit HHL (☐ , n=7), HDL (▨ , n=7) bzw. HSL (⦀ , n=7).
x ± SD; n = 7 je Gruppe; #p<0,05 HDL vs. HHL bzw. HSL vs. HHL

stellen. Der besondere Vorteil der gleichzeitigen Anwendung von 7,2% Kochsalz und 10% Dextran 60 liegt in der Verstärkung und Verlängerung des initial durch 7,2% NaCl erzielten Kreislaufeffektes (3a,b; 4)

Obwohl Ergebnisse aus tierexperimentellen Studien im Hinblick auf die Übertragbarkeit auf den Menschen relativiert werden müssen, weisen alle bisher durchgeführten Untersuchungen an verschiedensten Modellen einen klaren Effekt der HHL auch bezüglich des Überlebens auf (2, 3a, 4) . Holcroft und Mitarbeiter haben 1987 in einer prospektiven, randomisiert und doppelblind durchgeführten Patientenstudie die Überlegenheit der Primärtherapie mit hypertoner Kochsalz-Dextran-Lösung (7,5% NaCl/4,2% Dextran 70) nachgewiesen (5).

Zusammenfassung

Durch Bolus-Infusion einer hyperosmotisch-hyperonkotischen NaCl-Lösung (2250 mosmol/kg) kann bei traumatisch-hämorrhagischer

Hypotension eine Normalisierung der zentralen Hämodynamik sowie der nutritiven Durchblutung vitaler Organe innerhalb weniger Minuten erreicht werden, selbst wenn der Ersatz nur 10 Prozent des aktuellen Blutverlustes beträgt. Die bisherigen Untersuchungen lassen hoffen, mit dieser neuen Primärtherapie die infolge persistierender Mikrozirkulationsstörung auftretende Einschränkung der Organfunktion und damit die Entwicklung eines multiplen Organversagens (MOV) wirksam verhindern zu können.

Summary

Bolus administration of hyperosmotic-hyperoncotic saline solution (2.250 mosmol/kg) results in immediate normalization of central hemodynamics and nutritional blood flow to vital organs in traumatic-hemorrhagic hypotension even when only 10% of the lost blood is replaced. Recent studies support the assumption that using this regimen the development and persistence of microcirculatory failure can be effectively prevented, thereby avoiding progression into deterioration of organ function and subsequent multiple organ failure.

Literatur

1. Baker CC (1986) Am J Surg 140:144-150
2. De Felippe J, Timoner J, Velasco IT, Lopes OU, Rocha-e-Silva M (1980) Lancet ii:1002-1004
3a. Kreimeier U, Messmer K (1987) In: Baethmann A, Messmer K (eds) Surgical Research: Recent Concepts and Results. Springer, Berlin Heidelberg New York, pp 39-50
3b. Kreimeier U, Brückner UB, Messmer K (1988) Eur Surg Res 20:277-279
4. Kramer GC, Perron PR, Lindsay DC et al. (1986) Surgery 100:239-247
5. Holcroft JW, Vassar MJ, Turner JE et al. (1987) Ann Surg 206:279-288

Cand. med S. Niemczyk, Chirurgische Klinik der Universität Heidelberg, Abteilung für Experimentelle Chirurgie, Im Neuenheimer Feld 347, D-6900 Heidelberg

19. Die Antikörperantwort auf T-zellabhängiges und T-zell-unabhängiges Antigen nach milzerhaltenden Operationen im Schweinemodell*

*The Antibody Response to T-Cell-Dependent and -Independent Antigens After Spleen-Preserving Surgery in the Pig**

J. R. Izbicki[1], H. W. L. Ziegler-Heitbrock[2], M. Meier[1,2], S. Kastl[1,2], W. Bauhuber[1,2], D. K. Wilker[1] und L. Schweiberer[1]

[1] Chirurgische Klinik Innenstadt und Chirurgische Poliklinik der Universität München (Direktor: Prof. Dr. L. Schweiberer)
[2] Institut für Immunologie der Universität München (Vorstand: Prof. Dr. G. Riethmüller)

Einleitung und Zielsetzung

Die nach Splenektomie beobachtete höhere Infektionsanfälligkeit, insbesondere für Pneumokokken wird unter anderem auf eine unzureichende Antikörperantwort zurückgeführt (2), die in einer verringerten Elimination antikörperbeladener Bakterien durch andere Organe wie Leber und Lunge resultiert (3, 4). In klinischen Studien wurde eine derartige verminderte Antikörperantwort nach Splenektomie von mehreren Arbeitsgruppen beobachtet. Da diese Studien jedoch durch die Heterogenität des Patientengutes schwer zu interpretieren sind, wurde die Antikörperantwort auf Tetanus-Toxoid (TT) und Pneumokokkenpolysaccharid (PPS) nach Splenektomie und milzerhaltenden Operationen am Modell des Miniatur-Schweines unter kontrollierten Bedingungen analysiert.

Material und Methodik

Versuchstiere: 41 weibliche Göttinger Miniaturschweine (Versuchsgut für Tierzucht der Universität Göttingen, Dassel-Rellihausen, BRD) (12-14 Wochen alt, Körpergewicht 7,5-10 kg) wurden randomisiert auf 4 operative Gruppen verteilt. Die Operationen wurden in Stresnil/Hypnodil-Narkose unter sterilen Bedingungen durchgeführt. Bei 10 Kontrolltieren erfolgte eine

*Gefördert durch die Deutsche Forschungsgemeinschaft (Iz 1/3-1 und Iz 1/3-2)

Scheinoperation, bei 10 weiteren Tieren eine Splenektomie. Bei 11 Tieren wurde eine 2/3-Resektion der Milz durchgeführt. Bei 10 Tieren erfolgte nach Fragmentierung der Milz die heterotope Implantation eines Drittels des Milzgewebes in einen Omentumpouch.

Antigene: 0,45 ml Squalene (Sigma, Deisenhofen, BRD) und 0,15 ml Arlacel.A (Sigma, Deisenhofen, BRD) wurden 0,6 ml PBS-Puffer, der 20 µl des Pneumokokkenpolysaccharids Typ 6B, PPS (Chargen-Nr. 77748) (0,1 mg/ml) (Merck, Scharp und Dohme, Westpoint, Pa, USA) bzw. 25 µl des Tetanus-Toxoid, TT (Chargen-Nr. 390019) (0,1 mg Protein/ml) (Behring-Werke, Marburg, BRD) enthielt, zugegeben.

Immunisationsprotokoll: Alle Gruppen enthielten 3 Monate postoperativ eine intramusculäre Injektion von Tetanus-Toxoid, 8 Wochen später eine intramusculäre Injektion des Pneumokokkenpolysaccharids Typ 6B. Unmittelbar vor und eine, 2, 4 und 8 Wochen nach jeder Immunisation erfolgte die Serumentnahme zur Antikörpermessung.

Antikörperbestimmungen: Spezifische Antikörper der IgG-Klasse auf PPS- und TT-Antigen wurden durch Enzymimmunoassay, modifiziert nach Hosea 1981 ([2]) unter Berücksichtigung speciesspezifischer Anti-Schwein-IgG-Antikörper bestimmt.

Statistische Analyse: Die statistische Auswertung der log-transformierten maximalen Antikörpertiter erfolgte durch Varianzanalyse. Die Verteilung von Responder-Tieren wurde mit dem Chi-Quadrat-Test untersucht.

Resultate

TT-Immunisation: 78% aller Tiere zeigten nach Tetanus-Toxoid-Immunisation eine typische spezifische IgG-Antikörperantwort. Die Verteilung der Responder-Tiere wurde durch die Art der Operation nicht beeinflußt (8 scheinoperierte Responder, 9 splenektomierte Responder, 7 teilresezierte Responder, 7 autotransplantierte Responder). Signifikante Unterschiede der maximal erreichten TT-Antikörpertiter zwischen den operativen Gruppen konnten nicht gefunden werden, obwohl splenektomierte Tiere zu erniedrigten maximalen Antikörpertitern tendieren (Abb. 1).

PPS-Immunisation: Die Immunisation mit PPS führte zu einem hohen Anteil von Non-respondern (81% aller Versuchstiere). Die Splenektomie oder milzerhaltende Operationsverfahren hatten keinen Einfluß auf den Anteil von Respondern und die Antikörpertiter der Responder-Tiere (2 scheinoperierte Responder, 3 splenektomierte Responder, 1 teilresezierter Responder, 2 autotransplantierte Responder) (Abb. 2).

Diskussion

Nach Splenektomie hat die Immunisation mit verschiedenen Pneumokokkenpolysacchariden als T-zellunabhängigen Antigenen in ei-

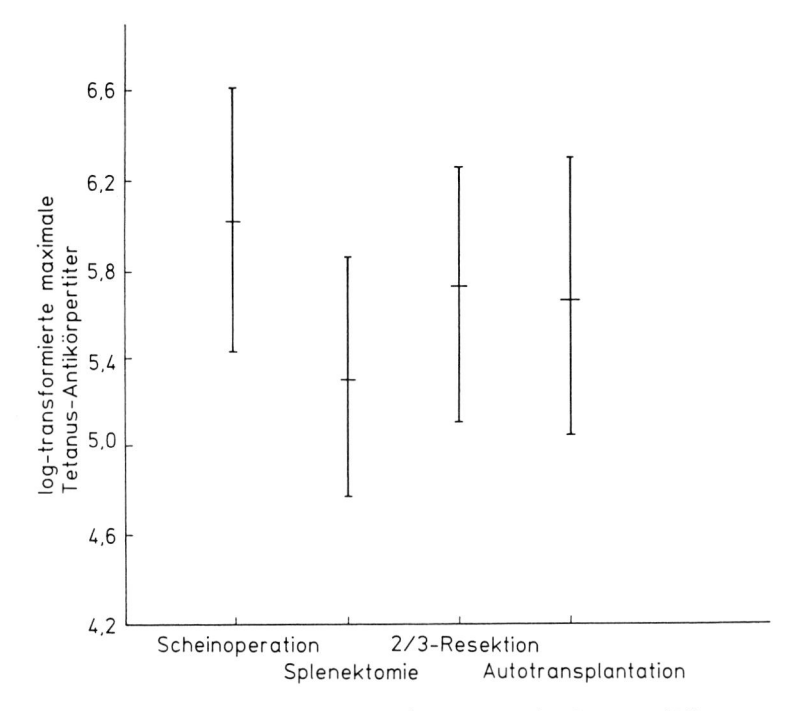

Abb. 1. Vergleich der Mittelwerte log-transformierter maximaler Antikörpertiter nach Tetanus-Toxoid-Immunisation zwischen den operativen Gruppen

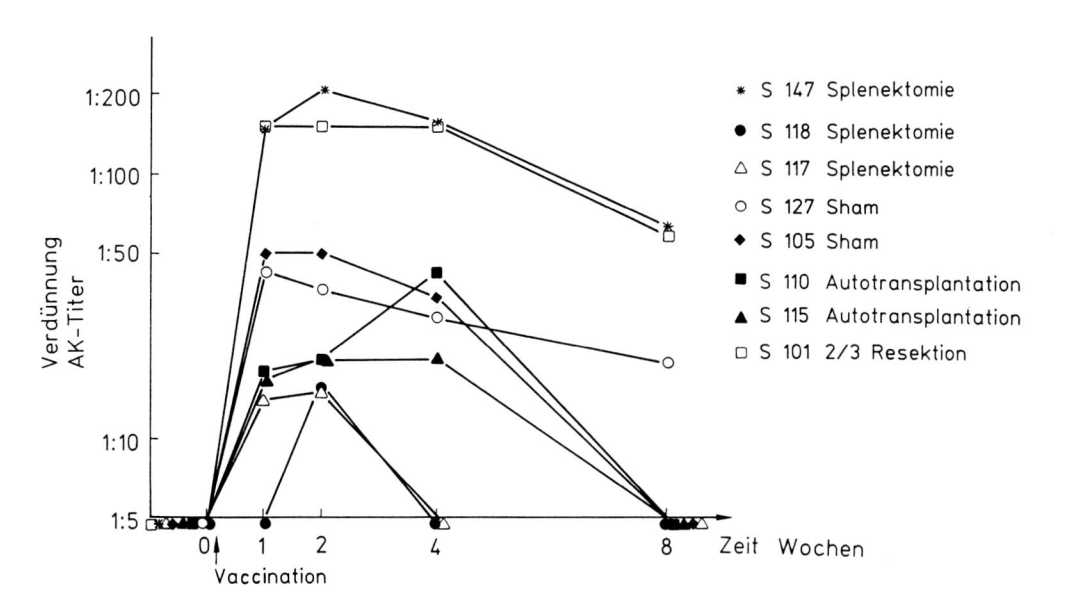

Abb. 2. Zeitlicher Verlauf der Antikörpertiter nach Immunisation mit Pneumokokken 6B-Polysaccharid bei Respondertieren

nigen humanen Studien zu signifikant verminderten Antikörperspiegeln geführt (2, 4), während andere Studien eine normale Antikörperantwort aufzeigen konnten (1, 5). In unserer tierexperimentellen Studie beeinflußte die Splenektomie weder die Höhe der Antikörpertiter noch den Anteil an Respondertieren. Auch die Antikörperantwort auf T-zellabhängige Antigene nach Splenektomie wird kontrovers diskutiert (3, 5). In unserer Studie wurde eine typische IgG-Antikörperantwort auf das T-zellabhängige Tetanus-Toxoid in der Mehrzahl der Tiere unabhängig von der Art der Operation induziert. Scheinoperierte Tiere tendierten zu den höchsten maximalen Antikörpertitern, während splenektomierte Tiere die niedrigsten Titer aufwiesen (nicht signifikant).

Diese Unterschiede könnten einerseits durch die Administrationsroute der Antigene erklärbar sein. Während eine subcutane oder intramusculäre Gabe von T-zellabhängigen Antigenen eine normale Antikörperantwort auch nach Splenektomie induzieren konnte (3), wurde nach intravenöser Immunisation eine verminderte Immunantwort beobachtet (3, 5). Eine andere Erklärung ist die Heterogenität der Patientenkollektive klinischer Studien (Grunderkrankung, Alter der Patienten, Zeitintervall nach Splenektomie) (1, 2).

Über die Antikörperantwort nach milzerhaltenden Operationsverfahren ist in der Literatur wenig bekannt. Sklenar 1985 (4) konnte eine verminderte Immunantwort nach Autotransplantation nachweisen. In unserer Studie resultierten milzerhaltende Operationsverfahren in einer normalen Antikörperantwort auf Tetanus-Toxoid. Auch nach Immunisation mit PPS-Antigen wurde keine signifikante Änderung des Anteils von Responder-Tieren und der maximalen IgG-Antikörpertiter beobachtet.

Unsere Ergebnisse zeigen, daß unter kontrollierten Bedingungen beim Schwein die Serum-Antikörperantwort auf T-zellunabhängiges und T-zellabhängiges Antigen nach Splenektomie nur geringfügig vermindert ist und darüber hinaus kein Einfluß milzerhaltender Operationsverfahren auf die Antikörperantwort beobachtet werden kann.

Zusammenfassung

Die spezifische IgG-Antikörperantwort gegen Tetanus-Toxoid und Pneumokokkenpolysaccharid Typ 6B wurde nach Splenektomie, Milzteilresektion, Autotransplantation der Milz und Scheinoperation am Modell des Schweines untersucht. Die maximalen Anti-Tetanus-Toxoid-IgG-Antikörperspiegel wurden durch Splenektomie und milzerhaltende Operationsverfahren im Vergleich zu Kontrolltieren nicht beeinflußt, ebenso wie die Verteilung der Responder-Tiere (78%). Das Pneumokokkenpolysaccharid Typ 6B war dagegen nur ein schwaches Immunogen (19% Responder). Auch hier zeigten die Operationsverfahren keinen Einfluß auf die Verteilung von Responder-Tieren und auf die maximalen IgG-Antikörper-Titer von Responder-Tieren.

Summary

The specific IgG antibody response to tetanus toxoid and type 6B pneumococcal polysaccharide was studied after splenectomy, splenic resection, splenic autotransplantation, and sham operation in a pig model. Immunization with tetanus toxoid led to slightly lower peak antibody levels in splenectomized animals, but this was statistically not significant as compared to controls. Further, peak antibody response was not influenced by the type of spleen-preserving surgery. In addition, the proportion of responders (78%) was not influenced by type of operation. Type 6B pneumococcal polysaccharide proved to be a weak immunogen (19% responders). Splenectomy or spleen-preserving surgery had no impact on the proportion of responders or on peak antibody titers of responders.

Literatur

1. Addiego JE, Amman AJ, Schiffman G, Bachner R, Higgins G, Hammond D (1980) Response to pneumococcal polysaccharide vaccine in patients with untreated Hodgkin's disease. Lancet 2:450
2. Hosea SW, Burck CG, Brown EJ, Berg RA, Frank MM (1981) Impaired immune response of splenectomized patients to polyvalent pneumococcal vaccine. Lancet I:804
3. Saslaw S, Carlisle HN (1964) Antibody response in splenectomized monkeys. Proc Soc Exp Biol Med 116:738
4. Sklenar I, Dürig M, Lydick E, Erb P, Harder F (1985) Die Antikörperantwort auf Pneumokokken-Polysaccharid-Antigene nach Splenektomie und Replantation autologen Milzgewebes. In: Dürig M, Harder F: Die Splenektomie und ihre Alternativen. Huber, Bern, S µ07
5. Sullivan JL, Ochs HD, Schiffman G, Hammerschlag MR, Miser J, Vichinsky E, Wedgwood RJ (1978) Immune response after splenectomy. Lancet 1:178

Dr. J.R. Izbicki, Chirurgische Klinik Innenstadt und Chirurg. Poliklinik der Universität München, Nußbaumstr. 20, D-8000 München 2

20. Gastrobronchialer Reflux, Ursache von nosokomialen Pneumonien unter Streßulcusprophylaxe?

Gastrobronchial Reflux: A Cause of Nosocomial Pneumonias in Patients Receiving Antacid Therapy?

J. Nachtkamp[1], R. Bares[2], G. Winkeltau[1], U. Klinge[1], M. M. Lerch[3], V. Schumpelick[1] und U. Büll[2]

[1]Klinik für Chirurgie, Klinikum der RWTH Aachen
[2]Klinik für Nuklearmedizin, Klinikum der RWTH Aachen
[3]Klinik für Innere Medizin III, Klinikum der RWTH Aachen

Einleitung

In den sechziger Jahren wurde wegen gehäuft aufgetretenen Streßulcera die medikamentösen Streßulcusprophylaxe generell eingeführt. Durch Reduktion der aggressiven Faktoren mittels Gabe von Antacida oder H_2-Receptorenblockern wird der pH-Wert des Magens auf über 3,5 angehoben.

Neben pharmakologischen bestehen aber auch methodische Nebenwirkungen. Die erwünschte Reduktion der freien Magensäure hebt gleichzeitig die Bactericidie des Magensaftes auf. Es kommt so zu einer bakteriellen Besiedelung des oberen Gastrointestinaltraktes ([4]). Der Nachweis einer konsekutiven Besiedelung des Respirationstraktes mit vorher im Magen nachgewiesenen Keimen führte schon bald zu der Hypothese, daß der säurereduzierte Magen ein relevantes Erregerreservoir für Beatmungspneumonien ist ([1]). In einer kontrollierten Studie an 319 Beatmungspatienten konnten durch Typisierung von Keimen, die aus Magen und Trachea isoliert wurden, eindeutige Indizien dafür gefunden werden ([2]). Eine eindeutige Dokumentation dieses Infektionsweges gelang jedoch nicht.

Zielsetzung

Ziel der eigenen Untersuchungen war es, durch Einbringen von Radiotracern in den Magen, den vermuteten gastrobronchialen Reflux auf nuclearmedizinischem Wege nachzuweisen und ihn so als Ursache pulmonaler Infektionen zu verifizieren.

Material und Methoden

Bei kontrolliert beatmeten, magengesunden Patienten wurde über die liegende Magensonde (7-8 MBq) Technetium-99m-DTPA oder Technetium-99m-Nanocolloid appliziert. Die Ganzkörperdosis betrug dabei 4 mrad = 40 mGy. Die Untersuchungsdauer betrug 24 h.

4-stündlich wurde Sekret aus Rachen und Trachea asserviert, wobei eine Gewichtsnormierung nicht möglich war. Gleichzeitig erfolgten Blutabnahmen um Nuklidresorptionen zu erfassen. Jeden zweiten Tag wurde Trachealsekret und Magenaspirat zur mikrobiologischen Routineuntersuchung eingesandt. Die Auswertung erfolgte rechnergestützt.

Ergebnisse

In der z.Z. laufenden Studie wurden bisher elf Intensivpatienten der Abteilung Chirurgie der RWTH Aachen im Alter von 17 bis 76 Jahre untersucht. Das Durchschnittsalter betrug 63 Jahre. Es handelte sich viermal um Patienten mit Peritonitis Grad III nach ischämischer Colonperforation. Ein Patient hatte eine protrahierte Sepsis bei Ileus. Die anderen sechs Patienten waren Polytraumata, fünfmal mit, einmal ohne abdominelle Beteiligung. Sechs Patienten verstarben im weiteren Verlauf. Die Untersuchung fand zwischen dem ersten und fünfzehnten Tag, im Mittel nach 6,3 Tagen, nach Aufnahme auf unsere Intensivstation statt.

Bei den mikrobiologischen Untersuchungen war kein untersuchter Magensaft steril. Bei 10 Patienten war zum Untersuchungszeitraum die Trachea oder wurde im weiteren Verlauf mit denselben Keimen besiedelt. Das Intervall zwischen Auftreten derselben Keimspecies im Magen und Nachweis in der Trachea variierte zwischen 0 und 12 Tagen mit dem Maximum zwischen dem 2ten und 5ten Tag. Einer unserer Patienten mit wiederholtem Nachweis von P. maltophilia erst im Magen und dann in der Lunge verstarb an pulmonalen Komplikationen.

Bei zehn Patienten konnten Refluxereignisse im Rachensekret eindeutig festgestellt werden. Bei fünf Patienten fanden sich ebenfalls Aktivitätspeaks im Trachealsekret, die jedoch unterhalb der Blutkurve lagen und damit nicht signifikant waren. Bei zwei weiteren Patienten zeigte sich im Trachealsekret eine signifikante Aktivitätsanreicherung, die beim einen Patienten das dreifache, beim anderen das 500-fache der Blutaktivität betrug (Abb. 1).

Diskussion

Das gehäufte Auftreten von Streßulcera und deren Komplikationen bei Risikopatienten auf Intensivstationen führte in den siebziger Jahren zur generellen Einführung der sogenannten medikamentösen "Streßulcusprophylaxe". Eine kausale Therapie der pathogenetisch zu Grunde liegenden Perfusionsminderung der Magenwand mit konsekutiver Verminderung der ulcusprotektiven Faktoren ist nur sehr begrenzt möglich. Daher wurde der Weg be-

Aktivitätskurven Patient 10

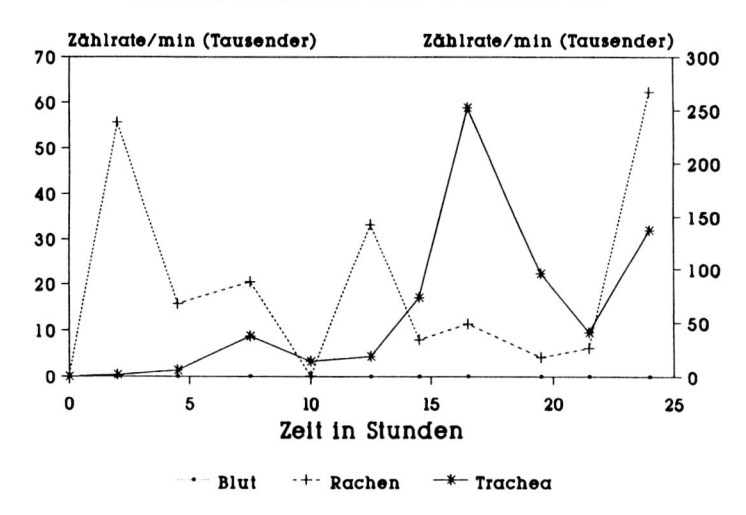

Figure: Aktivitätskurven with left axis "Zählrate/min (Tausender)" 0–70, right axis "Zählrate/min (Tausender)" 0–300, x-axis "Zeit in Stunden" 0–25. Legend: Blut, Rachen, Trachea.

Abb. 1. Aktivitätskurven eines Patienten mit massivem Reflux sowohl am Rachen als auch im Trachealsekret. Die Rachenwerte sind in anderem Maßstab (rechts) aufgetragen. Die Blutkurve projiziert sich wegen niedriger Werte (30-90) auf die Nullinie

schritten, durch Reduktion der aggressiven Faktoren, hauptsächlich der freien Magensäure, das Gleichgewicht wiederherzustellen. In diesem Zusammenhang erlangten die Antacida und H_2-Receptorenblocker große Bedeutung (4).

Neben den seltenen pharmakologischen Nebenwirkungen dürfen prinzipielle und methodische Nachteile jedoch nicht außer Acht gelassen werden. So werden z.B. mit Ranitidin je nach Dosierung nicht der notwendige pH-Wert von 3,5, sondern mittlere pH-Werte von 5,3 bis 7,0 (6) erreicht. Die Bakterien werden dann im Magen nicht mehr abgetötet (3). So lassen sich Keimzahlen von bis zu 10^8 Keimen pro ml nachweisen. Problemkeime, durch moderne Antibioticatherapie selektioniert, finden so ein Reservoir.

Gleichzeitig stellen komplizierte bronchopulmonale Infekte mit Problemkeimen bei beatmeten Intensivpatienten ein zunehmendes therapeutisches Problem dar. Schon 1978 wurde der Magen als Erregerreservoir für die Besiedelung des Respirationstraktes erkannt (4). Durch systematische Typisierung von Bakterien konnte gezeigt werden, daß in 94 Prozent die in der Trachea isolierten Keime mit denen aus dem Magen übereinstimmten (2). Auch andere Arbeitsgruppen kamen zu ähnlichen Ergebnissen.

Daß gesunde Probanden im Schlaf aspirieren und daß Endotrachealtuben die Trachea nicht vollständig abdichten, ist seit langem bekannt. Der direkte Nachweis des Infektionsweges gelang nicht.

Durch die vorliegende Untersuchung konnten alle diese Teilaspekte zusammengefaßt und bestätigt werden. Aspirationen signifikanter Mengen von kontaminiertem Magensaft konnten trotz suffizienter Blockierung der Low-pressure-Endotrachealtuben dokumentiert werden. Der hämatogene Übertritt der Radioaktivität konnte durch gleichzeitige Blutspiegelbestimmungen sicher ausgeschlossen werden.

Die klinische Relevanz des gastro-bronchialen Refluxes ist durch die bakteriologischen Untersuchungen belegt. Regelhaft kam es auch in unserer Untersuchung zur bakteriellen Besiedelung des Magens mit nachfolgender Colonisierung des Bronchialbaumes durch dieselben Erreger.

Der Nachteil der Keimvermehrung im "ulcusprotektiven" Magenmilieu, die Selektion resistenter, gramnegativer Problemkeime durch Antibiotikatherapie auf Intensivstationen in Verbindung mit der Tatsache, daß gerade Pneumonien durch diese Erreger bei Beatmungspatienten eine Letalität bis zu 70 Prozent besitzen, stellen die Basis für eine kritische Wertung des Prinzipes "Streßulcusprophylaxe" dar.

Da in neuerer Zeit die Überlegenheit der bisher praktizierten Streßulcusprophylaxe in Frage gestellt wird, andererseits aber neue Erkenntnisse über medikamentöse und methodische Nebenwirkungen gewonnen werden, sollte das Prinzip neu überdacht werden. In der Zukunft sollte ein differenzierterer Einsatz der medikamentösen Streßulcusprophylaxe erfolgen und neue Auswahlkriterien für die zu behandelnden Patienten erarbeitet werden.

Zusammenfassung

Auf nuclearmedizinischem Weg wurde bei chirurgischen Beatmungspatienten ein signifikanter gastro-bronchialer Reflux nachgewiesen. Alle diese Patienten erhielten eine medikamentöse Streßulcusprophylaxe. Da es darunter jedoch zu einer Anhebung des Magen-pH's über 3,5 kommt, konnte durch Nachweis dieses Infektionsweges der Magen als ein klinisch relevantes Erregerreservoir für Pneumonien bei beatmeten Pazienten unter Streßulcusprophylaxe verifiziert werden.

Summary

Gastrobronchial reflux was demonstrated using radioisotopes in surgical patients on artificial ventilation and receiving antacid treatment. Stress ulcer prophylaxis with an elevated gastric pH (over 3.5) allows bacterial colonization of the stomach. Our results must be interpreted as evidence for a clinically relevant reservoir of pneumotropic organisms in patients on artificial ventilation and antacid treatment.

Literatur

1. Atherton ST, White DJ (1978) Stomach as source of bacteria colonising respiratory tract during artificial ventilation. Lancet 4:968
2. Kappstein I, Vogel W, Krieg N, Schuster F, Reuschenbach K, Pfisterer J, Just H, Frank U, , Daschner F : Der Einfluß exogener und endogener Faktoren auf die Häufigkeit der Beatmungspneumonie. In: Tryba M (Hrsg) Rationale Streßblutungsprophylaxe. INA Bd 59, 171

3. Metha S, Archer JF, Mills J (1986) pH-dependent bactericidal barrier to gram-negative aerobes: Its relevance to airway colonisation and prophylaxis of acid aspiration and stress ulcer syndrome - study in vitro. Int Care Med 12:134
4. du Moulin GG, Hedley-White J, Paterson DG, Lisbon A (1982) Aspiration of gastric bacteria in antacid-treated patients: a frequent cause of postoperative colonisation of the airway. Lancet 30:242
5. Misiewicz JJ, Wormsley KG (1982) The clinical use of ranitidin. The medicin publishing foundation pp 263-268

Dr. med. J. Nachtkamp, Klinik für Chirurgie, Klinikum der RWTH Aachen, Pauwelsstraße, D-5100 Aachen

21. Verlust der Molekülgrößen-Selektivität des Alveolarepithels für Plasmaproteine bei Patienten nach Polytrauma*

Loss of the Size Selectivity of the Alveolar Epithelium for Plasma Proteins in Multiply Traumatized Patients

A. Dwenger[1], G. Regel[2], Th. Joka[3], J. A. Sturm[2], H. Tscherne[2] und K. P. Schmit-Neuerburg[3]

[1] Abteilung für Klinische Biochemie der Medizinischen Hochschule Hannover
[2] Unfallchirurgische Klinik der Medizinischen Hochschule Hannover
[3] Abteilung für Unfallchirurgie des Universitätsklinikums Essen

Zielsetzung

Mehr als 50% der aufgrund eines definierten Verletzungsschweregrades zur Entwicklung eines akuten progressiven Lungenversagens (ARDS) prädisponierten Polytrauma-Patienten sterben an dieser respiratorischen Insuffizienz als Folge eines interstitiellalveolären Permeabilitäts-Ödems, das sich durch die Erhöhung des extravasculären Lungenwassergehaltes (EVLW) messen und klassifizieren läßt (1, 2).

Die Verteilung von Plasmaproteinen zwischen ELF (epithelial lining fluid) und Plasma der normalen Lunge weist auf eine Molekülgrößen-Selektivität des Alveolarepithels hin, die bei Patienten mit manifestem ARDS jedoch gestört ist (3).

Ziel der vorliegenden Untersuchung war es, aus den Proteinkonzentrationen in ELF und Plasma die Höhe und insbesondere die zeitliche Entwicklung der Permeabilitätsstörung der capilläralveolären Barriere für unterschiedlich große Proteinmoleküle bei ARDS- und Nicht-ARDS-Patienten im Vergleich zu Normalpersonen zu erkennen und ihre Bedeutung für die Pathogenese des ARDS zu beschreiben.

Methodik

Venöses Citratblut und bronchoalveoläre Lavage-Flüssigkeit (BALF) wurden von 27 polytraumatisierten Patienten mit ARDS-

---
*Gefördert durch die Deutsche Forschungsgemeinschaft, Projekt II B 6

Prädisposition (Injury Severity Score > 30; 12 ARDS- und 15 Nicht-ARDS-Patienten) in ein- bis zweitägigen Abständen bis zu acht Tage nach Trauma und von 12 Normalpersonen einmalig gewonnen (4). Das ARDS wurde als Anstieg des EVLW auf > 9,5 ml/kg Körpergewicht bei zwei aufeinanderfolgenden, mindestens 24 h differierenden Messungen bei einem pulmonal-arteriellen Verschlußdruck von < 18 mm Hg definiert. In Plasma und BALF wurden Gesamtprotein mit der Biuretmethode, Harnstoff als interne Bezugsgröße (5) und Cholinesterase enzymatisch, Albumin mit der Bromcresolgrün-Methode, a_1-Proteinaseninhibitor, Transferrin und a_2-Makroglobulin immunologisch-nephelometrisch gemessen (4). Die Proteinkonzentrationen und -aktivitäten in ELF und Plasma wurden nach
$c_{ELF} = c_{BALF} \cdot c_{Plasma-Harnstoff}/c_{BALF-Harnstoff}$, die ELF/PLasma-Relationen nach $R = c_{ELF}/c_{Plasma}$ und die Verteilungskoeffizienten nach $VK = c_{Plasma}/c_{Plasma-Harnstoff}/c_{BALF}/c_{BALF-Harnstoff}$ berechnet. Für die statistischen Analysen wurde der U-Test nach Mann-Whitney verwendet.

Ergebnisse

Die ELF/Plasma-Relationen zeigen für ARDS- und Nicht-ARDS-Patienten und für Normalpersonen eine Abhängigkeit von der Molekülgröße der Plasmaproteine im Bereich zwischen 90 000 D und 820 000 D (Abb. 1a). Für Proteine mit Molekulargewichten < 90 000 D wie a_1-Proteinaseninhibitor und Albumin wird diese

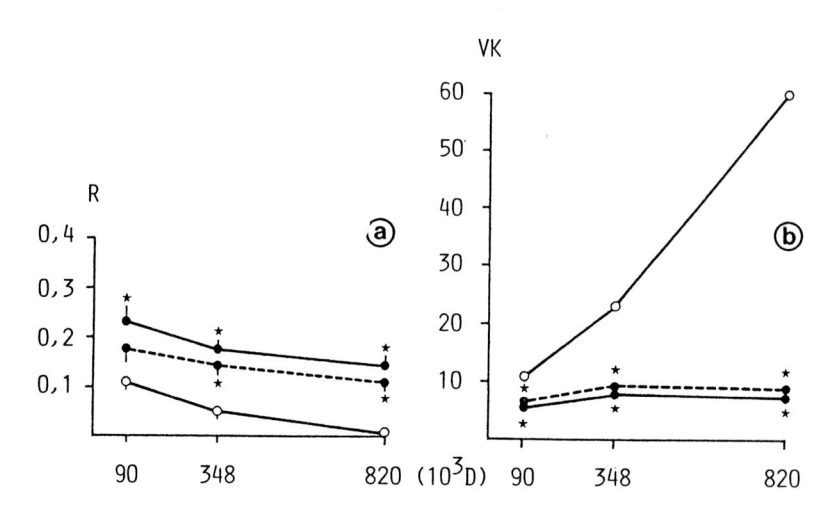

Abb. 1. ELF/Plasma-Relationen ($\bar{x} \pm SEM$) R (a) und Verteilungskoeffizienten VK (b) für Transferrin (90 000 D), Cholinesterase (348 000 D) und a_2-Makroglobulin (820 000 D) bei 12 ARDS-Patienten (●——●; $n \leq 56$), 15 Nicht-ARDS-Patienten (●----●; $n \leq 60$) und 12 Normalpersonen (o——o; $n = 12$) innerhalb von 8 Tagen nach Trauma.
● $p < 0,05$ bei Gruppenvergleich + ARDS gegen ÷ ARDS
★ $p < 0,05$ bei Gruppenvergleich + ARDS gegen Normalpersonen
oder - ARDS gegen Normalpersonen

Abhängigkeit nicht beobachtet, da die Siebfunktion der Blut/
Luft-Barriere in diesem Feinbereich zwischen 54 000 D und
90 000 D offenbar keine ausreichende Trennschärfe besitzt (3).
Der Verlust der Molekülgrößen-Selektivität bei den Polytrauma-
Patienten geht deutlicher aus der Darstellung der Verteilungskoeffizienten VK (= 1/R) hervor, wobei höhere VKs Ausdruck für
zunehmende Restriktion des betreffenden Proteins von der ELF
sind. Bei ARDS- und Nicht-ARDS-Patienten sind hierbei die VKs,
insbesondere im höhermolekularen Bereich, auf so niedrige
Werte gefallen, wie sie auch für die niedermolekularen Proteine
beobachtet werden (Abb. 1b). Die Unterteilung der Abhängigkeit
der Verteilungskoeffizienten von der Molekülgröße in vier zeit-
gleiche Abschnitte innerhalb der acht Untersuchungstage zeigt,
daß die Permeabilitätsstörung bei ARDS- und Nicht-ARDS-Patienten
bereits initial nach Trauma (Tage 1/2) vorhanden ist und sich
bis zum Tage 7/8 offenbar kaum verändert (Abb. 2).

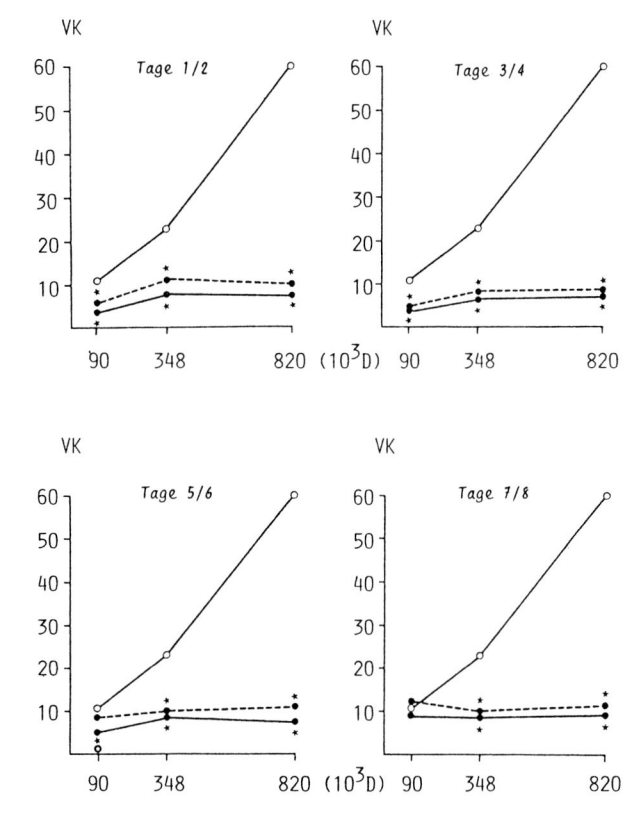

*Abb. 2. Zeitlicher Verlauf der Verteilungskoeffizienten VK für drei Proteine
bei 12 ARDS-Patienten (●——●), 15 Nicht-ARDS-Patienten (●--●) und 12 Normalpersonen (○——○) zwischen den Tagen 1/2 und 7/8 nach Trauma.*
◯ *$p < 0,05$ bei Gruppenvergleich + ARDS gegen - ARDS*
★ *$p < 0,05$ bei Gruppenvergleich + ARDS gegen Normalpersonen
            oder - ARDS gegen Normalpersonen*

Demgegenüber scheint der zeitabhängige Abfall der ELF/Plasma-Relationen niedermolekularer Proteine auch und gerade bei ARDS-Patienten auf eine "Reparatur" der Permeabilitätsstörung hinzuweisen, die in deutlichem Widerspruch zum Ausmaß des interstitiell-alveolären Ödems bei dieser Patientengruppe (hohe EVLW-Werte) steht (Abb. 3).

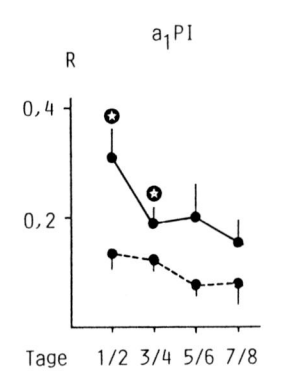

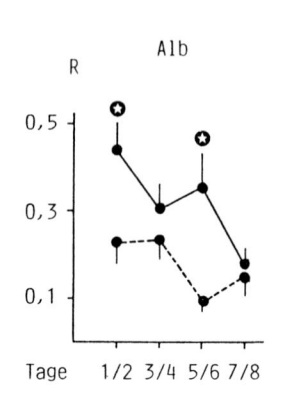

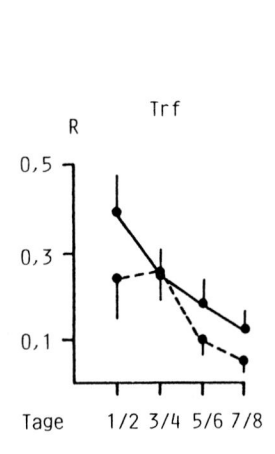

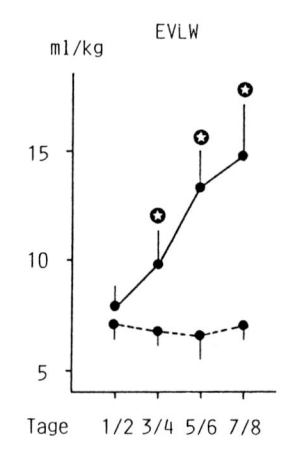

Abb. 3. Posttraumatischer Verlauf der ELF-Plasma-Relationen (R) für a_1-Proteinaseninhibitor (a_1PI), Albumin (Alb) und Transferrin (Trf) sowie des extravasculären Lungenwassers (EVLW) für 12 ARDS-Patienten (●——●) und 15 Nicht-ARDS-Patienten (●---●) ($\bar{x} \pm$ SEM).
✪ $p < 0,05$ bei Gruppenvergleich + $\overline{ARDS}$ gegen − ARDS

Zusammenfassung

Aus dem posttraumatischen Verlauf von ELF/Plasma-Protein-Konzentrationen bei Polytrauma-Patienten mit und ohne ARDS ergeben sich im Vergleich zu Normalpersonen folgende Schlußfolgerungen:
1. Bei ARDS- *und* Nicht-ARDS-Patienten wird initial nach Trauma (Tage 1/2) ein kombinierter Capillarendothel-/Alveolarepithel-Schaden beobachtet.

2. Der Verlust der Siebfunktion der capillär-alveolären Barriere tritt unmittelbar nach Trauma auf und scheint bis zum achten posttraumatischen Tag bestehen zu bleiben.
3. Aufgrund einer posttraumatischen "Verdichtung" des Alveolarepithels sinken die alveolären Proteinkonzentrationen trotz progredienter Zunahme des interstitiellen Ödems. Daher sind Proteinmessungen in der bronchoalveolären Lavage-Flüssigkeit mit Ausnahme der posttraumatischen Frühphase ohne diagnostische oder prognostische Bedeutung.

Summary

We have drawn the following conclusions from the posttraumatic changes of epithelial lining fluid/plasma protein concentrations in multiply traumatized patients with and without acute respiratory distress syndrome (ARDS) in comparison to normals:

1. Damage of both the capillary endothelium and the alveolar epithelium was observed in the initial posttraumatic period in ARDS and non-ARDS patients.
2. Immediately after the trauma, loss of the sieve function for proteins in the capillary-alveolar barrier occurred; this seemed to continue for up to 8 days after trauma.
3. Due to the posttraumatic "sealing" of the alveolar epithelium alveolar protein concentrations decreased in spite of the progressive increase of the interstitial edema. Therefore, protein measurements in the bronchoalveolar lavage fluid were of no diagnostic and prognostic importance, except during the initial posttraumatic phase.

Literatur

1. Pepe PE, Potkin RT, Reus DH, Hudson LD, Carrico CJ (1982) Clinical indicators of the adult respiratory distress syndrome. Am J Surg 144:124-130
2. Lewis FR, Elings VB (1982) The measurement of extravascular lung water by thermal-green dye indicator dilution. Ann NY Acad Sci 384:394-410
3. Holter JF, Weiland JE, Pacht ER, Gadek JE, Davis WB (1986) Protein permeability in the adult respiratory distress syndrome. J Clin Invest 78:1513-1522
4. Dwenger A, Schweitzer G, Regel G (1986) Bronchoalveolar lavage fluid and plasma proteins, chemiluminescence response and protein contents of polymorphonuclear leukocytes from blood and lavage fluid in traumatized patients. J Clin Chem Clin Biochem 24:73-88
5. Rennard SI, Basset G, Lecossier D, O'Donnell KM, Pinkston P, Martin PG, Crystal RG (1986) Estimation of volume of epithelial lining fluid recovered by lavage using urea as marker of dilution. J Appl Physiol 60(2):532-538

Dr. rer. nat. A. Dwenger, Abteilung für Klinische Biochemie der Medizinischen Hochschule Hannover, Konstanty-Gutschow-Str. 8, D-3000 Hannover 61

22. Veränderungen des pulmonalen Gasaustausches und der Hämodynamik während Ösophagusresektion – abhängig von der Operationsmethode?

Changes of Pulmonary Gas Exchange and Hemodynamic Parameters During Esophageal Resection – Influenced by the Operation Technique?

D. Duda[1], W. Heinrichs[1], K. Kipfmüller[2], G. Bueß[2] und W. Dick[1]

[1]Klinik für Anästhesiologie und
[2]Chirurgische Klinik der Johannes Gutenberg-Universität Mainz

Einleitung

Sowohl die thoracoabdominelle als auch die stumpfe Ösophagusresektion sind postoperativ häufig mit pulmonalen Komplikationen verbunden.

Erste Störungen des pulmonalen Gasaustausches können besonders während stumpfer Dissektionen bereits intraoperativ beobachtet werden, wobei der Schädigung des N. vagus eine entscheidende Rolle zugesprochen wird.

Nach der tierexperimentellen Entwicklung einer endoskopischen Technik zur Ösophagusdissektion (3), interessierte uns zum einen, ob mit dieser Methode die intraoperativen pulmonalen Auswirkungen geringer als bei den beiden anderen Techniken sind, zum anderen, ob sich aus dem Vergleich der verschiedenen Operationsmethoden weitere Hinweise auf den Auslösemechanismus gewinnen ließen.

Material und Methodik

21 weibliche Schafe erhielten eine standardisierte Intubationsnarkose mit Ketamin, Dehydrobenzperidol und Etomidate. In randomisierter Reihenfolge wurden sie entweder einer endoskopischen (Gruppe 1), einer stumpfen (Gruppe 2) oder einer thoracoabdominellen (Gruppe 3) Ösophagusresektion unterzogen. Die Überwachung und Erhebung von Meßwerten erfolgte mit Brustwand-EKG-Ableitungen, einer arteriellen Kanüle am Vorderlauf und einem Swan-Ganz-Katheter, der über die rechte V. jugularis externa unter Druckkontrolle in die A. pulmonalis bis in korrekte wedge-

position vorgeschoben wurde. Somit konnten die Herzfrequenz (Hf), der arterielle Druck (map), der ZVD, der pulmonalarterielle Druck (mpap), der pulmonalcapilläre Verschlußdruck (pcwp) und das Herzzeitvolumen (CO) gemessen sowie arterielle und gemischtvenöse Blutgasanalysen durchgeführt werden.

Die Meßzeitpunkte (ZDM) waren: ZDM1: präoperativ, ZDM2: nach Laparotomie, ZDM3: nach Präparation des cervicalen Ösophagus bzw. nach Thoracotomie (Gruppe 3), ZDM4: nach endoskopischer, stumpfer oder thoracaler Ösophagusresektion, ZDM5: nach Blähen der Lunge, ZDM6: nach erneuter Exploration des Ösophaguslagers (nur Gruppe 1 und 2).

Nach Abschluß der Messungen wurden die Tiere rechtsseitig thoracotomiert.

Ergebnisse

Aus den Meßdaten ergaben sich folgende charakteristische Befundkonstellationen: Bis zum ZDM2 waren in allen Gruppen die Operationsschritte und damit auch die Meßergebnisse gleich; danach waren die Präparationsschritte nur in den Gruppen 1 und 2 vergleichbar.

Die endoskopische Ösophagusdissektion hatte auf den map zu keinem Operationszeitpunkt einen wesentlichen Einfluß. Dagegen bewirkte die stumpfe Dissektion zum ZDM4 einen map-Abfall von 73 auf 56 mmHg, der bis zum Ende der Operation fortbestand. In Gruppe 3 kam es bereits zum ZDM3, d.h. nach Verlagerung und Kompression der rechten Lunge zu einem map-Abfall, der durch die Ösophagusresektion selbst (ZDM4) kaum verstärkt wurde. Das Herzzeitvolumen in Gruppe 1 verhielt sich wie der map; in Gruppe 2 korrelierte der map-Abfall mit einem CO-Abfall und in Gruppe 3 war der CO-Abfall zum ZDM3 nur vorübergehend.

Der pcwp wies als Parameter der Linksherzfunktion zwischen den Gruppen keine signifikanten Unterschiede auf.

Der paO_2 blieb in Gruppe 1 über die gesamte Versuchsdauer nahezu unverändert bzw. wurde durch die Hyperventilation zum ZDM5 vorübergehend über den Ausgangswert gesteigert. In Gruppe 2 fand nach der stumpfen Dissektion ein Abfall des paO_2 von 180 auf 80 mm Hg statt (Abb. 1), der auch nach dem Blähen der Lunge und erneuter manueller Exploration des Ösophaguslagers unbeeinflußt auf diesem niedrigen Niveau blieb. Bei den abdominalthorakal resezierten Tieren fand ein paO_2-Abfall bereits zum ZDM3 statt und konnte von Ereignissen, die durch die Ösophagusresektion bedingt waren, nicht abgegrenzt werden.

Spiegelbildlich zum paO_2 verhielt sich in allen Gruppen die alveolo-arterielle Sauerstoffdruckdifferenz ($AaDO_2$). Die pulmonale Shuntdurchblutung (Qs/Qt) war nur in Gruppe 3 ausgeprägt (Abb. 2). Die bei der abschließenden Thoracotomie erhobenen Befunde bestätigten diese Meßwerte: in den Gruppen 1 und 2 waren die Lungen makroskopisch frei von Atelektasen.

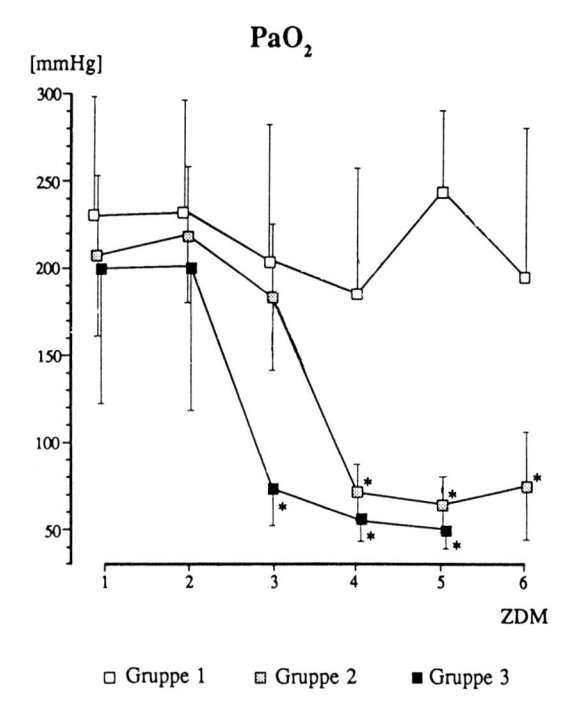

Abb. 1. Verhalten des arteriellen Sauerstoffpartialdruckes (paO₂) (Mittelwerte und Standardabweichungen) in den drei Untersuchungsgruppen zu den Meßzeitpunkten (ZDM). + = signifikanter Unterschied ($p \leq 0,05$) zwischen den Gruppen

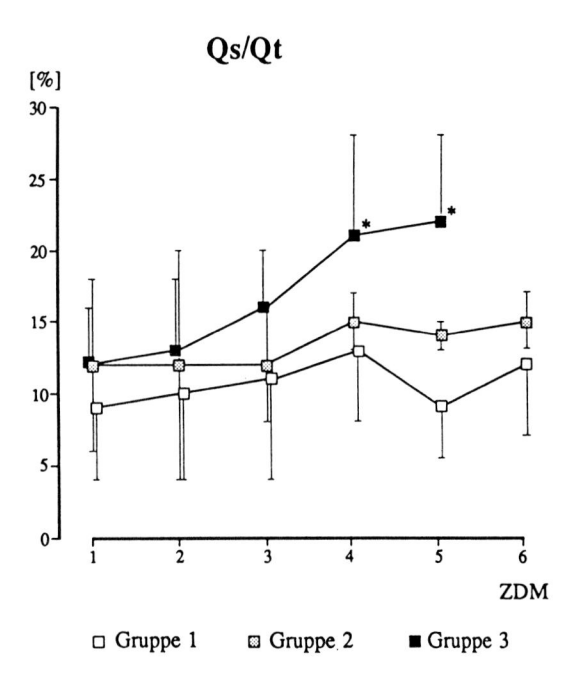

Abb. 2. Verhalten des pulmonalen Shuntvolumens (Qs/Qt) (Mittelwerte und Standardabweichungen) in den drei Untersuchungsgruppen zu den Meßzeitpunkten (ZDM). + = signifikanter Unterschied ($p \leq 0,05$) zwischen den Gruppen

Der pulmonalvasculäre Widerstand (PVR) zeigte in Gruppe 2 bis zum Operationsende eine signifikante Steigerung.

Diskussion

Die beschriebenen Ergebnisse müssen in engem Zusammenhang mit den operativ-anatomischen Veränderungen interpretiert werden, d.h.
- die ab ZDM3 nach abdominothoracaler Ösophagusresektion stattfindenden Veränderungen des paO_2, der $AaDO_2$ und der Shuntdurchblutung (Qs/Qt) müssen hauptsächlich der beim Schaf ausgeprägten und wenig reversiblen Atelektasenbildung zugeschrieben werden;
- während der stumpfen Ösophagusdissektion kam es auch beim gesunden Schaf zu cardiopulmonalen Veränderungen (map- und paO_2-Abfall, PVR-Anstieg, dabei wenig veränderte Qs/Qt- und pcwp-Werte) wie sie sonst nur beim carcinomkranken Patienten bekannt sind. Demnach muß hier ein Auslösemechanismus existieren, der unabhängig von den Auswirkungen der Ösophaguscarcinomerkrankung zu sehen ist. Gegen ein mechanisches, durch manuelle Kompression bedingtes Phänomen spricht die Persistenz der Befunde, das vergleichbare pcwp-Verhalten in allen Gruppen, sowie der Thoracotomiebefund, der neben einer makroskopisch atelektasenfreien Lunge (entsprechend dem Qs/Qt-Verhalten in dieser Gruppe) zusätzlich vor allem in perihilären Gebiet z.T. ausgedehnte Zerreißungen nervaler Strukturen (N. vagus, Sympathicusfasern) erkennen ließ; diese werden durch das operative Vorgehen bei der stumpfen Dissektion zwangsläufig plötzlich und unkontrollierbar hervorgerufen und bedingen nerval-reflektorische Reaktionen. Diesem Grundgedanken (4) wird z.B. durch Ishigami und Mitarbeitern dadurch Rechnung getragen, daß sie auf die Schonung des posterioren pulmonalen Plexus und des N. vagus Wert legen (2). Durch die endoskopische Herausschälung des Ösophagus wird - abgesehen von einem permanenten Zug auf den Ösophagus und die angrenzenden Strukturen kein ausgedehntes, plötzlich einsetzendes Gewebetrauma verursacht. Die abschliessende Thoracotomie bestätigt diesen Eindruck: in Gruppe 1 wird neben einer atelektasenfreien Lunge ein glattes Ösophagusbett mit intakten Nervenstrukturen vorgefunden. Diesem morphologischen Befund entspricht die beobachtete Stabilität im kardiopulmonalen Verhalten während der Operationen. Daher ist davon auszugehen, daß die endoskopische Dissektion auch zur Reduktion postoperativer Komplikationen beiträgt.

Zusammenfassung

In einer randomisierten Studie an 21 weiblichen Schafen in drei Gruppen gelang der Nachweis, daß die tierexperimentell erprobte endoskopische Dissektion der Speiseröhre nur zu minimalen intraoperativen kardiopulmonalen Veränderungen führt; die stumpfe Dissektion dagegen verursacht auch am gesunden Schaf bereits unmittelbar nach der Dissektion dieselben kardiopulmonalen Störungen, wie sie bei carcinomkranken Patienten in der Klinik gefunden werden können, d.h. insbesondere der Abfall des paO_2, ein Anstieg des pulmonalvasculären Widerstandes, jedoch kein signifikanter Anstieg des pulmonalen Shuntvolumens (Qs/Qt). Bei abdominothoracaler Ösophagusresektion sind Abfälle des mittleren art. Drucks und ein Abfall des paO$_2$ sowie ein Anstieg des Qs/Qt bereits nach der Thoracotomie und Verlagerung der Lunge vorhanden und nicht von den eventuell durch die Ösophagusresektion bedingten Veränderungen abgrenzbar. Nach diesen Ergebnissen ist zu erwarten, daß die endoskopische Methode auch zur Reduktion der postoperativen Komplikationen bei Patienten beiträgt.

Summary

In a randomized study of 21 female sheep divided into three groups we were able to demonstrate that endoscopic esophageal dissection is followed by only minimal intra-operative changes in cardiopulmonary function whereas blunt dissection provokes a decrease of paO$_2$ in particular and an increase of pulmonary vascular resistance (PVR). Qs/Qt increase was not significant and pcwp changes resembled those in the endoscopically dissected group. During thoracoabdominal esophageal resection there were already significant changes of paO$_2$ and Qs/Qt after thoracotomy and dislocation of the right lung; these changes could not be distinguished from those occurring during esophageal resection. After introduction into clinical use, further evaluation is necessary whether endoscopic esophageal dissection is also able to reduce post-operative complications.

Literatur

1. Hopt UT, Klöss T, Bockhorn H (1987) Langenbecks Arch Chir (Kongreßbericht) 372:165
2. Ishigami K, Murakami T, Oka M (1988) In: Diseases of the Esophagus. Siewert JR, Hölscher AH (eds). Springer, Berlin Heidelberg New York Tokyo
3. Kipfmüller K, Bueß G, Naruhn M (1988) Chirurg 59 (im Druck)
4. Murakami T (1979) Part II: Experimental observation. Nippon Geka Hokan 48:135

Dr. D. Duda, Klinik für Anästhesiologie der Johannes Gutenberg-Universität, Postfach 3960, D-6500 Mainz

23. Gefäßanatomische Grundlagen der Zweitresektionen an der Leber nach Regeneration

Anatomical Basis of Re-resections of the Liver Following Liver Regeneration

F. Köckerling, C. Födra, F. Steinbauer und F. P. Gall

Chirurgische Universitätsklinik Erlangen

Bei ausgewählten Patienten scheinen Zweitresektionen an der Leber beim Rezidiv eines primären Leberzellcarcinoms oder eines metastatischen Lebertumors sinnvoll zu sein (Bona; Huguet 1988; Starzl 1988). Dabei kommen auch ausgedehnte Leberresektionen zur Anwendung (Bona; Huguet 1988). Der Einsatz von anatomiegerechten Techniken bei Zweitresektionen, an der nach der Erstresektion hypertrophierten Restleber, setzt die Kenntnis der Gefäßanatomie in der Restleber voraus.

Methodik

In einem genehmigten Tierversuch nach den Bestimmungen des Tierschutzgesetzes wurde anhand von Korrosionspräparaten (Araldite) der Pfortader der Rattenleber (n = 10) zunächst das segmentale Aufzweigungsmuster festgestellt. Anschließend wurde die ermittelte portale Segmenteinteilung der Rattenleber mit unseren Korrosionspräparaten der menschlichen Leber (n = 30) verglichen. Auf dieser gefäßanatomischen Basis führten wir anatomiegerechte erweiterte linksseitige Hemihepatektomien oder linksseitige Trisegmentektomien entsprechend einer 70%igen Leberresektion an der Ratte durch (n = 10). Die Narkose erfolgte mit Nembutal. Die operierten Ratten wurden 42 Tage beobachtet, um sicherzustellen, daß die Hypertrophie der Restleber abgeschlossen ist. Dann wurden die Tiere getötet und die hypertrophierte Restleber entnommen sowie ein portales Ausgußpräparat angefertigt (n = 10).

Ergebnisse

Die Korrosionspräparate der Pfortader der Rattenleber (n = 10) zeigen, daß sich eine portale Segmenteinteilung der Rattenleber mit 8 Segmenten entsprechend unseren Korrosionspräparaten der menschlichen Leber (n = 30) finden läßt (Abb. 1a,b). Der linke Lappen der Rattenleber enthält zwei stammartige portale Äste, entsprechend der portalen Segmentversorgung der Segmente II und III der menschlichen Leber. Die venöse Drainage erfolgt durch die linke Lebervene. Der mediane Leberlappen mit der vorderen Incisur im Leberparenchym wird durch zwei unabhängige, bogenförmige, portale Segmentäste versorgt und durch die mittlere Lebervene drainiert. Der linke aufsteigende Ast würde dem bogenförmigen Ast für das Doppelsegment IVa und b, der rechte aufsteigende Ast dem bogenförmigen, aufsteigenden Ast für das Doppelsegment V und VIII der menschlichen Leber entsprechen. Der rechte Leberlappen besteht aus zwei Läppchen mit jeweils eigener portaler Versorgung und Drainage durch die rechte Lebervene entsprechend den Segmenten VI und VII der menschlichen Leber. Links der Pfortader entspringt dann noch ein portaler Ast mit Aufzweigung in zwei Segmentäste für zwei kleinere Leberläppchen entsprechend dem Lobus und Processus caudatus oder Segment I der menschlichen Leber.

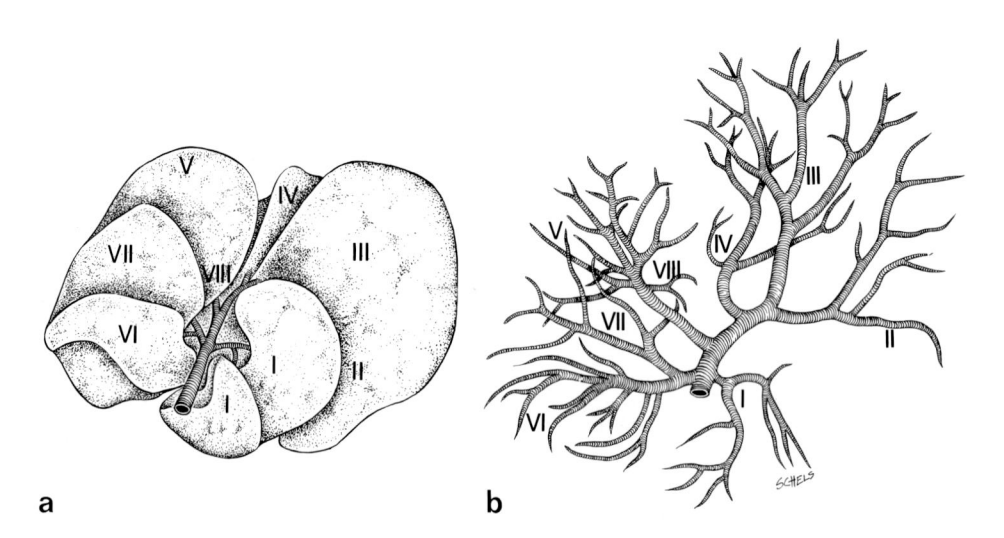

Abb. 1. a Normale Anatomie der Rattenleber von posterior-inferior gesehen. Benennung der Segmente entsprechend der Segmenteinteilung an der menschlichen Leber; b schematische Abbildung eines Korrosionspräparates der Pfortader der Rattenleber. Benennung der segmentalen portalen Strukturen entsprechend der portalen Segmenteinteilung der menschlichen Leber

Auf dieser gefäßanatomischen Basis führten wir durch präliminare Ligatur der portalen Strukturen für den linken und medianen Leberlappen der Ratte sowie anschließende Ligatur der linken und mittleren Lebervene anatomiegerechte erweiterte linksseitige Hemihepatektomien oder linksseitige Trisegmentektomien entsprechend einer 70%igen Leberresektion durch (n = 10). Es bleiben dabei lediglich die portalen Äste, wie das rechtsseitige Doppelsegment sowie das linksseitige Doppelsegment des Lobus und Processus caudatus übrig (Abb. 2). Dieses entspricht einer Restleber von 30%.

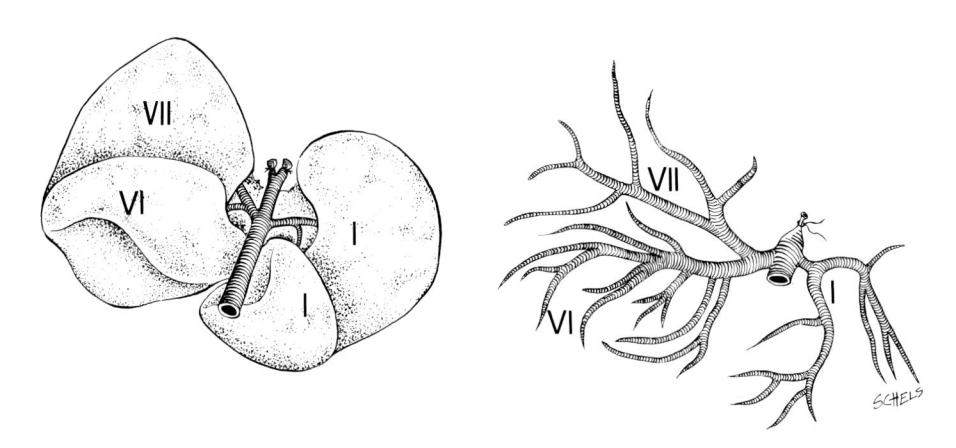

Abb. 2. 30%ige Restleber unter Erhaltung der beiden rechten und caudalen Leberläppchen nach anatomiegerechter 70%iger Leberresektion entsprechend einer erweiterten linksseitigen Hemihepatektomie oder linksseitigen Trisegmentektomie. Portale Gefäßstrukturen der 30%igen Restleber nach anatomiegerechter erweiterter linksseitiger Hemihepatektomie oder linksseitiger Trisegmentektomie entsprechend einer 70%igen Leberresektion an der Ratte

Nach einer Beobachtungszeit von 42 Tagen findet sich dann an der hypertrophierten Restleber keine Zellproliferation im Bereich der Resektionsebene. Auch haben sich keine neuen Leberläppchen entwickelt. Die zurückgebliebenen beiden rechten Leberläppchen sowie die linken caudalen Leberläppchen haben dagegen beträchtlich an Größe zugenommen (Higgins 1931). Das Gewicht der hypertrophierten Restleber zeigt in allen Fällen in der Berechnung nach Fisher (Gewicht der hypertrophierten Restleber im Verhältnis zum kalkulierten Lebergewicht zum Zeitpunkt der Operation, 1962) eine mindestens 100%ige Hypertrophie der Restleber (Spannbreite 101% bis 156%) (Abb. 3a). Der funktionelle Ersatz der resezierten Leber erfolgt somit lediglich durch Volumenzunahme der zurückgebliebenen Segmente oder Leberläppchen.

Die Korrosionspräparate der Pfortader der hypertrophierten Restleber belegen, daß keinerlei Neubildung von portalen Gefäßstrukturen stattfindet. Die portalen Segmentäste der Restleber nehmen an Länge zu und die Seitenäste werden stärker ausgebildet. Dadurch kommt es auch zu einem Auseinanderspreizen der portalen Segmentäste (Abb. 3b). Die portale Gefäßarchitektur der hypertrophierten Restleber entspricht somit der Restleber nach Resektion, die eine Modifikation durch Längenzunahme, vermehrter Aufzweigung und Auseinanderspreizung der Segmentäste erfährt. Dieser Befund war in allen zehn Korrosionspräparaten in gleicher Weise ausgebildet.

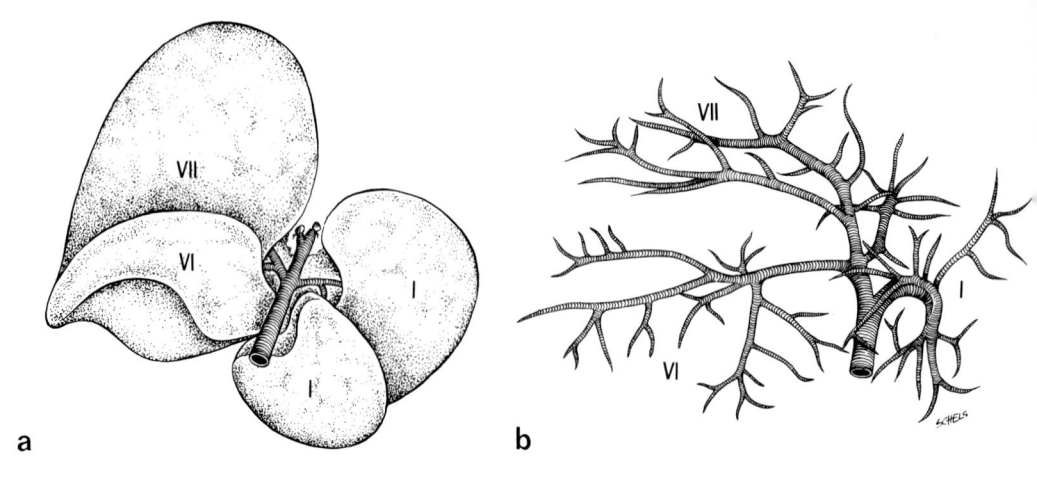

Abb. 3. a Hypertrophierte Restleber nach 70%iger Leberresektion. Im Vergleich zu Abb. 2a zeigt sich lediglich eine Volumenzunahme der zurückgebliebenen Segmente oder Leberläppchen, keine Neubildung von Leberläppchen oder Lebersegmenten im Bereich der Resektionsebene; b portales Korrosionspräparat der hypertrophierten Restleber. Die portalen Segmentäste der Restleber haben an Länge zugenommen und Nebenäste werden stärker ausgebildet. Die portalen Segmentäste sind stärker auseinadergespreizt. Im Vergleich zu Abb. 2b entspricht jedoch die portale Gefäßarchitektur der hypertrophierten Restleber der Gefäßarchitektur der Restleber nach 70%iger Resektion. Es findet lediglich eine Modifikation durch Längenzunahme, vermehrte Aufzweigung und Auseinanderspreizung der Segmentäste statt

Schlußfolgerung

Diese experimentellen Befunde stellen die Grundlage der Technik bei Zweitresektionen an der Leber dar. Ausgangspunkt für anatomiegerechte Zweitresektionen an der Leber stellt somit der Restgefäßarchitektur nach Erstresektion dar. Die zurückgebliebenen segmentalen und portalen Gefäßstrukturen stellen die Gefäßarchitektur der hypertrophierten Restleber dar. Dadurch kann es auch zur Ausbildung eines scheinbar neuen Hilus mit Ausbildung eines rechten und linken portalen Astes führen. Bei einer Zweitresektion bei einem Patienten nach vorausgegangener linksseitiger Hemihepatektomie hatte sich eine hypertrophierte Restleber mit einer nach links verlaufenden portalen Struktur aus dem aufsteigenden Ast für die Segmente V und VIII der Leber ausgebildet. Die rechtsseitigen Segmente VI und VII waren ebenfalls stark hypertrophiert und wurden von den portalen Segmentästen VI und VII versorgt. Das links von der Pfortader befindliche Leberparenchym entsprach den hypertrophierten Segmenten V und VIII mit der portalen Versorgung durch den aufsteigenden Ast. Das Auseinanderspreizen der portalen Segmentäste durch Volumenzunahme der zurückgebliebenen Segmente konnte somit auch an der menschlichen Leber beobachtet werden.

Zusammenfassung

Anhand von Korrosionspräparaten der Pfortader der Rattenleber läßt sich eine portale Segmenteinteilung der Rattenleber in 8

Segmente entsprechend der menschlichen Leber nachweisen. Nach anatomiegerechter 70%iger Leberresektion an der Ratte zeigt sich nach Abschluß der Restleberhypertrophie keine Neubildung von Leberlappen, sondern lediglich eine Volumenzunahme der zurückgebliebenen Segmente. Die portale Gefäßarchitektur der hypertrophierten Restleber entspricht der Restleber nach Resektion, die eine Modifikation durch Längenzunahme, vermehrte Aufzweigung und Auseinanderspreizung der Segmentäste erfährt. Diese experimentellen Befunde stellen die Grundlage der Technik bei Zweitresektionen an der Leber dar.

Summary

Corrosion cast studies of the portal vein of the rat liver show that there is portal segmentation of the rat liver into 8 segments corresponding to those of the human liver. The complete hypertrophy of the rat liver remnant following 70% resection involves no new formation of lobes, but only an increase in volume of the remaining liver segments. The portal vascular architecture of the functionally regenerated liver corresponds to that of the liver remnant, but with modifications: increase in length and branching, and spreading out of the segmental branches. These experimental data indicate the basis for the surgical technique for re-resections of the liver.

Literatur

Bona S, Nordlinger B, Lagrange L, Harb J, Parc R, Huhuet C (1988) Hepatic Resection for Recurrent Primary and Metastatic Liver Cancer. Abstracts of the 10th Annual Meeting of the International Hepato-Biliary Pancreatic Association. Nice, September 12-14, 1988
Fisher B, Lee SH, Hisher ER (1   ) Liver Regeneration Following Portocaval Shunt. Surgery 52:88-102
Higgins GM, Anderson RM (1931) Experimental Pathology of the Liver. I. Restoration of the Liver of the White Rat Following Partial Surgical Removal. Arch Path 9:188-202
Starzl TE (1988) Diskussionsbeitrag, XXVI. World Congress of the International College of Surgeons. MIlan, July 3-9

Dr. F. Köckerling, Chirurgische Universitätsklinik Erlangen, Krankenhausstraße 12, D-8520 Erlangen

24. Die Wertigkeit des Serumlactatspiegels in Korrelation zu anderen Laborparametern bei der Verlaufsbeobachtung nach Leberresektionen

Blood Lactate in Relation to Other Laboratory Parameters After Liver Resection

M. Imhoff, J. Lehner und D. Löhlein

Chirurgische Klinik (Dir.: Prof. Dr. D. Löhlein) der Städtischen Kliniken Dortmund

Fragestellung

Die Elimination des in der peripheren Körperstrombahn anfallenden Lactats und seine Umsetzung zu Pyruvat sind bei Ausschluß einer anomal hohen Lactatproduktion (z.B. Sepsis, protrahierter Schock oder Darmischämie) ein Maß für die Funktion der Leber (5). Mehrere Untersuchungen können signifikante Änderungen des Serumlactatspiegels im chirurgischen und internistischen Leberversagen nachweisen (1, 4). In der vorliegenden Studie wurde geprüft, inwieweit der Serumlactatspiegel ein geeigneter Parameter zur Beurteilung der Funktion des Restparenchyms und der Prognose nach Leberresektionen ist.

Patienten und Methodik

In die Untersuchung wurden bisher 13 Patienten aufgenommen. Hiervon konnten 5 weibliche und 5 männliche Patienten mit einem Durchschnittsalter von 54 Jahren nach Leberteilresektionen (4 Trisegmentektomien, 4 Hemihepatektomien rechts, 1 atypische Resektion bei zentralem Leberhämangiom, 1 Segment-VII-Resektion) ausgewertet werden. Als Grundleiden lagen neben einem zentralen Leberhämangiom in fünf Fällen eine solitäre Lebermetastase eines gastro-intestinalen Carcinoms, in zwei Fällen ein primäres Leberzellcarcinom, in einem Fall ein cholangioläres Carcinom sowie in einem Fall eine rechtsseitige Gallengangsstriktur vor.

Beginnend zwei Stunden post operationem wurden neben dem Serumlactatspiegel GOT, GPT, gamma-GT, AP, CHE, Gesamtbilirubin, Cholesterin, Triglyceride, Harnstoff, Kreatinin, Totalprotein, Albumin, Amylase, Elektrolyte, Ammoniak, Quick, PTT, Fibrinogen,

TZ, AT 3, Faktor II und Faktor V im peripherarteriellen Blut alle 12 h bestimmt. Die ermittelten Werte wurden mit deskriptiven und regressionsanalytischen Methoden sowie Zeitreihenanalysen ausgewertet. Zusätzlich wurde durch prä- und postoperative Sonographien und intraoperative Abschätzung die Größe des funktionellen Restparenchyms ermittelt.

Ergebnisse

Unmittelbar nach der Operation zeigten sich die Serumlactatwerte mit Werten zwischen 3,3 und 20,1 mmol/l erhöht. Die Erhöhung der Lactatspiegel war positiv mit der Ischämiezeit der Leber korreliert ($r = 0,7671$; $p = 0,005$). Innerhalb der ersten 48 h kam es zu einem deutlichen Abfall der Werte bis auf 1,2 - 3,0 mmol/l, wobei die Eliminationsgeschwindigkeit positiv mit der Größe des Restparenchyms korreliert war (Differenz für t = 12 h: $r = -0,8456$; $p = 0,002$; Differenz für t = 48 h: $r = -0,788$; $p = 0,006$). Die anderen untersuchten Parameter zeigten einen unspezifischen Verlauf.

Bei Auftreten von hepatischen Komplikationen kam es zu einem raschen Wiederanstieg des Serumlactats auf über 5 mmol/l. Patienten, die schließlich verstarben, zeigten ca. 48 h vor dem Exitus einen Wiederanstieg über 6 mmol/l. 36 h vor Exitus bzw. Entlassung wiesen die Lactatwerte keine Überschneidung zwischen den verstorbenen und den überlebenden Patienten auf. Hingegen war bei den anderen Parametern (GOT, GPT, gamma-GT, AP, Gesamtbilirubin) auch 12 h vor Exitus bzw. Entlassung keine sichere Differenzierung zwischen den Gruppen möglich (Abb. 1).

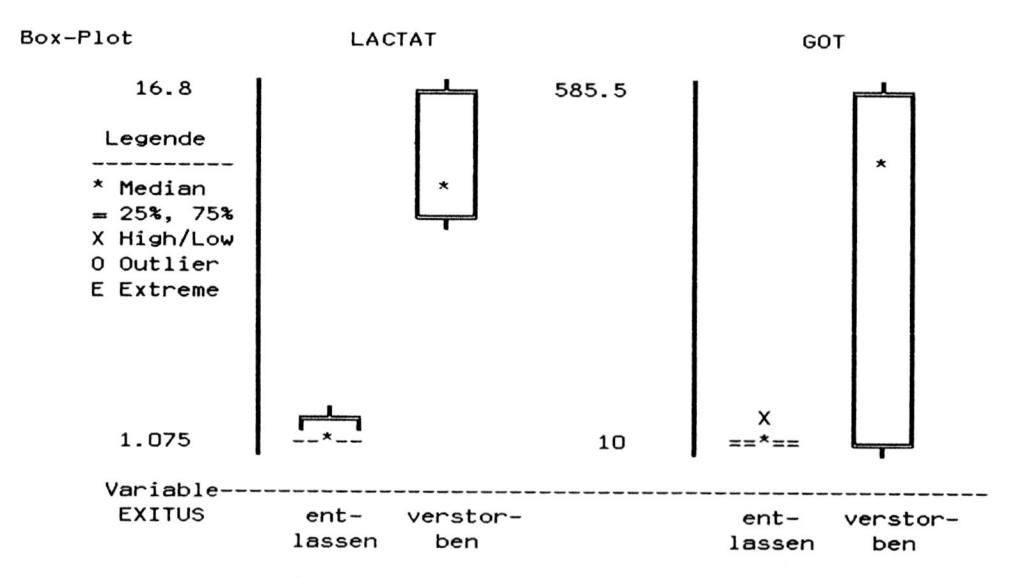

```
Box-Plot              LACTAT                        GOT

   16.8                   ┌───┐        585.5           ┌───┐
                          │   │                        │   │
       Legende            │   │                        │   │
       ----------         │   │                        │   │
       * Median           │ * │                        │ * │
       = 25%, 75%         │   │                        │   │
       X High/Low         │   │                        │   │
       O Outlier          │   │                        │   │
       E Extreme          │   │                        │   │
                          │   │                        │   │
                                                    X  │   │
   1.075        ┌─┐       └───┘          10      ==*== │   │
               --*--                                   └───┘
   Variable------------------------------------------------------
     EXITUS    ent-    verstor-              ent-    verstor-
               lassen  ben                   lassen  ben

              12 Stunden vor Exitus/Entlassung
```

Abb. 1. Lactat und GOT zum Zeitpunkt 12 h vor Exitus letalis bzw. Entlassung in Abhängigkeit vom Ausgang der Operation (Variable Exitus)

Im Einzelfall ließ sich dieser Verlauf auch in der Zeitreihenanalyse am Ausbrechen des Serumlactatwertes aus dem 95%-Vertrauensintervall eines linearen Modells der Vorhersagewerte dokumentieren (Abb. 2a und 2b).

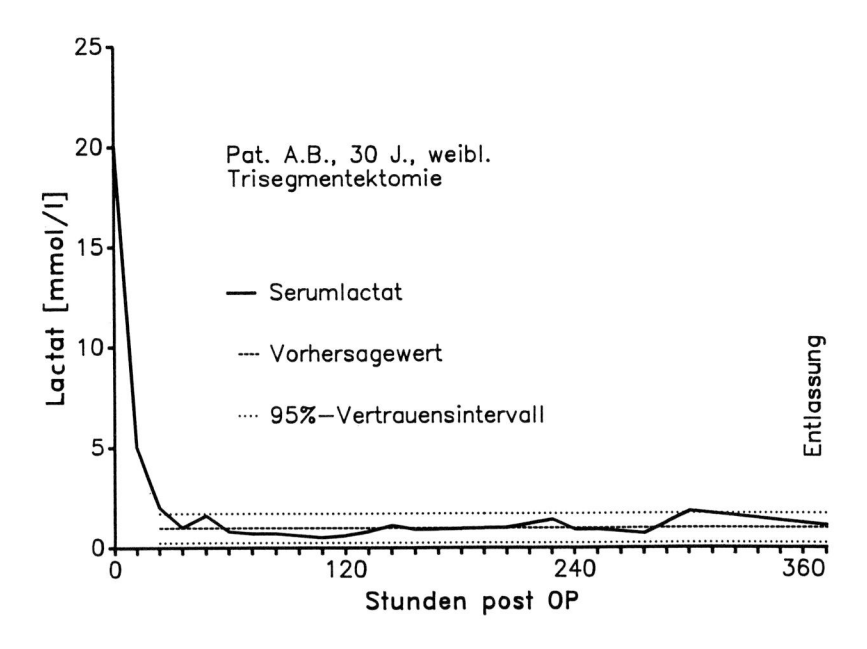

Abb. 2. a Pat. A.B., 30 Jahre, weibl. Trisegmentektomie bei solitärer Lebermetastase eines Colon-Carcinoms mit Cavathrombose. Entlassung am 16. Tag post op. Verlauf des Serumlactats mit 95%-Vertrauensintervall, Vorhersage ab dem 13. Tag

Diskussion

Der Serumlactatspiegel scheint bei Patienten ohne anomal hohe periphere Lactatproduktion empfindlicher und früher auf Veränderungen der Leberfunktion zu reagieren als die klassischen Leberwerte (Transaminasen, AP, Gesamtbilirubin) oder die Parameter der Syntheseleistung (CHE, Gerinnungsfaktoren, Serumproteine), welche zusätzlich durch Gabe von Frischplasma oder Blutfraktionen beeinflußt werden.

Die Abhängigkeit der Höhe des initialen, postoperativen Lactatspiegels von der Ischämiezeit der Leber kann auch im Tierexperiment nachgewiesen werden (2). Ähnliche Ergebnisse finden sich bei orthotopen Lebertransplantationen (3).

Im Leberversagen bei fortgeschrittener Lebercirrhose konnten Bihari und Mitarb. einen signifikanten Unterschied der Serumlactatspiegel zwischen verstorbenen und überlebenden Patienten finden (1). Ähnliche Ergebnisse finden sich auch in der hier vorliegenden Untersuchung nach Leberresektionen. In der tierexperimentellen Untersuchung der auxiliären Lebertransplantation er-

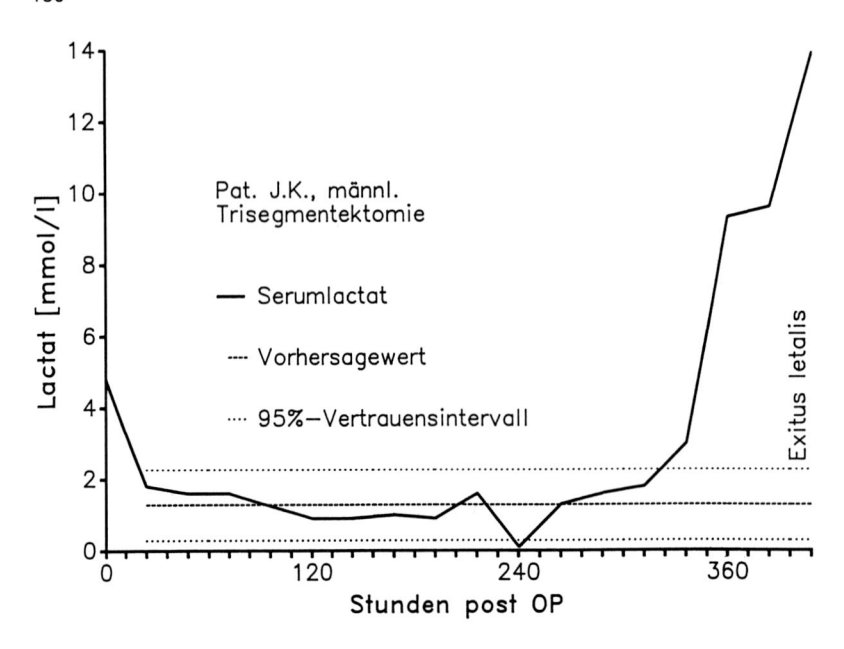

Abb. 2. b Pat. J.K., 66 Jahre, männl. Trisegmentektomie bei primärem Leberzellcarcinom und Lebercirrhose. Exitus letalis am 17. Tag post op im Leberversagen. Verlauf des Serumlactats mit 95%-Vertrauensintervall, Vorhersage ab dem 14. Tag

weist sich die hepatische Lactatelimination als guter Parameter für die Leberfunktion (4). Wie im hier vorgestellten Patientenkollektiv erweist sich der Verlauf des Serumlactatspiegels auch bei orthotopen Lebertransplantationen als einer der empfindlichsten Parameter für die Leberfunktion (3).

Somit können Veränderungen des Serumlactatspiegels frühzeitig auf hepatische Komplikationen nach Leberresektionen hinweisen. Mit Hilfe von Zeitreihenanalysen läßt sich dies auch im Einzelfall nachweisen. Zusätzlich kommt dem Verlauf des Serumlactatspiegels in dem hier vorgestellten Patientenkollektiv eine prognostische Bedeutung zu. Voraussetzung ist jedoch der Ausschluß einer anomal hohen peripheren Lactatproduktion.

Zusammenfassung

An 10 Leberteilresektionen unterschiedlichen Ausmaßes wurde der postoperative Verlauf des Serumlactatspiegels in Korrelation mit anderen Laborparametern und dem klinischen Verlauf untersucht. Die Höhe des postoperativen Ausgangswertes war positiv mit der Dauer der Leberischämie korreliert. Ebenfalls fand sich eine positive Korrelation zwischen der Größe des funktionellen Restparenchyms und der Lactateliminationsgeschwindigkeit. Bei Auftreten von hepatischen Komplikationen bzw. Einschränkung der Leberfunktion kam es zum Wiederanstieg der Lactatwerte, welche sich als empfindlicher als die anderen untersuchten Laborparameter zeigten. Bei letalem Ausgang wiesen die Serumlactatspiegel die höchsten und frühesten Abweichungen aller Laborparameter auf. Somit weisen in dem untersuchten Kollektiv Veränderungen des Serumlactatspiegels nicht nur frühzeitig auf hepatische Komplikationen hin sondern haben auch eine prognostische Bedeutung.

Summary

In 10 cases of liver resections of variable extent, the change in blood lactate levels was investigated and compared to the postoperative course and other laboratory parameters. The initial postoperative lactate level correlated positively with the length of intraoperative hepatic ischemia. Moreover, a positive correlation was found between lactate elimination and the extent of remaining parenchyma. In the case of hepatic complications, a significant increase of blood lactate levels could be observed, this being more sensitive than other parameters. All patients who died showed an early and steep increase in blood lactate levels before death. Thus, changes in blood lactate levels are a sensitive indicator of hepatic complications and are of prognostic value.

Literatur

1. Bihari D, Gimson AE, Waterson M, Williams R (1985) Tissue hypoxia during fulminant hepatic failure. Crit Care Med 13:1034-1039
2. Böttcher W, Hottenrott C, Förster H (1984) Biochemische Parameter der Leberischämie im Tierexperiment. Res Exp Med (Berl) 194:145-150
3. Persson H, Karlberg I, Svensson K, Stenqvist O, Lundholm K, Andersson C, Frisk B, Hedman L, Brynger H, Schersten T (1987) Rapid indication of allograft function in liver transplantation. Transplant Proc 19:3545-3548
4. Röhnert C, Weber K, Schuster R, Lauschke G, Hacker R (1983) Die Reaktion des Gesamtorganismus auf eine auxiliäre Lebertransplantation. Z Exp Chir Transplant Künstliche Organe 16:74-85
5. Schuster HP, Neher M (1982) Internistische Aspekte bei chirurgischen Intensivpatienten. Chirurg 53:679-68

Dr. M. Imhoff, Chirurgische Klinik der Städtischen Kliniken, Beurhausstr. 40, D-4600 Dortmund 1

25. Effektive Verbesserung der warmen und kalten ischämischen Toleranz der Leber durch Aprotinin

Successful Prolongation of Ischemic Tolerance Time of the Liver by Aprotinin Pretreatment

T. S. Lie[1], H. K. Preißinger[2], R. Seger[1], K. Ogawa[2] und T. Hosokawa[2]

[1] Abteilung für Transplantation, Chirurgische Universitätsklinik Bonn
[2] Department of Surgery (Daini Byoin), Tokyo Women's Medical College Tokyo/Japan

Wie wir schon berichteten (1), ist die Hilus schonende nicht anatomiegerchte Leberresektion einfacher und möglicherweise mehr regenerationstimulierend als die anatomiegerechte Segmentresektion. Dabei sollte das Ligamentum hepatoduodenale temporär abgeklemmt werden. Es wurde berichtet, daß die Abklemmung des Ligamentum mehr als 60 min toleriert wurde (2, 3), jedoch sollte man eine risikolose Abklemmzeit untersuchen, da die Lebern eine individuell unterschiedliche Toleranz gegenüber warmer Ischämie haben könnten, die außerdem durch intra- und postoperative Schockzustände beeinflußt wird. Bei der Resektion der cirrhotischen Leber empfehlen wir besonders das hilusschonende Operationsverfahren, um die Operationszeit zu kürzen. Dabei sollte man risikolose Abklemmzeiten berücksichtigen. Allgemein bekannt, hat Aprotinin einen antiproteolytischen, einen Zellmembranstabilisierenden und einen antiödematösen Effekt. Wir untersuchten in dieser Arbeit deshalb den Effekt von Aprotinin bei Abklemmung des Hepatoduodenalligamentums auf die ischämische Leberzellschädigung. Weiterhin überprüften wir dessen Wirkung bei der Leberkonservierung zur Transplantation.

Material und Methode

Toleranzzeit der Abklemmung des Ligamentum hepatoduodenale

Man benutzte SD-Ratten mit einem Gewicht von 220 - 280 g. Für 10 min (n=10), 20 min (n=10), 30 min (n=10), 40 min (n=19), 50 min (n=25) und 60 min (n=32) unterbrach man komplett den Blutfluß zur Leber und beobachtete die Überlebensraten. Bei einem Teil der Tiere hat man 12 h nach Freigabe der Abklemmung

Serum entnommen und biochemisch analysiert. 3 h nach i.v. Injektion von 40.000 KIE Aprotinin wurde für 50 min (n=10) und 60 min (n=12) das Ligamentum abgeklemmt und ebenfalls die Überlebensraten kalkuliert. Zusätzlich analysierten wir bei 12 Ratten 12 h nach 40 min Abklemmung die Enzymwerte im Serum.

Toleranzzeit der Abklemmung des Ligamentum bei Cirrhose

Bei SD-Ratten wurde durch zweimalige i.m. Injektion pro Woche über 6 Wochen von 0,1 ml CCL_4/100 g KG eine kompensatorische Lebercirrhose induziert. Bei diesen Tieren wurde das Ligamentum 30 min (n=7) und 40 min (n=8) abgeklemmt und die Überlebensrate berechnet. Von einem Teil der Tiere wurde das Serum biochemisch untersucht. Bei 7 cirrhotischen Ratten erfolgte 3 h vor 30 min Abklemmung eine i.v. Applikation von 40.000 KIE Aprotinin und 12 h nach deren Freigabe die biochemische Serauntersuchung.

Leberkonservierung

LEW mit einem Gewicht von 220 - 280 g wurde 40.000 KIE Aprotinin i.v. verabreicht. 3 h später erfolgte eine Initialperfusion der Leber in situ mit 20 ml gekühlter Ringerlösung, die 40.000 KIE Aprotinin enthielt. Die Lebern wurden entnommen und bei 2-4°C aufbewahrt. Anschließend erfolgte eine orthotope Transplantation in LEW, wie wir schon berichteten (4), jedoch ohne Arterialisation des Transplantates. Als Kontrollgruppe dienten Lebern, die nur mit gekühlter Ringerlösung perfundiert wurden.

Resultate und Diskussion

Toleranzzeit der Abklemmung des Ligamentum bei normalen Lebern

Die Abklemmung des Ligamentums wurde ohne weiteres bis zu 40 min (100%) toleriert, jedoch 50 min Abklemmung überlebten nur ein Teil (68%), 60 min noch weniger (56,1%). Bei diesen Überlebensraten sollte man auch an einen gewissen Einfluß der Hypotonie wie bei der klinischen Leberresektion denken. Die Resultate der biochemischen Untersuchung sind in Tabelle 1 zusammengestellt. Interessanterweise fanden wir durch die Enzymwerte eine 3stufige Leberschädigung. Bis zu 20 min Abklemmung zeigte sich eine geringe Leberschädigung, jedoch > 50 min Abklemmung eine sehr starke (GOT-Werte > 1500 U/l). Die Überlebensrate sowie die biochemischen Befunde weisen darauf hin, daß 40 min Abklemmung bei nicht cirrhotischen Lebern trotz gewisser intraoperativer Schockeinwirkung risikolos sein könnte. Ideal wären 20 min Abklemmung. Bei lang andauernden Resektionszeiten wäre es empfehlenswert, eine intermittierende Abklemmung von 10-20 min mit 10 min Pause (nicht veröffentlichte Daten) anzuwenden.

Durch Vorbehandlung mit Aprotinin wurden 50 min 100% und 60 min Abklemmung fast vollkommen (92%) toleriert. Die GOT- und GPT-Werte waren auch viel niedriger als bei den Kontrolltieren, so betrugen nach 40 min Abklemmung GOT- und GPT-Werte 427±84 U/l bzw. 344±93 U/l (Vergleich mit Tabelle 1). Dies weist darauf hin, daß Aprotinin einen starken protektiven Effekt gegen warme ischämische Leberschädigung besitzt.

Tabelle 1. Leberenzymwerte im Serum der Tiere ohne Aprotininvorbehandlung

Abklemmung (min)	N	SGOT (U/l)	SGPT (U/l)
Normale Leber			
0	16	30 ± 4	19 ± 6
10	8	98 ± 23	57 ± 6
20	8	166 ± 45	111 ± 32
30	8	481 ± 165	349 ± 137
40	8	641 ± 122	531 ± 142
50	8	1461 ± 382	1111 ± 288
60	8	1734 ± 414	1279 ± 385
Cirrhotische Leber			
0	10	293 ± 170	184 ± 50
30	7	2185 ± 713	1064 ± 408
40	7	3576 ± 1374	2684 ± 982

Toleranzzeit des Ligamentum bei Cirrhose

30 min Abklemmung bei cirrhotischen Lebern wurde komplett toleriert, jedoch bei 40 min überlebten nur 62,5%. Eine 6-wöchige CCL_4-Behandlung (Cirrhoseinduktion) verursachte allein einen Enzymanstieg der GOT- und GPT-Spiegel auf 293 ± 170 U/l bzw. 184 ± 50 U/l. Diese Enzymwerte stiegen jedoch bei 30 min Abklemmung dramatisch an, bei 40 min Abklemmung noch höher, wie man Tabelle 1 entnehmen kann. Durch die Aprotininvorbehandlung resultierte ein sehr starker protektiver Effekt gegen die ischämische Schädigung bei cirrhotischen Lebern. So betrugen nach 30 min Abklemmung die GOT- und GPT-Werte 508 ± 179 U/l, bzw. 263 ± 113. Diese Resultate weisen darauf hin, daß die protektive Wirkung von Aprotinin bei der Abklemmung des Ligamentums bei Cirrhose viel stärker ist. Außerdem ist die Vorbehandlung der Patienten mit hohen Dosen Aprotinin bei der Leberresektion nicht allein wegen der protektiven Effekte gegen Ischämie empfehlenswert, sondern auch wegen des Effektes auf die Hämostase, wie Royton et al. (5) bei Herzoperationen beobachteten.

Leberkonservierung

Wie man Tabelle 2 entnehmen kann, wurden die Lebern durch Aprotininvorbehandlung der Spender bis zu 10-15 h erfolgreich konserviert, ohne dessen Anwendung jedoch nur 4-6 h. Dies beweist auch die Effektivität von Aprotinin bei der Organkonservierung. Von diesen Resultaten aus empfehlen wir, daß die Organspender 3-4 h vor der Organentnahme mit möglichst hohen Dosen Aprotinin vorbehandelt werden und anschließend die Organe mit üblicher Collins-Lösung perfundiert werden sollten. Damit kann die ischämische Toleranzzeit verlängert werden. Hierbei möchten wir erwähnen, daß wir die Arterialisation des Lebertransplantats nicht

Tabelle 2. Überlebensraten nach Lebertransplantation

Prämedikation	N	Ischämiezeit	Überlebensrate[a]
Ringer	6	4 h	3/6
Ringer	5	6 h	1/5
Ringer	4	8 h	0/4
Aprotinin	7	10 h	4/7
Aprotinin	2	12 h	1/2
Aprotinin	3	15 h	1/3

[a]die Tiere, die mehr als 7 Tage überlebten, wurden nach 90 Tagen getötet

durchgeführt haben, da bei Anastomose des hepatico-coeliaco-aortalen Segments des Spenders auf die Empfängeraorta durch nochmaliges Abklemmen der V. cava inferior und der Aorta des Empfängers eine zusätzliche warme ischämische Schädigung des Transplantates verursacht wird. Wie wir schon berichteten (4), stirbt ein Teil des Lebersynotransplantatempfängers ohne Arterialisation innerhalb einer Woche wegen der ischämischen Schädigung des Transplantats. Dabei kann man bei Leberkonservierung ohne Arterialisation 100% Überlebensraten trotz erfolgreicher Konservierung nicht erwarten.

Zusammenfassung

SD-Ratten wurden 10-60 min das Ligamentum hepatoduodenale abgeklemmt. Eine bis zu 40 min Abklemmung wurde sehr gut toleriert, 50 min überlebten nur 68%, 60 min gar nur 56%. Die biochemische Analyse der Sera ergab 3 Stadien der Leberschädigung; geringe Schädigung bei bis 20 min, sehr starke bei über 50 min Abklemmung. In der Leberchirurgie sollte deshalb das Ligamentum hepatoduodenale möglichst weniger als 20 min, jedoch nicht mehr als 40 min abgeklemmt werden. Verabreichte man den Tieren 3 h vor der Abklemmung 40.000 KIE Aprotinin i.v., so zeigte sich eine enorme Verbesserung der Toleranz gegen warme Ischämie. Noch deutlicher war dieser Effekt bei Tieren mit CCL4-induzierter Lebercirrhose zu beobachten. LEW-Ratten wurden LEW-Lebern orthotop transplantiert. 3 h vor der Initialperfusion mit kalter Ringerlösung verabreichte man einem Teil der Spender 40.000 KIE Aprotinin i.v. Mit Aprotinin konnten die Lebern 10-15 h erfolgreich konserviert werden, gegenüber der Kontrolle von 4-6 h.

Summary

We occluded the hepatoduodenal ligament in untreated SD rats for 10-60 min. All animals survived 40-min occlusion, but only 68% and 56% survived 50-min and 60-min occlusion respectively. Biochemical analysis of sera showed that there were three stages of ischemic damage: slight damage after less than 20 min and dramatic damage after more than 50 min occlusion. Therefore, in hepatic surgery the hepatoduodenal ligament could be occluded for 20 min but not for longer than 40 min. Aprotinin treatment (40000 IU) 3 h before occlusion prolonged the tolerance time of warm ischemia, especially in hepatic cirrhosis induced by CCL4 application. LEW livers were grafted orthotopically into LEW rats. Grafts of aprotinin-pretreated donors could be preserved successfully for 10-15 h, but livers perfused with chilled Ringer solution alone for only 4-6 h.

Literatur

1. Lie TS, Höhnke Ch (1986) Langenbecks Arch Chir 369:791
2. Pachter HL et al. (1983) Ann Surg 197:771
3. Huguet C et al. (1978) Surg Gynec Obstet 147:689
4. Lie TS et al. (1983) Langenbecks Arch Chhir 359:133
5. Royton D (1987) Lancet 12:1289

Prof. Dr. T.S. Lie, Abteilung für Transplantation, Chirurgische Universitätsklinik Bonn, D-5300 Bonn 1

IV. Magen und Darm

26. Ein neues Verfahren zur quantitativen Bestimmung oesophagealer Motilitätsmuster mittels einer vielfachen Impedanzmessung

A New Method for Evaluation of Esophageal Motility by Multiple Impedance Measurement

J. Faß[1], J. Silny[2], J. Braun[1], U. Heindrichs[1], B. Dreuw[1], V. Schumpelick[1] und G. Rau[2]

[1]Chirurgische Klinik der RWTH Aachen (Direktor: Prof. Dr. med. V. Schumpelick)
[2]Helmholtz-Institut für biomechanische Technik an der RWTH Aachen (Direktor: Prof. Dr. G. Rau)

Zielsetzung

Die manometrische Funktionsuntersuchung des Oesophagus kann heute als weitgehend standardisiert gelten. Die Entwicklung subtiler Druckmeßverfahren (4, 5) konnte dennoch die systemimmanent vorhandenen methodischen Probleme der atemabhängigen Meßpunktdislokation, asymmetrischen Druckverteilung und perfusionsabhängigen Meßkinetik nicht zufriedenstellend lösen (2).

Wir stellten uns daher die Aufgabe, ein neues Meßverfahren (3) zu validieren, das die Motilitätsphänomene des Oesophagus anhand querschnittsabhängiger Impedanzveränderungen beschreibt.

Methodik

Das Meßprinzip basiert auf der Tatsache, daß die elektrische Impedanz zwischen 2 Elektroden in einer Röhre stark vom Querschnitt (Q) des Hohlraumes abhängt, wenn der spezifische Wandwiderstand deutlich von dem des Röhreninhaltes abweicht (Abb. 1).

Bei im Vergleich zur Oesophaguswand schlechter leitfähigem Bolus wird eine Kontraktion zu einem Abfall der Impedanz zwischen den Elektroden führen. Die Impedanzänderungen sind also eine direkte Funktion der Querschnittsänderungen des Oesophagus.

Zunächst wurde dieses Meßprinzip bei in vitro Vorversuchen an isolierten Schweineoesophagi unter definierten Rahmenbedingungen

$$Z = \frac{U}{J} = f(Q_x)$$

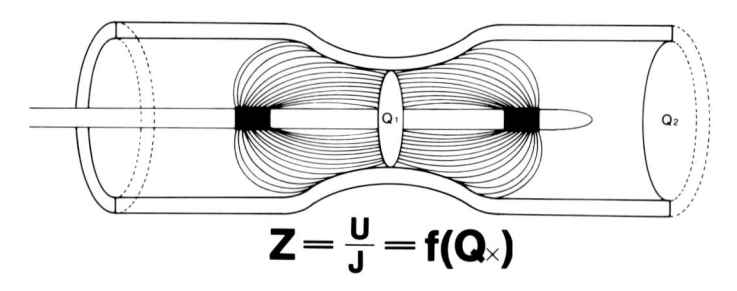

Abb. 1. Meßprinzip der Impedanzvariometrie

erprobt. Dabei konnte erwartungsgemäß der Temperatur und Leitfähigkeit des Mediums ein signifikanter Einfluß auf die Meßergebnisse bei standardisierter Einschnürung nachgewiesen werden. Der intraluminale Druck beeinflußte die Messungen nicht. Anschließend erfolgten Untersuchungen an Probanden und Patienten mit Hilfe des in Abb. 2 schematisch dargestellten Meßplatzes. Auf einer 2 mm dünnen Sonde wurden 20 Elektroden im Abstand von 2 cm plaziert. Nach manometrischer Lokalisation der Sphincteren erfolgte die Einführung der Sonde und radiologische Lagekontrolle. Die bei der Untersuchung entstehenden Signale wurden nach der Impedanzspannungswandlung auf einem Scope dargestellt und mit Hilfe eines Schreibers dokumentiert. Gleichzeitig erfolgte die Speicherung der Impedanzverläufe auf einem PCM-Bandgerät.

Untersucht wurden 10 Probanden und 10 Patienten mit endoskopisch gesicherter Refluxoesophagitis I. - III. Grades, pathologischer

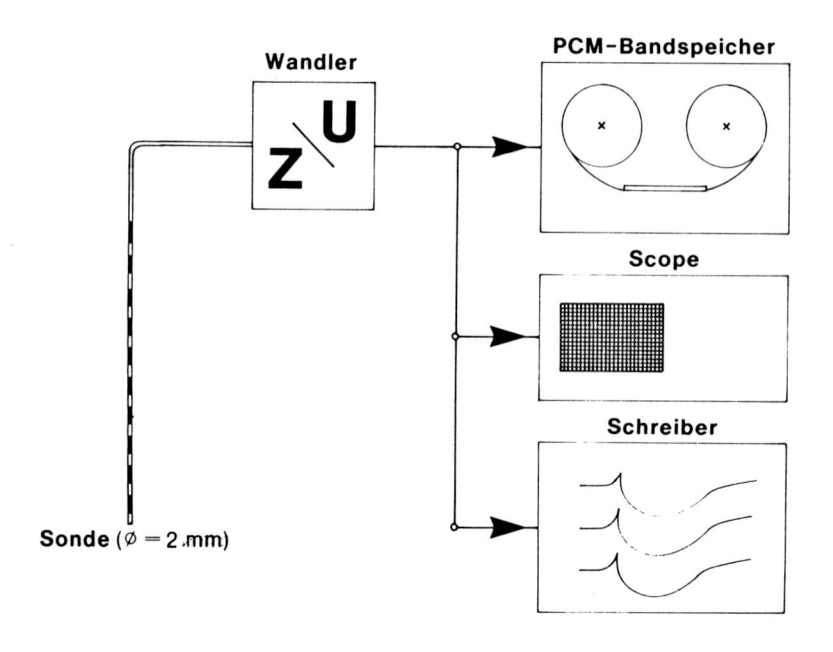

Abb. 2. Meßanordnung für die Impedanzvariometrie

24 h-pH-Metrie und manometrischem Nachweis einer Cardiainsuffizienz. Die Untersuchung erfolgte nach dem Protokoll von Dodds (2) in sitzender und liegender Position. Als Testmahlzeit diente isotonische Kochsalz-Lösung sowie Quark in verschiedenen Verdünnungen. Eine gleichzeitige Dreikanalperfusionsmanometrie als Referenzmethode war obligat.

Ergebnisse

Mit der Impedanzvariometrie konnten signifikante Unterschiede zwischen dem Motalitätsverhalten Oesophagusgesunder und von Refluxpatienten gemessen werden.

1. Probanden: Die manometrisch lokalisierten Sphincteren zeigten auch bei der Impedanzvariometrie ihr charakteristisches Verhalten. Der OÖS gab sich durch eine kräftige Kontraktion nach kurzer Relaxation zu erkennen (Abb. 3). Die Transportgeschwindigkeit im tubulären Oesophagus betrug bei Quark mittlerer Viscosität im Mittel 3 cm/s, wobei sowohl in sitzender als auch in liegender Position eine Verlangsamung von proximal nach distal zu beobachten war. In gleicher Richtung nahm die Dauer der Oesophaguskontraktionen zu, während die Kontraktionsintensität ($\bar{x}$ = 325 $\pm$ 25 Ω) konstant blieb. Der UÖS zeigte eine mit dem Schluckakt beginnende maximale Relaxation von im Mittel 132 $\pm$ 24 Ω, die nach 5 - 8 s in eine schwache Kontraktion überging. Eine Meßpunktdislokation war aufgrund der lückenlosen Meßstrecke nicht zu beobachten.

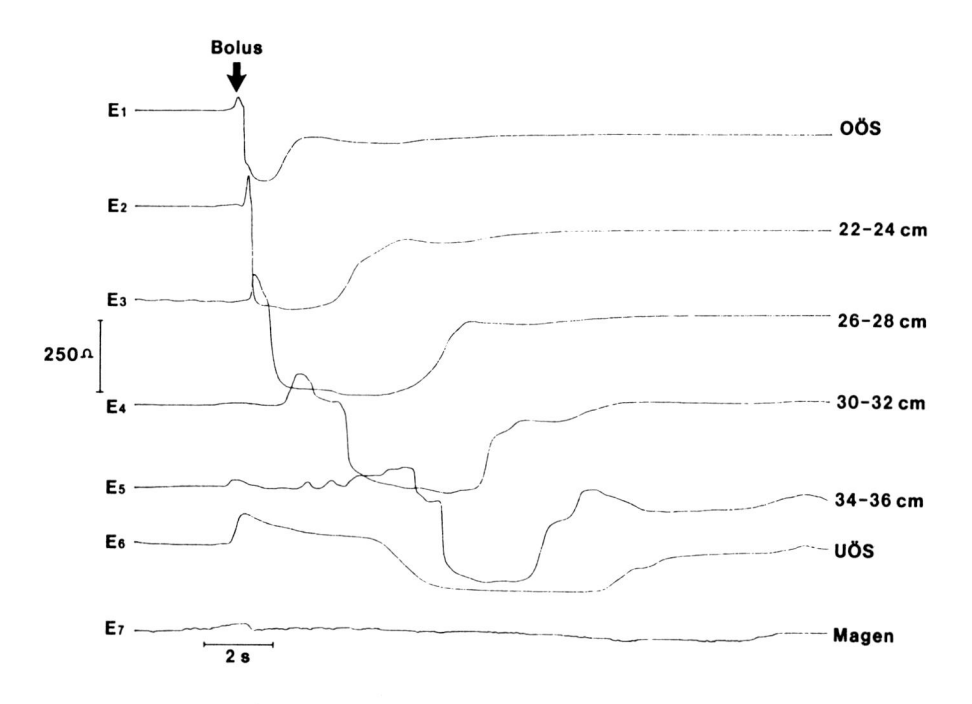

Abb. 3. Impedanzvariometrie eines Probanden, U.H. ♂, 26 J. (sitzend, Atemstillstand), E = Elektrodenpaar

2. Refluxpatienten: Bei allen Patienten mit Refluxoesophagitis konnte eine Insuffizienz des UÖS nachgewiesen werden (Abb. 4). Bei klaffender Kardia wurde nur eine minimale zusätzliche Relaxation ($\bar{x} = 28 \pm 14\,\Omega$) bei ebenso schwacher anschließender Kontraktion gefunden. Vor allem interessant aber war der Nachweis einer distalen Oesophagusmotilitätsstörung, die besonders gut im Liegen zur Darstellung kam. Nach abgeschlossenem Schluckakt war von etwa Speiseröhrenmitte an bis vor die Kardia eine Stase mit Dilatation zu beobachten, die erst beim Nachschlucken aufgehoben werden konnte. Dieses Phänomen kann als Störung der Clearancefunktion interpretiert werden.

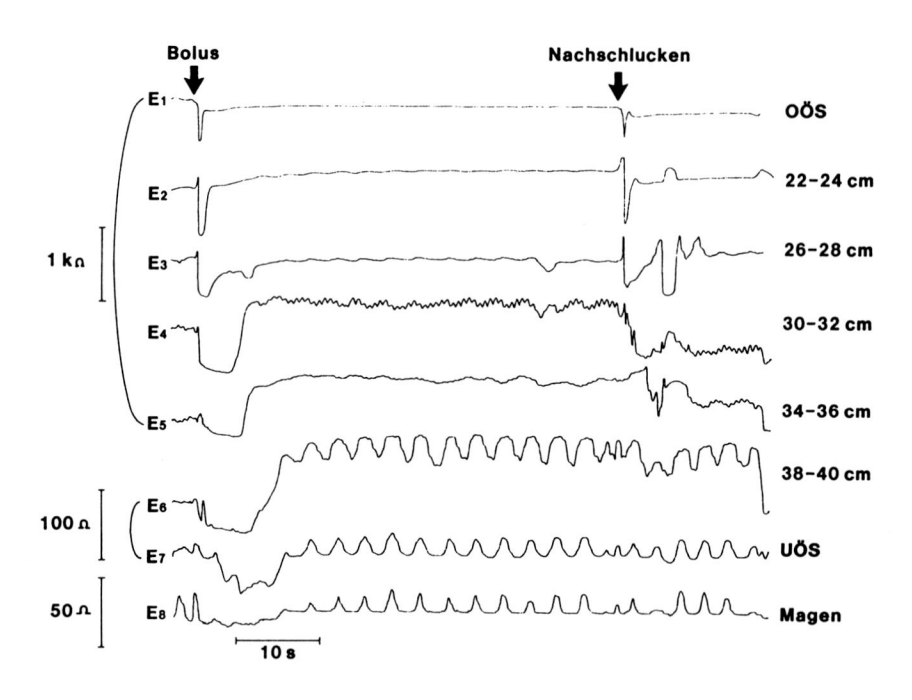

Abb. 4. Impedanzvariometrie bei Refluxoesophagitis II°, E.H., ♂, 43 J. (liegend). Artefakte: E_4 = Herzaktion, E_6 - E_8 = Atmung

Diskussion

Unsere Ergebnisse belegen, daß es möglich ist, Motilitätsphänomene in Hohlorganen durch die Erfassung von Impedanzänderungen zwischen intraluminalen Elektroden quantitativ und qualitativ zu bestimmen. Vorteile der Impedanzvariometrie sind ihre geringe Invasivität (dünne Katheter, keine Perfusion), die freie Wahl von Anzahl und Abstand der Meßstrecken sowie die direkte Darstellung der oesophagealen Bewegungsabläufe. Eine Meßpunktdislokation ist nicht relevant, da die gesamte Oesophagusstrecke erfaßt werden kann. Aufgrund der nicht notwendigen Perfusion erscheint das Verfahren vor allem auch für Langzeituntersuchungen geeignet.

Die Erprobung der Impedanzvariometrie bei Probanden und Refluxpatienten konnte neben den bekannten Kriterien eine Störung der Clearancefunktion des distalen Oesophagus aufdecken, die neuere Vermutungen (1, 6) unterstützt, daß die eigentliche Ursache der Refluxerkrankung eine Motilitätsstörung ist und die Kardiainsuffizienz erst sekundär entsteht. Die Impedanzvariometrie könnte eine Bereicherung der bisherigen Funktionsdiagnostik des Oesophagus sein. Verbesserungen sind vor allem noch im Hinblick auf das Auflösungsvermögen und die Entwicklung einer rechnergestützten Auswertung möglich. Der Einsatz des Verfahrens ist auch an anderen Hohlorganen (Darm, Gallengang, Ureter) vorstellbar und wird zur Zeit erprobt.

Zusammenfassung

Ein neues Verfahren der Motilitätsmessung (Impedanzvariometrie) wurde an 10 Probanden und 10 Patienten mit gastrooesophagealem Reflux validiert. Prinzip der Methode ist die Messung von Impedanzänderungen zwischen 20 auf einer 2 mm dünnen intraluminalen Sonde plazierten Elektroden. Die Impedanzvariometrie kann die Motalitätsphänomene des Oesophagus in ihrer Zeitabhängigkeit und Intensität reproduzierbar nachweisen. Bei Refluxpatienten war neben der Kardiainsuffizienz eine Störung der Clearancefunktion des diatelen Oesophagus auffallend.

Summary

A new method for investigating motility disorders was validated in 10 normal subjects and 10 patients with gastroesophageal reflux. The basis of the procedure is the measurement of changing impedance values between 20 ring-shaped electrodes on an intraluminal catheter. The impedance variometry can determine the time dependency and intensity of esophageal motility phenomena. Besides an insufficiency of the lower esophageal sphincter, an impairment of the distal esophageal clearance function was obvious in reflux patients.

Literatur

1. Baldt F, Ferranini F, Longanesi A, Angeloni M, Ragazzini M, Miglioli M, Barbara L (1988) Oesophageal function before, during, and after healing of erosive oesophagitis. Gut 29:157-160
2. Dodds WJ (1976) Instrumentation and methods for intraluminal esophageal manometry. Arch Intern Med 136:515-523
3. Silny J, Rau G (1988) Katheter zur Messung von Motilität und Peristaltik in schlauchförmigen, ihren Inhalt transportierenden Organen mittels simultaner multipler Impedanzmessung. Patent DE-Pat. angemeldet
4. Waldeck F, Jennewein HM, Siewert R (1973) The continuous withdrawal method for the quantitative analysis of the lower oesophageal sphincter (LES) in humans. Europ J Clin Invest 3:331-337
5. Waldeck F, Jennewein HM, Graubner P (1972) Methodische Untersuchungen zur Druckmessung im Oesophagus. Leber Magen Darm 2, 1:14-16

6. Zaninotto G, De Meester TR, Schwizer W, Johansson KE, Cheng SCh (1988) The lower esophageal sphincter un health and disease. Am J Surg 155: 104-111

Dr. J. Faß, Chirurgische Klinik der RWTH Aachen, Pauwelsstraße, D-5100 Aachen

27. Einfluß einer intragastralen Fettmahlzeit auf den Tonus des unteren Ösophagussphincters und die Freisetzung gastrointestinaler Peptide bei Refluxkranken

Influence of a Fat Meal on the Tone of Lower Esophageal Sphincter and the Release of Gastrointestinal Peptides in Patients with Reflux Disease

T. Neufang, G. Kortleben, B. Knauff und G. Lepsien

Georg-August-Universität Göttingen, Klinik und Poliklinik für
Allgemeinchirurgie

Einleitung

In der Interpretation pH-metrischer Befunde von Refluxpatienten wird neben dem pathologischen nächtlichen Reflux in jüngster Zeit dem pathologisch gesteigerten postprandialen Reflux eine zunehmende Bedeutung beigemessen. Neben der durch die Bolus-passage bedingten Magendistension, welcher bei ungestörter Magenentleerung eine eher untergeordnete Bedeutung zukommt (1), beeinflussen die Zusammensetzung der Nahrung, ihr pH-Wert und ihre Osmolarität den Tonus des unteren Ösophagussphincters (UOS) in durchaus unterschiedlicher Weise. So bewirken nach derzeitiger Kenntnis Fett einen Druckabfall, Pepton und Kohlenhydrat eine Tonisierung des UOS (3). Über den Wirkmechanismus dieser nahrungsinduzierten Tonusschwankungen besteht noch weitgehend Unklarheit, neben einer intakten gastroduodenalen bzw. jejunalen Passage spielen wahrscheinlich ein vagusvermittelter nervaler Reflexbogen und möglicherweise ein durch gastrointestinale Peptide vermittelter (humoraler?) Einfluß eine Rolle.

Fragestellung

Nachdem gezeigt wurde, daß die physiologischerweise durch Peptonlösung bewirkte Tonisierung des UOS bei höhergradiger Refluxkrankheit ausbleibt (2), wird in der vorliegenden Studie untersucht, ob der UOS refluxkranker Patienten durch intragastrale Fettapplikation beeinflußt wird. Durch Vergleich mit einer unter gleichen Versuchsbedingungen in gleicher Quantität applizierten NaCl-Lösung wird die Abgrenzung eines etwaigen Volumen- bzw. Boluseffektes ermöglicht.

Patienten

Bei 20 Patienten (3 weibl., 17 männl.; Alter 53,0 $\pm$ 10,5 Jahre) mit symptomatischer, überwiegend schon über Jahre bekannter Refluxkrankheit wurde mittels 24-h-pH-Metrie ein pathologischer gastroösophagealer Reflux (prozentuale Refluxkrankheit für pH < 4 je Auswertephase > 7%, ausgewertet wurden jeweils Schlaf-, Wach- sowie postprandiale Phase) nachgewiesen. Bei der Routinemanometrie zeigten alle Patienten einen positiven Bauchkompressionstest (Kardiainsuffizienz), der UOS war durch Pentagastrin i.v. bei 8 Patienten stimulierbar (kompensierte Kardiainsuffizienz), bei den übrigen 12 Patienten war der Pentagastrintest negativ (dekomp. Kardiainsuffizienz). Endoskopisch ergab sich 9x eine Ösophagitis Stadium I, 7x ein Stadium II und 4x ein höhergradiges (III-IV) Stadium (nach Savary und Miller); bei keinem Patienten fanden sich gastrale oder duodenale Ulcerationen oder Hinweise auf eine Magenentleerungsverzögerung.

Methoden

Der Ruhedruck im UOS wurde manometrisch (Dent-sleeve, Perfusionsrate 0,5 ml/min) bestimmt. In 2 Versuchsreihen wurden nach einer jeweils 15minütigen Vorphase entweder 300 ml einer Fettemulsion (Lipofundin S 20%, 1000 ml enth.: Sojaöl 200 g, Sojaölphosphatid 15 g, Xylit 50 g, pH 7,1, 495 mosm/l) oder 300 ml einer isotonischen (0,9%) NaCl-Lösung über eine dünne zusammen mit dem Manometriekatheter eingeführte Magensonde direkt intragastral über einen Zeitraum von 3 min verabreicht. Die kontinuierliche Druckregistrierung wurde danach über 75 min fortgesetzt. Zusätzlich wurden Blutentnahmen 2x in der Vorphase sowie 5, 10, 15, 30, 45, 60, 75 min nach NaCl- bzw. Fettapplikation zur radioimmunologischen Bestimmung der gastrointestinalen Peptide Neurotensin (NT), pankreatisches Polypeptid (PP) und vasoaktives intestinales Polypeptid (VIP) durchgeführt (Lit. beim Verfasser).

Ergebnisse

Während nach NaCl-Gabe bis auf einen initialen, kurzfristigen Tonusabfall (Boluseffekt?) keine bedeutsamen Druckschwankungen im UOS auftreten, findet sich nach Verabreichen der Fettemulsion eine schnell einsetzende und langanhaltende Drucksenkung im UOS um gut 50% des Ausgangswertes (UOSP vor Lipidgabe 8,6 $\pm$ 4,8 mm Hg, 15 min d anach 3,9 $\pm$ 3,5 mm Hg). Ab der 30. min steigt der UOSP langsam wieder an, liegt jedoch am Ende der Untersuchung in der 75. min noch um 25% unter den Ausgangswerten (Abb. 1). Bei Patienten mit dekompensierter Kardiainsuffizienz ist die Drucksenkung ausgeprägter als bei Patienten mit kompensierter Kardiainsuffizienz. Eine Korrelation von statistischer Signifikanz zwischen dem prozentualen postprandialen Reflux bei der im Rahmen der Voruntersuchung durchgeführten pH-Metrie findet sich nicht.

Die Blutspiegel der gastrointestinalen Peptide zeigen während der NaCl-Versuchsreihe keine Veränderungen (Abb. 2), nach Lipid-

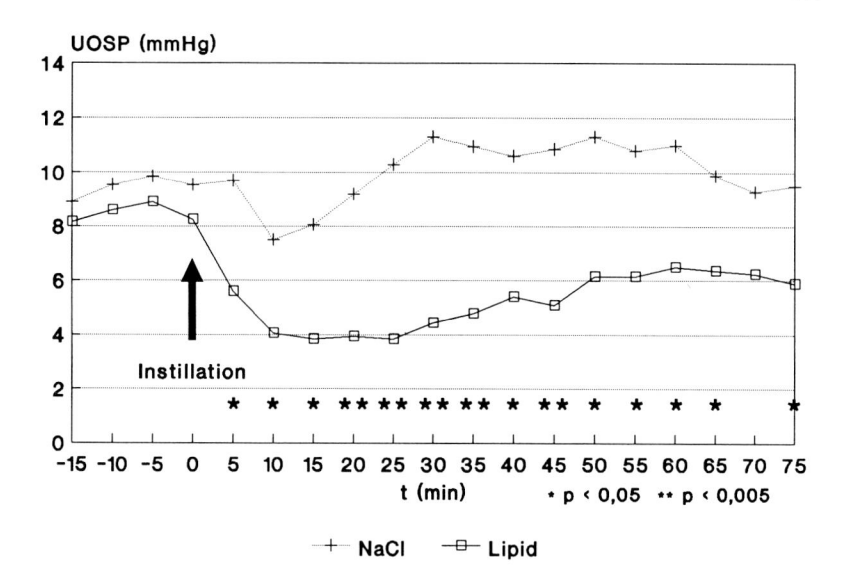

Abb. 1. UOSP nach NaCl- bzw. Lipidapplikation

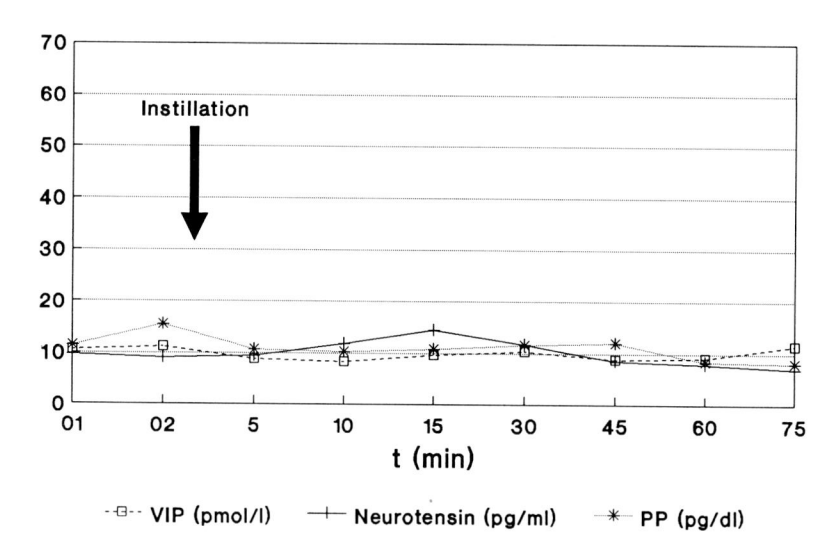

Abb. 2. Serumspiegel von PP, VIP und Neurotensin nach NaCl-Verabreichung

applikation kommt es zu einer signifikanten Erhöhung der Blutspiegel von PP und NT sowie zu einem tendenziellen, statistisch nur zur 30. Minute signifikanten Anstieg von VIP (Abb. 3).

Diskussion

Eine intragastral applizierte Fettemulsion führt bei Refluxpatienten zu einer deutlichen und lang anhaltenden Erschlaffung des unteren Ösophagussphincters und somit zu einer Schwächung

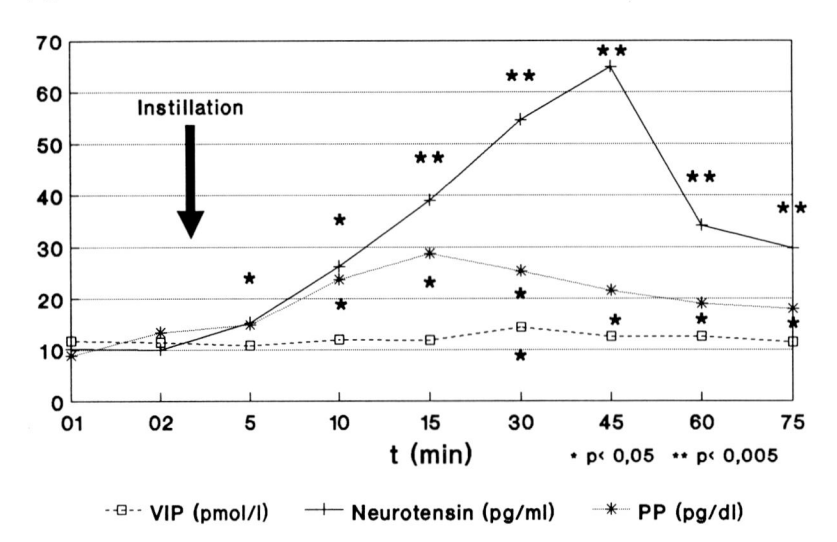

Abb. 3. Serumspiegel von PP, VIP und Neurotensin nach Lipidverabreichung

der Refluxbarriere. Dieser spezifische Effekt kann durch die
gewählten Versuchsbedingungen klar von der flüchtigen, wahrscheinlich auf einer Boluswirkung beruhenden Detonisierung des
UOS durch eine unter den gleichen Versuchsbedingungen und in
gleicher Menge verabreichten NaCl-Lösung abgegrenzt werden.
Gastrointestinale Peptide, insbesondere Neurotensin, haben
möglicherweise eine Mediatorfunktion bei der fettinduzierten
Tonussenkung des UOS, wobei aus der in der vorliegenden Studie
nachgewiesenen zeitlichen Koincidenz zwischen lipidinduziertem
Tonusabfall und Anstieg von Neurotensin und PP weiterreichende
Schlußfolgerungen nicht abgeleitet werden können. Unsere Ergebnisse belegen, daß der UOS bei Refluxkranken nicht als "unbeeinflußbar" angesehen werden darf. Der nachteilige Effekt einer
fettreichen Mahlzeit muß in die therapeutischen Überlegungen
einbezogen und durch entsprechende diätetische Empfehlungen gemindert werden.

Zusammenfassung

Nahrungsinduzierte Tonusschwankungen des unteren Ösophagussphincters (UOS) haben eine pathophysiologische Bedeutung bei
der Refluxkrankheit. Bei 20 Patienten mit endoskopisch, pH-
metrisch und manometrisch nachgewiesener Refluxkrankheit wird
der Einfluß einer intragastralen verabreichten Fettmahlzeit
auf den Tonus des UOS im Vergleich zu einer in einer zweiten
Versuchsreihe applizierten NaCl-Lösung durch kontinuierliche
manometrische Druckregistrierung untersucht.

Während nach NaCl bis auf einen initialen, kurzfristigen Druckabfall infolge Boluseffekt keine Änderungen des UOSP auftreten,
führt die Fettapplikation zu einer signifikanten und lang anhaltenden Drucksenkung im UOS. Gleichzeitig findet sich nach
Lipidgabe, nicht aber nach NaCl ein signifikanter Anstieg der
Blutspiegel von PP und NT.

Summary

Food-induced changes of lower esophageal sphincter pressure (LESP) play an important role in the pathophysiology of gastroesophageal reflux. In 20 patients with reflux disease, demonstrated by endoscopy, 24-h pH measurement, and manometry, the influence of a fat meal in comparison to a saline solution, both given directly into the stomach, on the LES was studied by continuous pressure measurement. The saline solution did not change LESP for a short pressure fall caused by the bolus passage, whereas administration of lipid evoked a significant and long-lasting increase of LESP. Following the increase in lipid, a significant rise of pancreatic polypeptide and neurotensin blood levels was found.

Literatur

1. Holloway RH, Hongo M, Berger K, McCallum RW (1985) Gastric distention: A mechanism for postprandial gastroesophageal reflux. Gastroenterology 89:779-84
2. Lepsien G, Dietrich K (1988) Peptonstimulation des unteren Ösophagussphincters (UOS) bei Patienten mit Refluxkrankheit. Z Gastroenterol 26:209-216
3. Nebel OT, Castell DO (1974) Lower esophageal changes after food ingestion. Gastroenterology 66:778-783

Dr. med. T. Neufang, Klinik und Poliklinik für Allgemeinchirurgie, Universitätskliniken Göttingen, Robert-Koch-Str. 40, D-3400 Göttingen

28. Kann die endoskopisch-mikrochirurgische Dissektion der Speiseröhre zur Reduzierung pulmonaler Komplikationen nach Ösophagusresektion beitragen? – Eine vergleichende tierexperimentelle Studie

Can Endoscopic Microsurgical Dissection Bring a Reduction in Cardiopulmonary Complications After Esophagectomy? A Randomized Experimental Study

K. Kipfmüller[1], G. Bueß[1], D. Duda[2] und S. Kessler[1]

[1]Klinik und Poliklinik für Allgemein- und Abdominalchirurgie und [2]Institut für Anästhesiologie der Johannes-Gutenberg-Universität Mainz

Einleitung

Resektionen der Speiseröhre sind bis zu 50% mit postoperativen pulmonalen Komplikationen belastet. Als Ursachen werden bereits intraoperativ beginnende Veränderungen der Hämodynamik des Lungenkreislaufes und des Gasaustausches diskutiert. Mit der Endoskopisch-Mikrochirurgischen Dissektion der Speiseröhre (EMDÖ) haben wir eine Methode entwickelt, bei der mit Hilfe eines speziellen Operationsendoskopes die Speiseröhre einschließlich anhängender Lymphknoten von einem linksseitigen cervicalen Zugang aus exakt freipräpariert werden kann.

Zielsetzung

In einer vergleichenden tierexperimentellen Studie sollten Möglichkeiten und Grenzen der neu entwickelten Methode im Vergleich zu den klassischen in der Anwendung befindlichen Operationstechniken aufgezeigt werden. Untersucht werden sollten vor allem chirurgische Gesichtspunkte, wie Fragen nach Blutverlust, Schonung der Nervenbahnen, der großen Gefäße, der Pleura und Trachea, sowie Dauer der Operation. Daneben interessierte, ob die präzisere Operationstechnik der endoskopischen Dissektion zur Reduzierung der intraoperativen kardio-pulmonalen Reaktionen bei der Ösophagusresektion beitragen kann.

Methodik

In einem Randomisierungsplan wurden 21 weibliche Schafe mit einem Durchschnittsgewicht von 47 ± 5 kg jeweils drei Gruppen zugeordnet:
Gruppe 1: endoskopisch-mikrochirurgische Dissektion (EMDÖ)
Gruppe 2: stumpfe Dissektion (StD)
Gruppe 3: abdomino-thorakale Resektion (ATR)

Die Operationen erfolgten an intubierten Tieren in einer standardisierten Kombinationsanästhesie mit Ketamin, Droperidol und Etomidate. Das Monitoring bestand aus EKG, arterieller Druckmessung und Swan-Ganz-Katheter. Gemessen und aufgezeichnet wurden: Herzfrequenz (HF); mittlerer (MAP) arterieller Blutdruck; mittlerer (MPAP) pulmonal-arterieller Blutdruck; die arteriellen und venösen Blutgase. Die Verläufe der einzelnen Operationsschritte inklusive der jeweiligen Operationsdauer wurden in einem speziellen Operationsbogen festgehalten. Die Blutverluste wurden durch Wiegen der Tupfer und Kompressen und durch Abmessen in graduierten Absaugbehältern ermittelt. Zur Kontrolle des Ösophaguslagers auf Pleura- und Nervenläsionen wurde bei den Tieren der Gruppen 1 und 2 etwa 40 min nach Resektion des Ösophagus eine rechtsseitige Thoracotomie durchgeführt. In einem standardisierten Meßprogramm waren folgende Meßzeitpunkte (MZP) festgelegt:

MZP_1: nach Narkoseeinleitung und Plazierung der Meßkatheter, vor Operationsbeginn (steady state)
MZP_2: nach Laparotomie und erfolgter Anschlingung des ösophagokardialen Übergangs
MZP_3: nach abgeschlossener Präparation des Halssitus bei stumpfer und endoskopischer Dissektion bzw. nach Thoracotomie, vor Beginn der Resektion in der Gruppe der abdomino-thorakalen Resektionen
MZP_4: nach abgeschlossener Präparation und Entfernung des Ösophagus
MZP_5: 10 min nach Blähen der Lunge
MZP_6: Nach abschließender Exploration des Ösophagusbettes (nur Gruppe 1 und 2)

Operationstechniken: Bei allen Operationen wurde zunächst über eine mediane Oberbauchlaparotomie die distale Speiseröhre dargestellt und mit einem Gummizügel angeschlungen. Bei den *abdomino-thorakalen Resektionen* erfolgte nach rechtsseitiger Thoracotomie, Ventralverlagerung der Lunge und Lösen einiger Adhäsionen im dorsalen Hilusbereich zunächst Durchtrennung der Vena azygos. Danach Spalten der Pleura mediastinalis über dem Ösophagus und Abpräparieren des Vagus. Anschließend scharfe Präparation des Ösophagus nach cranial bis zum Austritt aus der Thoraxkuppel, nach distal bis zum Hiatus oesophageus. Nach Durchtrennung am proximalen intrathorakal erreichbaren Ende Entfernung der Speiseröhre durch den Hiatus.

Bei den *stumpfen Dissektionen* wurde, nach Laparotomie und Anschlingen des distalen Ösophagus, das Zwerchfell vom Hiatus aus in ventraler Richtung auf etwa 10 cm Länge durchtrennt. Danach erfolgte zunächst die Präparation des cervicalen Ösophagus. Anschließend wurde die Speiseröhre bimanuell, vom Bauchraum und vom Halszugang, aus ihrem mediastinalen Lager ausgelöst und nach proximaler Durchtrennung in Richtung Bauchhöhle herausgezogen.

Wie die transmediastinalen Operationen, begannen die *endoskopischen Dissektionen* zunächst mit der Laparotomie und Darstellung der cervicalen Speiseröhre. Dann wird über den cervicalen Zugang, durch das Operationsendoskop, zunächst mit dem Sauger die Speiseröhre stumpf von den adhärenten mediastinalen Strukturen abgeschoben. Dabei spannen sich die zur Speiseröhre ziehenden Gefäße an. Sie werden aus den feinen bindegewebigen Strängen soweit freigelegt, daß sie mit einer bipolaren Coagulationszange gefaßt werden können. Die Durchtrennung kann dann mit einer ebenfalls über das Endoskop eingeführten Hakenschere erfolgen. Bei den einzelnen Präparationsschritten werden die eng anliegenden Organe, Gefäße und Nerven exakt dargestellt und können somit vor Verletzungen geschont werden. Auf diese Weise ist es möglich, die Speiseröhre komplett zirkulär aus ihrem mediastinalen Lager freizupräparieren.

Ergebnisse

In Tabelle 1 sind die Daten zu den Resektionszeiten, zum Blutverlust und zur Häufigkeit von Pleuraläsionen aufgeführt. Die Teitdauer für die Ösophagusresektion lag in Gruppe 1 (EMDÖ) mit 64 ± 11 min über den Zeiten bei stumpfer Dissektion und beim Zweihöhleneingriff (Gruppe 2: 31 ± 6 min und Gruppe 3: 36 ± 10 min). Allerdings sind bei den endoskopischen Operationen zehn bis fünfzehn Minuten für die aufwendige Video- und Fotodokumentation während der Versuche zu veranschlagen.

Tabelle 1. Resektionszeit, Blutverlust und Rate der Pleuraverletzungen in den drei Versuchsgruppen: endoskopische Dissektion (EMDÖ), stumpfe Dissektion (StD) und abdomino-thorakale Resektion (ATR)

	EMDÖ	StD	ATR
Resektionszeit (min)	64 ± 11	31 ± 6	36 ± 10
Blutverlust (ml)	33 ± 21	151 ± 57	184 ± 71
Pleuraverletzung (%)	0	71%	

Der mittlere Blutverlust war in Gruppe 1 mit 33 ± 21 ml deutlich niedriger als in den beiden Vergleichsgruppen (151 ± 57 ml versus 184 ± 71 ml). Die abschließenden Thoracotomien zur Kontrolle des Ösophaguslagers der Versuchstiere aus Gruppe 1 und 2 zeigten bei fünf Tieren nach stumpfer Dissektion ein- oder zweiseitige Pleuraläsionen. Bei den endoskopischen Dissektionen konnte in keinem Fall eine Verletzung der Pleura mediastinalis gefunden werden.

Die Mittelwerte und Standardabweichungen von Herzfrequenz (HF), mittlerem arteriellen (MAP) und pulmonalarteriellem (MPAP) Druck, arteriellem Sauerstoffpartialdruck (paO$_2$) und alveoloarterieller Sauerstoffdruckdifferenz sind in Tabelle 2 aufgeführt.

Tabelle 2. Parameter der Hämodynamik und des Gasaustausches (HF = Herzfrequenz [min^{-1}], MAP = mittlerer arterieller Druck [mmHg], MPAP = mittlerer pulmonal-arterieller Druck [mmHg], poO$_2$ = arterieller Sauerstoffpartialdruck [mmHg], AaDO$_2$ = alveolo-arterielle Sauerstoffdruckdifferenz [mmHg]) in den drei Gruppen zu den einzelnen Meßzeitpunkten (MZP)

Gruppe 1:	MZP$_1$	MZP$_2$	MZP$_3$	MZP$_4$	MZP$_5$	MZP$_6$
HF	76± 9	79±12	74±12	72±13	83±15	82±14
MAP	81±23	90±24	73±16	72±13	74± 9	73± 8
MPAP	12± 3	13± 3	13± 4	14± 4	12± 2	14± 4
paO$_2$	230±68	232±64	204±78	185±72	244±46	194±86
AaDO$_2$	136±63	135±59	161±73	179±68	126±44	171±79
Gruppe 2:	MZP$_1$	MZP$_2$	MZP$_3$	MZP$_4$	MZP$_5$	MZP$_6$
HF	76±10	77±14	70±12	80±14	77±18	82±18
MAP	83±18	86±14	74±17	56±12	53±11	52± 4
MPAP	12± 5	13± 5	13± 5	14± 4	12± 2	14± 3
paO$_2$	207±46	219±39	183±42	71±16	64±16	75±31
AaDO$_2$	153±43	144±37	178±49	288±29	301±19	284±44
Gruppe 3:	MZP$_1$	MZP$_2$	MZP$_3$	MZP$_4$	MZP$_5$	
HF	74± 7	78± 8	84± 6	87±18	82± 7	
MAP	83±15	88±11	61±14	70±18	61±11	
MPAP	11± 2	12± 3	13± 3	15± 5	14± 2	
paO$_2$	200±62	201±83	73±21	55±12	50±11	
AaDO$_2$	160±70	161±80	288±21	300±15	305±10	

Entsprechend dem gleichen operativen Vorgehen in allen drei Gruppen finden sich vergleichbare Meßwerte zum MZP$_1$ und MZP$_2$. Eine geringfügige Abnahme des MAP zum MZP$_3$ in Gruppe 1 und 2 ist mit einer Abnahme der Herzfrequenz verbunden. Während die arteriellen Mitteldrucke bei den endoskopischen Operationen im weiteren Verlauf auf gleichem Niveau blieben, kam es nach stumpfen Dissektionen zu signifikanten Blutdruckabfällen, die bis nach Ende der Operationen keine Normalisierungstendenzen zeigten. Die zum MZP$_3$ in Gruppe 3 beobachteten Druckabfälle waren weniger ausgeprägt. Der MPAP zeigt in allen drei Gruppen einen nahezu parallelen, leicht ansteigenden Verlauf. Dagegen verhalten sich die Parameter des Gasaustausches signifikant unterschiedlich: in der Gruppe der endoskopischen Dissektionen bleibt der paO_2 nahezu auf dem Ausgangsniveau. In Gruppe 2 kommt es nach MZP_3 zu einem ausgeprägten Abfall auf ein Drittel des Ausgangswertes. In Gruppe 3 ist dieser Abfall schon nach dem MZP_2 zu beobachten. Spiegelbildlich dazu verhalten sich die Werte der alveolo-arteriellen Druckdifferenz.

Diskussion

Als Auslöser für die intraoperativen pathologischen Veränderungen der Hämodynamik während Ösophagusresektionen werden mechanische Irritationen der Nervenbahnen des Mediastinums und deren Auswirkungen auf die Lunge und ihre Funktionen diskutiert.

In unserer Vergleichsstudie konnten wir für die Gruppe der endoskopischen Operationen eine deutlich geringere Invasivität des Eingriffs nachweisen: die endoskopisch-mikrochirurgische Dissektionen waren ohne wesentlichen Blutverlust durchführbar; es kam in keinem Fall zu einer Verletzung der anliegenden Pleura, von Gefäßen oder Nerven.

Unsere Befunde bestätigen für die Gruppe der stumpfen Dissektionen und die transthorakalen Eingriffe die bekannten pathologischen, hämodynamischen Reaktionen: deutliche Blutdruckabfälle mit gleichzeitigem Anstieg der pulmonalarteriellen Drucke. Parallel kam es zu einem signifikanten Abfall der Werte des arteriellen Sauerstoffpartialdruckes. Im Gegensatz dazu konnten wir bei allen endoskopisch-mikrochirurgischen Operationen eine Stabilität der hämodynamischen bzw. pulmonalen Parameter beobachten. Als Ursache sehen wir das geringere Gewebstrauma während der endoskopischen Dissektionen.

Für die klinische Anwendung erwarten wir geringere pathologische, kardiopulmonale Reaktionen während der Operation und damit die Chance einer Reduzierung der postoperativen Komplikationen.

Zusammenfassung

In einer randomisierten Vergleichsstudie mit 21 Schafen haben wir die endoskopisch-mikrochirurgische Dissektion der Speiseröhre mit dem klassischen Verfahren der stumpfen, transmediastinalen Dissektion und der abdomino-thorakalen Resektion verglichen. Im Gegensatz zu den beiden anderen Verfahren war die endoskopische Dissektion ohne wesentlichen Blutverlust durchführbar; es kam in keinem Fall zu einer Verletzung der anliegenden Pleura, von Gefäßen oder Nerven. Die bei der stumpfen Dissektion und beim Zweihöhleneingriff beobachteten pathologischen Kreislaufreaktionen waren während den endoskopischen Dissektionen nicht zu beobachten. Als Ursache hierfür sehen wir das deutlich geringere Gewebstrauma während der endoskopischen Dissektion.

Summary

In a randomized animal study with 21 sheep we compared endoscopic microsurgical dissection of the esophagus (EMDE) with blunt, transmediastinal dissection, and transthoracic esophagectomy. In contrast to the classical procedures, EMDE was carried out with less blood loss and no damage to the pleural cavity of the adjacent vessels and nerves as observed. Pathologic hemodynamic changes were evaluated in the blunt dissection and transthoracic resection group. In contrast, these parameters were not different in the EMDE group. One explanation for these findings is the obviously minimal trauma to the adjacent organs during endoscopic dissection.

Dr. K. Kipfmüller, Klinik und Poliklinik für Allgemein- und Abdominalchirurgie der Universität Mainz, Langenbeckstr. 1, D-6500 Mainz

29. Makromolekülresorption im Magen – physiologischer Nachweis und anaphylaktische Beeinflussung

Uptake of Macromolecules in the Stomach Under Physiologic and Anaphylactic Conditions

R. A. Hatz[1], W. A. Walker[2], R. Merkle[1] und H.-J. Krämling[1]

[1]Chirurgische Klinik und Poliklinik der Universität München, Klinikum Großhadern
[2]Dept. of Pediatric Gastroenterology, Harvard Med. School, M.G.H. Boston, USA

Magenfunktionen sind immunologisch beeinflußbar (1). Antigenspezifische Mechanismen wirken sich auch auf die Ulcuspathogenese aus (2). Voraussetzung für eine immunologische Reaktionsfähigkeit ist die Antigenaufnahme in die Magenmucosa. Es sollte deshalb untersucht werden, ob eine Resorption von Makromolekülen unter physiologischen und anaphylaktischen Bedingungen stattfindet.

Methodik

BDF$_1$ Mäuse (C57/B16xDBA-2) wurden intraperitoneal (i.p.) mit 10 µg DNP-Ascaris Extract (DNP-Asc.) und 0,5 mg Al(OH)$_3$ als Adjuvant immunisiert. An den Tagen 28 und 40 nach der Erstimmunisierung erfolgte die Verabreichung von jeweils 1 µg DNP-Asc. in 0,5 ml physiologischer Kochsalzlösung i.p.. Sieben Tage danach wurden die IgE anti-DNP-Antikörper-Titer durch passive cutane Anaphylaxie (PCA) bestimmt. Nur Mäuse mit einem Titer größer als 1:270 fanden in den nachfolgenden Experimenten Verwendung. Nicht-immunisierte und immunisierte Tiere wurden in Äthernarkose laparotomiert und der Pylorus mit einer atraumatischen Mikrogefäßklemme occludiert. 50 mg Ovalbumin (OVA), das als makromolekulärer Marker für die Resorption diente, wurden zusammen mit 5 µg, 10 µg, oder 50 µg Di-DNP-Lysin intragastral (i.g.) appliziert. Damit läßt sich bei immunisierten Tieren eine lokale Hypersensitivitätsreaktion der gastralen Mucosa hervorrufen. In einer zweiten Gruppe wurde nach Gabe von 50 mg OVA intragastral eine systemische Anaphylaxie durch i.v. Gabe von 5 µg Di-DNP-Lysin ausgelöst. In beiden Gruppen wurden Kontrolltiere auf gleiche Weise behandelt, nur daß sie statt Di-DNP-Lysin Kochsalz erhielten. Das Serum der Tiere wurde 15,

30 und 60 min nach i.g. bzw. i.v. Gabe des Antigens auf resorbiertes immunoreaktives OVA(iOVA) mittels eines ELISA untersucht.

Veränderungen der vasculären Permeabilität wurden mit der Methode von Byars und Ferraresi (3) bestimmt. 0,25 µCi ^{125}I-BSA in 150 µl Kochsalz wurden mit 5 µg Di-DNP-Lysin nach Pylorusocclusion immunisierten Tieren i.v. injiziert. Nach 30 min wurden die Tiere mit PBS-Puffer ganzkörper-perfundiert und der Magen entnommen. Mageninhalt und Magenwand wurden getrennt voneinander homogenisiert. Die gesamte TCA (Trichloracetat)-präzipitierte Radioaktivität wurde in einem Gammazähler bestimmt.

Für licht- und elektronenmikroskopische Untersuchungen wurden Präparate in Karnovskys Lösung fixiert und in 1% Osmiumtetraoxid nachfixiert. Danach wurden sie in einer aufsteigenden Alkoholreihe dehydriert und in Epon-Araldit eingebettet. 1 µm Schnitte wurden mit 1% Toluidin-Blau Lösung gefärbt.

Ergebnisse

Nicht-immunisierte Tiere zeigten nach i.g. oder i.v. Gabe des Antigens, Di-DNP-Lysin, keine gesteigerte Aufnahme von OVA im Magen, sondern wiesen nach 30 min einen mittleren IOVA-Spiegel von 24,7 ± 3,9 ng/ml (Mittelwert ± SEM) auf (Abb. 1). Die lokale intragastrale Gabe von 50 µg Di-DNP-Lysin zusammen mit 50 mg OVA löste bei immunisierten Tieren eine auf den Magen lokal begrenzte Anaphylaxis aus, die zu einer 6 bis 8-fachen Steigerung der Aufnahme des Makromoleküls im Magen führte (iOVA-Spiegel nach 30 min = 142,8 ± 26,3 ng/ml). Eine 5 oder 10 µg Dosis des Antigens ergab keine Veränderung der Makromolekülresorption. Eine systemische i.v.Applikation von 5 µg Di-DNP-Lysin führte ebenfalls zu einer Erhöhung der iOVA-Konzentration im Serum der immunisierten Tiere auf 398,1 ± 86,2 ng/ml.

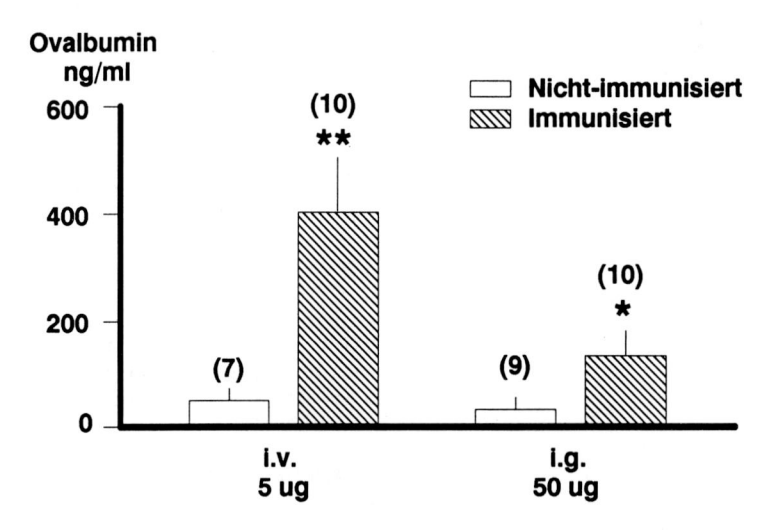

Abb. 1. *IOVA Spiegel im Serum 30 min nach intragastraler (i.g.) oder intravenöser (i.v.) Gabe des Antigens Di-DNP-Lysin (* p<0,05 und ** p<0,01)*

Die vasculäre Permeabilität der Magenwand war während der durch die Applikation des Antigens, Di-DNP-Lysin, ausgelösten Anaphylaxie stark erhöht. Dies zeigte sich an der signifikanten Erhöhung der gesamten und TCA-präzipitierten Radioaktivität des Magenwandhomogenisats (Abb. 2). Die TCA-präzipitierte Radioaktivität (= an BSA gebundenes ^{125}I) war stets größer 90% der Gesamtradioaktivität. Die im Mageninhalt befindliche Radioaktivität war dagegen nach Anaphylaxie nicht erhöht.

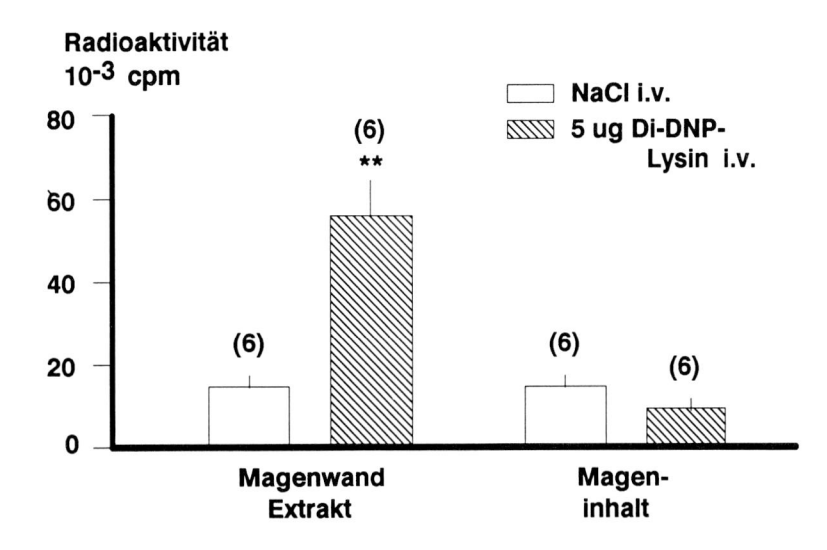

Abb. 2. TCA-präzipitierte Radioaktivität im Magenwandextrakt und im Mageninhalt nach intravenöser (i.v.) Gabe von 5 µg Di-DNP-Lysin in immunisierten Tieren. Immunisierte Kontrolltiere erhielten Kochsalz i.v. (** $p<0,001$)

Wie licht- und elektronenmikroskopisch erkennbar war, führte die Immunisierung zu einer Zunahme der Zahl der Mastzellen in der Submucosa um 75% im Vergleich zu nicht-immunisierten Kontrolltieren. Die Mastzellzahl innerhalb der Mucosa stieg um 47%. Während lokal oder systemisch ausgelöster Magenanaphylaxie konnte eine Mastzelldegranulation in der Lamina propria mucosae und Submucosa mit teilweiser Abhebung der epithelialen Schichten und massiver Exfoliation der oberflächlichen Epithelzellen beobachtet werden.

Diskussion

Es konnte erstmals gezeigt werden, daß unter physiologischen Bedingungen (nicht-immunisierte Tiere) die Aufnahme von Makromolekülen durch die Magenmucosa erfolgt. Damit sind die Voraussetzungen dafür gegeben, daß bereits im Magen die Erkennung eines makromolekularen Antigens durch das Immunsystem möglich ist und eine spezifisch celluläre und humorale Immunantwort initiiert werden kann. In dem dargestellten Modell kam es nach lokaler und systemischer Antigenapplikation bei immunisierten Tieren zu einer erheblichen Steigerung der Makromolekülresorption. Diese Beobachtung geht mit einer Erhöhung der vasculären Permeabilität und Mucosaschäden einher. Dies bedeutet, daß unter anaphylaktischen Bedingungen, wie sie IgE-vermittelte Typ-I-Reaktionen darstellen, Antigene vermehrt mit Effektoren des Immunsystems im Magen in Kontakt treten und zu pathologischen Immunantworten führen können. Diese wiederum können Magenfunktionen (z.B. Gastrinausschüttung) beeinflussen. Die Befunde stützen das Konzept einer immunologischen Beeinflussung von Magenfunktionen unter physiologischen Bedingungen und stellen gleichzeitig mögliche Beziehungen zur Ulcuspathogenese her.

Zusammenfassung

In den dargestellten Untersuchungen wird die Resorption von Makromolekülen im Magen unter physiologischen Bedingungen sowie während systemischer oder lokaler Anaphylaxie bestimmt. IgE-anti-dinitrophenol (DNP)-Antikörper wurden durch Immunisierung mit DNP-gekoppelter *Ascaris suum* Extrakt erzeugt. Das makromolekulare Ovalbumin diente als Markermolekül für die Resorption. Es konnte erstmals gezeigt werden, daß die Aufnahme von Makromolekülen durch die unveränderte Magenmucosa erfolgt. Die Resorption wird durch eine IgE-vermittelte Mastzelldegranulation in der Magenwand erheblich gesteigert. Der Nachweis der Makromolekülresorption im Magen unterstützt wesentlich das Konzept, daß das lokale Immunsystem der Mucosa bereits im Magen mit Nahrungsantigenen reagieren kann und möglicherweise seinerseits gastrale Funktionen beeinflußt.

Summary

An animal model was developed to investigate whether uptake of macromolecules takes place in the stomach under physiologic conditions, and what influence systemic and local gastric anaphylaxis might have on this progress. Ovalbumin was used as a bystander macromolecular antigen, and mice were immunized with dinitrophenylated (DNP) *Ascaris suum* extract so as to elicit an IgE anti-DNP response. The findings suggest that the gastric mucosa does absorb macromolecular antigens in small quantities under physiologic conditions. This phenomenon is greatly enhanced by the induction of systemic as well as local anaphylaxis in the stomach. The present model is useful in further defining the development of local immune responsesin the stomach to dietary antigens, since it has been shown that they are absorbed in sufficient quantity.

Literatur

1. Teichmann RK, Andress HJ, Gycha S, Seifert J, Brendel W (1983) Die immunologische Reaktivität des Antrums zur Stimulation von Verdauungsprozessen. Langenbecks Arch Chir [Suppl] 5-8
2. Krämling H-J, Wiesinger H, Merkle T, Merkle R, Enders G (1988) Influence of immunostimulation on experimental gastric ulcer. Dig Dis Sci 33:904

3. Byers NE, Ferraresi RW (1976) Intestinal anaphylaxis in the rat as a model of food allergy. Clin Exp Immunol 25:352

Dr. R.A. Hatz, Chirurgische Klinik und Poliklinik der Universität München, Klinikum Großhadern, Marchioninistr. 15, D-8000 München 70

30. Interposition oder Roux-en-Y Rekonstruktion nach totaler Gastrektomie bei Ratten: Ergebnisse einer kontrollierten experimentellen Studie, Vergleich somatischer Parameter*

Interposition or Roux-en-Y Reconstruction After Total Gastrectomy in Rats: Results of a Controlled Experimental Study

T. Zittel[1], G. Niebel[2] und A. Thiede[3]

[1]Chirurgische Universitätsklinik Kiel, Abt. Allg. Chirurgie
 (Direktor: Prof. Dr. H. Hamelmann)
[2]Psychologisches Institut der Universität Kiel (Direktor:
 Prof. Dr. R. Ferstel)
[3]Friedrich-Ebert-Krankenhaus Neumünster, Chirurgische Klinik
 (Chefarzt: Prof. Dr. A. Thiede)

Einleitung

Über 90 Jahre nach der ersten erfolgreichen totalen Gastrektomie durch Schlatter im Jahre 1897 und über 50 verschiedenen zur klinischen Anwendung gekommenen Rekonstruktionsverfahren ist die Frage des optimalen Rekonstruktionsverfahrens immer noch ungeklärt. Steigender Anteil der totalen Gastrektomien an der chirurgischen Intervention zur Therapie der malignen Magenerkrankung, sinkenden Letalitätsziffern der totalen Gastrektomie und eine Verbesserung der Langzeitüberlebensraten beim operierten Magencarcinom sind die Hintergründe eines weiterhin hohen Interesses an der Frage des optimalen Rekonstruktionsverfahrens. Derzeit in Europa mit Abstand häufigstes angewandtes Verfahren ist die Roux-en-Y Rekonstruktion, gefolgt von der Interpositions-Rekonstruktion nach Longmire-Gütgemann (Heberer et al. 1988). Ziel der Studie war der experimentelle Vergleich dieser beiden Rekonstruktionsverfahren unter standardisierten Bedingungen anhand verschiedener somatischer Parameter, wie dies zur Zeit auch klinisch in modifizierter Form durchgeführt wird (Thiede, Hamelmann 1987).

Material und Methoden

Als Versuchstiere dienten männliche Lewis-Inzucht-Ratten. Es wurden vier Versuchsgruppen gebildet:

---

*Gewidmet Hr. Prof. Dr. H. Hamelmann zum 65. Geburtstag

- Gruppe 1 (n=12): nicht operierte Kontrollgruppe
- Gruppe 2 (n=12): scheinoperierte Kontrollgruppe
- Gruppe 3 (n=12): totale Gastrektomie mit Interpositions-Rekonstruktion nach Longmire-Gütgemann
- Gruppe 4 (n=12): totale Gastrektomie mit Roux-en-Y Rekonstruktion

Untersucht wurden folgende Parameter: Körpergewicht (KG), Hämoglobin (Hgb) im Blut (10., 30. und 100. postop. Tag), Protein (TP), Eisen (Fe), Cholesterin (Chol) und Triglyceride (Tri) im Serum (100. postop. Tag). Die statistische Dokumentation erfolgte mittels Median, die Signifikanzberechnung anhand des U-Testes nach Wilcoxon, Mann und Whitney, als unterstes Signifikanzniveau wurde $p < 0,05$ akzeptiert.

Ergebnisse

Nicht operierte und scheinoperierte Kontrollgruppe unterscheiden sich nicht und erscheinen zusammengefaßt als Kontrollgruppe.
In die Endauswertung bis zum 100. postop. Tag gingen aus den Kontrollgruppen 24, aus der Interpositionsgruppe 12 und aus der Roux-en-Y-Gruppe 10 Tiere ein.

<u>KG</u>: Hochsignifikante Unterschiede ($p < 0,001$) ergaben sich ab dem 27. bis zum 100. postop. Tag für alle drei Gruppen (KG am 100. postop. Tag, angegeben in % des Ausgangsgewichtes: Kontrolltiere 137 ± 2%, Interpositionstiere 112 ± 5%, Roux-en-Y-Tiere 80 ± 7%, s. Abb. 1).

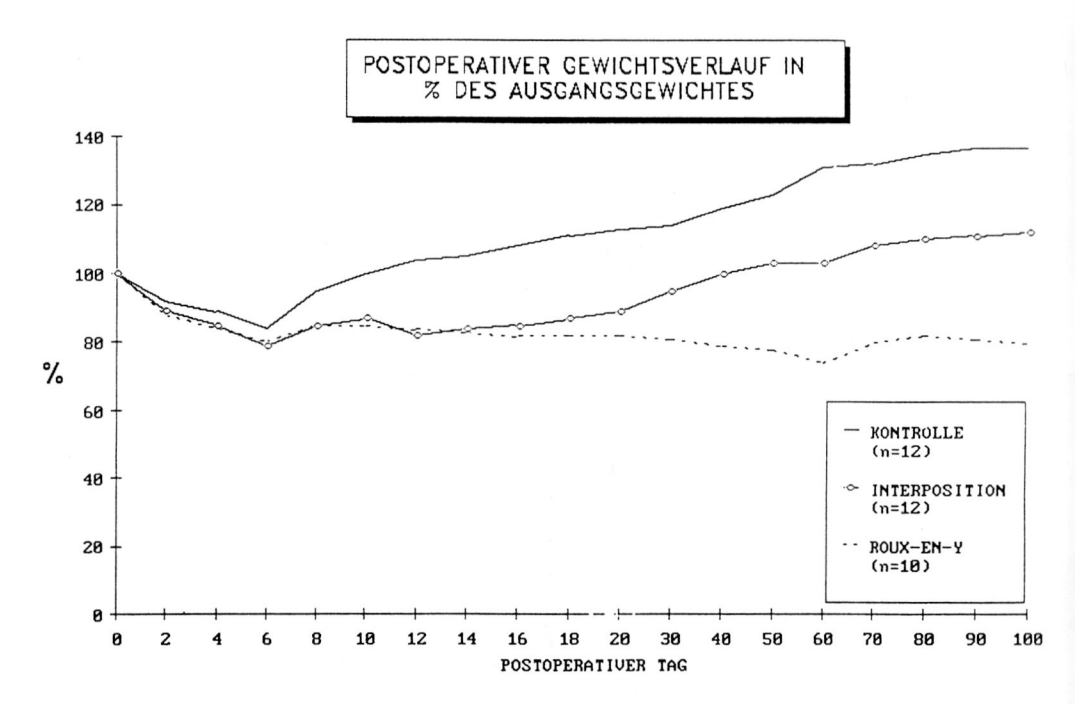

Abb. 1. Gewichtsentwicklung bis zum 100. postop. Tag

Hgb: Für den 10. postop. Tag ergaben sich keine signifikanten Unterschiede. Am 30. postop. Tag unterschieden sich die gastrektomierten Tiere (Roux-en-Y: 11,9 ± 0,8 g/dl, Interposition: 11,9 ± 1,1 g/dl) signifikant (p < 0,05) von den Kontrollgruppen (14,5 ± 0,2 g/dl). Am 100. postop. Tag zeigten sich hochsignifikante Differenzen (p < 0,001) zwischen allen drei Gruppen (Roux-en-Y: 3,4 ± 0,5 g/dl, Interposition: 13,6 ± 0,8 g/dl, Kontrolle: 16,1 ± 0,1 g/dl, s. Abb. 2).

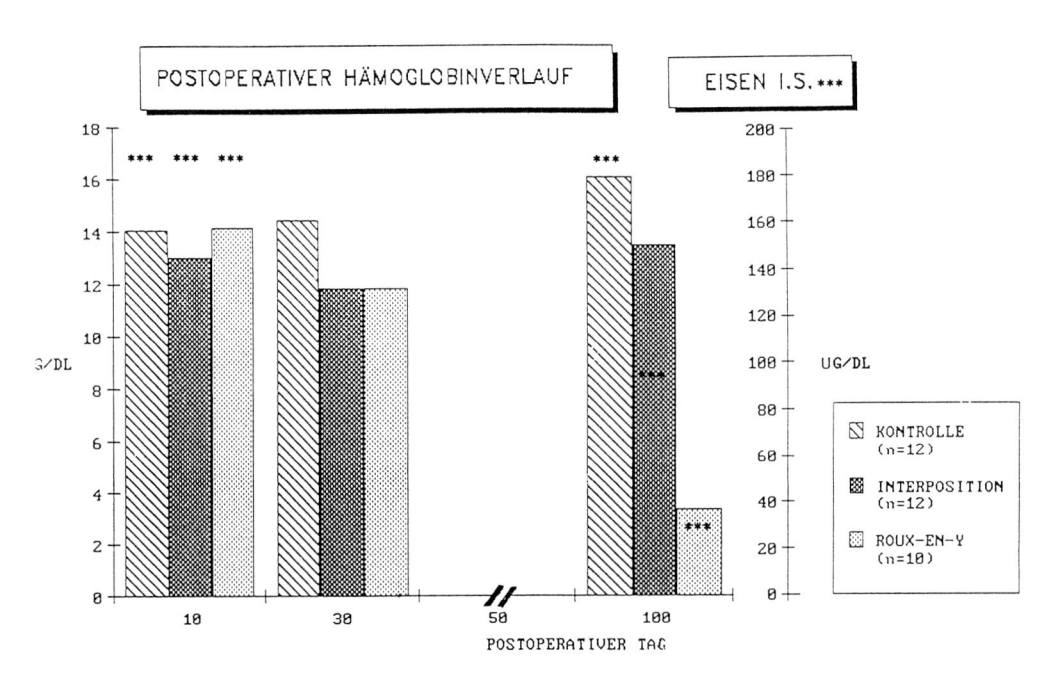

Abb. 2. Hämoglobin am 10., 30. und 100., Serum-Eisen am 10. und 100. postoperativen Tag

Fe: Kontrolltiere (187 ± 17 µg/dl) und gastrektomierte Tiere unterscheiden sich hochsignifikant (p < 0,001), Roux-en-Y-Rekonstruktion (24 ± 9 µg/dl) und Interpositions-Rekonstruktion (92 ± 16 µg/dl) signifikant (p < 0,005, s. Abb. 2).

TP: Die Kontrolltiere (6,8 ± 0,1 g/dl) unterschieden sich hochsignifikant (p < 0,001) von den gastrektomierten Tieren mit Roux-en-Y-Rekonstruktion (5,6 ± 0,2 g/dl) und signifikant (p < 0,005) von den gastrektomierten Tieren mit Interpositions-Rekonstruktion (6,3 ± 0,2 g/dl). Die Differenz zwischen den beiden Rekonstruktionsverfahren war signifikant (p < 0,025).

Serumelektrophorese: Das Albumin i.S. der gastrektomierten Tiere (Roux-en-Y 2,76 ± 0,15 d/dl, Interposition 2,89 ± 0,14 d/dl) unterschied sich signifikant (p < 0,005) vom Albumin i.S. der Kontrolltiere (3,33 ± 0,08 g/dl). Zwischen den beiden Rekonstruktionsverfahren ergaben sich keine signifikanten Unterschiede.

Die Alpha-1-Fraktion zeigte hochsignifikante Differenzen (p < 0,001) zwischen Kontrolltieren (1,3 $\pm$ 0,05 g/dl) und gastrektomierten Tieren (Roux-en-Y 0,76 $\pm$ 0,04 g/dl, Interposition 0,96 $\pm$ 0,05 g/dl). Die Differenz zwischen den Rekonstruktionsverfahren war signifikant (p < 0,005).

Die Alpha-2-Fraktion ergab eine signifikante Erniedrigung (p < 0,01) bei den Roux-en-Y-Tieren (0,41 $\pm$ 0,04 g/dl) im Vergleich zu den Kontrolltieren (0,59 $\pm$ 0,05 g/dl) und den Interpositions-Tieren (0,55 $\pm$ 0,03 g/dl).

Die Beta-Fraktion zeigte keine Veränderungen.
Die Gamma-Fraktion war bei den Interpositions-Tieren (0,63 $\pm$ 0,06 g/dl) signifikant (p < 0,05) gegenüber den Kontrolltieren (0,53 $\pm$ 0,03 g/dl) und den Roux-en-Y-Tieren (0,51 $\pm$ 0,07 g/dl) erhöht.

Chol: Es zeigten sich nur geringgradige Unterschiede.

Tri: Die Werte der Roux-en-Y-Tiere (102 $\pm$ 19 mg/dl) waren signifikant (p < 0,005) gegenüber denen der Kontrolltiere (54 $\pm$ 3 mg/dl) und der Interpositions-Tiere (36 $\pm$ 3 mg/dl) erhöht.

Diskussion

Die in dieser Studie ermittelte Gewichtsentwicklung zeigt deutliche Unterschiede abhängig von der Gastrektomie und von der Wahl des Rekonstruktionsverfahrens. Während die Kontrolltiere stetig und unmittelbar an Gewicht zunehmen, setzt die Gewichtszunahme bei den Interpositionstieren verzögert ein und bleibt immer hinter dem Gewicht der Kontrolltiere zurück. Sie erreichen und überschreiten jedoch ihr Ausgangsgewicht, während die Roux-en-Y-Tiere während des gesamten Untersuchungszeitraumes untergewichtig bleiben und ihr Ausgangsgewicht nicht mehr erreichen. Ähnliche Ergebnisse zeigt eine Studie von Morsiani et al. (1978), die ebenfalls signifikante Differenzen des Körpergewichtes abhängig vom Rekonstruktionsverfahren zeigt. Ursachen dieser Entwicklung könnten unterschiedliche Nahrungsaufnahme (calorisches Defizit), Nahrungspassage (intestinale Transitzeit, Erhalt der Duodenalpassage) und Nahrungsverwertung (pancreaticocibale Asynchronie, Malabsorption) sein. Die Entwicklung des Hgb und des Serum-Fe zeigt ebenfalls erhebliche Differenzen abhängig von der Gastrektomie und der Wahl des Rekonstruktionsverfahrens. Der Wegfall der Magensäure und damit der Reduktion von Fe^{3+} zu Fe^{2+}, der für die Resorption benötigten Form, bewirkt eine Verminderung des zur Verfügung stehenden resorbierbaren Eisens. Zusätzlich verlieren die Tiere mit Ausschluß der Duodenalpassage den Hauptresorptionsort der Eisenresorption und zeigen folgerichtig eine starke Verminderung der Serum-Fe und damit auch des Hgb, während der um die Hälfte verminderte Serum-Fe-Spiegel der Interpositionstiere für die Aufrechterhaltung eines subnormalen Hgb-Wertes noch ausreichend ist. Die Serum-Proteinspiegel zeigen ebenfalls signifikante Veränderungen. Auch hier ist die Ausschaltung der Duodenalpassage als wichtiger Resorptionsort für Aminosäuren möglicherweise ein wesentlicher Faktor für eine regelrechte Proteinsynthese. So konnten Walter et al. (1982) verändertes Glycin-Resorptionsverhalten bei Ratten, abhängig vom Rekonstruktionsverfahren nach Gastrektomie, nachweisen. Zusammenfassend zeigen unsere Untersuchungen unter standardisierten Bedingungen, mit genetisch nahezu identischem Material und ohne Grunderkrankung signifikante Veränderungen, die von der Wahl des Rekonstruktionsverfahrens abhängig zu sein scheinen. Dabei ist eine Bedeutung der Erhaltung der Duodenalpassage für die Parameter Körpergewicht, Hämoglobin im Blut, Eisen, Protein und Triglyceride i.S. nach unseren Resultaten anzunehmen.

Zusammenfassung

Untersucht wurde der Einfluß des Rekonstruktionsverfahrens nach totaler Gastrektomie auf verschiedene somatische Parameter am 100. postop. Tag an Lewis-Ratten. Dabei zeigten sich signifikante Veränderungen der Parameter Körpergewicht, Hämoglobin im Blut, Eisen, Protein und Triglyceride im Serum sowohl zwischen Kontrolltieren und gastrektomierten Tieren als auch zwischen den beiden Rekonstruktionsverfahren. Es scheint, daß die Erhaltung der Duodenalpassage nach totaler Gastrektomie (Interpositions-Rekonstruktion) für o.g. Parameter von Bedeutung ist und ein besseres postoperatives Ergebnis liefert als die Rekonstruktion mit Ausschluß der Duodenalpassage (Roux-en-Y Rekonstruktion).

Summary

The influence of the reconstruction procedure after total gastrectomy on several somatic parameters has been investigated in rats until the 100th postoperative day. Significant changes were found in body weight, blood hemoglobin, and serum iron, protein, and triglyceride depending on the choice of the reconstruction procedure. It seems that the preservation of the duodenal passage (reconstruction by jejunal interposition) is of importance for these parameters and gives better postoperative results than reconstruction, that involves excluding the duodenal passage (Roux-en-Y reconstruction).

Literaturverzeichnis

1. Heberer G, Teichmann RK, Krämling H-J, Günther B (1988) Results of gastric resection for carcinoma of the stomach, the European experience. World J Surg 12:374-381
2. Morsiani E, Mazzoni M, Ricci D, Gorini P (1987) Argyrophil cells in the rat duodenum after gastrectomy. Eur Surg Res 19:305-311
3. Thiede A, Hamelmann H (1987) Manuelle Naht versus/sive Maschinennaht aus der Sicht Deutschlands. Langenbeck's Arch Chir 372:105-112
4. Walter F, Czarnetzki HD, Albert H, Schwokowski C, Junghans P, Jung K (1982) Untersuchungen der Aminosäureresorption und des Eiweißstoffwechsels nach totaler Gastrektomie bei der Ratte. Z Exper Chirurg 15:330-339

Dr. T. Zittel, Chirurgische Universitätsklinik Kiel, Abt. Allg. Chirurgie, Arnold Heller Straße 7, D-2300 Kiel

31. Ergebnisse standardisierter Verhaltensbeobachtung an Ratten nach Gastrektomie: Vergleich von Roux-Y- und Interpositionsrekonstruktionsprinzip in kontrollierten Studien*

Results of Standardized Behavioral Observation in Gastrectomized Rats: Comparison of Roux-en-Y and Esophagoduodenal Interposition Reconstruction Methods in Controlled Studies

G. Niebel[1], F. Eggert[1], T. Zittel[2] und A. Thiede[2]

[1]Psychologisches Institut der Universität Kiel (Direktor: Prof. Dr. R. Ferstl)
[2]Chirurgische Universitätsklinik Kiel (Direktor: Prof. Dr. H. Hamelmann)

Standardisierte Verhaltensbeobachtungen am Tiermodell bieten im Rahmen der experimentellen Chirurgie die Möglichkeit, den Einfluß chirurgischer Maßnahmen auf die Lebensqualität von Organismen zu untersuchen. Ziel unserer Arbeiten ist es, den Einfluß von Rekonstruktionsoperationen am oberen Gastrointestinaltrakt auf das Verhalten der Ratte zu überprüfen. Hierfür wurde eine experimentelle Versuchsanordnung mit Hilfe des klassischen Open-Field-Tests (Niebel et al. 1988) erstellt. In zwei sukzessiven, kontrollierten Studien wurden hiermit folgende Fragen untersucht:

1. Läßt sich das Verhalten gastrektomierter Tiere von gesunden und scheinoperierten Kontrolltieren 10-15 bzw. 30-35 Tage postoperativ unterscheiden? (Studie 1)
2. Gibt es Verhaltensunterschiede in Abhängigkeit von den Rekonstruktionstechniken Roux-Y (RY) vs. Interposition (IPO)? (Studie 1)
3. Lassen sich auch im Replikationsversuch Verhaltensunterschiede in Abhängigkeit von der Rekonstruktionstechnik nachweisen? (Studie 2)
4. Zeigen sich Unterschiede zwischen Roux-Y und Interposition auch noch nach 100 Tagen? (Studie 2)

---

*Herrn Prof. Dr. med. H. Hamelmann zum 65. Geburtstag gewidmet.

Material und Methode

Open-Field-Test: 1x1 m^2, Beleuchtung 2x60 Watt Rotlicht, Plexiglas. Versuchsaufzeichnung über Videokamera, rechnergestützte Verhaltensanalyse. Verhaltenstests während Dunkelphase bei 12/12 Stunden Hell-Dunkel-Zyklus jeweils 5 min pro Testtag. Testung jeweils in Serien, pro Tier an 5 aufeinanderfolgenden Tagen.

Verhaltensparameter zur Erfassung von Aktivierung, exploratorischer/nichtexploratorischer Aktivität und motorischer Koordination: Geschwindigkeit, Laufstrecke, Lokalisation, Aufrichten, Putzen, Pausenzeiten, Defäkation.

Versuchstiere: Lewis, männlich, Ausgangsgewicht 280-315 g. Kontrolltiere Einzelhaltung. Futter ad lib. (Altromin-Standard).

Design Studie 1: Vergleich von 4 Gruppen (je 10 Tiere) unter wiederholten Bedingungen an Tagen 10-15 und 30-35 postoperativ: 2 Kontrollgruppen (Gesunde/Scheinoperierte), 2 Versuchsgruppen (RY/IPO).

Design Studie 2: Vergleich von 2 Gruppen (RY vs. IPO) mit je 10 Tieren an Tagen 10-15 sowie 30-35 postoperativ (Teilreplikation). Zusätzlicher Vergleich an Tagen 100-105. Regelmäßige Kontrolle von Gewicht und Nahrungsverbrauch (Differenzbestimmung) bei allen Tieren im Untersuchungszeitraum.

Statistische Datenanalyse erfolgte varianzanalytisch bei konservativer Signifikanzbestimmung nach Varianzhomogenitätsprüfung sowie mittels t-Tests für abhängige/unabhängige Stichproben.

Ergebnisse

Studie 1: Zwischen Experimental- und Kontrollgruppen lassen sich eine Reihe hochsignifikanter Unterschiede hinsichtlich Ausprägung und Art des Verhaltens nach 10-15 und 30-35 Tagen post OP nachweisen, bei insgesamt geringerer Aktivität der gastrektomierten Tiere gegenüber den Kontrolltieren, die sich untereinander kaum unterscheiden. Die Aktivität nach RY ist darüberhinaus nach 30 Tagen im Vergleich zur IPO in spezifischen Verhaltensparametern signifikant eingeschränkt:
1. Pausendauer (Desaktivierung): Hochsignifikante Gruppenunterschiede in beiden Testserien (T1: $F = 8,34$, $p \leq 0,01$; T2: $F = 8,38$, $p \leq 0,01$) lassen sich durch eine erheblich stärkere Desaktivierung bei den gastrektomierten gegenüber den Kontrolltieren beschreiben, die auch 1 Monat post OP bestehen bleibt (alle Vergleiche $p \leq 0,01$). Nach RY hat die Desaktivierung zusätzlich noch signifikant zugenommen ($p \leq 0,05$).
2. Putzaktivität: Signifikante Differenzen ergeben sich nach 30 Tagen im Vergleich RY vs. IPO (ü $\leq 0,025$) zugunsten höherer Aktivität nach IPO.
3. Laufstrecke: Bei insgesamt hochsignifikanten Gruppenunterschieden in beiden Testserien (T1: $F = 6,85$, T2: $F = 7,84$, beide $p \leq 0,01$) sind im Einzelvergleich nur die Differenzen der gastrektomierten Tiere gegenüber der höheren Laufaktivität der

Kontrolltiere signifikant (alle p ≤ 0,01). Zusätzlich zeigt sich nach 30 Tagen eine höhere Laufaktivität nach IPO im Vergleich zu RY (p ≤ 0,05).
4. *Geschwindigkeit:* Die deutlichste motorische Einschränkung zeigt sich nach RY. Die Tiere bewegen sich langsamer als nach IPO (T1: p ≤ 0,05; T2: p ≤ 0,10), während diese sich nicht erheblich von gesunden Kontrolltieren unterscheiden.
5. *Aufrichten:* Auch diese Aktivität differenziert signifikant in beiden Testserien zwischen den Gruppen (T1: F = 9,55, p ≤ 0,01; T2: F = 5,85, p ≤ 0,01). Sie ist bei allen gastrektomierten Tieren seltener als bei Kontrolltieren, mit der stärksten Einschränkung bei RY-Tieren. Diese unterscheiden sich auch gegenüber IPO-Tieren nach 30 Tagen noch signifikant (p ≤ 0,05).
6. *Lokalisation (Zeit im Zentrum):* Bei signifikanten Gruppenunterschieden in beiden Testserien (T1: F = 3,14; T2: F = 3,36; beide p ≤ 0,05) läßt sich auch an diesem Parameter eine geringere exploratorische Aktivität bei gastrektomierten Tieren gegenüber Kontrolltieren nachweisen, die sich untereinander nicht unterscheiden. Die RY-Tiere unterscheiden sich auch hier nach 30 Tagen von IPO-Tieren signifikant (p ≤ 0,05): Sie explorieren das Feld kaum in der Mitte.
7. *Defäkation:* Die deutlichsten Unterschiede zeigen sich in der 1. Testserie (10.-15. Tag) (F = 3,39, p ≤ 0,05) bei höherer Defäkationsrate der Kontrolltiere und niedrigster bei den RY-Tieren im Vergleich zu diesen (p ≤ 0,01). Unterschiede nach IPO sind weniger deutlich. Nach 30 Tagen hat die Defäkationsrate bei Gesunden und Scheinoperierten signifikant abgenommen (p ≤ 0,001), ein Hinweis auf den reduzierten Streß in der 2. Testserie, wie er üblicherweise beobachtet wird. Dieser Effekt läßt sich bei wenig veränderter Defäkationsrate bei den gastrektomierten Tieren nicht nachweisen. Bezüglich der Durchfallhäufigkeit ergeben sich insgesamt keine wesentlichen Unterschiede bei Experimental- und Kontrollgruppen.

Studie 2: Der Versuch der Replikation und Erweiterung der Befunde der Pilotstudie bestätigte den dortigen Trend hinsichtlich einer Verhaltensdifferenzierung zwischen RY und IPO im Sinne einer stärker ausgeprägten Verhaltenseinschränkung nach RY. Vergleicht man die Aktivität der beiden Gruppen über drei Testserien hinweg, so zeigt sich wie schon in Studie 1, daß das Ausmaß der Aktivitätseinschränkung nach RY vor allem nach 30 Tagen (2. Testserie) gegenüber IPO am deutlichsten ist. RY-Tiere haben zu diesem Zeitpunkt längere Phasen der Desaktivierung (*Pausen*) (p ≤ 0,025), legen geringere Distanzen zurück (*Laufstrecke*) (p ≤ 0,005), richten sich seltener auf (*Aufrichten*) (p ≤ 0,005) und zeigen weniger Exploration (*Zeit im Zentrum*) (p ≤ 0,05). Am besten differenziert der Parameter *Geschwindigkeit* zwischen RY und IPO: Diese ist nach RY sowohl nach 30 wie auch noch nach 100 Tagen signifikant geringer (t = -4,40, p ≤ 0,005 bzw. t = -2,96, p ≤ 0,01). Daneben ist nach 100 Tagen bei diesen Tieren im Vergleich zur IPO auch die *Putzzeit* (nichtexploratorische Aktivität) signifikant reduziert. Dagegen ergeben sich zu keinem Zeitpunkt signifikante Differenzen hinsichtlich der *Defäkationsrate*. *Nahrungsaufnahme und Gewichtsverlauf:* Hinsichtlich Futterverbrauch konnten im Untersuchungszeitraum keine signifikanten Unterschiede zwischen RY und IPO festgestellt werden. Er betrug an den Tagen 10-15 im Tagesdurchschnitt 7 g, an den Tagen

30-35 13 g bei beiden Gruppen und war nach 100 Tagen ebenfalls vergleichbar (15 g) bei geringfügig höherem Nahrungsverbrauch nach IPO. Dagegen lassen sich deutliche Unterschiede in der Gewichtsentwicklung nachweisen: Bei vergleichbarem Anfangsgewicht zum Operationszeitpunkt (x = 320 g) ergaben sich nach RY im Untersuchungszeitraum im Mittel Gewichtsverluste von 19 g, nach IPO Gewichtszunahmen von 20 g. Signifikante Gewichtsunterschiede zeigten sich jedoch erst nach 50 Tagen und ab hier stabil bis zum Zeitraum von 100 Tagen (t = -2,021, $p \leq 0,05$).

Diskussion

Mit Hilfe kontrollierter Verhaltensbeobachtung konnten erstmalig Relationen zwischen unterschiedlichen Rekonstruktionen am oberen Gastrointestinaltrakt und spezifischen Verhaltensaspekten aufgedeckt werden. Obwohl Art und Ausmaß der Aktivitäten der Tiere nach Gastrektomie im Vergleich zu Kontrollgruppen deutlich eingeschränkt bleiben, ergeben sich replizierbare Befunde bezüglich einer stärkeren Aktivitätseinschränkung nach Roux-Y im Vergleich zur Interposition. Die Beobachtung, daß insbesondere nach 30 Tagen die deutlichsten Differenzen gefunden werden, kann methodisch darin begründet sein, daß einerseits aufgrund einer angemessenen Erholungszeit Unterschiede dann überhaupt erst deutlich werden können, andererseits bei wiederholten Testungen in späteren Testserien aufgrund der Anpassung an die Testsituation (Habituation/verringerter Streß- und Neuigkeitsgehalt) Verhalten nur noch wenig differenzierbar wird. Dennoch spricht der Parameter Bewegungsgeschwindigkeit auch in der längerfristigen Verhaltensuntersuchung nach 100 Tagen - ebenso wie die (nichtexploratorische) Putzaktivität - deutlich zugunsten der Interposition mit dem Ergebnis einer längerfristig günstigeren Verhaltensanpassung einschließlich des Antriebs und motorischer Koordination. Diese Effekte sind auch in Hinsicht auf den Menschen zu diskutieren, da eine motorische Beeinträchtigung über propriozeptive Vorgänge im biopsychologischen Sinne Einfluß auf Stimmung und Befinden und damit auf die Lebensqualität nehmen kann. Die Verhaltensuntersuchungen am Tiermodell ergeben Hinweise auf das chirurgische Procedere bezüglich günstigerer Bedingungen für die Lebensqualität: Je physiologischer das Rekonstruktionsverfahren, umso geringer sind meßbare und reproduzierbare Verhaltenseinschränkungen.

Zusammenfassung

Kontrollierte Verhaltensstudien an der Ratte mit Hilfe von Open-Field-Testserien weisen erstmalig eine Differenzierung spezifischer Verhaltensaspekte nach Gastrektomie in Abhängigkeit vom Rekonstruktionsprinzip nach. Bei insgesamt verringertem Aktivitätsniveau nach Gastrektomie sprechen die Ergebnisse für das physiologischere Rekonstruktionsverfahren: Nach Interposition konnte in Testserien nach 30 und 100 Tagen weniger Beeinträchtigung hinsichtlich exploratorischer/nichtexploratorischer Aktivität, Antrieb und motorischer Koordination gegenüber Roux-Y-Rekonstruktion nachgewiesen werden.

Summary

For the first time, controlled behavioral studies in rats by means of open-field test series revealed differences in specific behaviors after gastrectomy dependent on the type of reconstruction. While overall activity level remained reduced in gastrectomized rats as compared to controls, the results favor the more physiological type of reconstruction, i.e., esophagoduodenal interposition: less disturbance of exploratory/nonexploratory behaviors, drive, and motor coordination was found in test series 30 and 100 days after surgery than with Roux-en-Y reconstruction.

Literatur

Niebel G, Zittel T, Thiede A (1988) Methoden zur Beobachtung und Analyse des Verhaltens nach Gastrektomie. In: Langenbecks Arch Chir [Suppl]. Springer, Berlin Heidelberg New York Tokyo, S 413-416

Dr. Gabriele Niebel, Psychologisches Institut der Christian-Albrechts-Universität Kiel, Olshausenstr. 40/60, D-2300 Kiel

32. Auswirkung der Kocher-Mobilisation des Duodenums auf die Magenentleerung

Effect of Kocher Duodenal Mobilization on Gastric Emptying of Semisolids and Solids in Man

S. Pieper[1], G. Thoma[2], H. Matzdorf[3] und R. Montz[4]

[1]Chirurgische Universitätsklinik Hamburg-Eppendorf (Leiter: Prof. Dr. H.-W. Schreiber)
[2]Leiter der Chir. Abt. des AK Bergedorf, Hamburg
[3]Gefäßchir. Abt., St. Johannishospital, Dortmund
[4]Radiologische Universitätsklinik Hamburg-Eppendorf (Leiter: Prof. Dr. E. Bücheler)

Einleitung

Am 29. Januar 1881 wurde von Theodor Billroth der epochemachende Eingriff einer distalen Magenresektion mit Gastroduodenostomie durchgeführt, der seitdem als "Billroth-I-Resektion" ein Begriff ist (1). Das Manoeuvre nach Kocher (2) stellt eine für diese Methode oftmals hilfreiche Erweiterung dar, bei der das Duodenum teils stumpf, teils scharf aus seiner Peritonealanheftung gelöst wird. Diese Mobilisation erfolgt im Bereich der duodenopankreatischen Platte, die der ehemaligen Tela subserosa entspricht. In ihr verlaufen die bogenförmig angeordneten Gefäße und posterioren Vagusäste, die hierbei durchtrennt werden (3).

Ziel der vorliegenden Arbeit war es, die Auswirkung der o.g. morphologischen Veränderungen auf die gastroduodenale Motilität und die Korrelation zu klinischen Beschwerdebildern zu erfassen.

Patientengut und Methode

Analysiert wurde das Magenentleerungsverhalten von 25 Patienten, die bei benigner Grunderkrankung nach Billroth-I (ohne Vagotomie) operiert worden waren. In 13 Fällen war die Mobilisation nach Kocher durchgeführt worden. In dieser Gruppe betrug das Alter im Mittel 54,6 (39-72), die postoperative Zeit 7,8 (3-13) Jahre, in der Kontrollgruppe 54,1 (35-72) und 8,3 (2,5-12,5) Jahre jeweils normalverteilt.
Die Studie bestand aus zwei Teilen:

1. Mittels einer Werteskala (1-6) wurden die Patienten über postprandiale Beschwerden befragt. Besonderer Wert wurde dabei auf die Erfassung vasomotorischer Komponenten i.S. eines Dumping-Syndroms (Hypermotilität) wie Vertigo gastrica, Tachykardie, Palpitationen, Diaphorese und Asthenie sowie Chymostase-Symptomen (Hypomotilität) und Regurgitation, Völlegefühl, Vomitus und Aufstoßen gelegt. Weitere Symptome (Nausea, Sodbrennen, epigastrischer Schmerz, Diarrhoe) konnten in diese Gruppe nicht sicher eingeordnet werden, wurden jedoch ebenfalls erfragt.

2. Die Magenentleerung zweier verschiedener radioaktiv markierter Testmahlzeiten pro Patient wurde szintigraphisch gemessen. Benutzt wurde die Großbild-Gammakamera der Firma Nuclear Enterprises.

Als Testmahlzeiten verwendeten wir Porridge (halbflüssig) und Pfannkuchen (fest) bei identischem Calorien- und Nährstoffgehalt, jeweils mit 10 MBq eines Tc99m-Zinn-Colloids versetzt (4). Diese wurden an zwei mindestens 3 Tage auseinanderliegenden Terminen nach üblicher nächtlicher Nahrungs- und Nikotinkarenz verabreicht, nachdem drei Tage zuvor jegliche Medikation abgesetzt worden war. Um einer Überprojektion von Magen und Intestinum vorzubeugen, positionierten wir die Patienten 60 Grad rückwärts sitzend vor der Gammakamera; der Beginn der Messung mit dem Einnehmen der Mahlzeit gewährleistete die Aufzeichnung auch der Füllungsphase. Einer 15minütigen Sequenz von ventral schlossen sich dorsale und ventrale statische Aufnahmen im Stehen jeweils in Abständen von 30 min bis zur vollständigen Magenentleerung an. Bei der computergestützten Auswertung wurden die Aktivitätskurven in den über Magen und Intestinum angelegten ROI's (regions of interest) nach Korrektur auf Zerfall und Hintergrundsstrahlung gegen die Zeit aufgetragen und miteinander verglichen.

Ergebnisse

1. Entleerung der halbflüssigen Testmahlzeit: Hier zeigte sich im Vergleich beider Gruppen ein ähnliches Entleerungsmuster (Abb. 1) mit nicht signifikant auseinanderliegenden Werten. Der Verlauf ist annähernd monoexponentiell, T1/2 beträgt 17 min (mit Mob.), 21 min (ohne Mob.).

2. Entleerung der festen Testmahlzeit: Die Magenentleerungszeit der nach Kocher mobilisierten Gruppe war mit einem Anteil von 42% Restaktivität im Magen nach 60 min gegenüber der nicht mobilisierten Gruppe (80%) signifikant kürzer (p < 0,001).

3. Im Vergleich aller Frühphasen fand sich einzig bei der festen Mahlzeit der nicht mobilisierten Gruppe eine initiale Entleerungsverzögerung von 12 min im Sinne einer "lag-phase" (4, 5), nachzuweisen in der intestinalen Füllungskurve (Abb. 2).

4. Bei dem Vergleich der Motilitätsmuster mit den klinischen Angaben der Patienten fiel eine deutliche Proportionalität zwischen Entleerungsgeschwindigkeit und Stärke der vasomotorischen Symptome auf. Die Beziehung der Entleerungsgeschwindigkeit zu den Chymostase-Symptomen war dagegen umgekehrt proportional (Abb. 3 und 4).

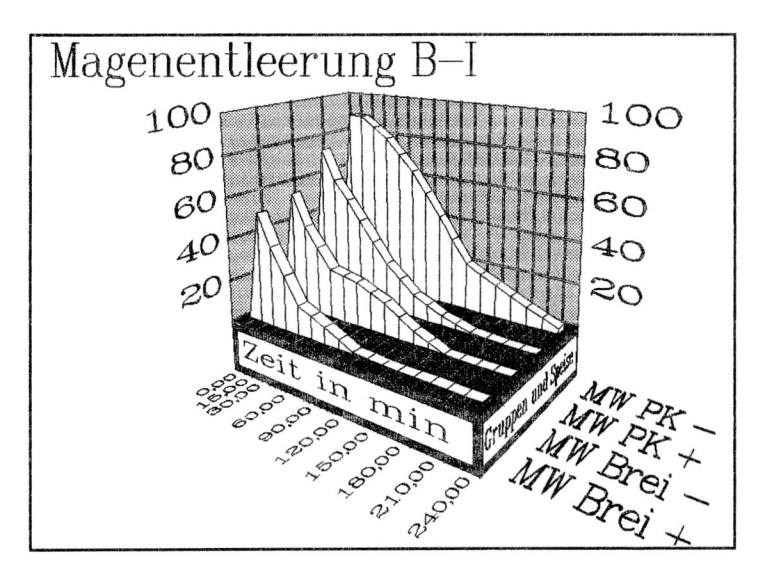

Abb. 1. (MW) Mittelwert; (PK) Pfannkuchen; (Brei) Porridge; (+) mit Mobilisation; (-) ohne Mobilisation; Y-Achse = % Restaktivität im Magen

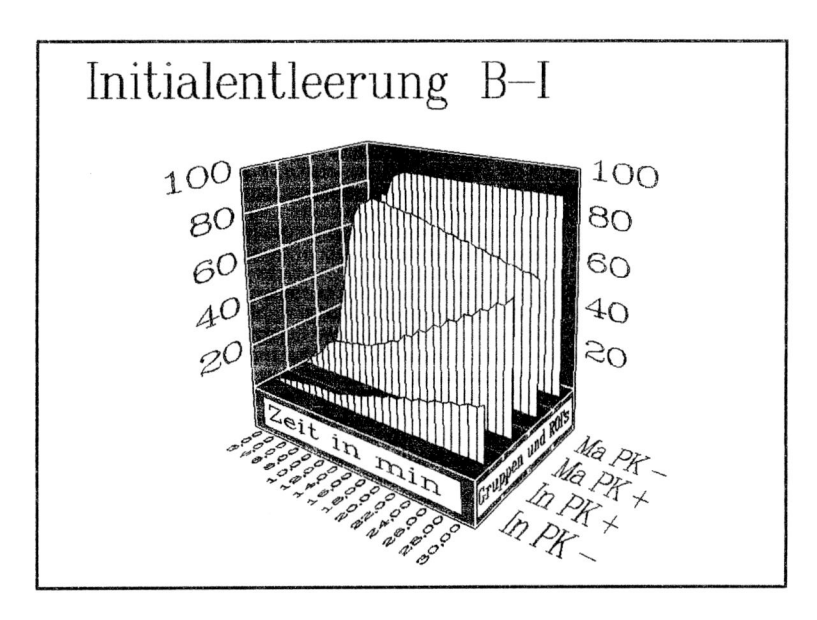

Abb. 2. (Ma) Magen; (In) Intestinum; (PK) Pfannkuchen; (+) mit Mobilisation; (-) ohne Mobilisation; Y-Achse = Aktivität im Magen bzw. Intestinum

Diskussion

Die Magenentleerung hängt in erster Linie von der gastroduodenalen Druckdifferenz ab. Die adaptive Relaxation, die bei Nah-

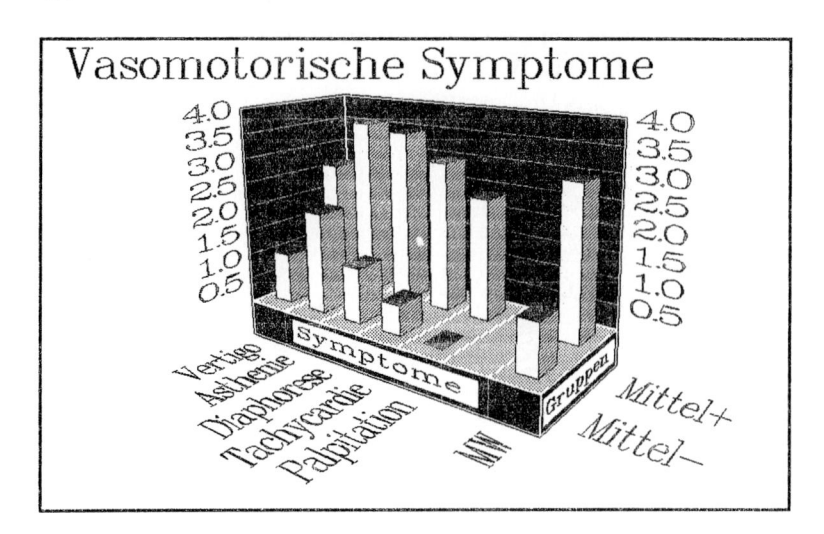

Abb. 3. (MW) Mittelwert aller aufgeführten Symptome; (Mittel+) Mittelwert der Gruppe mit Mobilisation; (Mittel-) Mittelwert der Gruppe ohne Mobilisation; Y-Achse = Werteskala der Symptome 1-6

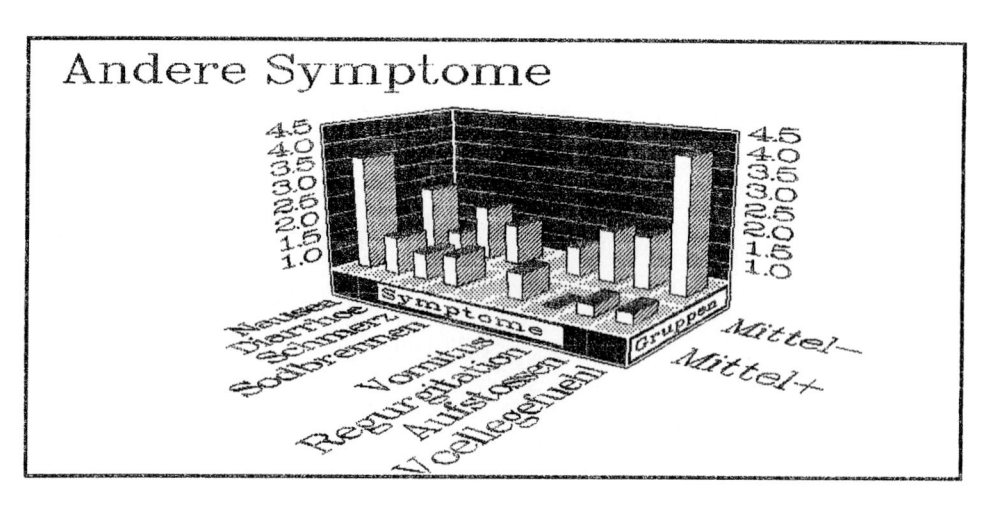

Abb. 4. S. Legende der Abb. 3

rungsaufnahme einem intragastralen Druckanstieg entgegenwirkt, kann nach einer Magenresektion nur noch eingeschränkt wirksam werden, der Druck im Magen ist also unabhängig von der Motorik erhöht. Um nun eine beschleunigte Passage zu verhindern, müßte mittels Steigerung des Wandtonus ein erhöhter intraduodenaler Druck aufgebaut werden. Bei der Gruppe der nach Kocher mobilisierten Patienten ist dieser Mechanismus möglicherweise infolge der Durchtrennung von - das Duodenum versorgenden - Vagusfasern nicht vollziehbar. Daraus ergibt sich u.E. die nachgewiesene Zeitdifferenz bei der Passage fester Speise. Zu diskutieren wäre außerdem eine Motilitätsbeeinflussung durch eine Änderung gastrointestinaler Hormonausschüttung im Duodenum und eine eingeschränkte Wirkung vagovagaler Reflexe sowie des duodenalen rezeptiven Systems. Hierzu sind sicherlich weitere Untersuchungen erforderlich. Die verkürzte Entleerungszeit von Flüssigkeiten beim resezierten Magen wird von anderen Untersuchern bestätigt (6). Die darüberhinaus festgestellte Korrelation zwischen Entleerungsmuster und klinischem Bild ist angesichts der geringen Fallzahl und der äußerst subjektiven Angaben nicht statistisch verwertbar und soll lediglich assoziativen Charakter haben, sie wird von anderen Autoren jedoch in ähnlicher Form gefunden (7).

Zusammenfassung

Die Magenentleerung von 25 nach BI operierten Patienten (in 12 Fällen ohne und in 13 Fällen mit Kocher Mobilisation des Duodenums) wurde szintigraphsich gemessen, die feste und halbfeste Testmahlzeit - pro Patient in zwei Untersuchungsgängen verabreicht - bei gleichem Calorien- und Nährstoffgehalt mit Tc99m-Zinn-Kolloid versetzt. Postprandiale Beschwerden wurden erfragt. Die Entleerung der halbflüssigen Speise zeigte in beiden Gruppen einen annähernd exponentiellen Verlauf (T1/2 "mit Mobil." 17 min; "ohne Mobil." 21 min). Die Entleerungszeit der mobilisierten Gruppe bei fester Speise war signifikant verkürzt (Restaktivität im Magen nach 60 min 42% gegenüber 80% bei der Kontrollgruppe mit $p < 0,005$). Ein Zusammenhang zwischen Entleerungsmuster und der Durchtrennung vagaler Äste im Zuge der Duodenalmobilisation wird angenommen. Eine "lag-phase" fand sich nur in der nicht mobilisierten Gruppe bei Pfannkuchen (12 min). Es bestand eine positive Korrelation zwischen klinischen Angaben und Entleerungsgeschwindigkeit. Patienten mit verzögerter Entleerung klagten eher über dyspeptische Beschwerden wie Völlegefühl, Regurgitation, Aufstoßen und Erbrechen, während bei Operierten mit schneller Magenpassage Symptome des Früh-Dumpings gehäuft auftraten.

Summary

Gastric emptying was studied in 25 patients after Billroth I resection (without vagotomy) and postprandial symptoms were scored. Thirteen subjects has undergone duodenal mobilization according to Kocher, the other 12 had not. The emptying of two homoenergetic test meals (a semisolid porridge meal and a solid pancake meal) was measured using a radionuclide technique. The emptying of liquids showed an exponential pattern in both groups (T1/2, mobilized, 17 min; T1/2, nonmobilized, 21 min). The emptying rate of the solid meal was significantly higher in the mobilized group (42% activity remaining in stomach after 60 min versus 80% in the group without mobilization; $P < 0.005$). A connection between emptying rate and cutting of vagal branches during the duodenal mobilization is assumed. A lag phase was only found in the group without mobilization after the solid meal. Patients with delayed gastric emptying complained rather of epigastric fullness, regurgitation, and vomitus, while vasomotor symptoms often occurred in subjects with an increased emptying rate.

Literatur

1. Billroth Th (1881) Offenes Schreiben an Dr. Wittelshöfer. Wien Med Wochenschr 31:161
2. Kocher Th (1903) Mobilisierung des Duodenums und Gastroduodenostomie. Zbl Chir 30:33
3. Reich P, Schreiber HW, Lierse W (1988) Mesoduodenum. Langenbecks Arch Chir 373:183-188
4. Jacobs F, Akkermans LMA, Oei HY, Hoekstra A, Wittebol P (1982) A radio-isotope method to quantify the function of fundus, antrum, and their contractile activity in gastric emptying of a semi-solid and solid meal. In: Wienbeck M (Ed.) Motility of the digestive tract. Raven Press, New York, pp 233-240
5. Collins PJ, Horowitz M, Cook DJ, Harding PE, Shearman DJC (1983) Gastric emptying in normal subjects - a reproducible technique using a single scintillation camera and computer system. Gut 24:1117-1125
5. MacGregor I, Parent J, Meyer JH (1977) Gastric emptying of liquid meals and pancreatic and biliary secretion after subtotal gastrectomy or truncal vagotomy and pyloroplasty in man. Gas 72:195-205
7. Smout AJPM, Akkermans LMA, Roelofs JMM, Pasma FG, Oei HY, Wittebol P (1987) Gastric emptying and postprandial symptoms after Billroth II resection. Surgery 101:27-34

Stefan Pieper, Chirurgische Universitätsklinik Eppendorf,
Abt. f. Allgemeinchirurgie, Martinistr. 52, D-2000 Hamburg 20

33. Zur Wertigkeit des duodeno-gastralen Refluxes und der erhaltenen Duodenalpassage bei refluxverhütender und refluxbelastender Form der Magenteilresektion

Importance of Duodeno Gastric Reflux and Preservation of the Duodenal Passage in Reflux-free and Reflux-exposed Forms of Partial Gastrectomy

S. Walgenbach und Th. Junginger

```
Klinik und Poliklinik für Allgemein- und Abdominalchirurgie
der Johannes Gutenberg-Universität Mainz (Leiter: Prof. Dr.
Th. Junginger)
```

Einleitung

Die Magenteilresektion hat ihren festen Stellenwert im Therapiekonzept gastro-duodenaler Ulcera. Die Form der Passagerekonstruktion ist jedoch aufgrund der diskutierten Pathogenität des duodeno-gastralen Refluxes umstritten, und auch die Bedeutung einer erhaltenen Duodenalpassage nicht abschließend geklärt.

Zielsetzung

Im Tierexperiment sollten die Auswirkungen des duodeno-gastralen Refluxes auf die Schleimhaut des Magenrests erfaßt, sein ulcusprotektiver Charakter sowie die Bedeutung der Duodenalpassage auf die Freisetzung gastro-intestinaler Hormone überprüft werden.

Material und Methodik

An je 5 Hausschweinen wurden folgende Eingriffe durchgeführt: Probelaparotomie (PL), B-I-Magenresektion (B-I), B-I-Magenresektion mit zusätzlicher Choledocho-Jejunostomie nach Roux-Y (B-I-CJ), B-II-Magenresektion mit Gastro-Jejunostomie nach Roux-Y und 40 cm Distanz zur Fußpunktanastomose (B-II-Roux), B-II-Magenresektion mit Gastro-Jejunostomie nach Roux-Y mit 40 cm Distanz zur Fußpunktanastomose und zusätzlicher Cholecysto-Gastrostomie nach Choledochusligatur (B-II-Roux-CG).

Präoperativ erfolgte in Narkose eine Magensekretionsanalyse. Überlebende Tiere wurden 3 Monate später nachuntersucht. In Allgemeinanästhesie erfolgten eine Magensekretionsanalyse, eine Hormonanalyse unter Insulinhypoglykämie und nach einer standardisierten Sondennahrung.

Im Magensaft wurden Gesamtgallensäurenkonzentrationen, im Serum Gastrin, Insulin, Gastrisches inhibitorisches Peptid (GIP) und Pankreatisches Polypeptid (PP) bestimmt. Mittels zweifaktorieller Varianzanalyse mit Wiederholungen in einem Faktor erfolgte die statistische Untersuchung der Hormonprofile.

Nach 6 Monaten wurden die Tiere getötet, die Organe makroskopisch und histologisch begutachtet. Vorzeitig verstorbene Tiere wurden wie beschrieben untersucht.

Ergebnisse

Entzündliche Magenschleimhautveränderungen waren gleichermaßen nach allen Formen der Magenresektion nachweisbar. Je eines der nach B-II-Roux und B-I-CJ sowie 4 der 5 nach B-II-Roux-CG resezierten Tiere entwickelten Anastomosenulcera. Ulcera nach B-I bzw. PL traten nicht auf.

Für das Gesamtkollektiv ergaben sich bei der präoperativen Magensekretionsanalyse folgende mediane Werte: Basalsekretion 24 ml/30 min, stimulierte Sekretion 41 ml/30 min, BAO 0,35 mval HCL/30 min und MAO 2,09 mval HCL/30 min. Die Basalsekretion war durch den ungehinderten Einstrom von Duodenalinhalt in den Magenrest vor und nach B-I annähernd konstant, nach B-II-Roux und B-I-CJ um bis zu 90% reduziert. Nach allen Resektionsformen ließ sich die Sekretion durch Pentagastrin nicht stimulieren, die Magensäfte waren neutral.

Durch B-I-Resektion ließ sich ein duodeno-gastraler Reflux induzieren. Die mediane Gallensäurenkonzentration im B-I-Magen lag mit 58,7 mmol/l deutlich über der präoperativen des Gesamtkollektivs von 2,3 mmol/l. Durch B-II-Roux und B-I-CJ waren ein Reflux ausgeschlossen, Gallensäuren im Magensaft nicht nachweisbar.

Serumgastrinspiegel magenteilresezierter Tiere lagen unter denen der Probelaparotomierten, stiegen postprandial geringer an und fielen früher ab. Hormonspiegelverlauf in der Zeit (p = 0,0003), Niveauunterschied (p = 0,0373) und der gruppendifferente zeitliche Verlauf der Hormonprofile nach PL bzw. B-I ließen sich statistisch sichern (Abb. 1). Für eine statistische Aussage war die Zahl nachuntersuchter Tiere der B-II-Roux-Gruppe zu gering. Dies traf auch für die übrigen Hormonprofile zu. Im weiteren sind die nach B-II-Roux erhobenen Werte beschrieben, jedoch nicht statistisch analysiert. Postprandiale GIP- und Insulinprofile der verschiedenen Operationsgruppen zeigten keine Differenzen. PP-Spiegel nach B-I und B-II-Roux lagen über dem der PL. Die insulininduzierte Hypoglykämie führte nach B-I zum früheren und stärkeren PP-Anstieg als nach PL (Gruppenunterschied p = 0,0071, differenter zeitlicher Verlauf p = 0,0034). PP-Werte nach B-II-

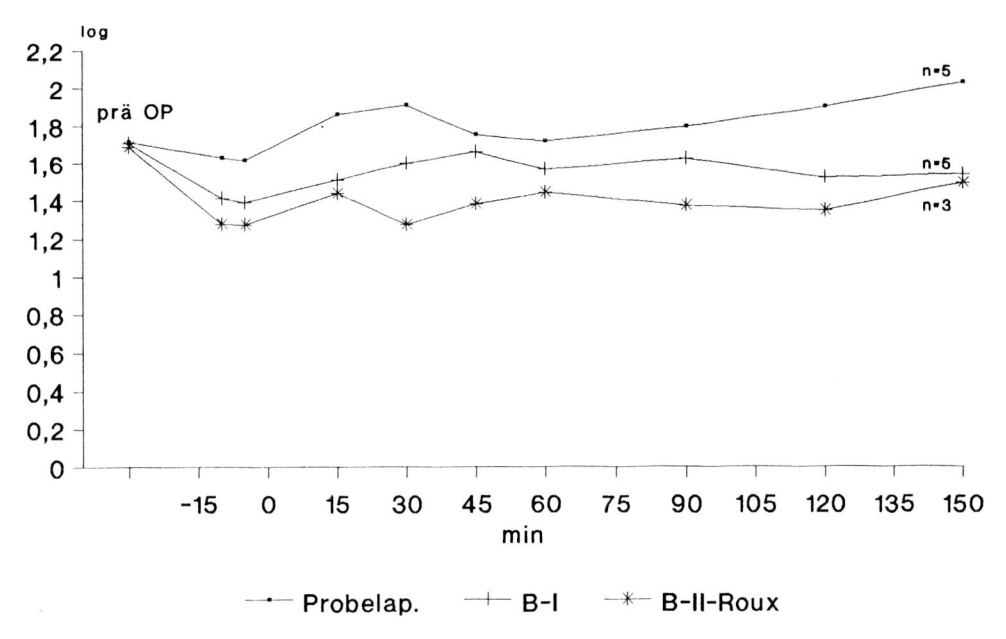

Abb. 1. Verlauf des Serumgastrins nach Gabe einer Sondennahrung, logarithmische Darstellung des Medians der Hormonwerte

Roux waren höher als nach B-I, die Hormonprofile identisch (Abb. 2).

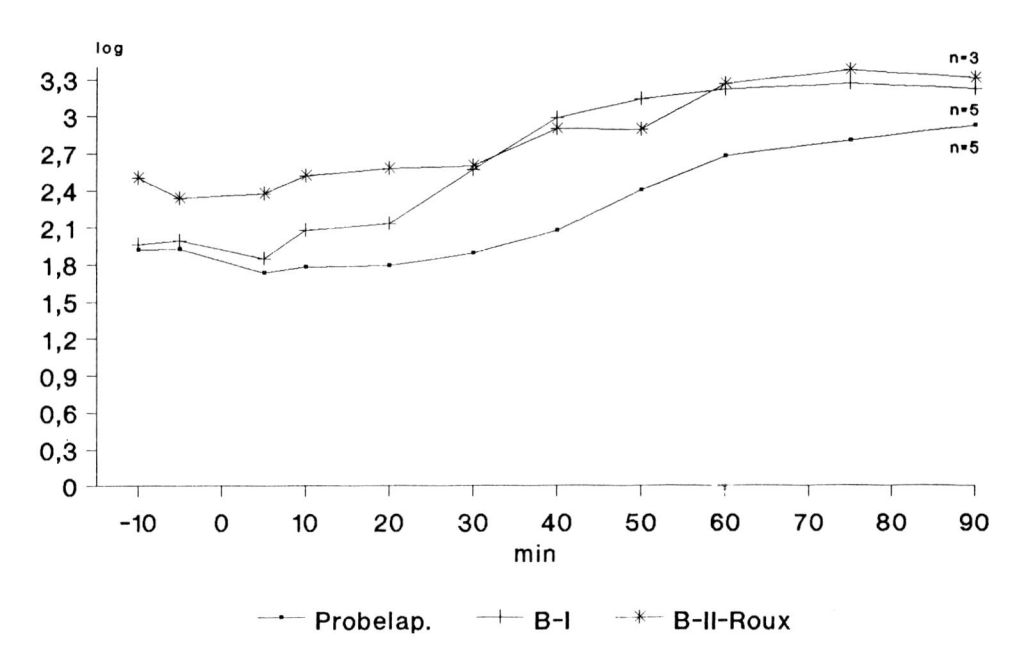

Abb. 2. Verlauf des Pankreatischen Polypeptids im Serum unter Insulinhypoglykämie, logarithmische Darstellung des Medians der Hormonwerte

Diskussion

Nur 2 Tiere (je 1 nach PL und B-I) wiesen keine gastritischen Veränderungen auf. Die Ausschaltung des duodeno-gastralen Refluxes reduzierte entzündliche Magenschleimhautveränderungen nicht. Tiere mit refluxbelastetem B-I zeigten trotz längerer Beobachtungszeiten nicht vermehrt chronische Gastritiden. Ein postresektioneller duodeno-gastraler Reflux schien ulcusprotektiv. Kein B-I-reseziertes Tier, aber 2 von 10 Tieren mit refluxverhütenden Resektionen (B-II-Roux, B-I-CJ) entwickelten Anastomosenulcera (p = 0,4, n.s.). Durch maximale Galleexposition (B-II-Roux-CG) ließen sich Anastomosenulcera bei 4 von 5 Tieren induzieren, was - verglichen mit der PL - statistisch signifikant ist (p = 0,023) und Beobachtungen an nicht resezierten Schweinemägen entspricht (1).

Der statistische Vergleich der Hormonprofile nach B-I bzw. B-II-Roux war bei zu geringer Tierzahl der zweiten Gruppe nicht durchführbar. Auffällig waren höhere PP-Serumspiegel der nach B-II-Roux resezierten Tiere. Experimentell (2) konnte der Appetit durch Gabe geringer Dosen PP's gehemmt werden. Ob o.g. Beobachtung ursächliche Bedeutung bei der von uns registrierten geringeren Gewichtszunahme B-II-Roux-resezierter Tiere zukommt, bedarf weiterer Klärung. Zusätzliche Experimente, um eine statistische Aussage zu ermöglichen, werden von uns durchgeführt.

Zusammenfassung

Hausschweine zeigten nach refluxverhütenden wie -belasteten Magenteilresektionen entzündliche Magenschleimhautveränderungen. Aufgetretene Anastomosenulcera nach erstgenannter Resektionsform sprechen für einen ulcusprotektiven Effekt des duodenalen Refluates. Die von uns beobachtete unterschiedliche Freisetzung gastro-intestinaler Hormone bei erhaltener Duodenalpassage bedarf weiterer Analysen.

Summary

In pigs, gastritis of the gastric remnant was found after both reflux-free and reflux-exposed forms of partial gastrectomy. Duodenogastric reflux seemed to be protective, as shown by the development of anastomotic ulceration after reflux-free operations. The differences in secretion of gastrointestinal hormones with preservation and exclusion of the duodenal passage found require further investigation.

Literatur

1. Eysselein V, Singer MV, Goebell H (1986) Klinische Bedeutung gastrointestinaler Hormone. Med Klin 81:20-28
2. Rokkjaer M, Sogaard H, Kruse A, Amdrup E (1977) Bile induced chronic gastric ulcer in swine. World J Surg 1:371-379

Dr. S. Walgenbach, Klinik und Poliklinik für Allgemein- und Abdominalchirurgie, Johannes Gutenberg-Universität Mainz, Langenbeckstr. 1, D-6500 Mainz 1

34. Die Prävention der Nahtinsuffizienz nach Gastrektomie durch eine lokale antimikrobielle Prophylaxe: eine tierexperimentelle Untersuchung an der Ratte

Prevention of Anastomotic Insufficiency After Gastrectomy by Local Antimicrobial Prophylaxis: An Experimental Study in the Rat

H. M. Schardey[1], T. Kamps[1], S. Gatermann[2], G. Baretton[3], G. Hohlbach[1] und F. W. Schildberg[1]

[1]Klinik f. Chirurgie; [2]Institut f. med. Mikrobiologie;
[3]Institut f. Pathologie der Medizinischen Universität zu Lübeck

Einleitung und Fragestellung

Die Nahtinsuffizienz nach Gastrektomie ist eine der Hauptursachen für die hohe Morbidität und Letalität dieser Operation. Während die Frühinsuffizienz meist auf ein technisches Versagen zurückzuführen ist, führen lokale Durchblutungsstörungen und Veränderungen der "Wundbiologie" zur Spätinsuffizienz. Ein Faktor der Wundbiologie ist die bakterielle Kontamination der Anastomose.

Bei schwerer Grunderkrankung (2), insbesondere aber im unmittelbaren postop. Zeitraum (1) kommt es zu Veränderungen der oropharyngealen und gastrointestinalen Mikroflora. Die endogene Flora, bestehend aus obligat anaeroben und gram-positiven Erregern wird durch gram-negative Umgebungs- und Krankenhauskeime ersetzt (4). Diese, über eine Colonisation aquirierte, sogenannte endogene Flora, spielt eine causale Rolle in der Pathogenese der nosocomialen Lungeninfektion beim beatmeten Intensivpatienten (1). Die Besiedlung des Oropharynx und oberen Gastrointestinaltraktes durch potentiell pathogene Mikroorganismen und die nosocomiale Lungeninfektion kann durch eine lokale antimikrobielle Prophylaxe verhindert werden (4). Aufgrund der Annahme, daß die Pathogenese der nosocomialen Lungeninfektion und die Nahtinsuffizienz auf ähnlichen Pathomechanismen beruhen, wurde folgende Hypothese aufgestellt:

> Wenn die Nahtinsuffizienz u.a. durch eine *Colonisation* mit nachfolgender *Infektion* der Anastomose mit potentiell pathogenen Mikroorganismen entsteht, dann kann durch eine *Colonisationsprävention* mit lokal applizierten Antibiotica für die Dauer der Operation und die Dauer der Wundheilung die Nahtinsuffizienz verhindert werden.

Diese Hypothese wurde in Tierversuchen an der Ratte getestet.

Methodik

Männliche Wistar-Ratten mit einem Gewicht von 300 - 400 g wurden unter sterilen Bedingungen in Pentobarbital-Narkose (50 mg/kg KG) gastrektomiert und eine termino-terminale Oesophago-Duodenostomie wurde angelegt. Die Anastomose wurde mit PDS-Fäden (6x0) transmural in fortlaufender Technik genäht. Postop. erhielten die Tiere 15 ml Ringerlactat subcutan. Am 10. postop. Tag wurden die Tiere in CO_2-Narkose durch intrakardiale Blutentnahme getötet und untersucht. Frühzeitig verendete Tiere wurden sofort untersucht.

Die mechanische Belastbarkeit der Anastomose wurde in situ mit dem hydrostatischen Berstungsdruck erfaßt und dokumentiert (Statham ID23, Hellige Druckmonitor und Schreiber).

Abstriche wurden intraop. und post mortem im Anastomosenbereich sowie täglich rectal und oral entnommen und sofort zur Bebrütung auf McConkey und Blutagarplatten ausgestrichen. Die weitere Materialverarbeitung erfolgte nach den Empfehlungen der Deutschen Gesellschaft für Hygiene und Mikrobiologie. Die Resistenzbestimmung wurde mit dem Agardiffusionstest nach DIN-Norm durchgeführt.

Das Präparat und die Lungen wurden makroskopisch beurteilt, danach entnommen, photographiert und einer histologischen Untersuchung zugeführt.

130 Ratten wurden gastrektomiert. 90 Tiere fanden in Vorversuchen und 40 Tiere im Hauptversuch Verwendung. 6 h postop. wurde den Tieren feste Nahrung entzogen. Zur Vermeidung der Koprophagie wurden sie auf ein weitmaschiges Gitterrost gesetzt. Postop. wurden die Tiere wie folgt ernährt: 1. postop. Tag Glucoselösung 20%, 2.-5. postop. Tag Sondenkost (Nutricomp), 5.-10. postop. Tag pelletierte Fertignahrung (Altromin). Trinkwasser wurde kontinuierlich zur Verfügung gestellt.

Die Kontrollgruppe (n=20) wurde nur gastrektomiert. Die Tiere wurden in Vierergruppen in Sammelkäfigen gehalten.

Die Dekontaminationsgruppe (n=17) wurde vom 7. praeop. bis 10. postop. Tag durch Beimischung von Tobramycin 320 mg, Polymyxin B 400 mg und Vancomycin 400 mg pro Liter Trinkwasser, Glucoselösung und Sondenkost dekontaminiert. Die Tiere wurden im gesamten Zeitraum in sterile Einzelkäfige umgesetzt. Vom 6. auf den 7. postop. Tag wurden die Tiere nach Injektion von 15 ml Ringerlactat subcutan für 24 h unter Karenz von Nahrung und Trinkwasser in Stoffwechselkäfigen gehalten. Der gesammelte Urin wurde auf antimikrobielle Stoffe hin untersucht. Das durch intrakardiale Punktion gewonnene Blut wurde zur Bestimmung der Tobramycin-Spiegel verwendet.

Ergebnisse

Die bakterielle Colonisation, gemessen an dem Keimnachweis sowohl intraop. als auch postop. im Bereich der Anastomose, oral und rectal, war unter Dekontamination deutlich niedriger als in der Kontrollgruppe (Tabelle 1).

Tabelle 1. Keimnachweis

	Kontrolle (n=20)			Dekontamination (n=17)		
	Abstriche positiv %	Erregeranzahl pro Abstrich		Abstriche positiv %	Erregeranzahl pro Abstrich	
		keine/ vereinz. %	massen- haft %		keine/ vereinz. %	massen- haft %
intraop. Anastomose						
gram-neg.	45	90	10	14	91	9
gram-pos.	100	25	75	18	91	9
postop. oral						
gram-neg.	84	57	43	29	93	7
gram-pos.	90	29	71	22	93	7
rectal						
gram-neg.	99	1	99	41	71	29
gram-pos.	7	94	6	38	87	13

Intraop. unterschieden sich die Kollektive bezüglich der Colonisationsrate mit gram-negativen Erregern nur unwesentlich. In beiden Gruppen konnte ein massiver Keimnachweis in ca. 10% der Abstriche geführt werden. Im postop. Zeitraum traten in der Kontrollgruppe Veränderungen ein. Die orale Colonisationsrate durch gram-negative Erreger war mit 84% und 43% massivem Keimnachweis deutlich höher als in der Prophylaxegruppe mit nur 7% massivem Keimnachweis (Tabelle 1).

Die häufigsten gram-negativen Erreger waren E. coli und Proteus, und die häufigsten gram-positiven Erreger waren Streptokokken und Staphylokokken in beiden Gruppen. Die Dekontamination zeigte bei guter Keimelimination im gesamten gram-positiven und gram-negativen Bereich eine unterschiedliche Wirksamkeit gegenüber den einzelnen Stämmen (Tabelle 2).

Tabelle 2. Gesamtkeimnachweis aus oralen und rectalen Abstrichen

gram-neg. Stämme	Kontrolle %	Dekontami- nation %	gram-pos. Stämme	Kontrolle %	Dekontami- nation %
E. coli	79,9	7,8	Streptokokken	44,7	21,8
Proteus	51,6	26,7	Staphylokokken species	27,3	7,6
Pasteurella multocida	21,3	2,6	Staph. aureus	0,3	1,3
Klebsiella	2,9	0,9	Corynebac- terium	0	3,6
Flavobac- terium odoratum	0,3	0			

Die intraop. Letalität war 0% in der Kontrollgruppe und 15% in
der Dekontaminationsgruppe, weshalb nur 17 Tiere hier zur Auswertung kamen. 10% der Tiere aus der Kontrollgruppe verendeten
innerhalb der ersten 48 h an einer generalisierten Peritonitis
als Folge einer primären Nahtinsuffizienz. In 70% konnten abgedeckte Anastomoseninsuffizienzen histologisch nachgewiesen werden; unter Dekontamination wurde dies nur bei einem Tier (6%)
beobachtet. Bei keinem Tier trat eine primäre Insuffizienz auf.
Pneumonien konnten unter Dekontamination histologisch bei keinem Tier gesichert werden, dagegen bei 15% der Tiere aus der
Kontrollgruppe.

Der mittlere Berstungsdruck war unter Dekontamination mit durchschnittlich 263 mm Hg höher als in der Kontrollgruppe mit 248
mm Hg.

Tobramycin konnte im Serum der dekontaminierten Tiere in keinem
der Fälle nachgewiesen werden. Dagegen wurden antibakterielle
Hemmstoffe im Urin von allen dekontaminierten Tieren gefunden.

Es wurden zwar resistente Stämme nachgewiesen, jedoch entsprachen diese der natürlichen Resistenz der einzelnen Stämme gegenüber den eingesetzten Antibiotica.

Diskussion

Postop. konnte in der Kontrollgruppe eine deutliche Zunahme der
oropharyngealen Colonisationsrate mit gram-negativen Erregern
beobachtet werden. Dieses Ergebnis bestätigt bereits vorliegende
Beobachtungen aus klinischen (1) und tierexperimentellen Untersuchungen (5). Diesem Phänomen liegen neben noch unbekannten
Ursachen eine Colonisationsabwehrschwäche (4) und eine erhöhte
Affinität oropharyngealer Epithelzellen für gram-negative Erreger (3) zugrunde. Da Substanzen zur Adhärenzblockade bislang
noch nicht verfügbar sind, wurde die auch von uns bereits klinisch erprobte lokale Antibioticaanwendung zur Colonisationsprävention eingesetzt.

In der Prophylaxegruppe konnten die gram-positiven und gramnegativen oropharyngealen Keime nicht vollständig eliminiert
werden. Dies führen wir auf die Applikationsweise der Antibiotica, die anal-orale Keimübertragung und die trotz Gitterroste
stattfindende Koprophagie zurück. In allen Gruppen mußten aufgrund des klinischen Bildes in 15% der Fälle operativ bedingte
Stenosen angenommen werden. Auch 3 Tiere in der Dekontaminationsgruppe waren davon betroffen und deshalb anfangs nicht in der
Lage, die Antibioticalösung zu trinken. Ein Tier begann erst
am 3. Tag zu trinken und entwickelte eine Nahtinsuffizienz.

Die Dekontamination erwies sich als effektive Maßnahme zur Colonisationsprävention. Die Senkung der Colonisationsrate ging
mit einer Senkung der Nahtinsuffizienz von 80% auf 6% einher,
so daß die Ergebnisse die anfangs aufgestellte Hypothese am
Rattenmodell bestätigen. Möglicherweise ist die bakterielle
Besiedlung einer Schwachstelle der Anastomose nicht nur bei der
Ratte, sondern auch beim Menschen und nicht nur bei oesophagointestinalen Anastomosen ursächlich an der Entstehung der Nahtinsuffizienz beteiligt.

Zusammenfassung

Die postoperative Colonisation des oberen Gastrointestinaltraktes durch potentiell pathogene Mikroorganismen ist mit zahlreichen (klinischen und tierexperimentellen) Untersuchungen belegt. Nach Gastrektomie ist die Colonisation mit nachfolgender Infektion der Anastomose deshalb ein möglicher causaler Faktor in der Pathogenese der Nahtinsuffizienz. Es wurde der Einfluß der gastrointestinalen Dekontamination mit Tobramycin, Polymyxin B und Vancomycin auf die intestinale Keimbesiedlung und die Nahtinsuffizienzrate untersucht.

37 männliche Wistar-Ratten wurden in Pentobarbital-Narkose (50 mg/kg KG) unter sterilen Bedingungen gastrektomiert und oesophago-duodenal anastomosiert. Am 10. Tag wurden die Tiere getötet und untersucht. In der Kontrollgruppe (n=20) fand sich im postoperativen Zeitraum eine deutliche Zunahme der oropharyngealen Besiedlung mit gram-negativen Erregern und eine Nahtinsuffizienzrate von 80%. In der Prophylaxegruppe (n=17) fand sich zusammen mit einem Rückgang des Gesamtkeimnachweises eine Senkung der Insuffizienzrate auf 6%. Die Nahtinsuffizienz nach Gastrektomie tritt in Abhängigkeit von der intestinalen Keimbesiedlung auf.

Summary

Postoperative colonization of the upper gastrointestinal tract by potentially pathogenic microorganisms has been demonstrated in numerous experimental and clinical studies. Postgastrectomy colonization followed by infection of the anastomosis is, therefore, a possible causal factor in the pathogenesis of anastomotic insufficiency. The influence of gastrointestinal decontamination with tobramycin, polymyxin B and vancomycin on intestinal bacterial colonization and the rate of anastomotic insufficiency was examined. Gastrectomy and oesophagoduodenostomy was performed in 37 male Wistar rats under pentobarbital anesthesia (50 mg/kg body wt.) and sterile conditions. On the tenth postoperative day, the animals were killed and examined. In the control group (n=20) there was a drastic increase in the oropharyngeal colonization rate with gram-negative bacteria during the postoperative period, coinciding with an insufficiency rate of 80%. In the decontaminated group (n=17) there was a reduction in bacterial counts, together with a decrease of the insufficiency rate to 6%. The occurrence of post-gastrectomy anastomotic insufficiency depends on the intestinal bacterial colonization rate.

Literatur

1. Daschner F, Reuschenbach K, Pfisterer J, Kappstein I, Vogel W, Krieg N, Just H (1987) Der Einfluß von Streßulcusprophylaxe auf die Häufigkeit der Beatmungspneumonie. Anaesthesist 36:9-18
2. Johanson WG Jr, Pierce AK, Sanford JP (1969) Changing bacterial flora of hospitalized patients. Emergence of gram-negative bacilli. N Engl J Med 281:1137-1140

3. Johanson WG Jr Prevention of respiratory tract infection. Am J Med; 5 A:69-77
4. Stoutenbeek CP, van Saene HKF, Miranda DR, Zandstra DF, Binnendijk B (1984) The effect of selective decontamination of the digestive tract on colonization and infection rate in multiple trauma patients. Intensive Care Med 10:185-192
5. Woods DE, Straus DC, Johanson WG, Bass JA (1981) Role of salivary protease activity in adherence of gram-negative bacilli to mammalian buccal epithelial cells in vivo. J Clin Invest 68:1435-1440

Dr. H.M. Schardey, Klinik für Chirurgie, Medizinische Universität zu Lübeck, Ratzeburger Allee 160, D-2400 Lübeck

35. Bewertung chirurgischer Nahtmaterialien in der Colonchirurgie anhand der Nahthaltekapazität des menschlichen Colons

Evaluation of Suture Materials in Colonic Surgery with Regard to the Suture Holding Capacity of the Human Colon

S. Debus und B. Lünstedt

Chirurgische Univ.-Klinik Kiel, Abt. Allgemeine Chirurgie
(Direktor: Prof. Dr. H. Hamelmann)

Einleitung

In den letzten Jahren ist es zu vielen Neueinführungen von chirurgischen Nahtmaterialien gekommen, die teilweise ganz spezielle Eigenschaften besitzen und nicht unbedingt für jede Indikation geeignet sind. Besonders die absorbierbaren Nahtmaterialien weisen deutliche Unterschiede in der Grundsubstanz und im Fadenaufbau in den neuesten Fadengenerationen auf. Eine Überprüfung dieser Nahtmaterialien hinsichtlich ihrer Haltefunktion im Gewebe nach Wundsetzung erscheint sinnvoll. Die Wundfestigkeit einer genähten Wunde ist in den ersten Tagen postoperativ allein abhängig von der Haltekapazität der Nahtmaterialien (1). In der späteren Wundheilungsphase nimmt die Bedeutung der Nahtmaterialien durch die zunehmende Collagensynthese ab. In der frühen Wundheilungsphase der Colonanastomose kommt den Nahtmaterialien bis zum 12. postoperativen Tag eine Haltefunktion zu. Das Widerlager für die Naht findet sich in der kollagenreichen Submucosaschicht der Darmwand. Somit setzt sich die Festigkeit der Colonanastomose aus der Zugfestigkeit der Nahtmaterialien und der Nahthaltekapazität des Gewebes zusammen. Bei vorgegebener Nahthaltekapazität des Gewebes muß das verwendete Nahtmaterial eine mindestens gleich hohe, möglichst aber eine höhere Zugfestigkeit besitzen als das Gewebe, wenn das Nahtmaterial nicht zum Schwachpunkt der Anastomose werden soll. Das Maß für die maximal zu fordernde Belastbarkeit des Nahtmaterials für die Colonanastomose ist somit die Nahthaltekapazität des menschlichen Colons (2). In der vorliegenden Arbeit wird die Nahthaltekapazität des gesunden menschlichen Colons bestimmt und die Abnahme der Knotenbruchfestigkeit verschiedener moderner absorbierbarer Nahtmaterialien nach 12-tägiger Implantation in das Colon des Menschen und der Ratte gemessen. Somit ist gleichzeitig eine Wertung der bisher ausschließlich im Tiermodell gewonnenen Untersuchungsergebnisse gegenüber der Species Mensch möglich.

Material und Methoden

Bestimmung der Nahthaltekapazität des menschlichen Colons: Zur Bestimmung der Haltekapazität des Colons für das Nahtmaterial wurde die Stoß-auf-Stoß-Anastomose am menschlichen Colon nach Fertigstellung in Längsrichtung aufgeschnitten und in horizontaler Richtung in Gewebestreifen von 0,5 cm Breite zerteilt. Die Gewebestreifen wurden so gewählt, daß jeweils ein Faden in der Mitte des Gewebestreifens lag. Anschließend wurden die Gewebestreifen zur Bestimmung der Haltekapazität des Gewebes für das Nahtmaterial in gummibeschichtete, pneumatische Klammerbacken eines Instron-Tensiometers gespannt. Mit einer Reißgeschwindigkeit von 300 mm/min wurde das Gewebe auseinandergezogen und der Meßwert für den Gewebebruch bestimmt. An 10 menschlichen Colonanastomosen wurden insgesamt 100 Einzelmessungen für die Nahthaltekapazität des Gewebes durchgeführt. Das verwendete Nahtmaterial entsprach der Stärke 3-0 USP (2-metric).

Nahtmaterialimplantation in das Colon der Ratte: Die Nahtmaterialien wurden in geknotetem Zustand insgesamt 50 ca. 3 Monate alten und 250 - 300 g schweren Wistar-Ratten in das Colon implantiert. In Äthernarkose wurde der Dickdarm im Bereich des Colons durch Längsincision eröffnet und mittels eines dünnen Plastikmandrains, an dessen hinterem Ende jeweils 2 Nahtmaterialien befestigt waren, wurden die Fäden bis zum Colon sigmoideum vorgezogen und dort durch eine 2. Incision aus dem Darmlumen hervorgeleitet. Die Incisionen wurden anschließend verschlossen und das implantierte Nahtmaterial proximal an der Darmwand durch Nähte fixiert. Die Entnahme der Nahtmaterialien zur Messung der Knotenbruchfestigkeit erfolgte nach 7 und 12 Tagen postoperativ.

Nahtmaterialimplantation in das Colon des Menschen: Bei insgesamt 10 Patienten mit elektiver Dickdarmresektion wurden im Rahmen des üblichen operativen Vorgehens Nahtmaterialien vorübergehend in das Darmlumen plaziert. Dazu wurden nach Fertigstellung der Dickdarmanastomose bei den Patienten mit zusätzlicher Coecostomie zur vorübergehenden Entlastung der Anastomose Nahtmaterialien an das Ende des Coecalfistelschlauches fixiert. Auf diese Weise lagen die Nahtmaterialien frei im Lumen des Dickdarms. Die Entnahme der Nahtmaterialien zur Bestimmung der Knotenbruchfestigkeit erfolgte zum Zeitpunkt der Entfernung des Coecostomas 12 Tage postoperativ.

Nahtmaterialien

Untersucht wurden ausschließlich absorbierbare Nahtmaterialien, die üblicherweise in der Colonchirurgie Verwendung finden. Hierbei handelte es sich um synthetisch hergestellte Materialien der Stärke 3-0 USP (2-metric). Diese absorbierbaren Fäden bestehen entweder aus Polyglykolsäure (Dexon), dem Polymer der Glykolsäure mit und ohne zusätzliche Beschichtung der Fadenoberfläche mit Polyol (Dexon-plus) oder aus Polyglactin 910, einem Copolymer aus Lactid und Glycolid im Verhältnis 1:9 (Vicryl). Diese beiden Nahtmaterialien liegen in geflochtenem Fadenaufbau vor. Als monofile absorbierbare Materialien wurden Fäden aus

Polyglyconat, einem Copolymer aus Glykolsäure (68%) und Trimethylencarbonat (32%) mit dem Handelsnamen Maxon untersucht und Fäden aus Polydioxanon (PDS), die durch Polymerisation von p-Dioxanon entstehen.

Ergebnisse

Die Bestimmung der Nahthaltekapazität wurde an 10 Dickdarmanastomosen im Sigmabereich vorgenommen. Die Widerstandskraft des Gewebes gegenüber dem Nahtmaterial wurde in Newton pro cm angegeben (N/cm). So ergaben sich 100 Einzelmessungen für die Nahthaltekapazität (s. Tabelle 1). Die gefundene Nahthaltekapazität für das gesunde menschliche Colon im Sigmabereich betrug 9,1 $\pm$ 2 N/cm ($\bar{x} \pm$ 95% VB). Die Streubreite war bei den Anastomosen gering. Die Werte der einzelnen Anastomosen unterschieden sich nicht signifikant voneinander.

Tabelle 1. $\bar{x} \pm$ 95%iger VB der Nahthaltekapazität des menschlichen Colons

Anastomosen	n	Nahthaltekapazität (N/cm)
1	10	9 $\pm$ 2
2	10	10 $\pm$ 1
3	10	9,5 $\pm$ 2
4	10	9 $\pm$ 1,5
5	10	9,5 $\pm$ 2
6	10	8 $\pm$ 1
7	10	8,6 $\pm$ 2
8	10	8,4 $\pm$ 1
9	10	9,3 $\pm$ 2
10	10	11 $\pm$ 1

Die Bestimmung der Knotenbruchfestigkeit der geflochtenen Nahtmaterialien im Colon der Ratte ergab eine ca. 50%ige Abnahme gegenüber der Ausgangsknotenbruchfestigkeit nach 7 Tagen. Die beiden monofilen Nahtmaterialien PDS und Maxon hatten zu diesem Zeitpunkt nur einen Verlust von 15% der anfänglichen Knotenbruchfestigkeit. Nach 12 Tagen zeigten die geflochtenen Materialien einen Verlust von ca. 75% der Knotenbruchfestigkeit im Vergleich zu ca. 20% bei den monofilen Materialien. Die Abnahme der Knotenbruchfestigkeit der geflochtenen Nahtmaterialien Dexon, Dexon-plus und Vicryl waren zu allen Untersuchungszeitpunkten signifikant ($p < 0,01$) höher als bei den monofilen Nahtmaterialien PDS und Maxon (s. Abb. 1). Die Messung der Knotenbruchfestigkeit der Nahtmaterialien im Colon des Menschen ergab eine Abnahme von 50 - 60% für die geflochtenen Nahtmaterialien nach 12 Tagen, während die monofilen Materialien nur ca. 20% an Zugfestigkeit verloren. Der Unterschied war signifikant ($p < 0,01$, s. Abb. 1).

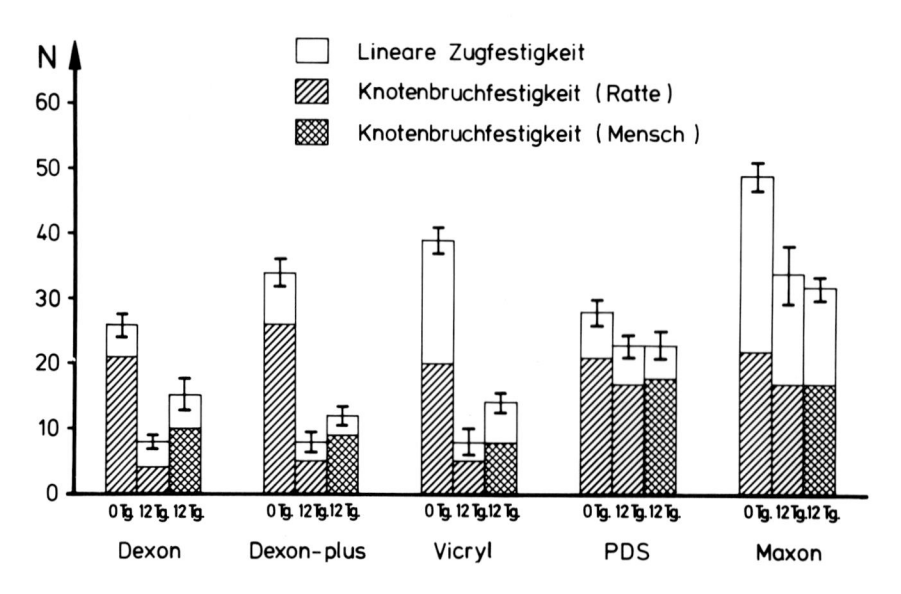

Abb. 1. *Vergleich der linearen Zugfestigkeit und Knotenbruchfestigkeit nach Implantation in das Colon des Menschen und der Ratte*

Diskussion

Die erstmals erfolgte Messung der Nahthaltekapazität des menschlichen Colons im Sigmabereich ergab einen Wert von ca. 10 N/cm. Geht man von einer normalen Wundheilungsdauer von ca. 10 - 12 Tagen für die Colonanastomose beim Menschen aus (3), so kommt dem Nahtmaterial in dieser Zeit eine wesentliche Haltefunktion zu. Soll in dieser Phase der Wundheilung die vorgegebene und wenig beeinflußbare Haltekapazität der Darmwand für das Nahtmaterial der schwächste Punkt für die Anastomose bleiben, so muß man von dem verwendeten Nahtmaterial eine höhere Zugfestigkeit als 10 Newton gefordert werden. Die untersuchten Nahtmaterialien können hinsichtlich ihres Verlustes an Zugfestigkeit in die Gruppe der kurzfristig absorbierbaren geflochtenen Nahtmaterialien und in die Gruppe der mittelfristig absorbierbaren monofilen Nahtmaterialien unterteilt werden (4). Die kurzfristig absorbierbaren Nahtmaterialien wiesen im Tiermodell deutlich niedrigere Werte als 10 Newton auf und erfüllten damit nicht die gestellte Forderung an die Zugfestigkeit in diesem Zeitraum von 12 Tagen. Die mittelfristig absorbierbaren Materialien überschritten deutlich die gestellten Anforderungen an Zugfestigkeit in diesem Zeitraum. Im menschlichen Colon verlief die Abnahme an Zugfestigkeit bei den kurzfristig absorbierbaren Materialien deutlich langsamer als im Tiermodell und konnten grenzwertig die gestellten Anforderungen an die Zugfestigkeit erfüllen. Die monofilen mittelfristig absorbierbaren Materialien lagen wiederum deutlich über den Werten der geflochtenen Nahtmaterialien. Ein Unterschied zum Tiermodell war in dieser Gruppe der Nahtmaterialien nicht nachweisbar. Es kann somit geschlossen werden, daß die untersuchten geflochtenen Nahtmaterialien der Stärke 3-0 USP (2-metric) eine, wenn auch grenzwertig ausreichende Zugfestigkeit für den Zeitraum von 12 Tagen bei der

der menschlichen Colonanastomose haben. Die im Tiermodell erzielten Werte für die Abnahme der Zugfestigkeit ließen sich nicht direkt auf die Verhältnisse beim Menschen übertragen. Eine Anwendung von Nahtmaterialien mit geringeren Stärken als 3-0 USP kann nach diesen erzielten Ergebnissen für die geflochtenen Materialien nicht ohne weiteres empfohlen werden.

Zusammenfassung

Es wurde erstmals die Nahthaltekapazität des menschlichen Colons bestimmt. Der ermittelte Wert von 10 N/cm wurde als maximale Forderung für die Zugfestigkeit der Nahtmaterialien über 12 Tage postoperativ angenommen. Die Abnahme der Zugfestigkeit von 3 geflochtenen absorbierbaren und 2 monofilen absorbierbaren Nahtmaterialien wurde sowohl im Colon der Ratte als auch im Colon des Menschen bestimmt. Die Ergebnisse zeigten, daß die geflochtenen Materialien deutlich niedrigere Werte aufwiesen als die monofilen Materialien und im Tiermodell nicht die maximale Anforderung an Zugfestigkeit über den Zeitraum von 12 Tagen erfüllten. Im menschlichen Colon verlief die Absorption deutlich langsamer in der Gruppe der geflochtenen Nahtmaterialien und konnte grenzwertig die Anforderungen an Zugfestigkeit erfüllen. Bei den monofilen Materialien fand sich kein Unterschied gegenüber dem Tiermodell. Die Zugfestigkeit war deutlich höher als die geforderten 10 Newton. Eine weitere Reduzierung der Nahtmaterialstärke bei den geflochtenen Nahtmaterialien wurde kritisch gesehen.

Summary

The suture-holding capacity of the human colon was estimated for the first time. The value found, 10 N/cm, was taken as the maximum tensile strength required over 12 days from the 3-0 suture materials tested. After implantation in rat and human colon for a period of 12 days, the braided absorbable suture materials Dexon, Dexon-plus and Vicryl had significantly lower tensile strength than the monofilament absorbable materials Polydioxanon and Maxon. In the animal model, the required tensile strength could not be maintained over the period of 12 days. After implantation in the human colon, the loss of tensile strength in the braided suture materials was less. For monofilament materials there was no difference from the animal model, the tensile strength being clearly higher than 10 N/cm. A further decrease of the strength of braided suture materials used for colonic anastomoses should be avoided.

Literatur

1. Cronin K, Jackson D, Dunphy J (1968) Changing bursting strength and collagen content of the healing colon. Surg Gynecol Obstet 126:745-753
2. Högström H, Haglund U (1985) Postoperative decrease in suture holding capacity in laparotomy wounds and anastomoses. Acta Chir Scand 151:533-535
3. Irvin T, Hunt T (1974) The effect of trauma on colonic healing. Br J Surg 61:430-436

4. Thiede A, Stüwe W, Lünstedt B (1985) Vergleich von physikalischen Parametern und Handhabungseigenschaften kurzfristig und mittelfristig absorbierbarer Nahtmaterialien. Chirurg 56:803-808

Dr. S. Debus, Chirurgische Universitätsklinik Kiel, Abt. Allgemeine Chirurgie, Arnold-Heller-Str. 7, D-2300 Kiel

36. Immunhistochemische Identifikation endokriner Tumoren des Gastrointestinaltraktes und ihrer Metastasen

Identification of Endocrine Tumors of the Gastrointestinal Tract and Their Metastases by Means of Immunohistochemistry

G. Schürmann[1], M. Betzler[1], A. v. Herbay[2] und H. F. Otto[2]

[1]Chirurgische Klinik (Direktor: Prof. Dr. Ch. Herfarth)
[2]Pathologisches Institut (Direktor: Prof. Dr. H.F. Otto) der Universität Heidelberg

Einleitung

Die histopathologische Diagnose eines endokrinen Tumors gelingt in der überwiegenden Mehrzahl der Fälle lichtmikroskopisch an konventionell gefärbten Schnitten. Neue Marker endokriner Zellen in normalem und neoplastischem Gewebe und das Aufkommen der Immunhistochemie haben jedoch in den letzten Jahren eine weitere Spezifizierung und Charakterisierung ermöglicht. Der serologische Nachweis cellulärer (Sekretions-) Produkte bietet in Analogie zu den Tumormarkern bei Carcinomen prinzipiell auch für die klinische Diagnostik und Nachsorge endokriner Tumoren neue Perspektiven. Art und Umfang einer klinisch sinnvollen immunhistochemischen und serologischen Zusatzdiagnostik können derzeit jedoch noch nicht ausreichend definiert werden.

Ziel der vorliegenden Studie ist, resezierte endokrine Primärtumoren und deren Metastasen auf die Expression von NSE, Synaptophysin und Chromogranin A als panendokrine Marker zu analysieren. Die Befunde werden mit serologischen und klinischen Daten dieser Patienten korreliert.

Methode

Es gingen 7 Patienten der Chirurgischen Univ.-Klinik Heidelberg aus der Zeit von 6/86 bis 6/88 in die Studie ein. 4 Frauen und 3 Männer im Alter von 31 bis 64 Jahren, Durchschnittsalter 45,7 Jahre (Tabelle 1). Die Anamnesedauer lag zwischen 4 Tagen und 14 Jahren. 3 Patienten waren klinisch eindeutig symptomatisch im Hinblick auf einen endokrinen Tumor (C3, C4, C7). Die Serodiagnostik zeigte in einem Fall eine deutliche Erhöhung der 5 Hydroxyindolessigsäure (C3), bei einer weiteren Patientin

Tabelle 1. Klinische Daten von 7 Patienten mit endokrinen Tumoren des gastroenteropankreatischen Traktes

	Alter/Geschl. (J)	Anamnesedauer	Symptome/Befunde	Serodiagnostik	Tumorlokalisation Primärtu.	Metastase	Operation
C1	64 m	3 M.	Icterus (Begleit-) pankreatitis	n.d.	Papilla vateri	LK lokal, Leber	1. Biliodigestive Anastomose (6/86) 2. Whipple OP (7/86)
C2	48 m	3 J.	geringe Oberbauch- und Durchfallbeschwerden	n.d.	Retropankreat. um Tripus halleri	0	Subtotale Tumorexstirpation
C3	48 w	14 J.	Flush, gelegentlich Diarrhoe, Stenose des term. Ileum seit 1974	5 HIES: 120mg/24h	Term. Ileum	Netz, LK lokal, Ovar re, Leber	1. Hemicolektomie u. Adnexexstirpation re. 2. Expl. Thoracolaparotomie, Leber-PE (3/88)
C4	31 w	4 Tg.	wässrige Diarrhoe Abdominalkrämpfe	VIP: 2840pg/ml* Gastrin, Serotonin, 5 HIES i.N.	Pankreaskopf	0	Pankreasteilresektion
C5	46 m		Diabetes mellitus	n.d.	Pankreas	Leber	1. Subtotale Pankreatektomie 2/88 2. Lebersegmentresektion 2 und 3, Enucleation von 45 weiteren Lebermetastasen (4/88)
C6	40 w	3 M.	Oberbauchkrämpfe	VIP, PP, Gastrin, Glucagon, Neurotensin i.N.	Pankreaskopf	Leber	1. Pankreaskopfresektion, Pankreatikojejunostomie, Leber-PE (12/87) 2. Hemihepatektomie li., Enucleation von 16 weiteren Lebermetastasen (1/88)

Tabelle 1. (Fortsetzung)

	Alter/Geschl. (J)	Anamnesedauer	Symptome/Befunde	Serodiagnostik	Tumorlokalisation Primärtu.	Metastase	Operation
C7	43 w	2 J.	Diarrhoeattacken	VIP: 46pmol/l** GIP: 188pmol/l(↑↑) PP: 296pg/ml (↑↑) 5 HIES 19,5 mg/24h Neurotensin i.N.	Pankreasschwanz	Leber, LK supraclaviculär li.	1. Pankreaslinksresektion, Leber-PE, Exstirpation des Hals-LK (3/88) 2. Abd.-thorac. Hemihepatektomie re., Metastasenenucleation aus den Segmenten 2 und 4 (5/88)

VIP = vasoaktives intestinales Polypeptid, *(Normbereich 100 pg/ml), **(Normbereich 26 pmol/l);
GIP = gastrointestinales Polypeptid; PP = Pankreatisches Polypeptid; 5 HIES = 5-Hydroxyindolessigsäure (Normbereich 9 mg/24h); n.d. = nicht durchgeführt

(C4) einen VIP-Anstieg auf 2840 pg/ml und in einem dritten Fall
eine Erhöhung von VIP, GIP, PP und 5 HIES (C7). Der Primärtumor
war bei 4 Patienten im Pankreas lokalisiert, bei einem Patienten
im Bereich der Papilla vateri (C1), einmal retropankreatisch um
den Tripus halleri (C2) und einmal im terminalen Ileum (C3).
Nur 2 Patienten waren metastasenfrei (C2, C4); bei den übrigen
Patienten lagen zum Teil ausgedehnte Lebermetastasen und auch
extrahepatische Metastasen vor. Alle Patienten wurden operiert,
einmal sicher kurativ (C4), einmal potentiell kurativ (C1). Bei
den übrigen Patienten konnte der Primärtumor jeweils in toto
exstirpiert werden, die (Leber-)Metastasen wurden im Sinne einer
maximalen Tumorreduktion enucleiert bzw. durch ausgedehntere
Leberresektionen entfernt.

Die histologische Analyse erfolgte an Formalin-fixiertem,
Paraffin-eingebettetem Material. Serienschnitte mit überwiegend
marginalen Tumoranteilen wurden auf die Expression panendokriner Marker immunhistochemisch analysiert (PAP-Methode). Zur Darstellung von Synaptophysin wurde der monoklonale Antikörper
SY 38 der Fa. Boehringer, Mannheim, verwendet. Monoklonale Antikörper gegen Chromogranin A und gegen NSE kamen von der Fa.
Camon, Wiesbaden.

Die Beurteilung der Immunoreaktivität erfolgte semiquantitativ;
es wurde der Anteil positiver Zellen an etwa 100 gezählten
Tumorzellen pro Fall aus verschiedenen Gesichtsfeldern ermittelt.

Resultate

Alle untersuchten Tumorpräparate exprimierten jeden der 3 unspezifischen Marker in zumindest einem kleinen Anteil ihrer
Zellen. Der ganz überwiegende Teil endokrinen Tumorgewebes zeigte positive Immunreaktivität bei über 70% der Zellen. Die stärk-
ste Expression war bei NSE zu beobachten. Die Expression unspezifischer Marker war innerhalb der einzelnen Tumoren keinesfalls
einheitlich (Tabelle 2). So konnten in einem Falle NSE und
Synaptophysin an fast allen Zellen der Tumormetastase nachgewiesen werden (C1), Chromogranin hingegen war nur schwach positiv. In einem anderen Falle (C2) zeigten NSE und Chromogranin A
eine ausgesprochen starke Reaktion, Synaptophysin hingegen war
nur vereinzelt nachweisbar. Primärtumor und Metastasen verhielten sich bezüglich der Expression panendokriner Marker tendenziell gleich, wobei jedoch in einem Einzelfall ein Unterschied
von etwa 50% beobachtet werden konnte (C5, NSE). Die gemeinsame
Anwendung aller drei Breitspektrummarker erbrachte an 11 von 12
Tumoren (Primärtumoren und Metastasen) eine hoch positive Reaktion (75 - 100% der Zellen) für mindestens einen der Marker.

Außerdem wurde das Pankreastumorresektat einer Patientin, bei
der ein WDHA-Syndrom mit deutlich erhöhtem Serumspiegel für VIP
vorlag (C4), auf die Expression des regulatorischen Neuropeptids
VIP analysiert. Die Immunreaktivität betrug 25%.

Diskussion

In der histopathologischen Diagnostik endokriner Tumoren des
gastroenteropankreatischen Zellsystems kann derzeit zwischen

Tabelle 2. Markerexpression an Primärtumor und Metastasen endokriner Tumoren

		NSE	Chromogranin A	Synaptophysin
C_1	P	0	0	0
	M	++++	+	++++
C_2	P	++++	++++	+
C_3	P	+++	++++	++
	M	+++	++++	++
C_4	P	++++	++++	0
C_5	P	++	++	++++
	M	++++	++	++++
C_6	P	++	+	+
	M	++++	+	+
C_7	P	++++	++	+++
	M_{Leb}	(+)	(+)	(+)
	M_{LK}	+++	++	+++

P = Primärtumor, M = Metastase; Anteil der immunreaktiven Zellen: ++++ = 75-100%, +++ = 25-75%, ++ = 5-25%, + = < 5%, - = 0, 0 = nicht durchgeführt, (+) = nicht quantifiziert

sog. unspezifischen oder Breitspektrummarkern endokriner Zellen (1) und spezifischen Markern ihrer Neuropeptide differenziert werden. Wichtige unspezifische, panendokrine Marker sind neuronspezifische Enolase (NSE), Chromogranin A und Synaptophysin. NSE, ein Isoenzym der Enolase, ist ein Dimer aus zwei Gamma-Untereinheiten, das in Neuronen und in peripheren und zentralen neuroendokrinen Zellen vorkommt (2). Chromogranin A hat als sekretorisches Protein seinen Sitz in sekretorischen Granula neuroendokriner Zellen (3). Das Glykoprotein Synaptophysin wurde zunächst aus präsynaptischen Vesikeln von Rinderneuronen isoliert und gilt als Membranbestandteil "kleiner klarer neuroendokriner Vesikel" (4). Agentien, die neuroregulatorische Sekretionsprodukte endokriner Zellen wie VIP identifizieren, möchten wir als spezifische Marker bezeichnen.

Es konnte bisher in den wenigen hierzu vorliegenden Arbeiten gezeigt werden, daß die von uns verwendeten panendokrinen Marker NSE, Chromogranin A und Synaptophysin in der Mehrzahl der Fälle eine gute Reaktivität bei endokrinen Tumoren zeigen. Eine überzeugende Hierarchie besteht nicht, wenngleich auch eine vergleichsweise höhere Expression von Synaptophysin beschrieben wurde (1). Die meisten Erfahrungen liegen mit NSE vor, das aber nicht hochspezifisch ist, sondern auch zum Beispiel an Mammacarcinomzellen nachgewiesen werden kann. Die Erfahrungen mit

Chromogranin und Synaptophysin ermöglichen derzeit noch keine diesbezügliche Beurteilung; es sind prinzipiell Kreuzreaktivitäten zu erwarten. In unserem Kollektiv, bei dem erstmals eine simultane Markerexpression an endokrinen Primärtumoren und ihren Metastasen analysiert wurde, haben sich die Marker als sehr ähnlich und deutlich positiv erwiesen. Es kann der verwendeten Marker-Trias also durchaus eine für die histopathologische Diagnostik wichtige Funktion zukommen, falls die konventionellen Färbemethoden keine definitive Diagnose ermöglichen.

Wir konnten in einem Fall einer 31jährigen Patientin mit Vipom des Pankreas eine Korrelation zwischen klinischer Symptomatik, serologischem und immunhistochemischem Befund beobachten. Weitere immunhistochemische Untersuchungen zur Identifikation neuroregulatorischer Peptide (VIP, PP, Somatostatin, Glucagon, Gastrin, Serotonin) ließen erkennen, daß innerhalb eines Tumors mehrere Neuropeptide nebeneinander exprimiert werden, ohne daß meßbare veränderte Serumspiegel oder eine entsprechende klinische Symptomatik vorliegen (5). Ein endokriner Tumor sollte als funktionell aktiv beurteilt werden, wenn die überwiegende Zellpopulation ein Peptid exprimiert und/oder erhöhte Serumspiegel dieses Peptids nachgewiesen worden sind. Die Namensgebung bezeichnet dann das hauptsächlich exprimierte/sezernierte Produkt (Gastrinom, Insulinom etc.). Ist die Serodiagnostik unauffällig, gelten die Tumoren auch bei partiellem und heterogenem Nachweis vereinzelter Neuropeptide als hormonell aktiv.

Positive immunhistochemische und serologische Befunde unspezifischer und spezifische Marker endokriner Tumoren implizieren die Frage nach einer "klinischen Markerfunktion" (Screening und posttherapeutische Verlaufskontrolle). NSE, Chromogranin A und Synaptophysin kommen prinzipiell als Serummarker in Frage. Aus methodischen Gründen und wegen teilweise divergierender Resultate ist ihre klinische Anwendung derzeit jedoch noch nicht etabliert. NSE hat in der Nachsorge beim kleinzelligen Bronchialcarcinom eine wichtige Markerfunktion, die in Bezug auf endokrine Tumoren derzeit noch kontrovers diskutiert wird. Die Erwartungen in das sekretorische Protein Chromogranin A als Serumtumormarker müssen sich noch bestätigen.

Zusammenfassung

Sieben resezierte Primärtumoren des gastroenteropankreatischen Systems und ihre Metastasen wurden auf die Expression der panendokrinen Marker neuronspezifische Enolase (NSE), Chromogranin A und Synaptophysin analysiert. 11 von 12 untersuchten Tumorgeweben exprimierten mindestens einen der drei panendokrinen Marker hochpositiv (75-100% der Zellen) mit der höchsten Reaktivität für NSE. Primärtumor und Metastasen verhielten sich tendenziell gleich. Die Resultate lassen die immunhistochemische Zusatzdiagnostik mit NSE, Chromogranin A und Synaptophysin bei diagnostischen Problemfällen als sinnvoll erscheinen. Eine zusätzliche Bedeutung dieser Marker ist nach Etablierung ihres serologischen Nachweises zu erwarten.

Summary

Seven resected specimens of neuroendocrine primary tumors of the gastroenteropancreatic tract and their metastases were analysed for the expression of the panendocrine markers neuron-specific enolase (NSE), chromogranin A and synaptophysin. Out of 12 neoplasms, 11 showed a strong immunoreactivity for at least one of the global markers used. Primary tumors and their metastases basically showed similar results. It is concluded that immunohistochemistry with NSE, chromogranin A and synaptophysin is a useful tool when the diagnosis of an endocrine tumor is uncertain.

Literatur

1. Wiedenmann B, Waldherr R, Buhr HJ, Rosa P, Huttner W (1988) Identification of gastroenteropancreatic neuroendocrine cells in normal and neoplastic tissue with antibodies against synaptophysin, chromogranin A, secretogranin II. Gastroenterol 95:1364-1374
2. Schmechel D, Marangos PJ, Brightman M (1978) Neuron-specific-enolase is a molecular marker for peripheral and central neuroendocrine cells. Nature 275:834-835
3. Lloyd RV, Wilson BS (1983) Specific endocrine tissue defined by a monoclonal antibody. Science 275:628-630
4. Wiedenmann B, FRanke W (1985) Identification and localization of synaptophysin, an integral membrane glycoprotein of Mr: 38000 characteristic of synaptic vesicles. Cell 41:1017-1028
5. Schürmann G, von Herbay A: Identification of NSE, Chromogranin A, Synaptophysin and of regulatory neuropeptides in endocrine tumors (in Vorbereitung)

Dr. G. Schürmann, Chirurgische Klinik der Universität Heidelberg, Im Neuenheimer Feld 110, D-6900 Heidelberg

V. Pathophysiologie 2 und Herz – Lunge – Gefäße

37. Qualitätsunterschiede bei frisch gefrorenem Plasma*

Differences in the Quality of Fresh Frozen Plasma

S. Korfmann, J. Seifert, J. Bertrams und H. Hamelmann

Experimentelle Chirurgie der Abteilung Allgemeine Chirurgie des Klinikums der Christian-Albrechts-Universität zu Kiel

Einleitung

Für die Herstellung von frisch gefrorenem Plasma (FFP) gibt es Richtlinien, die eine gleichbleibende Qualität für das Produkt garantieren sollen. Der Anwender geht deswegen davon aus, daß bei den Produkten verschiedener Hersteller keine Unterschiede zu machen sind. Da FFP in zunehmendem Maße postoperativ zur Substitution von Gerinnungsstörungen, aber auch Volumenmangelzuständen, eingesetzt wird und da bekannt ist, daß einige Gerinnungsfaktoren sehr labil und temperaturempfindlich sind, wurden die Produkte 3 verschiedener Hersteller bezüglich des Eiweißgehaltes und insbesondere bezüglich der Gerinnungsfaktoren überprüft.

Methodik

Es standen von 3 verschiedenen Herstellern je 10 FFP-Präparate zur Verfügung. Es handelte sich dabei um Proben einer Universitäts-Blutspendezentrale (A), eines öffentlichen Unternehmens (B) und einer Privatfirma (C). Nach vorschriftmäßigem Auftauen der Proben wurden darin der Eiweißgehalt, die Gerinnungsfaktoren II, V, VII, IX, X, XI, XII und die Phasenteste (Thromboplastinzeit, partielle Thromboplastinzeit und Thrombinzeit) und weiterhin Antithrombin und Fibrinogen bestimmt. Für alle Untersuchungen wurden Routinelaboruntersuchungsmethoden mit Reagenzien der Fa. Behringwerke eingesetzt. Die Tests wurden mit dem Coagulo. meter von Schnitger und Gros durchgeführt.

---

*Herrn Prof. Dr. H. Hamelmann zum 65. Geburtstag gewidmet

Ergebnisse

Alle getesteten Proben des Herstellers A und C zeigten bei allen getesteten Gerinnungsfaktoren und Laborwerten Normwerte. Der Eiweißgehalt aller Proben aller Hersteller entsprach den in den Richtlinien angegebenen Normwerten. Zum Teil sehr stark erniedrigte Gerinnungsfaktoren wurden bei der Untersuchung der Proben des Herstellers B beobachtet. Bei 8 von 10 untersuchten Proben war der Faktor VIII, IX, XI und XII signifikant unter der Normgrenze (70 - 120%). So war der Faktor VIII nur noch 62%, von Faktor IX 53%, von Faktor XI 69% und von Faktor XII nur noch 56% in den Proben feststellbar. Darüberhinaus war der Fibrinogengehalt mit 190 mg/dl ebenfalls deutlich unter der Normgrenze (200 - 450 mg/dl). Bei der Analyse der Einzelpräparate fiel auf, daß nicht alle getesteten Präparate des Herstellers B erniedrigte Gerinnungsfaktoren aufwiesen. Wenn jedoch in einem Präparat z.B. Faktor VIII erniedrigt war, waren auch alle anderen angegebenen Gerinnungsfaktoren vermindert.

Tabelle 1. Durchschnittliche Werte der Gerinnungsfaktoren und des Fibrinogengehaltes von FFP-Präparaten von 3 verschiedenen Herstellern (A, B, C). Während bei Faktor II, V, VII, X und XIII, aber auch bei den AT III-Werten und den Phasentesten keine Unterschiede beobachtet werden konnten, lagen die Werte der Faktoren VIII, XI, XII und der Fibrinogengehalt bei den Präparaten eines Herstellers deutlich unter der Normgrenze (70 - 100%; 200 - 450 mg/dl)

Präparate	VIII (%)	IX (%)	XI (%)	XII (%)	Fibrinogen (mg/dl)
A	100±0	91,3±8,4	100±0	100±0	200±37
B	62,7±6,3	53±5,4	69,7±6,6	56,3±6,9	190±26,6
C	93±3	81±2	92±3	80±3	200±8

Diskussion und Schlußfolgerung

Diese Untersuchungen zeigen, daß die Qualität von FFP verschiedener Hersteller sehr unterschiedlich zu beurteilen ist. Die Gerinnungsstörungen eines septischen Patienten können mit einem FFP, in dem nur noch die Hälfte der Gerinnungsfaktoren vorhanden ist, nur unzureichend behandelt werden. Da bezüglich der Gerinnungsfaktoren zur Zeit keine verbindlichen Richtlinien bestehen, sollten von dem Anwender stichprobenartig regelmäßige Kontrollen durchgeführt werden. Auch der Hersteller sollte solche Kontrollen durchführen, ehe er sein Präparat zur Anwendung bringt. Da die verminderten Gerinnungsfaktoren beim Hersteller B sicher nicht den Spendern zuzuschreiben sind, sondern höchstwahrscheinlich auf Verzögerungen bis zum Schockgefrieren, sollte beim Auftreten solcher Befunde das Herstellungsverfahren in seinem zeitlichen Ablauf verbessert werden. Neue technische Entwicklungen, wie Blutzellseparatoren, aber auch neue Möglichkeiten

der Schockgefrierung, könnten den zeitlichen Ablauf bei der
Herstellung von FFP deutlich verkürzen, wodurch labile Gerinnungsfaktoren in vollem Umfang erhalten bleiben.

Zusammenfassung

Frisch gefrorenes Plasma von 3 verschiedenen Herstellern wurde
auf den Gehalt der Gerinnungsfaktoren II, V, VII, VIII, IX, X,
XI, XII und den Fibrinogengehalt überprüft. Es zeigte sich, daß
thermolabile Faktoren wie Faktor VIII, IX und XII, aber auch der
Fibrinogengehalt in den Präparaten eines Herstellers weit unter
die Normgrenze vermindert waren. Ein solches Präparat ist für
die Behandlung von Gerinnungsstörungen ungeeignet. Da bei einer
Verminderung von Faktor VIII auch alle anderen Faktoren erniedrigt waren, genügt es, für die Überprüfung der Qualität den
Gehalt an Faktor VIII zu bestimmen.

Summary

Fresh frozen plasma of three different producers was tested for
the content of the clotting factors II, V, VII, VIII, IX, X,
XI, XII, and the fibrinogen content. It was shown that the content of thermolabile factors like factor VIII, IX, XI, and XII
and the fibrinogen content were markedly reduced in the products of one producer. Such a product is unsuitable for treating
a deficiency in clotting factors. Since a reduction of factor
VIII is accompanied by a reduction in all other factors, it is
sufficient to test factor VIII to guarantee the quality of fresh
frozen plasma.

Dr. S. Korfmann, Experimentelle Chirurgie der Abteilung Allgemeine Chirurgie des Klinikums der Christian-Albrechts-Universität zu Kiel, D-2300 Kiel

38. Sauerstoffversorgung und Gewebeoxygenierung von Leber und Dünndarm während Isofluran-Narkose

Oxygen Supply and Oxygenation of the Liver and the Small Intestine During Isoflurane Anaesthesia

G. Nöldge[1], K. Kopp[1], Th. Pelchen[1], F. Rathgeb[1], G. Schomburg[1], U. v. Specht[2] und K. Geiger[1]

[1] Anaesthesiologische Universitätsklinik Freiburg (Direktor: Prof. Dr. med. K. Geiger)
[2] Abteilung für Experimentelle Chirurgie der Chir. Universitätsklinik Freiburg

Die Weiterentwicklung neuer Operationsmethoden auf dem Gebiet der visceralen Transplantationschirurgie macht die intraoperative Aufrechterhaltung einer suffizienten Organsauerstoffversorgung im Splanchnicusbereich zur wesentlichen Voraussetzung für einen komplikationslosen postoperativen Verlauf.

Aus früheren Untersuchungen ist bekannt, daß Halothan und Ethrane die Splanchnicusdurchblutung vermindern (<u>1</u>).

Wie sich eine Isoflurannarkose auf die Sauerstoffversorgung der Leber und des Dünndarms auswirkt, haben wir mit Hilfe eines experimentellen Modells am Schwein untersucht. Neben den Parametern des Sauerstofftransportes wurde der lokale Sauerstoffdruck auf Leber und Dünndarm gemessen, der als empfindlicher Parameter zur Aufdeckung von Störungen der Mikrozirkulation gilt (<u>2</u>).

Methode

16 Hausschweine mit einem mittleren Gewicht von ca. 35 kg wurden randomisiert auf 2 Gruppen verteilt (Kontrollgruppe: n = 7, Isoflurangruppe: n = 9).

Nach Prämedikation mit Stresnil und Atropin und Narkoseeinleitung mit Hypnodil wurde die intravenöse Basisanästhesie mit Ketamin, Flunitrazepam und Pancuronium aufrechterhalten. Nach Tracheotomie wurden alle Tiere mit einem Servoventilator kontrolliert so beatmet, daß bei Normoventilation konstant normoxämische Bedingungen (paO_2 95 - 105 mm Hg) erzielt wurden.

Zur Messung der Hämodynamik im kleinen und großen Kreislauf wurden ein 7F-Thermodilutions-Pulmonalarterienkatheter über die rechte V. jugularis externa, 2 zentralvenöse Katheter in die V. cava superior über die linke V. jugularis externa und ein Aortenkatheter über die linke A. femoralis gelegt. Nach Laparotomie wurden zur Messung der lokalen Druckverhältnisse sowie zur Entnahme von Blutproben die linke Lebervene transparenchymatös und die Pfortader direkt kanüliert. Elektromagnetische Flußmeßköpfe, die um die A. hepatica, die V. portae und um die A. mesenterica superior plaziert wurden, dienten der Bestimmung der lokalen Durchblutung.

Die Messung des Gewebesauerstoffdruckes auf Leber und Dünndarm erfolgte mit Hilfe der Platin-Mehrdrahtoberflächenelektrode nach KESSLER und LÜBBERS (3).

Nach einer Stabilisierungsphase von mindestens 20 min Dauer wurden in beiden Untersuchungsgruppen folgende Meßgrößen unter Baseline-Bedingungen und erneut nach 2 h a) unter Kontrollbedingungen (Kontrollgruppe) bzw. b) unter 1 MAC = 1,4 Vol% Isofluran ermittelt: mittlerer arterieller Blutdruck ($AP\bar{m}$), Herzfrequenz (HF), Herzzeitvolumen (HZV), Blutfluß A. hepatica, Blutfluß V. portae, Blutfluß A. mesenterica superior, O_2-Gehalt arteriell, portalvenös und lebervenös, mittlerer Sauerstoffpartialdruck auf Leber und Dünndarm (Leber-pO_2, Darm-pO_2), pO_2-Häufigkeitsverteilung auf Leber und Darm (pO_2-Histogramm).

Die statistische Überprüfung erfolgte mit dem t-Test nach Student.

Ergebnisse

Die Ergebnisse sind tabellarisch in Tabelle 1 zusammengefaßt. 1 MAC Isofluran führt zu einem signifikanten Abfall des mittleren arteriellen Blutdruckes und zu einem Abfall des Herzzeitvolumens um ca. 20%. Entsprechend der Reduktion des HZV kommt es unter Isofluran zu einer Verminderung der Dünndarmdurchblutung um ebenfalls 20%. Die Pfortaderdurchblutung fällt unter Isofluran signifikant ab. Dies führt zu einer signifikanten Reduktion des Lebergesamtflusses, obwohl es zu einer Steigerung der leberarteriellen Durchblutung um 40% kommt.

Die Sauerstoffverfügbarkeit der Leber, die sich als Summe der Produkte (O_2-Gehalt x Blutfluß Leberarterie) + (O_2-Gehalt x Blutfluß Pfortader) berechnen läßt, vermindert sich unter Isofluran von 90 ml O_2/min auf 74 ml O_2/min.

Die Reduktion des Sauerstofftransportes in der A. mesenterica superior unter Isofluran entspricht der Verminderung der Dünndarmdurchblutung.

Die Veränderungen des O_2-Angebotes im Splanchnicusgebiet unter Isofluran führen zu einem Abfall des Gewebesauerstoffpartialdruckes auf Leber und Dünndarm und zu einer Linksverschiebung der entsprechenden pO_2-Histogramme.

Tabelle 1. Veränderungen der untersuchten Parameter des O_2-Transportes und der Gewebeoxygenierung in der Kontrollgruppe und unter Isoflurannarkose ($\bar{x} \pm$ SD) *p < 0,05

	Kontrollgruppe (n=7)		Isoflurangruppe (n=9)	
	Baseline	Kontrolle	Baseline	Isofluran
AP$\bar{m}$ (mm Hg)	80± 9	82±10	97± 16	65± 9*
HZV (ml/min/kg)	169±20	156±23*	141± 38	113± 25*
HF (min^{-1})	97±14	92±14	92± 13	101± 23*
Blutfluß (ml/min)				
- A. hepatica	104±39	111±41	96± 32	137± 52*
- V. portae	784±96	788±95	704±148	556±129*
- A. mes. sup.	549±72	552±66	556±113	438± 92*
O_2-gehalt (ml/100ml)				
- arteriell	13± 1	13± 1	13± 1	13± 1
- portalvenös	11± 1	11± 1	11± 1	10± 1
- lebervenös	8± 2	9± 2	9± 2	9± 1
Leber-pO_2 (mm Hg)	66	67	70	53*
Darm-pO_2 (mm Hg)	66	67	66	53*

Schlußfolgerung

In der vorliegenden Studie konnte der Einfluß einer Isoflurannarkose auf die Gesamthämodynamik und auf Veränderungen der Leber- und Dünndarm-O_2-Versorgung untersucht werden.

Der unter Isofluran beobachtete Abfall der Pfortaderdurchblutung geht mit einer Steigerung der leberarteriellen Durchblutung einher. Diese Beobachtung entspricht den Ergebnissen von GELMAN 1984 ([4]) und bietet folgende Erklärungsmöglichkeiten:
Unter Isofluran bleibt der physiologische Kompensationsmechanismus eines Pfortaderflußabfalles erhalten oder Isofluran führt unabhängig von Veränderungen im HZV oder im arteriellen Mitteldruck zu einer direkten Vasodilatation im leberarteriellen Gefäßbett.

Die Linksverschiebung der pO_2-Histogramme auf Leber und Darm weist auf veränderte O_2-Versorgungsbedingungen in der Mikrozirkulation unter Isofluran hin und läßt sich durch die Abnahme des konvektiven O_2-Transportes in diesen Organen erklären. Eine kritische Reduktion der Gewebeoxygenierung läßt sich jedoch nicht erkennen.

Zusammenfassung

Der Einfluß von 1 MAC Isofluran auf die O_2-Versorgung und die Gewebeoxygenierung von Leber und Dünndarm wurde an 9 Schweinen im Vergleich zu einer Kontrollgruppe (n = 7 Schweine) unter Basisnarkose untersucht. Unter Isofluran kommt es zu einer signifikanten Abnahme des HZV und des mittleren arteriellen Blutdruckes. Bedingt durch eine Abnahme des Pfortaderflusses unter Isofluran ist die Sauerstoffverfügbarkeit der Leber reduziert trotz eines Anstieges der leberarteriellen Durchblutung. Die Dünndarmdurchblutung ist entsprechend der Reduktion des HZV um 20% vermindert. Die Gewebe-pO_2-Histogramme auf Leber und Dünndarm zeigen eine Linksverschiebung, ohne jedoch vermehrt anoxische oder hypoxische Bezirke aufzuweisen.

Summary

The influence of 1 MAC isoflurane on oxygen supply and tissue oxygenation of the liver and of the small intestine was studied by comparing nine pigs given isoflurane with a control group of seven pigs. Isoflurane causes a marked fall in cardiac output and in arterial blood pressure. Because of a significant reduction in portal venous blood flow, the oxygen availability of the liver is decreased although hepatic arterial blood flow increases significantly. Blood flow in the small intestine is reduced by 20%, which corresponds to the reduction of the cardiac output. Tissue-pO_2 histograms of the liver and small intestine show a left shift without indicating any anoxic or severely hypoxic region.

Literatur

1. Gelman S (1976) Disturbances in hepatic blood flow during anesthesia and surgery. Arch Surg 111:881-883
2. Kessler, M, Görnandt L, Thermann M, Lang K, Brand K, Wessel W (1973) In: Kessler M, Bruley DF, Clark LC, Lübbers DW, Silver IA, Strauss J (eds) Oxygen supply. Urban & Schwarzenberg, München Berlin Wien, S 252
3. Kessler M (1968) In: Lübbers DW, Luft ZC, Thews G, Witzleb E (eds) Oxygen transport in blood and tissue. Thieme, Stuttgart, S 90
4. Gelman S, Fowler KC, Smith LR (1984) Liver circulation and function during isoflurane and halothane anesthesia. Anesthesiology 61:726-730

Dr. med. Gabriele Nöldge, Anaesthesiologische Universitätsklinik, Hugstetterstr. 55, D-7800 Freiburg

39. Der protektive Effekt von Lidocain auf das Hirnödem – Experimentelle Untersuchungen an der Ratte

Protective Effect of Lidocaine in Brain Edema – Experimental Studies in Rats

R. Ascherl[1], M. Schimmer[2], A. Müller[2], K. Geißdörfer[3] und G. Blümel[3]

[1]Chirurgische Klinik und Poliklinik rechts der Isar (Dir.: Prof. Dr. med. J.R. Siewert)
[2]Kinderklinik und -Poliklinik (Dir.: Prof. Dr. med. P. Emmrich)
[3]Institut für Experimentelle Chirurgie (Dir.: Prof. Dr. med. G. Blümel) der Technischen Universität München

Einleitung und Zielsetzung

Beim Hirnödem kommt es nach dem Erlöschen der funktionellen Aktivität ("electric failure") zu einer Membranstörung der Zelle mit Elektrolytverschiebung und Gliaschwellung ("ion pump failure"). Die theoretische Überlegung liegt nahe, den protektiven Effekt von membranstabilisierenden Substanzen (z.B. Lidocain) beim Ödem der Astroglia zu nutzen: eine medikamentöse Hirnprotektion bei schon eingetretenen, morphologischen Störungen des Neurons. Diese Fragestellung wurde am Modell des cytotoxischen Hirnödems überprüft.

Material und Methoden

In allgemeiner, intramusculärer Kombinationsnarkose mit Ketamin (100 mg/kg KG) und Xylazin (16 mg/kg KG) erfolgte die Induktion eines cytotoxischen Hirnödems an erwachsenen Wistarratten (n = 42) in Anlehnung an BAETHMANN und SOHLER (1) durch i.a.-Infusion von 2,4-Dinitrophenol (DNP) in isotoner Lösung (5,41 mmol/l in 5,25%iger Glucoselösung). In der Versuchsgruppe erfolgte gleichzeitig die Infusion von 2 mg/kg KG Lidocain.

Als Parameter dienten der klinische Verlauf (Neurostatus), Mikromorphologie und Transmissionselektronenmikroskopie sowie Gewebespiegel von ATP, ADP, AMP, Lactat und Pyruvat. Entsprechend den Empfehlungen von REHNCRONA und SIESJÖ (5) erfolgte die Berechnung des Energiequotienten (EQ) gemäß der Formel:

$$EQ = \frac{(ATP) + 0,5\ (ADP)}{(ATP) + (ADP) + (AMP)}$$

Der Wassergehalt des Hirngewebes wurde in Anlehnung an MARMAROU et al. (4) über Dichtegradienten (Kerosin und Brombenzol) ermittelt.

Ergebnisse

Die Auswertung der klinisch-neurologischen Scores ergibt in der Versuchsgruppe deutlich günstigere Resultate als bei den Kontrollen, deren histologische Serienschnitte (HE, Elastica-van-Gieson und Elastica Ladewig) ausnahmslos fortgeschrittene Gliaschwellungen mit perivasculären Hohlräumen aufwiesen. Die transmissionselektronenoptischen Befunde zeigen in die gleiche Richtung: astrocytäres Ödem, Ödemnekrosen mit Zellatrophie und Auflösung der Organellen treten vor allen Dingen bei den Kontrollen auf, während in der Lidocain-gruppe die Ultrastruktur der Glia weitgehend intakt geblieben ist (s. Abb. 1 und Abb. 2).

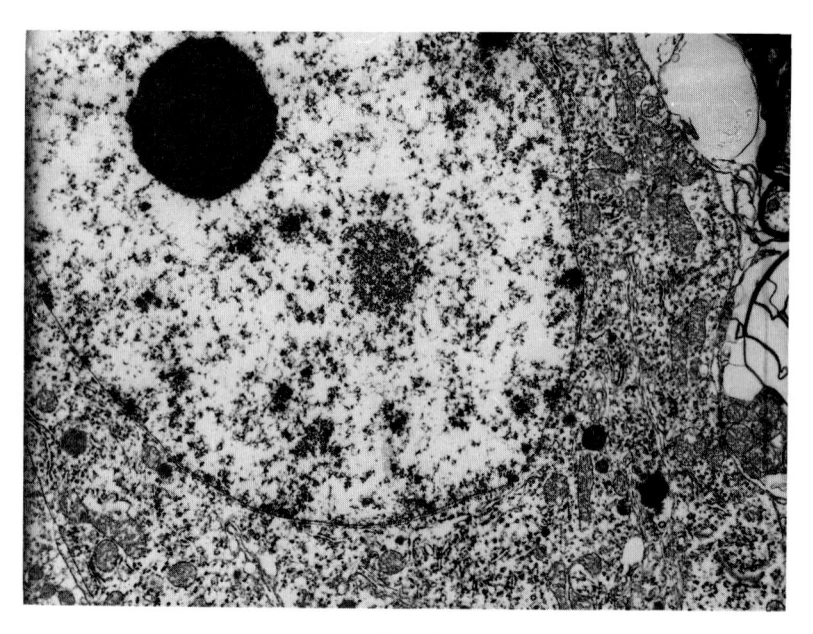

Abb. 1. Intaktes Pericaryon einer Nervenzelle (Kleinhirnkerne) nach Infusion von 2,4-DNP und Lidocain (5000-x)

Bei statistisch hochsignifikantem Anstieg des Lactat ergibt die Verschiebung der energiereichen Phosphate einen hochsignifikanten Abfall des EQ. Bei gleichzeitiger Lidocain-Applikation entspricht der EQ dem physiologischen Niveau von gesunden Kontrollgeweben (s. Abb. 3).

Die Quantifizierung des Ödems durch Dichtemessung von Gewebeproben ohne gleichzeitige Protektion mit Lidocain zeigt eine

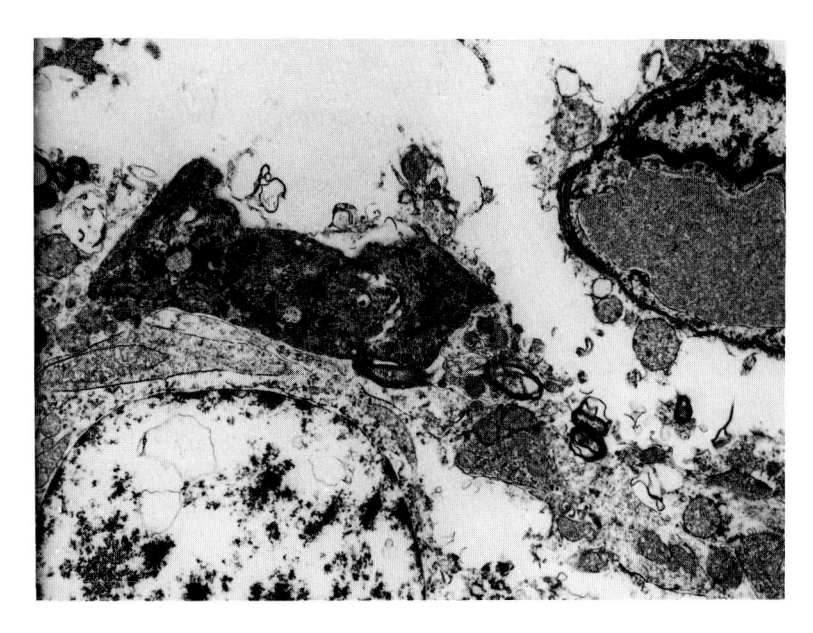

Abb. 2. Schwere Ödemnekrose mit Zellatrophie (Mitte). Links unten: Ödematöser Oligodentrocytenkern (Nucleus cochlearis, 5000-x)

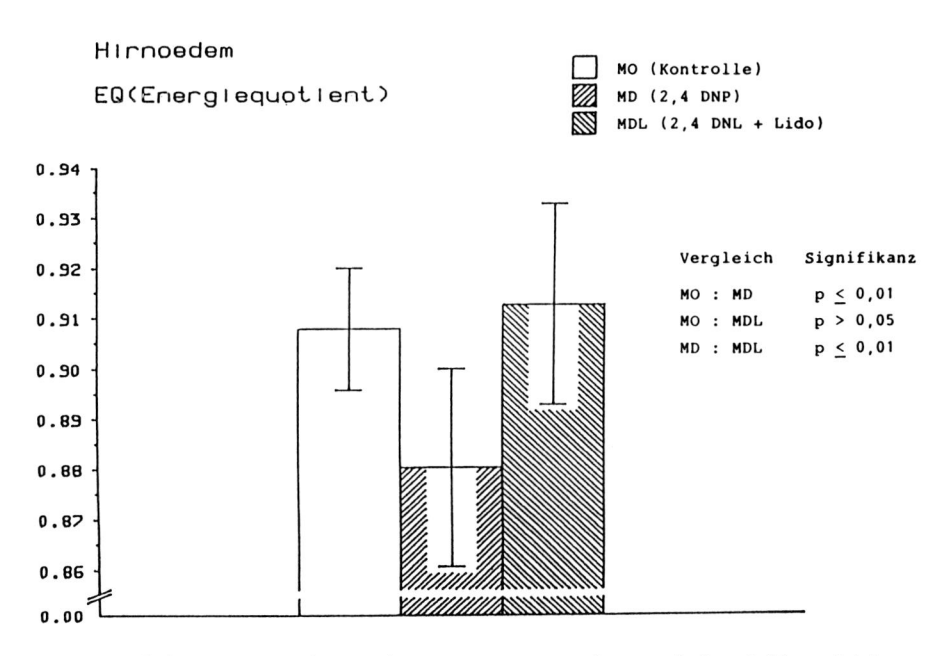

Abb. 3. Vergleich der Energiequotienten von gesunden, unbehandelten Gehirnen (MO) sowie nach Infusion von 2,4-DNP (MD) und gleichzeitiger Lidocain-Gabe (MDL)

deutliche Abnahme. Wie beim Energiequotienten ergeben sich auch hinsichtlich der Dichte als objektivem Parameter der Wasseraufnahme keine Unterschiede zu den Normlwerten, welche übrigens ausgezeichnet mit denen von MARMAROU et al. (4) korrelieren (s. Abb. 4).

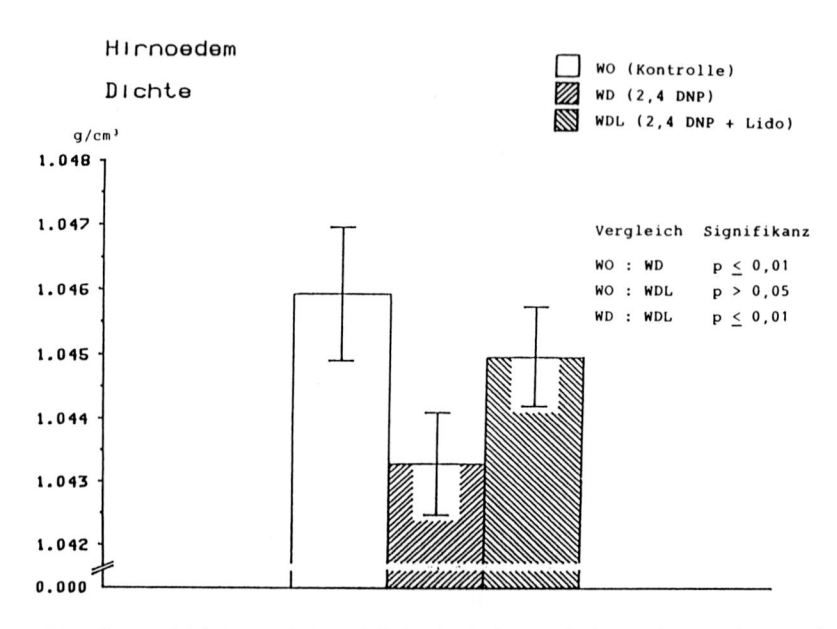

Hirnoedem
Dichte

WO (Kontrolle)
WD (2,4 DNP)
WDL (2,4 DNP + Lido)

Vergleich	Signifikanz
WO : WD	$p \leq 0,01$
WO : WDL	$p > 0,05$
WD : WDL	$p \leq 0,01$

Abb. 4. Deutlicher Dichteabfall bei den unbehandelten Tieren (WD) als Zeichen der vermehrten Flüssigkeitsaufnahme

Diskussion

Das Spektrum der medikamentösen Prophylaxe und Therapie des Hirnödems reicht von Dexamethason bis zur Applikation von Barbituraten. Letztere wirken einmal über eine vasogene Komponente, andererseits aber auch durch Verminderung des O_2-Bedarfs der Nervenzellen durch Dämpfung der elektrischen Aktivität. Glucocorticoide wie auch Barbiturate wirken daher nur, wenn das Zentralnervensystem sowohl morphologisch wie auch funktionell intakt ist und Stoffwechselvorgänge immer noch ablaufen können. Lidocain als Lokalanästheticum und Antiarrhythmicum stabilisiert Membranen durch eine Blockierung der Natriumkanäle: der lipophile Teil des Moleküls soll dabei in die Lipidphase der Zellmembran eintauchen, der positiv geladene Molekülrest verbleibt in wässriger Phase in oder an der Membran. Nicht nur die klinisch-neurologischen oder mikromorphologischen Parameter, sondern vielmehr die objektiven biochemischen und physikalischen Daten belegen den Wert der Membranstabilisation durch Lidocain. Das toxische Ödem der Astroglia fällt weit weniger schwer aus als bei den unbehandelten Kontrollen.

Wie eigene Messungen zeigen konnten, erreicht die auch humanklinisch anwendbare Dosis von 2 mg/kg KG Serumspiegel zwischen

0,44 bis 4,69 µg/ml, ein auch für den Menschen therapeutischer Bereich (2 - 5 µg/ml).

Nachdem keine direkten Interaktionen zwischen DNP und Lidocain bekannt sind, müssen die beobachteten Effekte und Befunde auf eine echte hirnprotektive Wirkung von membranstabilisierenden Substanzen zurückgeführt werden. Am Modell der Luftembolie haben EVANS et al. (2) ähnliche positive Befunde erhoben; günstige Resultate mit Lidocain nach experimentellen Rückenmarksverletzungen berichten KOBRINE und Mitarb. (3). Die Annahme, in Intensiv- und Notfallmedizin könnte die Applikation von Lidocain sowohl als Prophylaxe als auch therapeutische Maßnahme von besonderem Nutzen sein, erscheint berechtigt.

Zusammenfassung

Am Modell des cytotoxischen Hirnödems wurde die protektive Wirkung von Lidocain als Membranstabilisator überprüft. Neben klinisch-neurologischen und mikromorphologischen Untersuchungen ergeben biochemische (Energiequotient) und physikalische (Dichte) Parameter eine eindeutige Überlegenheit der Versuchsgruppe gegenüber den Kontrollen. In humanklinisch anwendbaren Dosen ist eine protektive Wirkung von Lidocain beim Hirnödem vorstellbar.

Summary

The protective effects of lidocaine as a membrane stabilizing substance have been studied in a model of cytotoxic brain edema. In addition to results of clinical, neurological, and micromorphological investigations, biochemical (energy charge) and physical (density) parameters were better in the treated group than in controls. Lidocaine can be expected to have protective effect in brain edema when administered in normal therapeutic dosages.

Literatur

1. Baethmann A, Sohler K (1975) Electrolyt and fluid-spaces of rat brain in situ after infusion with dinitrophenol. J Neurobiol 1:73-84
2. Evans DE, Kobrine AJ, Le Brys DC, Bradley ME (1984) Protective effects of lidocaine in acute cerebral ischemia induced by air embolism. J Neurosurg 60:257-263
3. Kobrine AJ, Evans DE et al. (1984) Effects of intravenous lidocaine on experimental spinal cord injury. J Neurosurg 60:595-601
4. Marmarou A, Tanaka K, Shulman K (1982) An improved gravimetric measure of cerebral edema. J Neurosurg 56:246-253
5. Rehncrona S, Siesjö B (1981) Hypoxia, ischemia and cerebral metabolism. In: McDorwall G (ed) A basis and practice of neuroanaesthesia. Monographs in Anaesthesiology. North-Holland Biomedical Press, p 51-100

Priv.-Doz. Dr. med. R. Ascherl, Chirurgische Klinik und Poliklinik rechts der Isar der Technischen Universität München, Ismaninger Str. 22, D-8000 München 80

40. Niedermolekulares Heparin zur Thromboseprophylaxe in der Allgemeinchirurgie. Eine prospektiv-randomisierte Studie

Low Molecular Weight Heparin as Thromboprophylaxis in Abdominal Surgery. A Prospective Randomized Clinical Study

A. Schwarz[1], J. Limmer[1], E. Seifried[2] und H. G. Beger[1]

[1]Abteilung für Allgemeine Chirurgie und
[2]Zentrum für Innere Medizin der Universität Ulm

Einleitung

Die biologische Wirksamkeit des Antithromboticums Heparin ist stark abhängig von seiner Molekulargewichtsverteilung. Parallel zur Abnahme des Molekulargewichtes nimmt auch die Thrombin-inhibierende Wirkung ab, während gleichzeitig die Anti-Faktor Xa-Wirkung erhalten bleibt. Heparinfragmente mit einem Molekulargewicht von 4000 bis 5000 Dalton haben eine hohe Affinität für Antithrombin III mit ausgeprägter Faktor Xa-Hemmung, was für die antithrombotische Wirksamkeit entscheidend ist (1). Nach tierexperimentellen Untersuchungen könnte bei erwiesener antithrombotischer Wirksamkeit und möglicherweise reduzierten hämorrhagischen Effekten (2) eine klinisch bedeutsame Verbesserung gegenüber unfraktioniertem Standard-Heparin erreicht werden.

Ziel unserer prospektiv-randomisierten klinischen Studie war es, die Wirksamkeit und Sicherheit einer einmaligen Injektion von täglich 2500 Anti-Faktor Xa-Einheiten eines niedermolekularen Heparins mit der dreimaligen Gabe von 5000 I.E. eines unfraktionierten Standard-Heparins zu vergleichen.

Patientengruppe und Methode

Die prospektiv randomisierte Studie umfaßt 173 Patienten über 30 Jahre, bei denen nach eingehender Aufklärung ein großer abdominalchirurgischer Eingriff durchgeführt wurde. Als Studienpräparat diente ein aus unfraktioniertem Heparin-Natrium durch kontrollierte chemische Depolimerisation der Polysaccharidkette hergestelltes niedermolekulares Heparin-Fragment (AntiXarin 2500) mit einem mittleren Molekulargewicht von 4500 Dalton (Methode HPLC - GPC). Das Verhältnis der Anti-Faktor Xa-Aktivität (aXa) zur Verlängerung der aktivierten partiellen Thromboplastinzeit (aPTT) beträgt bei diesem Präparat 2,7. Als Standard-Heparin-Präparat verwendeten wir ein unfraktioniertes, aus Schweinemucosa hergestelltes Heparin mit einem durchschnittlichen Molekulargewicht von 12000 - 14000 Dalton. Die eine Gruppe erhielt jeweils 2500 Anti-Faktor Xa-Einheiten (aXa E) des niedermolekularen Heparin-Fragments (AntiXarin 2500) am Abend vor dem Operationstag, 2 h präoperativ, abends am Operationstag und danach einmal täglich 2500 aXa E s.c. morgens bis zum 7. postoperativen Tag. Die andere Gruppe erhielt 5000 I.E. unfraktioniertes Standard-Heparin am Abend vor dem Operationstag, 2 h präoperativ sowie am Abend des Operationstages und danach jeweils dreimal täglich 5000 I.E. s.c. im 8-Stunden-Rhythmus bis zum 7. postoperativen Tag. Zur Diagnostik einer Beinvenenthrombose diente die tägliche klinische Untersuchung sowie der täglich durchgeführte Radiojod-Fibrinogen-Test (RFT) mit 100 µCi ^{125}Jod-Fibrinogen, wie bei KAKKAR (3) beschrieben. Bei positiver Klinik oder positivem RFT führten wir zur Diagnosesicherung eine Phlebographie durch. Wurde eine Phlebographie nicht durchgeführt (z.B. fehlendes Einverständnis des Patienten), so wurde der positive RFT als Thrombosenachweis akzeptiert.

Ergebnisse

Beide Patientengruppen zeigten hinsichtlich der Parameter Alter, Geschlecht, Größe, Gewicht und Art der Operation eine homogene Verteilung (Tabelle 1). In der Gruppe der Patienten mit

Tabelle 1. Basisdaten (x = Mittelwert, SA = Standardabweichung)

Basisdaten		LMW-Heparin n = 88	Standard-Heparin n = 85
Geschlecht	männl. (%)	56%	59%
	weibl. (%)	44%	41%
Alter (Jahre)	$\bar{x} \pm SA$	56 ± 14,1	58 ± 11,4
Größe (cm)	$\bar{x} \pm SA$	167 ± 8,8	169 ± 9,0
Gewicht (kg)	$\bar{x} \pm SA$	70,5 ± 11,7	70,5 ± 13,4
Malignomanteil (%)		46,5%	54,1%
Op-Dauer (min)	$\bar{x} \pm SA$	183 ± 97	217 ± 112
Art der Eingriffe:			
Ösophagus		4	2
Magen		16	10
Dünndarm		2	2
Colon u. Rectum		19	17
Leber		5	6
Galle		17	16
Pankreas		8	14
Sonstiges		17	18

niedermolekularem Heparin (n = 88) fand sich in 3,4% ein positiver RFT, klinisch ergab sich jedoch nur in 1,1% ein Anhalt für eine Beinvenenthrombose. Bei keinem Patienten kam es zu einer Lungenembolie oder einer schweren Nachblutung. Eine Re-Operation wurde einmal wegen einer Anastomoseninsuffizienz erforderlich. Ein größeres Wundhämatom entstand bei 1,1% der Patienten.

In der Gruppe der Patienten, die mit Standard-Heparin behandelt wurden (n = 85), war der RFT in 5,9% positiv, klinisch ergab sich jedoch nur in 2,3% Anhalt für eine Beinvenenthrombose. Bei keinem Patienten kam es zu einer Lungenembolie oder einer relevanten Nachblutung. Eine Re-Operation wurde einmal wegen eines Sekundärinfektes erforderlich (Tabelle 2).

Tabelle 2. Vergleich der Wirksamkeit und Verträglichkeit von niedermolekularem Heparin (LMW-Heparin) und Standard-Heparin ($\bar{x}$ = Mittelwert, SA = Standardabweichung, RFT = Radio-Jod-Fibrinogen-Test)

	LMW-Heparin n = 88	Standard-Heparin n = 85
V.A. Thrombose durch pos. RFT	3/88 = 3,4%	5/85 = 5,9%
Lokalisat. Unterschenkel	2x	2x
Oberschenkel	1x	3x
Klin. Diagnose einer Thrombose	1/88 = 1,1%	2/85 = 2,3%
Lungenembolie	0%	0%
Relevante Nachblutung	0%	0%
Mortalität	0%	0%
Blutverlust intraop. (ml) $\bar{x} \pm$ SA	655 $\pm$ 970	991 $\pm$ 1203
Blutverlust über Drainage $\bar{x} \pm$ SA	368 $\pm$ 506	583 $\pm$ 1096
große Wundhämatome	1,1%	3,5%
Hämatome an der Injektionsstelle (%)	40,7%	40,7%
Allergie (Exanthem)	1/88 = 1,1%	0%
Makrohämaturie	0%	0%

Diskussion

Mit der vorliegenden Studie konnte gezeigt werden, daß die antithrombotische Wirkung des niedermolekularen Heparins (Anti Xarin 2500) dem unfraktionierten Standard-Heparin gleichwertig ist. Hinsichtlich hämorrhagischer Komplikationen konnte kein entscheidender Unterschied gegenüber Standard-Heparin beobachtet werden. Diese Ergebnisse stimmen mit anderen Studien (4, 5) überein, in denen eine gute antithrombotische Wirksamkeit verschiedener niedermolekularer Heparine nachgewiesen wurde. In diesen Studien wurde niedermolekulares Heparin verglichen mit einer Kontrollgruppe, die täglich 2 x 5000 I.E. Standard-Heparin erhielt. Unsere prospektiv-randomisierte Studie dagegen weist ein anderes Applikationsschema des Standard-Heparins (3 x 5000 I.E.) auf. Außerdem sind in unserer Studie nur Patienten mit großen abdominalchirurgischen Eingriffen aufgenommen worden, was sich von anderen Arbeiten mit vorwiegend traumatologischem Patientengut unterscheidet. Ein wesentlicher Vorteil des niedermolekularen Heparins liegt in der Einmalgabe. Damit ergibt sich eine Entlastung von Patienten und Personal. Große Vorteile ergeben sich möglicherweise bei Patienten mit erhöhtem Thromboserisiko.

Zusammenfassung

In einer prospektiv-randomisierten klinischen Studie (n = 173) wurde die Wirksamkeit und Sicherheit einer einmaligen Injektion von täglich 2500 I.E. eines niedermolekularen Heparins (Mw 4500 Dalton) mit einer dreimaligen Gabe von 5000 I.E. eines unfraktionierten Standard-Heparins (Mw 12000-14000 Dalton) verglichen. Zur Diagnostik einer Beinvenenthrombose diente die tägliche klinische Untersuchung sowie der Radiojod-Fibrinogen-Test (RFT). Bei positiver Klinik oder positivem RFT wurde eine Phlebographie zur Diagnosesicherung durchgeführt. Unter den mit dem niedermolekularen Heparin behandelten Patienten fand sich bei 3,4% ein positiver RFT. Bei den mit unfraktioniertem Heparin behandelten Patienten war der RFT in 5,9% positiv. Schwere Komplikationen (Lungenembolien, schwere Blutungen) traten bei beiden Gruppen nicht auf. Mit der Studie konnte gezeigt werden, daß die postoperative Thromboseprophylaxe mit einer einmaligen subcutanen Injektion von täglich 2500 I.E. niedermolekularen Heparins ebenso wirksam und sicher ist, wie die dreimalige Gabe von 5000 I.E. unfraktionierten Standard-Heparins.

Summary

In a prospective randomized clinical study (n = 173) the efficacy and safety of one subcutaneous administration of 2500 IU antifactor Xa low-molecular weight (LMW) heparin (AntiXarin 2500) was compared with administration of 5000 IU unfractionated heparin (UF) three times per day. Screening for deep venous thrombosis was done using the radioactive fibrinogen uptake test (RFT). When the RFT was positive the diagnosis was verified by phlebography. The RFT was positive in 3.4% of patients treated with LMW heparin and in 5.9% of patients treated with UF. In neither group was any severe complication (pulmonary embolism, severe bleedings) found.

Literatur

1. Bratt G, Thörnebohm E, Lockner D, Bergström K (1985) A human pharmacological study comparing conventional heparin and a low molecular weight heparin fragment. Thrombos Haemostas 53:208

2. Hirsh J (1984) Heparin induced bleeding. Nouv Rev Fr Haematol 266:261-266
3. Kakkar VV (1977) Fibrinogen uptake test detection of deep vein thrombosis - a review of current practice. Semin Nucl Med 7:229-244
4. Kakkar VV, Murray WJG (1985) Efficacy and safety of low molecular weight heparin (CY 216) in preventing postoperative venous thrombolism: a cooperative study. Br J Surg 72:786
5. Turpie A, Levine MN, Hirsh J (1986) A randomized controlled trial of a low-molecular-weight heparin (Enoxaparin) to prevent deep-vein thrombosis in patients undergoing elective hip surgery. N Eng J Med 15:925

Dr. A. Schwarz, Abt. f. Allgemeine Chirurgie der Universität Ulm, Steinhövelstr. 9, D-7900 Ulm/Donau

41. Einfluß von chemischer Modifizierung auf die anticoagulatorischen und antithrombotischen Eigenschaften von Heparin

Influence of Chemical Modification on the Anticoagulant and Antithrombotic Activity of Heparin

A. Stemberger, A. Riedl, S. Haas und G. Blümel

Institut für Experimentelle Chirurgie der Technischen Universität München (Dir.: Univ.-Prof. Dr. med. G. Blümel)

Einleitung

Die Anwendung von unfraktioniertem Heparin im Rahmen der "low dose"-Prophylaxe hat die Zahl der gefürchteten postoperativen Thrombosen und Lungenembolien senken können, das damit verbundene Blutungsrisiko ist jedoch nicht unproblematisch. Die Entwicklung der niedermolekularen Heparine hat diese Nebenwirkung nur teilweise beseitigt (1, 3). In einer laufenden Untersuchung wurden Heparine derivatisiert und Daten zur anticoagulatorischen und antithrombotischen Eigenschaft erarbeitet.

Material und Methoden

Unfraktionierte und niedermolekulare Heparine (Liquemin, Thrombophob, Fragmin und Fraxiparin) wurden nach Trocknung in Tetrahydrofuran (THF) mit Acetyl-, Adipinsäuredi- und Glutarsäuredichlorid sowie Glutarsäure- und Acetanhydrid umgesetzt. Zur gerinnungsanalytischen Charakterisierung wurden die aPTT und Anti-Xa-Akvitität herangezogen. Nach intraperitonealer Chloralhydrat-Narkose wurden bei der Ratte (n = 80) durch eine standardisierte, partielle Fadenligatur eine Gefäßwandläsion und Blutstromverlangsamung in der Vena jugularis induziert (2). Das dadurch hervorgerufene Thrombuswachstum wurde mittels Dopplersonographie und makroskopischen Methoden verfolgt und die Reduzierung der Thromben nach einem vorgegebenen Schema ausgewertet sowie parallel ex vivo die Gerinnungsaktivität bestimmt.

Ergebnisse

Die Untersuchungen der anticoagulatorischen Aktivitäten zeigen, daß nach Umsetzung aller Heparine mit Säurechloriden die anticoagulatorischen Eigenschaften abnehmen; Säureanhydride haben keinen Einfluß (Abb. 1). Die Abnahme der gerinnungshemmenden Wirkung hängt weiter von der Konzentration des Säurechlorids ab, wie am Beispiel von Adipinsäuredichlorid in Abb. 2 gezeigt.

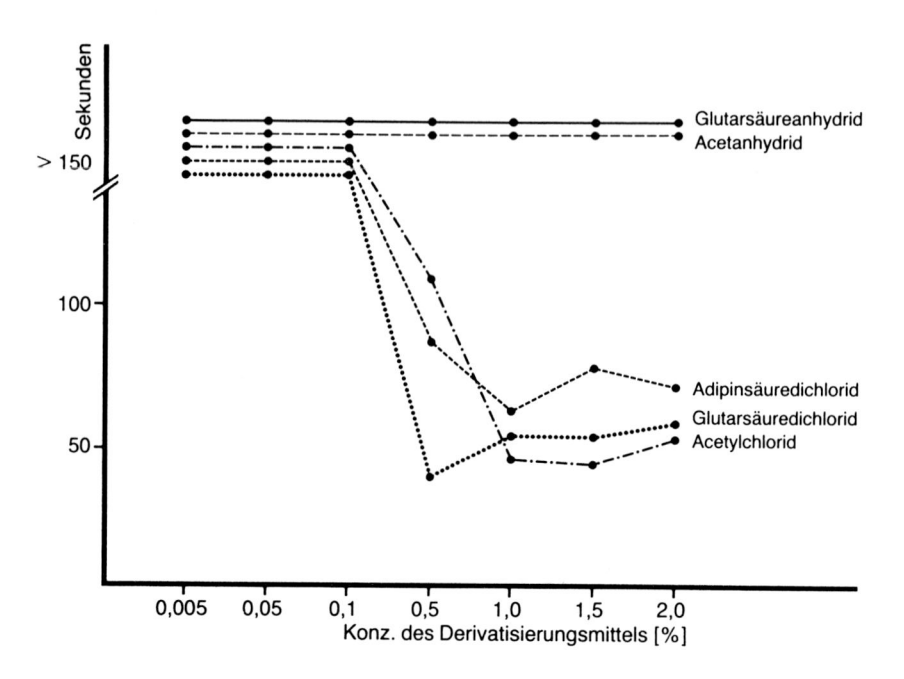

Abb. 1. Derivatisierung von Heparin mit Säurechloriden sowie -anhydriden und Einfluß auf die aPTT

In dem verwendeten Thrombosemodell wurde die antithrombotische Wirkung der derivatisierten Heparine sowie der Ausgangspräparate geprüft (Abb. 3). Die Applikation modifizierter und nicht modifizierter Heparine führte zu vergleichbarer Thrombenreduzierung. Eindrucksvoll war der Befund, daß weder die Gabe von 70 I.E. Heparin/kg KG, noch die hohe Einzeldosis von 280 I.E. Heparin/kg KG, die ca. 21000 I.E. pro Mensch entspricht, die Gerinnungsparameter beeinflußten.

Diskussion

Die Derivatisierung der Heparine mit Säurechloriden veränderte die anticoagulatorischen Eigenschaften von Heparin, die von der Konzentration des eingesetzten Säurechlorides abhängen. Interessant war das Ergebnis, daß neben Säuredichloriden auch Acetylchlorid diese Eigenschaften aufweist. Veränderungen der Kohlenhydratstruktur durch Esterbildung sind hier zu diskutieren, die Umsetzung mit Adipinsäuredichlorid deutet Quervernetzungen an. Es besteht nach Derivatisierung kein Unterschied zwischen niedermolekularen bzw. unfraktionierten Heparinen. Das Tiermodell, das die Komponenten der Virchowschen Trias berücksichtigt, zeigte, daß auch die modifizierten Heparine in gleichem Umfang die Bildung von Thromben reduzieren. Die parallel gemessenen Hepa-

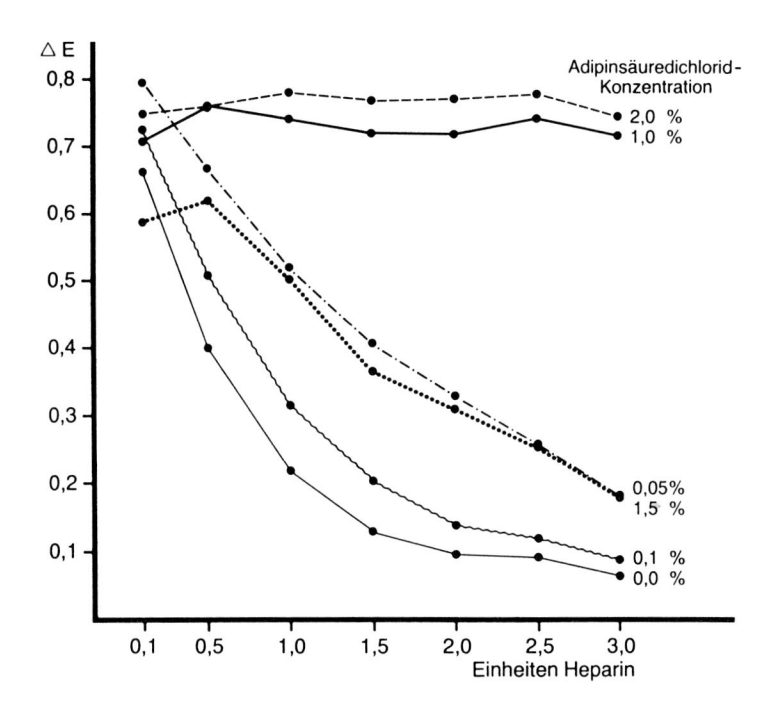

Abb. 2. Abhängigkeit der Konzentration von Adipinsäuredichlorid auf die Anti-FXa-Aktivität

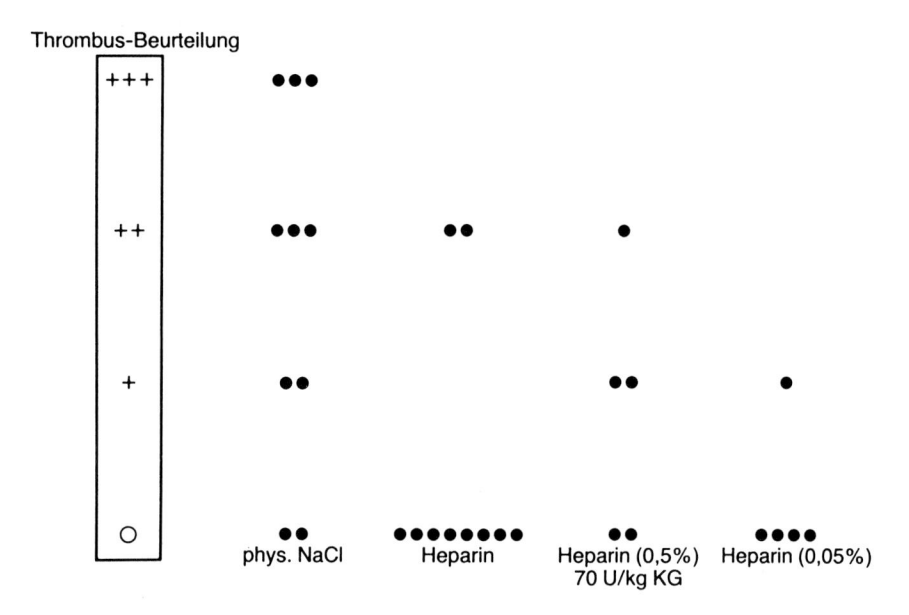

Abb. 3. Thrombuswachstum nach Applikation von Heparin (Fragmin) nach Umsetzung mit Adipinsäuredichlorid (jeder Punkt repräsentiert das Thrombuswachstum eines Tieres)

rinspiegel und die vorliegenden in vitro-Daten lassen keinen
Einfluß von derivatisiertem Heparin auf die Gerinnung erkennen.
Eine Weiterentwicklung derart modifizierter Heparine mit erhaltener antithrombotischer und verminderter anticoagulatorischer
Aktivität erscheint für den Einsatz in der peri- und postoperativen Thromboembolieprophylaxe wünschenswert.

Zusammenfassung

Heparin konnte mit Säurechloriden derivatisiert werden, wobei
in Abhängigkeit vom Derivatisierungsgrad die anticoagulatorischen
Eigenschaften von Heparin abnahmen. Die derivatisierten Präparate und die Ausgangspräparate reduzierten in vergleichbarem Umfang die Bildung von Thromben.

Summary

Heparin could be modified chemically using chlorides of carbonic
acids in such a way that there was a decrease in the anticoagulant activity. As demonstrated in an animal model, the antithrombotic effect was still present.

Literatur

1. Fareed J, Walenga JH, Hoppenstaedt D, Huan X, Rancelli A (1988) Comparative study on the in vitro and in vivo activities of seven molecular weight heparins. Haemostasis [Suppl] 18:3-15
2. Harbauer G, Hiller W, Uhl UJ, Wenzel E (1983) A venous thrombosis model in the rabbit. In: Breddin K, Zimmermann R (Eds) Standardization of animal models of thrombosis. Schattauer, Stuttgart New York, S 115-119
3. Hirsh J, Ofosu DA, Levine M (1987) The development of low molecular weight heparins for clinical use. In: Verstraete M, Vermylen J, Lijnen R, Arnout J (Eds) Thrombosis and haemostasis. University Press, Leuven, p 325-348

Dr. A. Stemberger, Institut für Experimentelle Chirurgie,
Technische Universität München, Ismaninger Str. 22,
D-8000 München 80

42. Der Einfluß immunsuppressiver Therapie auf Morphologie und Biomechanik arterieller Allografts*

Morphology and Biomechanical Properties of Arterial Allografts with Immunosuppressive Treatment

Th. Schmitz-Rixen[1], J. Megermann[2], H. Pichlmaier[1] und W. M. Abbott[2]

[1]Chirurgische Universitätsklinik Köln-Lindenthal (Direktor: Prof. Dr. Dr. H. Pichlmaier)
[2]Department of Surgery, Massachusetts General Hospital - Harvard Medical School, Boston, Massachusetts, USA

Zielsetzung

Das dringlichste Forschungsproblem der Gefäßchirurgie besteht in der Wiederherstellung der arteriellen Strombahn der unteren Extremitäten. Hier fehlt es an einer geeigneten Alternative zur autologen Vena saphena magna. Die zum jetzigen Zeitpunkt erhältlichen Ersatzmaterialien zeigen im Bereich der kleinen Gefäße nicht zu akzeptierend geringe Durchgängigkeitsraten. Allografts oder Xenografts stellen demnach eine attraktive Alternative dar. Die Zielsetzung der vorliegenden Studie umfaßte 1. die Erforschung der Mechanismen der Transplantatabstoßung frischer arterieller Allografts in einem experimentellen Modell und 2. die Frage, ob sich die nachgewiesenen Veränderungen durch den Einsatz von Immunsuppressiva verhindern lassen. Hauptkriterien der Untersuchungen waren Messungen des Durchmessers und der biomechanischen Eigenschaften der implantierten Aortensegmente sowie Änderungen des histologischen und immunhistologischen Bildes, zusätzlich zur Registrierung der Durchgängigkeitsraten und der Überlebensraten.

Methoden

Tierexperimentelles Modell
In mikrochirurgischer Technik wurden Transplantationen der Aorta abdominalis von männlichen Brown-Norway-Ratten (BN: ABG 3) auf weibliche Lewisratten (L: AGB 1) durchgeführt. Diese beiden

---
*Unterstützt durch das Gerhard Hess Programm der Deutschen Forschungsgemeinschaft

Inzuchtstämme wurden spezifisch als Spender-Empfänger-Paare wegen ihrer bekannten immunologischen Inkompatibilität und ihrer genetischen Uniformität ausgesucht. Die Ratten wogen zwischen 180 und 220 g und wurden mit einer Standarddiät gehalten. Die Anästhesie erfolgte mit Xylazine i.m. und Ketanest i.m., fortgesetzt durch Ketanest i.p., um die Narkose zu erhalten. Narkose, Schmerzbekämpfung und Haltung der Tiere erfolgte im Einklang mit dem Tierschutzgesetz. Es erfolgten End-zu-End-Anastomosen mit nicht resorbierbarem Ethilon der Stärke 9/0. Die Durchgängigkeit der Transplantate wurde nach Vervollständigung beider Anastomosen und bei der Reoperation nach den Kriterien von ACLAND beurteilt. Prothesen, die sich innerhalb der ersten 5 Tage verschlossen, wurden als technische Fehler betrachtet und von weiteren statistischen Berücksichtigungen ausgeschlossen. CsA stand in Puderform zur Verfügung und wurde in Olivenöl ausgelöst; diese Lösung wurde entsprechend den Therapie-Schemata den Ratten subcutan in den Rücken injiziert. Erster Injektionstag war jeweils der Operationstag.

Die Empfängertiere wurden in 5 Gruppen eingeteilt: Männliche Lewisratten dienten als Spendertiere in der Kontrollgruppe (Isograft = *Gruppe A*). Weder dieser Gruppe, noch der Allograft-Kontrollgruppe (Brown-Norway/Lewis = *Gruppe B*) wurde CsA injiziert. Drei Allograft-Behandlungsgruppen wurden mit den folgenden Schemata therapiert: *Gruppe C*: 2,5 mg/kg Körpergewicht jeden Tag für 15 Tage, gefolgt von 5 mg/kg Körpergewicht jeden 2. Tag für weitere 15 Tage. *Gruppe D*: 10 mg/kg Körpergewicht jeden Tag für 15 Tage und jeden 2. Tag für weitere 15 Tage. *Gruppe E*: wie Gruppe D mit Injektion von 5 mg/kg Körpergewicht jeden 4. Tag ab Tag 31 für die Dauer des Experiments. Diese Dosierungen basierten auf CsA-Spiegelbestimmungen in einem vorhergehenden Experiment. Untergruppen der Gruppen A, B und D wurden am 30., 60. und 100. Tag reoperiert, die Gruppen C und E wurden am 60. bzw. 100. Tag reoperiert.

Messungen und Dimensionen

Der Prothesendurchmesser wurde bei einem arteriellen Mitteldruck zwischen 90 und 110 mm Hg nach der Implantation und zum Zeitpunkt der Explantation bestimmt. Hierzu wurde ein kallibriertes Ocular im Operationsmikroskop benutzt und zur Kontrolle eine fotografische Dokumentation der Prothese vorgenommen. Außerdem wurde der Durchmesser mit einer Spezialanfertigung eines cantilever-transducers bestimmt. Dies ist ein Gerät, das die pulsatilen mechanischen Schwingungen der Gefäßwand in elektrische Impulse umsetzt. Hierzu wird das zu messende Blutgefäß in einen Halbzylinder aus Metall gelegt, von der anderen Seite wird ein hauchdünnes Metallblättchen, das mit elektrischen Meßkontakten verbunden ist und im Prinzip einem Dehnungsmeßstreifen ähnelt, an das Gefäß herangeführt. Hierdurch kann nach Kallibrierung mit Präzisionsmetallstiften zwischen 1 und 2 mm Durchmesser die Durchmesserbestimmung erfolgen und die Bewegung der Gefäßwand in Systole und Diastole registriert werden. In den meisten Fällen wurde der Prothesendurchmesser außerdem noch im Spendertier gemessen. Die Messungen des Prothesendurchmessers im Spendertier und nach Transplantation korrelierten mit einem Korrelationskoeffizienten von 0,87. Der Präzisionsfehler (RMS) betrug 0,07 mm. Der Blutdruck wurde blutig über einen in die Arteria carotis oder in die Arteria iliaca eingeführten Plastikkatheter gemessen. Zur Korrektur des Blutdrucks auf die notwendigen Mitteldruckwerte wurde entweder Blutvolumen über diesen Katheter entfernt oder Flüssigkeit infundiert. Durch die Messung des Gefäßdurchmessers und simultan des Blutdrucks ließ sich die Compliance nach der Formel: $C = D_S-D_D/(P_S-P_D)/D_D$[1] bestimmen. Zusätzliche Veränderungen des Blutdrucks durch Blutvolumenentzug bzw. Flüssigkeitszufuhr ergab Compliance-Druck Kurven zur Charakterisierung der mechanischen Eigenschaften der transplantierten Gefäße. Die Auswertung der Kurven erfolgte bei einem arteriellen Mitteldruck von 100 mm Hg. Die Messung erfolgte bei den Spendertieren, unmittelbar nach der Implantation und dann wieder bei der Reoperation. Die Registrierung der Daten erfolgte offline. Die Verarbeitung der dann digitalisierten Signale wurde mit einem MINC-Computer der Fa. Digital realisiert.

Histologie

Die gelatinegefüllten Aortensegmente wurden longitudinal 4 µ dick geschnitten und dann mit Hämatoxylin Eosin, Elastika van Gieson und Toluidin blau gefärbt. Die hierbei entstandenen Präparate wurden bei einer Vergrößerung von 25fach kodiert. Dann wurde die Dicke der Intima und Media gemessen. Zelluläre Infiltration und Medianekrose wurden nach einem speziellen Schema beurteilt. Die Dicke der einzelnen Gefäßwandschichten wurde mit Hilfe eines kallibrierten Ocularmikrometers gemessen. Nur das mittlere Drittel einer Prothese wurde hierbei berücksichtigt. Es wurden bis zu 10 Meßwerte berücksichtigt. Die durchschnittliche Standardabweichung für die Dicke der Media betrug z.B. 4,8 µ mit einem Variationskoeffizienten von 0,07%. Immunperoxidasefärbungen wurden mit monoklonalen Antikörpern durchgeführt. Zur Verfügung standen OX 8 und W 3/25 Antikörper, die die CD-8 und CD-4 Äquivalente in Ratten markieren (nicht Gegenstand dieser Darstellung).

Ergebnisse

114 Aorten wurden erfolgreich von 22 Lewis- und 51 Brown-Norway-Spendern in Lewis-Empfänger transplantiert. Nur 3 Prothesen waren bei der Reoperation nicht durchgängig und 1 Prothese fand sich rupturiert; alle in Gruppe B (Allograft/unbehandelt). Die Kontrollgruppe der Isotransplantation (Gruppe A) zeigte keine Reaktionen bezüglich Veränderung des Durchmessers, der Wanddicke oder Anzeichen einer cellulären Infiltration. Der minimale Anstieg im durchschnittlichen Durchmesser während der Nachbeobachtung von 100 Tagen war statistisch nicht signifikant. Die Kontrollgruppe der Allotransplantation (Gruppe B/unbehandelt) zeigte in allen Fällen eine aneurysmatische Dilatation. Der

---

[1] (C = Compliance, D = Gefäßdurchmesser, P = Blutdruck, S = systol., D = diastol.)

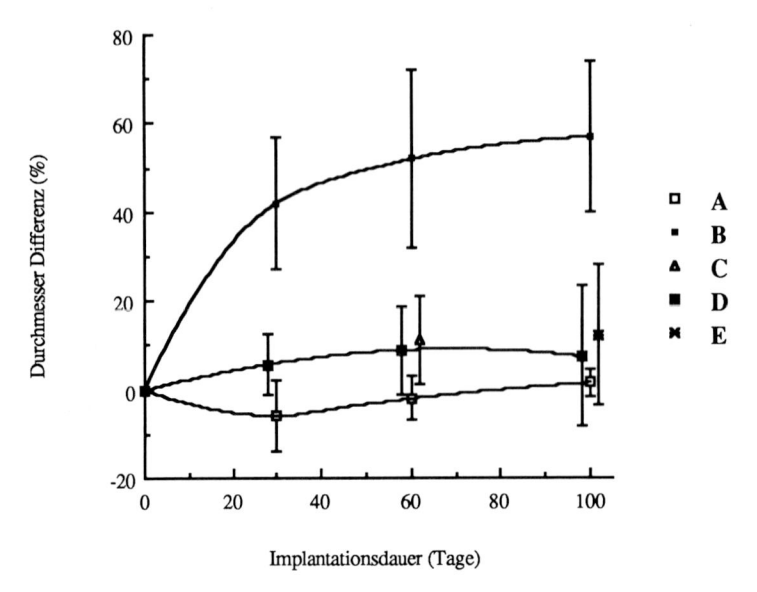

Abb. 1. CsA-EFfekt auf die Durchmesseränderung der Aortentransplantate. Die Beschreibung der experimentellen Gruppen A-E erfolgt im Text. Die Darstellung der Daten erfolgt als Durchschnittswerte mit den Standardabweichungen

Durchmesser der implantierten Prothesen und die Dicke der Intima stieg schnell an (p < 0,01). Die Höchstwerte waren hier bereits nach 60 Tagen erreicht, nur die Mediadicke nahm dann noch weiter ab und betrug nach 100 Tagen noch maximal 50% des Ausgangswertes. Als Zeichen der Abstoßungsreaktion sah man eine Nekrose der Media mit Zerstörung des elastischen Fasernetzes und eine massive mononucleäre inflammatorische Reaktion, die nach 30 Tagen sehr ausgeprägt war. Auch nach 60 Tagen war die celluläre Infiltration noch nachweisbar, verschwand aber nach 100 Tagen Nachbeobachtungszeit. Gruppe C, in der die geringste Dosis CsA verabreicht wurde, zeigte bereits eine deutliche Verbesserung gegenüber den Allograft-Kontrollgruppen. Die Dilatation der Prothesen war deutlich geringer ausgeprägt, wenn auch noch statistisch signifikant.

Die Verdickung der Intima war ebenfalls reduziert. Die Media zeigte keine Anzeichen einer Ausdünnung. Höhere Dosierungen von CsA (Gruppe D) ließen das Ausmaß der Zellinfiltration noch weiter zurückgehen. Auch in dieser Gruppe fehlte die aneurysmatische Dilatation. Die Mediadicke war normal, eine Medianekrose war in keinem Fall nachweisbar. Inflammatorische Zellen fehlten in 3 von 6, 4 von 9 bzw. 4 von 10 Fällen nach 30, 60 bzw. 100 Tagen. Die deutlichste histologische Abnormität war eine zwar verzögerte, aber doch deutliche Verdickung der Intima, bis zu einem Grad vergleichbar mit den Werten, die bei den nicht behandelten Allografts erreicht wurden. Die Fortführung der CsA-Behandlung für die gesamte Dauer des Experiments (Gruppe E) konnte die Ergebnisse noch weiter verbessern. Bei 5 von 7 Fällen fehlte die Infiltration von inflammatorischen Zellen. Wichtig erscheint noch, daß unter der CsA-Behandlung nicht nur die Dicke der Media erhalten blieb, sondern daß diese Media mit lebenden glatten

Muskelzellen besiedelt war, genau wie man es in der Kontrollgruppe der Isotransplantation gesehen hatte. Kombiniert man die Daten von allen Gruppen, so war die Dilatation eindeutig mit dem Verlust der Mediadicke korreliert (Abb. 2). Die Compliance der Gefäßwand war bei den Reoperationen in allen Gruppen im Vergleich zu den Messungen im Spendertier und unmittelbar nach der Transplantation signifikant ($p < 0,01$) vermindert. Die Isotransplantate waren bei der Reoperation von signifikant ($p < 0,001$) höherer Compliance als die Allotransplantate, unterschieden sich aber nicht zu den Allotransplantaten immunsupprimierter Tiere. Auch die Compliance der Allotransplantate nach CsA-Behandlung war signifikant höher als bei den nicht behandelten Tieren.

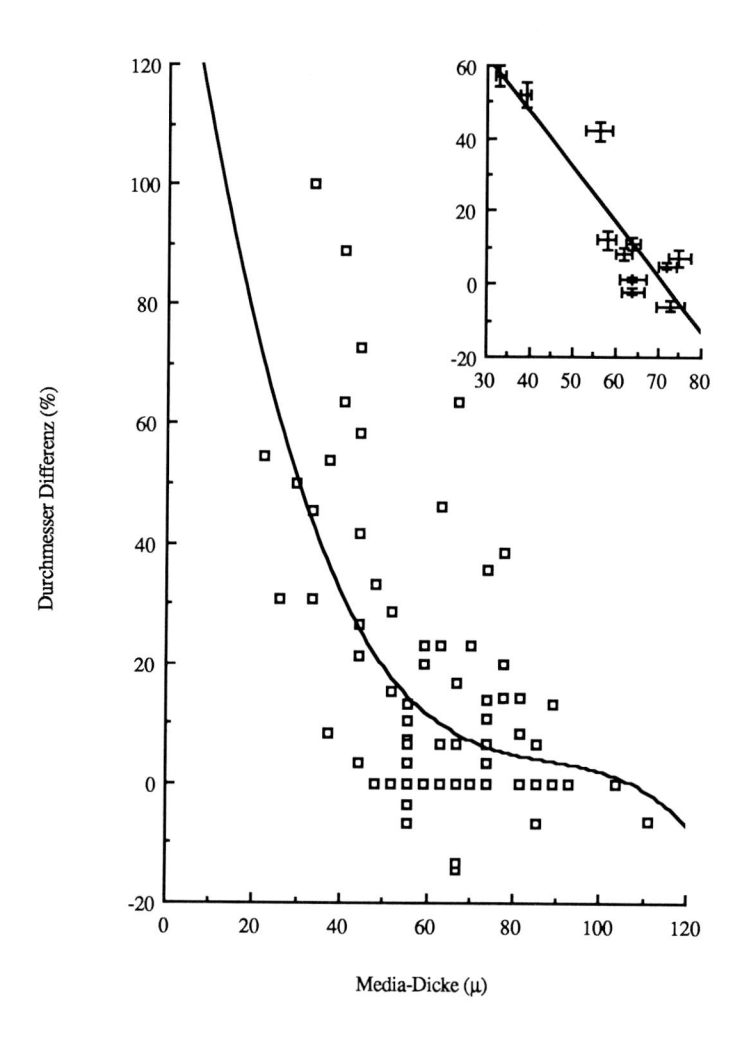

Abb. 2. Korrelation von Durchmesser Differenz und Media Dicke der Aortentransplantate. Auf der Basis der individuellen Meßwerte ist die Beziehung nichtlinearer ($r = 0,65$, $p < 0,0001$ für die Korrelation und $p < 0,01$ für die Nichtlinearität). Als Insert die Darstellung der Gruppen-Durchschnittswerte mit dem Standardfehler ($r = 0,91$, $p < 0,001$)

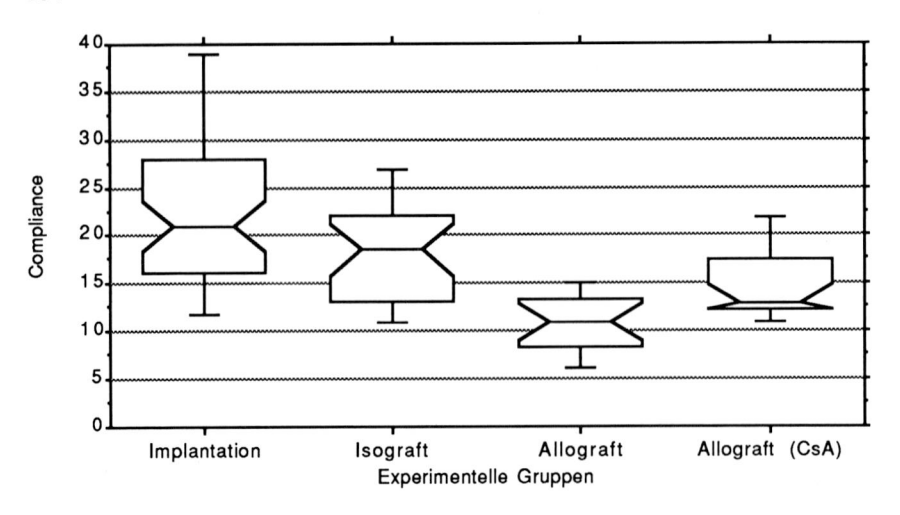

*Abb. 3. Compliancewerte der experimentellen Gruppen und zwar von 53 Messungen bei der Implantation, 26 Messungen bei der Reoperation der Isograft-Kontrollgruppe, 17 Messungen der Allograft-Kontrollgruppe und 23 Messungen der Behandlungsgruppen. Jede Einzelmessung ist das Ergebnis der Auswertung von ca. 50 Einzelmessungen bei unterschiedlichem arteriellen Mitteldruck. (Die Einheit der Compliance: % Durchmesseränderung/mm Hg * 10^{-2}. Die Darstellung zeigt Median, Standardfehler und -abweichung)*

Schlußfolgerungen

Die vorliegende Studie zeigt den klaren Nachweis einer Immunreaktion in einem Rattenmodell mit genetisch definierter Histoinkompatibilitätsbarriere. Das erste wichtige Ergebnis dieser Studie ist, daß eine arterielle Allotransplantation ohne Immunsuppression in der aneurysmatischen Degeneration der Allografts endet und dies als Antwort auf die immunologisch bedingte Zerstörung der Myocyten der Gefäßmedia zu verstehen ist. Die Durchgängigkeitsraten waren in dem Beobachtungszeitraum von 100 Tagen praktisch nicht beeinflußt. Die sehr schnelle aneurysmatische Degeneration in dem vorliegenden Modell ahmt die klinischen Erfahrungen der 50er Jahre nach. Hier brauchte es allerdings Jahre, bevor die Zerstörung der Strukturfasern und die Medianekrose zur klinisch nachweisbaren aneurysmatischen Degeneration führte. Die von uns beobachtete aneurysmatische Dilatation korrelierte zur Medianekrose und zur deutlichen Zellinfiltration, wie sie nach 30 und 60 Tagen gesehen wurde. Das strukturelle Schicksal dieser Allografts ist dann nur noch abhängig von der verbliebenen extracellulären Matrix, die aus zerstörten Kollagenfasern und dem elastischen Netzwerk besteht. Alle CsA-Behandlungsschemata, sogar die Kurzzeit- und niedrig dosierte Behandlung, konnten erfolgreich die Medianekrose verhindern. Die Verdickung der Intima konnte durch die vorliegenden Behandlungsschemata nicht verhindert werden. Die Gabe einer Startdosis von CsA für eine begrenzte Zeit, gefolgt von einer niedrigen Erhaltungsdosis, ist geeignet, eine lebensfähige Media zu erhalten und damit die aneurysmatische Degeneration zu verhindern. Die biomechanischen Eigenschaften korrelierten zu den morphologischen Befunden. Die Gefäßtransplantation führt auch ohne Abstoßungsreaktion zu einem Verlust an nichtlinearer Elastizität (Compliance) der arteriellen Gefäßwand. Die Transplantatabstoßung mindert die Compliance um einen weiteren Faktor, wohingegen die immunsuppressive Behandlung dies zu verhindern in der Lage ist. Die Ergebnisse ermutigen, über die potentielle Anwendung arterieller Allografts in der Gefäßchirurgie wieder nachzudenken.

Zusammenfassung

Die Verhinderung der Abstoßung arterieller Allografts durch Immunsuppression mit Cyclosporin A (CsA) war Gegenstand der Untersuchungen. Allografts der Aorta abdominalis wurden über die größere Histokompatibilitätsbarriere zwischen Brown-Norway- und Lewis-Inzuchtratten transplantiert. Prothesen von 1 cm Länge wurden als Gefäßersatz der infrarenalen Aorta von Lewis-Empfängern interponiert. Die Tiere wurden in 5 Gruppen eingeteilt, hierunter Iso- und Allograft-Kontrollgruppen, sowie 3 Allograft-Gruppen mit unterschiedlichen CsA-Dosis-Schemata. Die implantierten Prothesen wurden am 30., 60. und 100. Tag nach folgenden Kriterien untersucht: 1. Durchgängigkeit, 2. Aneurysmatische Degeneration, 3. Veränderungen der Media, 4. Zellinfiltration, 5. Infiltration von W 3/25- und OX-8-positiven Lymphocyten, 6. Messung der Gefäßwandcompliance. Nur drei Allografts waren zum Entnahmezeitpunkt thrombotisch verschlossen. Bei den übrigen war eine signifikante Dilatation ($p < 0,01$), eine Medianekrose mit Wandverdünnung, eine Intimaproliferation und eine deutliche Zellinfiltration am 30. Tag nachweisbar. Mit allen CsA Dosis-Schemata war die aneurysmatische Dilatation signifikant reduziert oder verhindert ($p < 0,01$). Dieses Phänomen korrelierte mit dem Erhalt der glatten Muskelzellen der Media. Die Compliance der Gefäßwand war bei den abgestoßenen Transplantaten vermindert und ließ sich durch CsA-Behandlung erhalten. Die Studie läßt die Schlußfolgerung zu, daß man bei Ratten, denen die Aorta abdominalis transplantiert wurde, mit einer hohen Startdosis und einer geringen Erhaltungsdosis von CsA eine effektive Immunsuppression erzielen kann, wobei die aneurysmatische Degeneration arterieller Allografts vermieden werden kann.

Summary

Immunosuppressive therapy was explored as a means of preventing arterial allograft rejection and failure. Aortic allografts across the major histocompatibility barrier were studied in Brown-Norway and Lewis inbred rats. Grafts 1 cm long were interposed into the infrarenal aorta of Lewis recipients; five groups included isograft and allograft controls and three groups had allograft-cyclosporine (CsA) treatment regimens. The grafts were examined after 30, 60 and 100 days for patency, aneurysmal dilation, gross structural changes, inflammatory responses, and infiltration of W3/25- and OX-8-positive lymphocytes. Only three allograft controls became occluded; the rest showed significant dilation, medial thinning and necrosis, intimal proliferation, and prominent cellular infiltration at 30 days. With CsA treatment aneurysmal dilation was significantly reduced or prevented, correlating with medial smooth muscle cell preservation. Low maintenance dose of CsA has provided effective immunosuppression, thereby preventing aneurysm formation. The potential use of arterial allografts in vascular surgery may need to be readdressed.

Literatur

Meade JW, Linton RR, Darling RC (1966) Arterial homografts. Arch Surg 93: 392-9
Megermann J, Hasson JE, Warnock F, L'Italien GJ, Abbott WM (1986) Noninvasive measurements of nonlinear arterial elasticity. Am J Physiol 250:181-188
Schmitz-Rixen T, Megermann J, Colvin RB, Williams AM, Abbott WM (1988) Immunosuppressive Treatment of Aortic Allografts. J Vasc Surg 7:82-92
Thiede A, Engemann R, Koerner HH (1975) Comparison of the immunologic reactions of arterial transplants in the arterial system of venous transplants in the venous system using inbred strains of rats. Transplant Proc 11:603-6
Vickery CM, McCombs HL, Warren R (1965) Experimental small artery grafts treated with immunosuppressive drugs. N Engl J Med 272:325-32

Dr. Th. Schmitz-Rixen, Chirurgische Universitätsklinik Köln-Lindenthal, Robert-Koch-Str. 10, D-5000 Köln 41

43. Therapie von Komplikationen subcutan implantierter venöser Kathetersysteme

Treatment of Complications After Totally Implanted Venous Access Systems

K. Nagel[1], Ch. Gaedertz[1], H. G. Fuhr[2], W. Meyenburg[2] und D. Schild[3]

[1]Klinik und Poliklinik für Allgemein- und Abdominalchirurgie (Leiter: Prof. Dr. Th. Junginger)
[2]III. Medizinische Klinik und Poliklinik, Abteilung für Hämatologie (Leiter: Prof. Dr. Mertelsmann)
[3]Institut für Klinische Strahlenkunde (Leiter: Prof. Dr. M. Thelen) der Johannes Gutenberg-Universität Mainz

Komplikationen zwingen häufig zum vorzeitigen Ausbau subcutan implantierter Kathetersysteme (1, 2, 3). Durch konservative Maßnahmen könnten die Explantation und somit die Unterbrechung einer lebenswichtigen Therapie vermieden werden.

Wir überprüften deshalb in einer prospektiven Untersuchung die Bedeutung konservativer Behandlungsmethoden zur Vermeidung des Katheterausbaus bei Komplikationen von Portsystemen.

Methodik

Im Zeitraum von September 1985 bis März 1988 wurden 103 venöse Portsysteme bei 54 Männern und 49 Frauen im Alter von 17 bis 78 Jahren zur Behandlung von Malignomen implantiert. Bei nahezu der Hälfte der Patienten (50 Fälle) handelte es sich um hämatologische Erkrankungen, in 47 Fällen um metastasierende solide Tumoren und bei sechs Patienten um Tumoren unbekannten Ursprungs.

In Lokalanästhesie wurden die Systeme verschiedener Fabrikate in 100 Fällen über die V. cephalica, einmal über die rechte V. jugularis interna und zweimal über die rechte V. subclavia in die V. cava superior eingebracht und die Ports in einer subcutanen epifascialen Tasche fixiert. Über diesen zentralen Zugang applizierten wir die heute üblichen aggressiven Cytostaticakombinationen, hochcalorische Lösungen, Blut/Blutbestandteile und Antibiotica mittels Huberkanülen oder entnahmen Blut zu diagnostischen Zwecken.

Als konservative Behandlungsmethoden von Komplikationen fanden die lokale Lyse (10.000 - 25.000 I.E. Urokinase) sowie unter Durchleuchtung geführte Körbchen zur Korrektur von Katheter-Fehllagen Verwendung. Operative Alternativen waren ein Systemausbau oder ein Systemwechsel.

Ergebnisse

Nach einer durchschnittlichen Liegedauer von 10,9 Monaten (Maximum 27,7 Monate) fanden wir bei 77 Patienten (74,8%) einen komplikationslosen Verlauf. Zwei Patienten erlitten Frühkomplikationen wie eine Nachblutung und eine Wundheilungsstörung und 24 (23,3%) Spätkomplikationen traten als Katheterdislokation (4 = 3,9%), Membranschaden (1 = 1%), Infektion (2 = 2%) und 17 Verschlüsse (16,5%) auf. Kein Patient starb an den Operationsfolgen. Sechs Systeme (5,8%) mußten wegen Katheterdislokation (ein Fall), Membranschaden (ein Fall), Infektion (zwei Fälle) und Verschluß (zwei Fälle) operativ entfernt werden. Bei 18 Patienten (17,5%) war jedoch die konservative Therapie erfolgreich. Katheterdislokationen konnten in drei Fällen röntgenologisch korrigiert und Systemverschlüsse bei 15 Patienten durch Lysetherapie aufgehoben werden. Diese Systeme konnten erhalten und die Therapie ohne Unterbrechung fortgesetzt werden.

Schlußfolgerungen

1. Durch konservative Methoden (lokale Lyse und radiologische Korrektur von Katheterfehllagen) gelingt es bei drei von vier Fällen mit Komplikationen subcutan implantierter venöser Kathetersysteme die Funktion der Systeme wiederherzustellen und den Patienten eine erneute Operation zu ersparen.
2. Die Zahl der Komplikationen, die zum Ausbau der Systeme und einer Therapieunterbrechung führen, ist mit einer Rate von 5,8% im Vergleich zu externen Systemen gering (1).

Zusammenfassung

Im Zeitraum von September 1985 bis März 1988 wurden 103 venöse Portsysteme bei Patienten mit Malignomen implantiert. Über den zentralen Zugang wurden die heute üblichen aggressiven Cytostaticakombinationen, hochcalorische Lösungen, Blut/Blutbestandteile und Antibiotica appliziert sowie Blut zu diagnostischen Zwecken entnommen. Nach einer durchschnittlichen Liegedauer von 10,9 Monaten war der Verlauf bei 77 Patienten (74,8%) komplikationslos, zwei Patienten erlitten Früh- und 24 (23,3%) Spätkomplikationen. Sechs Systeme (5,8%) mußten wegen Komplikationen ausgebaut werden. Bei 18 Patienten (17,5%) war die konservative Therapie erfolgreich, die Systeme konnten erhalten und die Therapie fortgesetzt werden.

Summary

Between September 1985 and March 1988, 103 totally implantable venous accesses were inserted in patients undergoing chemotherapy for malignancies. Of these, 77 (74.8%) were still working without complications after an average of 10.9 months (max. 27.7 months). Twenty-four (23.3%) have ceased to function; of these, six (5.8%) have been removed because of catheter dislocation (one), rupture of the port system (one), infection (two), or catheter occlusion (two). All other complications (17.5%) could be controlled successfully by conservative treatment without interruption of the chemotherapy.

Literatur

1. Carde P, Cosset-Delaigue MF, Laplanche A, George M, Chreau I, Droz JP, May-Levin F, Le Chevalier T, Benhamed M, Rougier P, Calet P, Hane S (1987) Central venous access through classical external indwelling catheter or totally implanted venous access: a randomized trial in 100 patients with solid tumors undergoing chemotherapy. Proc Amer Assoc Cancer Res 28:223
2. Champault G (1986) Totally implantable catheters for cancer chemotherapy: French experience on 325 cases. Cancer Drug Delivery 3:131-137
3. Lokich JJ, Bothe A, Benotti P, Moore C (1985) Complications and management of implanted venous access catheters. J Clin Oncol 4:710-717

Prof. Dr. K. Nagel, Klinik und Poliklinik für Allgemein- und Abdominalchirurgie, Johannes Gutenberg-Universität, Langenbeckstr. 1, D-6500 Mainz 1

44. Die Wirkung von Hyperkapnie und Arachidonsäure auf Vasomotorik und Blut-Hirn-Schrankenfunktion von Ratten Pia-Gefäßen*

Effect of Hypercapnia and Arachidonic Acid on Vasoreactivity and Blood-Brain Barrier Function of Rat Brain Surface Vessels

L. Schürer[1], S. Kawamura[2], B. Schmucker[1] und A. Baethmann[1]

[1]Institut für Chirurgische Forschung, Ludwig-Maximilians-Universität München, Klinikum Großhadern
[2]Department of Surgical Neurology, Research Institute for Brain and Blood Vessels-AKITA, Akita, Japan

Einleitung

Eine häufig verwendete experimentelle Methode zur Untersuchung der Zirkulation oberflächennaher Hirngefäße ist die Anlage eines Schädelfensters. Aus technischen Gründen wurden bisher für derartige Untersuchungen meist größere Tiere, wie Hunde, Katzen oder Kaninchen verwendet. Verbesserung der technischen Methoden erlauben heute, solche Untersuchungen an Kleintieren wie z.B. Ratten durchzuführen. Allerdings werden Schwierigkeiten bei der chirurgischen Präparation berichtet. So konnte OLESEN (1987) zeigen, daß kurz nach Eröffnung des Rattenschädels und der Dura mater die Blut-Hirnschranke für einen makromolekularen Indikator, FITC-Albumin durchlässig wird. Die Schrankenstörung beruht wahrscheinlich darauf, daß das Rattengehirn nach Craniotomie, wenn der Schädelinnendruck auf Atmosphärendruck abfällt, anschwillt. Zur Vermeidung dieser Komplikation ist in den hier berichteten Experimenten eine geschlossene Schädenfensterung bei Ratten entwickelt worden, um gleichzeitige Untersuchungen der Blut-Hirnschranken-Funktion, Vasomotorik und quantitativen Mikrozirkulation durchführen zu können. Unser Modell stellt eine Weiterentwicklung einer Methode von MORII et al. (1986) dar. Zunächst werden Untersuchungen zur Standardisierung des Modells berichtet und anschließend über die Wirkung der Superfusion des Präparates mit Arachidonsäure.

---

*Mit Unterstützung durch die Deutsche Forschungsgemeinschaft: Ba 452/6-6

Material und Methoden

Männliche Sprague-Dawley Ratten wurden mit a-Chloralose anesthesiert, anschließend tracheotomiert und nach Muskelrelaxation kontrolliert beatmet. Arterielle und venöse Katheter wurden zur Blutdruckmessung, zur Gewinnung von Blutproben sowie für intravenöse Injektionen implantiert. Anschließend erfolgte eine rechteckige links-parietale Craniotomie unter Belassung einer dünnen Knochenlamelle. Daraufhin wurde ein 10 cm hoher Plexiglastrichter am Kopf des Tieres befestigt und mit Paraffinöl gefüllt. Die Entfernung des Knochendeckels, die Eröffnung der Dura mater und der dichte Verschluß des Fensters mit einem Deckglas erfolgte unter Paraffinöl. Die Paraffinölsäule übt einen Druck von ca. 3 mm Hg auf die Hirnoberfläche aus und verhindert die Schwellung des Rattengehirns aus der Craniotomieöffnung und damit die Eröffnung der Blut-Hirnschranke. Die Mikrozirkulation wurde mit Video-Fluorescenz-Mikroskopie unter Xenon-Blitz-Beleuchtung studiert. Während einer 30minütigen Kontrollphase wurde die Präparation kontinuierlich mit künstlichem Liquor superfundiert. Es wurden die Durchmesser von oberflächlichen Arteriolen und Venolen bestimmt und die Extravasation von Na^+-Fluorescein als Blut-Hirnschranken-Indikator untersucht.

Ergebnisse und Diskussion

Die Superfusion der Präparation mit gepuffertem und isotonem künstlichem Liquor über 180 min führte weder zu signifikanten Änderungen der Gefäßdurchmesser noch zu einer Eröffnung der Blut-Hirnschranke (Tabelle 1). Eine Hyperkapnie mit P_aCO_2 von 51,0 $\pm$ 3,6 mm Hg führte zu einer signifikanten Dilatation der Arteriolen (20 - 100 µm), ohne Venolen zu beeinflussen. Kleinere Arteriolen waren stärker dilatiert als größere. In Abb. 1 ist eine Regression zwischen den arteriolären Durchmessern in Normokapnie und der prozentualen Durchmesseränderung durch Hyperkapnie wiedergegeben.

Tabelle 1. Effekt von kontinuierlicher Superfusion mit künstlichem Liquor auf den Durchmesser von Piagefäßen von Ratten

Zeit (min)	Arteriolen Änderung d. Gefäßdurchmessers (% Kontrolle) $\pm$ SEM		Venolen Änderung d. Gefäßdurchmessers (% Kontrolle) $\pm$ SEM	
0	100,0 $\pm$ 0	(n = 50)	100,0 $\pm$ 0	(n = 46)
30	97,5 $\pm$ 1,3	(n = 50)	96,8 $\pm$ 1,5	(n = 46)
60	102,5 $\pm$ 1,5	(n = 41)	98,0 $\pm$ 1,6	(n = 46)
90	102,7 $\pm$ 1,4	(n = 40)	95,9 $\pm$ 1,7	(n = 46)
120	102,4 $\pm$ 1,4	(n = 50)	95,9 $\pm$ 1,7	(n = 46)
150	100,8 $\pm$ 1,4	(n = 50)	96,9 $\pm$ 1,9	(n = 46)
180	102,7 $\pm$ 1,5	(n = 50)	101,0 $\pm$ 1,6	(n = 46)

$$F(x) = a + b*x^c$$

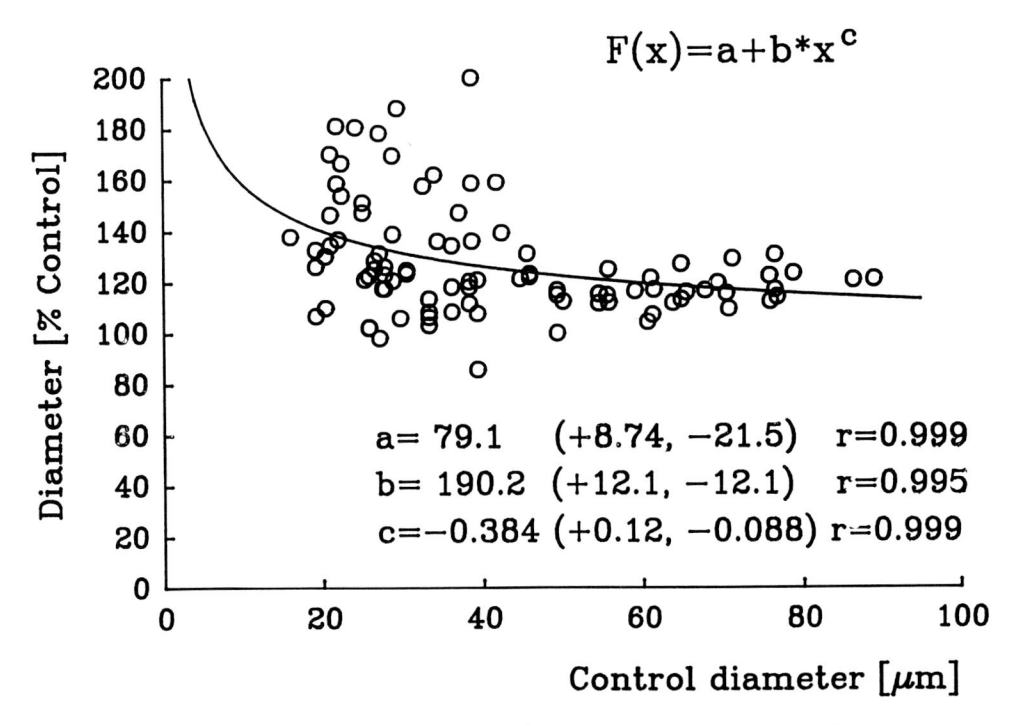

a= 79.1 (+8.74, −21.5) r=0.999
b= 190.2 (+12.1, −12.1) r=0.995
c=−0.384 (+0.12, −0.088) r=0.999

Abb. 1. Regressionskurve der CO$_2$-Reaktivität oberflächlicher Hirnarteriolen. Die Gefäßdurchmesser (µm) während Normokapnie sind auf der Abszisse gegen ihre prozentuale Durchmesseränderung in Hyperkapnie auf der Ordinate aufgetragen (Aus SCHÜRER et al. 1989)

Die kontinuierliche Superfusion der Hirnoberfläche mit Na$^+$-Arachidonat (10^{-8} - 10^{-3} M) führte zu einer signifikanten, dosisabhängigen Vasodilatation von Arteriolen und - weniger ausgeprägt - von Venolen. Während der Superfusion mit 10^{-3} M Arachidonat hatten kleinere Arteriolen (20 - 50 µm) eine ausgeprägtere Dilatation (p < 0,01) als größere (51 - 100 µm). Die Dilatation der Venolen hingegen war vom Gefäßkaliber unabhängig.

Im Gegensatz zu entsprechenden Versuchen bei Katzen (UNTERBERG et al. 1987) kam es in diesen Experimenten nur in 1 von 6 Versuchstieren bei einer Konzentration von 10^{-4} M zur Eröffnung der Blut-Hirnschranke für Na$^+$-Fluorescein durch Arachidonsäure.

In hierzu durchgeführten Studien (AUER et al. 1987; ELLIS et al. 1983; MORLI et al. 1986) wurden nur Untersuchungen zur Reaktivität von Pia-Gefäßen vorgenommen. Das hier vorgestellte Modell erlaubt zum ersten Mal sowohl Mikrohämodynamik als auch Blut-Hirn-Schrankenfunktion unter physiologischen sowie pathologischen Bedingungen z.B. nach Veränderung des intrakraniellen Druckes zu analysieren.

Mit der Methode des geschlossenen kraniellen Fensters können die Effekte von Mediatoren des sekundären Hirnschadens, z.B. von Arachidonsäure auf die Mikrozirkulation und Blut-Hirnschrankenfunktion untersucht werden. Derzeit wird geprüft, ob Arachidonsäure selbst oder ihre Folgeprodukte für die beobachteten Effekte verantwortlich sind.

Zusammenfassung

Eine verbesserte Methode zur Implantation eines geschlossenen kraniellen Fensters wurde bei Ratten etabliert. Das Modell ermöglicht erstmals simultane Untersuchung der Mikrozirkulation und Blut-Hirnschrankenfunktion oberflächlicher Hirngefäße bei erhaltener Integrität des intrakraniellen Raumes.

Die kontinuierliche Superfusion der Präparation mit künstlichem Liquor für 180 min führte weder zu Veränderungen der Gefäßdurchmesser, noch zu einer Eröffnung der Blut-Hirnschranke für Na^+-Fluorescein. Hypercapnie bewirkte eine signifikante Dilatation von Pia-Arteriolen, Venolen hingegen änderten ihren Durchmesser nicht. Die Superfusion der Präparation mit Arachidonsäure in steigenden Konzentrationen resultierte in einer dosisabhängigen Dilatation von Pia-Arteriolen und Venolen.

Summary

An improved method of making a closed cranial window in the rat was established. The model allows for simultaneous studies of the microcirculation of the brain surface and of blood-brain barrier function. Continuous superfusion of the preparation for 180 min with artificial cerebrospinal fluid neither led to changes of vessel diameter nor to an opening of the blood-brain barrier for Na^+-fluorescein. Hypercapnia induced significant vasodilation of pial arterioles, while venular diameters remained unaffected. Superfusion of the preparation with arachidonic acid in rising concentrations resulted in a dose-dependent vasodilation of both pial arterioles and venules.

Literatur

Auer LM, Ishiyama N, Hodde KC, Kleinert R, Pucher R (1978) Effect of intracranial pressure on bridging veins in rats. J Neurosurg 67:263-268
Ellis EF, Wei EP, Cockrell CS, Choi S, Kontos HA (1983) The effect of PGF_{2a} on in vivo cerebral arteriolar diameter in cats and rats. Prostaglandins 26:917-923
Morii S, Ngai AC, Winn HR (1986) Reactivity of rat pial arterioles and venules to adenosine and carbon dioxide: with detailed description of the closed cranial window technique in rats. J Cereb Blood Flow Metab 6:34-41
Olesen SP (1987) Leakiness of rat brain microvessels to fluorescent probes following craniotomy. Acta Physiol Scand 130:63-68
Schürer L, Schmucker B, Kawamura S, Kempski O, Goetz A, Baethmann A (1989) The closed cranial window technique for the investigation of blood-brain barrier function and vasomotor control. In: Meßmer K, Hammersen F (eds) Progress in applied microcirculation. Karger, Basel (in press)
Unterberg A, Wahl M, Hammersen F, Baethmann A (1987) Permeability and vasomotor response of cerebral vessels during exposure to arachidonic acid. Acta Neuropathol (Berl) 73:209-219

Dr. L. Schürer, Institut für Chirurgische Forschung, Klinikum Großhadern, Marchioninistr. 15, D-8000 München 70

VI. Traumatologie 2

45. Biomechanische Belastungsuntersuchungen der menschlichen Supraspinatus- und Biceps brachii-Sehne

Biomechanical Investigations of the Human Supraspinatus and Biceps Brachii Tendon

H.-J. Oestern und P. von Blankenburg

Unfallchirurgische Klinik, Allgemeines Krankenhaus Celle
(Chefarzt: Prof. Dr. H.-J. Oestern)

Die Incidenz der Rotatorenmanschettenruptur nimmt jenseits des 40. Lebensjahres deutlich zu (2). Besondere Bedeutung erlangt die altersbedingte Degeneration, insbesondere im Hinblick auf operationstaktische Überlegungen und gutachterliche Fragestellungen. Erheblich gefährdet scheint der Bereich der Sharpeyfasern im Sehnenansatz zu sein. MACNAB (3) konnte zeigen, daß insbesondere die Adduktionsbewegung zu einem vermehrten Druck auf den Sehnenansatz führt und damit zu einer Störung der vasculären Versorgung der Supraspinatussehne. Er faßte die zugrunde gehenden Tendocyten als Grundläsion auf, in deren Gefolge schließlich über eine Nekrose der Sehne die Ruptur eintritt.

Die Ruptur der Bicepssehne wird von einigen Autoren (4) auf ein Impingement nach vorheriger Ruptur der Supraspinatussehne zurückgeführt.

Ziel dieser Arbeit war, die morphologischen und biomechanischen Eigenschaften der Sehnen des Musculus supraspinatus und des Musculus biceps brachii in Abhängigkeit von Alter, Seite und Geschlecht zu untersuchen.

Material und Methodik

114 Sehnen des M. biceps brachii und des M. supraspinatus wurden bei Verstorbenen unterschiedlichen Alters entnommen. Die Altersverteilung gliederte sich in 3 Hauptgruppen:

1. zwischen 20 und 40 Jahre (n = 28)
2. zwischen 41 und 60 Jahre (n = 40)
3. zwischen 61 und 80 Jahre (n = 46).

Nach makroskopischer Untersuchung auf Rupturincidenz und Rupturgröße, sowie Vermessen des extramusculären Sehnenanteils, erfolgten die biomechanischen Untersuchungen. Die Messung der Zugfestigkeit wurde mit einer Zwick-Universalprüfmaschine, Typ 1361, durchgeführt. Als Haltebacken wurde ein Paar des Typs 8306/1 Mp verwendet. Die Daten wurden mittels eines XY-Schreibers aufgenommen.

Zur Verbesserung der Fixierung des proximalen Endes der Supraspinatussehne wurde Gitterleinen aus Siliciumcarbid zwischen Sehne und Klemmbacken gelegt. Die statistischen Untersuchungen wurden mit Hilfe des SPSS-Programms durchgeführt.

Ergebnisse

1. Rupturhäufigkeit

Während in der Altersgruppe der 20- bis 50jährigen keine Ruptur nachgewiesen werden konnte, lag die Rupturhäufigkeit für die Gruppe der 51- bis 60jährigen bei 28,6%. Ein erheblicher Anstieg der Rupturincidenz wurde zwischen dem 61. und 70. Lebensjahr (53,6%) beobachtet.

In der Gruppe der 71- bis 80jährigen lag die Rupturhäufigkeit bei 66,7%. Als besonders rupturgefährdet erwies sich die rechte Seite mit einem deutlichen Übergewicht von 2:1. Kein Unterschied in der Rupturhäufigkeit bestand zwischen dem männlichen und weiblichen Geschlecht.

Unter den 114 Bicepssehnen wiesen 15 (13,7%) Veränderungen im Sinne von Teilrupturen und Längsrissen auf. In 12 Fällen lag bei dieser Gruppe gleichzeitig eine Ruptur der Supraspinatussehne vor.

2. Morphologische Meßdaten

Die Länge der Supraspinatussehne nahm mit zunehmendem Alter zuungunsten des Querschnittes zu. Bei den 20- bis 40jährigen betrug die Länge im Mittel 15,66 mm und der Querschnitt 1,29 mm^2, zwischen dem 41. und 60. Lebensjahr belief sich die Länge auf 19,63 mm (Querschnitt 1,27 mm^2), die Länge bei den 61- bis 80jährigen betrug im Durchschnitt 19,55 mm (Querschnitt 1,11 mm^2). Dagegen war die Längenverteilung bei den Bicepssehnen im Verhältnis weniger stark ausgeprägt. Die Länge der Bicepssehne in der Gruppe der 20- bis 40jährigen betrug im Mittel 92,71 mm (Querschnitt 0,104 mm^2), zwischen dem 41. und 60. Lebensjahr 97,85 mm (Querschnitt 0,124 mm^2), zwischen dem 61. und 80. Lebensjahr 96,3 mm (Querschnitt 0,136 mm^2).

3. Biomechanische Untersuchungen

Die Zugfestigkeit zeigte eine deutliche Altersabhängigkeit und lag in der Gruppe der 61- bis 80jährigen um 40% niedriger als bei den 20- bis 40jährigen, entsprechend nahm die Zugspannung von 10 N/mm^2 (20 - 40 Jahre) auf 6,7 N/mm^2 (61 - 80 Jahre) ab (Tabelle 1).

Besonders deutlich war der Einfluß des Geschlechtes, der Mittelwert bei den männlichen Patienten betrug 1023,74 $\pm$ 59,68 N, da-

Tabelle 1. Zugfestigkeit in Newton (N) und Zugspannung (N/mm^2) der Supraspinatussehne in den 3 Altersgruppen ($\bar{x} \pm S_{\bar{x}}$)

Altersgruppe (Jahre)	Anzahl (n)	Zugfestigkeit (N)	Zugspannung (N/mm^2)
20 - 40	25	1219,19 $\pm$ 52,19	10,01 $\pm$ 0,61
41 - 60	38	973,74 $\pm$ 50,68	8,21 $\pm$ 0,68
61 - 80	43	713,48 $\pm$ 49,9	6,7 $\pm$ 0,47

gagen lag die Zugfestigkeit bei den weiblichen Patienten mit 736,16 $\pm$ 59,68 N deutlich niedriger. Der Unterschied ist signifikant ($p < 0,05$).

Auch die Zugfestigkeit und Zugspannung der Bicepssehne nahm mit zunehmendem Alter ab und verringerte sich um 28%, von der Altersgruppe der 20- bis 40jährigen zur Altersgruppe der 61- bis 80jährigen (Tabelle 2). Hier war der Einfluß des Geschlechtes nicht relevant. Die Zugfestigkeit der Sehnen des männlichen Geschlechts betrug im Mittel 576,4 $\pm$ 19,4 N gegenüber 519,6 $\pm$ 27,85 N. Auch hier bestand kein signifikanter Seitenunterschied. Die Zugfestigkeit der rechten Bicepssehnen betrug im Mittel 532,54 $\pm$ 22,34 N gegenüber links mit 584,02 $\pm$ 21,82 N. Auch hier war kein signifikanter Unterschied zu beobachten.

Tabelle 2. Zugfestigkeit in Newton (N) und Zugspannung (N/mm^2) der Biceps brachii-Sehne in den 3 Altersgruppen ($\bar{x} \pm S_{\bar{x}}$)

Altersgruppe (Jahre)	Anzahl (n)	Zugfestigkeit (N)	Zugspannung (N/mm^2)
20 - 40	26	669,34 $\pm$ 30,74	66,18 $\pm$ 2,31
41 - 60	40	577,51 $\pm$ 22,94	49,94 $\pm$ 2,67
61 - 80	43	477,06 $\pm$ 22,40	42,10 $\pm$ 3,0

Diskussion

Die Rupturhäufigkeit, auch in Abhängigkeit vom Alter stimmt im vorliegenden Patientengut mit den Angaben der Literatur überein ([5]). Dabei konnte keine Geschlechtsspezifität nachgewiesen werden ([1], [5]). Auffallend war die höhere Rupturincidenz auf der stärker belasteten rechten Seite, entsprechend der überwiegenden Rechtshändigkeit in der Bevölkerung. Der Einfluß des Alters auf die Sehnenlänge war hochsignifikant. PETERSSON ([5]) konnte ebenfalls eine altersabhängige Längenzunahme beobachten. Es scheint deshalb mit zunehmendem Alter zu einer degenerativ bedingten Elongation zu kommen. Parallel zur Längenzunahme und Querschnittsabnahme der Supraspinatussehnen verringerte sich auch die biomechanische Belastbarkeit mit zunehmendem Alter. Im wesentlichen kann dadurch die höhere Incidenz der Rotatorenmanschettenruptur bei Patienten über dem 40. Lebensjahr erklärt werden.

Zusammenfassung

114 Sehnen des Musculus biceps brachii und des Musculus supraspinatus wurden auf Rupturhäufigkeit, Sehnenlänge und Zugfestigkeit in Abhängigkeit vom Alter untersucht. In der Altersgruppe der 20- bis 30jährigen wurde keine Ruptur nachgewiesen, dagegen in 66,7% der 71- bis 80jährigen. Besonders rupturgefährdet war die rechte Seite. Die Zugfestigkeit lag in der Gruppe der 61- bis 80jährigen um 40% niedriger als bei den 20- bis 40jährigen. Die Zugfestigkeit und Zugspannung der Bicepssehne nahm ebenfalls in der Altersgruppe der 61- bis 80jährigen um 28% gegenüber den 20- bis 40jährigen ab.

Summary

Tendons of musculus biceps brachii and musculus supraspinatus were investigated with regard to cuff tears, length of the tendon and tensile strength in 114 patients of various ages. In the group of patients aged 20 - 50 years, no cuff tears were observed; by contrast, these were found in 66.7% of those aged 71 - 80 years. The tensile strength in the group of 61- to 80-year-old patients was 40% less than in the group aged 20 - 40 years. The tensile strength of the biceps tendon was 28% lower in the older age group than in the younger age group.

Literatur

1. Cotton RE, Rideout DF   Tears of the humeral rotator cuff: A radiological and pathological necropsy survey. J Bone Joint Surg [Br] 46:314-328
2. Gschwend N, Ivosevic-Radovanovic D (1988) Rotatorenmanschettenruptur, Hefte Unfallheilkd, Heft 195. Springer, Berlin Heidelberg New York Tokyo, S 143-152
3. Macnab I (1981) Die pathologische Grundlage der sogenannten Rotatorenmanschetten-Tendinitis. Orthopädie 10:191-195
4. Nevasier RJ, Nevasier TJ (1981) Lesions of musculotendinous cuff of shoulder: Diagnosis and management. Instr course lect 30:239-257
5. Petersson CJ (1984) Ruptures of the supraspinatus tendon: Cadaver dissection. Acta Orthop Scand 55:52-56

Prof. Dr. H.-J. Oestern, Unfallchirurgische Klinik, Allgemeines Krankenhaus Celle, Siemensplatz 4, D-3100 Celle

46. Experimentelle und intraoperative Isometriemessungen als Qualitätskontrolle bei der Rekonstruktion des vorderen Kreuzbandes

Experimental and Intraoperative Studies of Anterior Cruciate Ligament Graft Placement and Isometry

U. A. Wagner und L. Gotzen

Klinik für Unfallchirurgie (Leiter: Prof. Dr. L. Gotzen) der Philipps-Universität, Marburg/Lahn

Einleitung

Entscheidende Voraussetzung für langfristige Gelenkstabilität bei der Rekonstruktion des vorderen Kreuzbandes (VKB) ist die biomechanisch korrekte tibiale und femorale Transplantatinsertion. Nur bei isometrischer Transplantatpositionierung kann sich das autologe Ersatzmaterial zu einem funktionsstabilen VKB entwickeln. Zur Analyse und quantitativen Erfassung der Isometriebedingungen wurden an Leichenknien die Längenänderungen eines, das Transplantat simulierenden Fadens bei unterschiedlich plazierten femoralen und tibialen Durchzugskanälen bewegungsabhängig gemessen. Die Ergebnisse und Meßmethode wurden in der klinischen Praxis angewandt.

Material und Methodik

Für die experimentellen Untersuchungen wurden sechs Leichenkniegelenke mit intaktem Bandapparat verwendet. Sie wurden tiefgefroren aufbewahrt (-20 Grad C) und für die Messungen auf Raumtemperatur erwärmt. Die Präparate wurden am Femurschaft in eine Haltevorrichtung eingespannt, die eine freie Gelenkbeweglichkeit gewährleistete. Unter Orientierung am intakten VKB wurde der femorale und tibiale Isometriepunkt nach Arbeiten von GRAF (1) und PENNER et al. (5) aufgesucht und in diese hinein 2 mm Bohrkanäle gelegt. Nach Resektion des VKB wurde ein Faden (Ethibond Stärke 2) durch die Knochenkanäle gezogen, femoral verankert und an seinem tibialen Austritt an ein selbst entwickeltes Tensiometer angeschlossen. Nach mehrfachem Durchbewegen, um Meßfehler durch Setzeffekte zu vermeiden, erfolgt die Justierung des Tensiometers bei 10 Grad Knieflexion. Der Referenzpunkt bei 10 Grad Flexion wird als Nullpunkt festgelegt.Daraufhin wurden die Fadenexkursionen auf der Millimeterskala des Tensiometers bei 0, 10, 30, 60, 90 und 120 Grad Knieflexion registriert. Eine Fadenverschiebung < 1,5 mm wurde als isometrische Positionierung definiert. Wenn dies nicht der Fall war, wurde eine Neupositionierung vorgenommen, bis das gewünschte Ergebnis vorlag. Wie aus Abb. 1 ersichtlich ist, wurde im Abstand von 5 mm zum isometrischen tibialen Punkt ein anteriorer, posteriorer und lateraler Bohrkanal angelegt. Die Variation der femoralen Fadenführung erfolgte 5 mm superior und anterior zum isometrischen Punkt und in der Over The Top-Position. Untersucht wurde die Fadenverschiebung bei femoral isometrischer Fadenführung gegen die tibialen Bohrkanalvariationen und umgekehrt. Die Registrierung dieser Auslenkungen ergab spezifische Exkursionsmuster. Diese werden angewandt bei der Interpretation der intraoperativ gemessenen Werte.

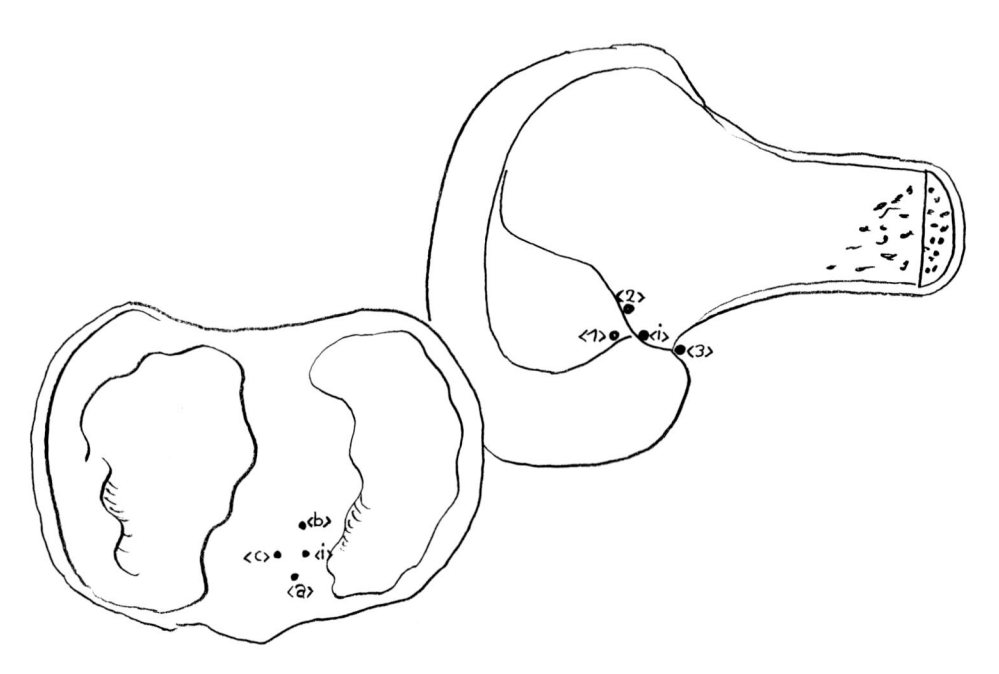

Abb. 1. Plazierung der tibialen (isometrisch <i>, anterior <a>, posterior <b>, lateral <c>) und femoralen Bohrlöcher (isometrisch <i>, anterior <1>, superior <2>, over-the-top <3>)

Die vorgestellte Methode wurde auch intraoperativ bei 19 Rekonstruktionen des VKB (17 frische, 2 chronische Defizienzen) angewandt.

Ergebnisse

Die nicht isometrische Positionierung der tibialen oder femoralen Bohrkanäle führte zu deutlichen Fadenauslenkungen (s. Abb. 2). Bei der Variation der tibialen Ansatzpunkte gemessen gegen den femoral isometrischen Punkt, fand sich bei dem ante-

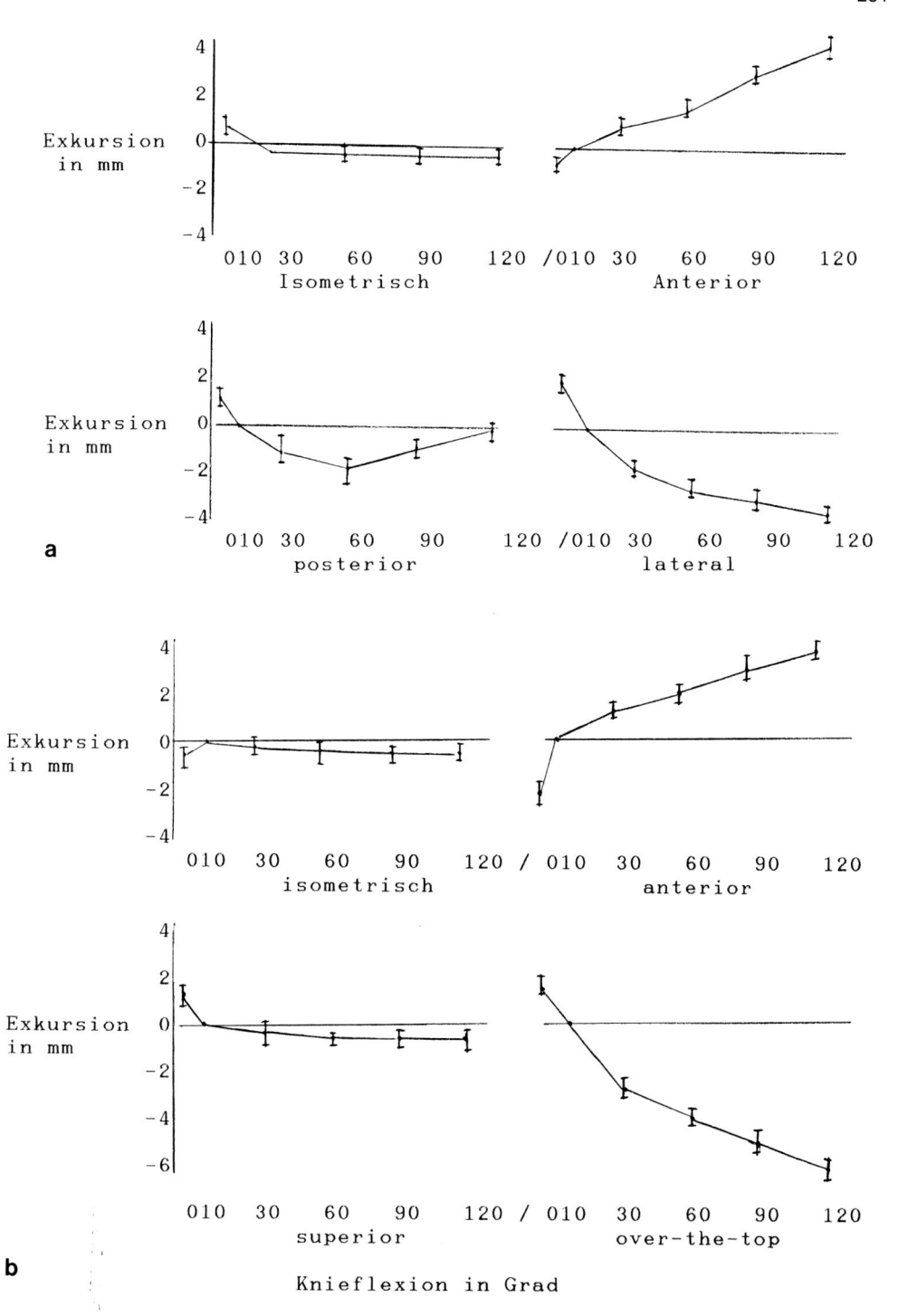

Abb. 2 a, b. Graphische Darstellung der Fadenexkursion in Millimeter in Abhängigkeit von der Knieflexion (Grad) mit Standardabweichungen; a Exkursionsmuster bei den verschiedenen tibialen Bohrkanälen, b Exkursionsmuster bei den unterschiedlichen femoralen Fadenführungen

rior gelegten Bohrkanal mit zunehmender Kniebeugung bis 120 Grad eine Fadenverlängerung bis maximal 4,4 mm. Der posteriore Durchzugskanal ergab ein Exkursionsmaximum von 2,9 mm mit einer Verkürzung des intraarticulären Fadenanteils bei 60 Grad Beugung. Bei Fadenführung durch den lateralen Bohrkanal betrug die Abweichung 5,7 mm. Der tibiale isometrische Punkt befindet sich im vorderen Anteil des anteromedialen Bündels.

Der femorale Isometriepunkt liegt im dorsal cranialen Anteil des VKB. Ein femoral anterior gewählter Bohrkanal ergibt eine Fadenverlängerung beginnend bei 10 Grad mit einem Maximum von 4,3 mm. Der superior gelegene Bohrkanal führt zu einer geringen Auslenkung (um 2,1 mm) während bei der Over The Top-Technik erhebliche Auslenkungen von 7,7 mm zu verzeichnen waren.

Wichtig für die intraoperative Bewertung der Bohrkanäle waren die femoralen Verlaufsmuster. Der tibiale Bohrkanal wurde unter Sicht kontrolliert.

Femoral wurde in 5 Fällen eine Korrektur vorgenommen. Davon wurde nach dem Exkursionsmuster 4 mal auf einen zu weit anterior und einmal superior gelegener Bohrkanal geschlossen. Die Korrektur erfolgte durch Setzen eines neuen Bohrkanals oder durch ein manuelles Dirigieren der Fräse in die gewünschte Richtung.

Diskussion

Die von uns vorgestellte Methode und die Ergebnisse ermöglichen eine sichere Isometriekontrolle bei der Rekonstruktion des vorderen Kreuzbandes. Wie aus den Ergebnissen zu ersehen ist, führen nicht isometrisch positionierte Durchzugskanäle teilweise zu umfangreichen Längenänderungen und damit zu Belastungen des Transplantats. Insbesondere die Over The Top-Position ist mit einer isometrischen Transplantatführung nicht vereinbar. Dies bestätigen auch Untersuchungen von HASSENPFLUG und Mitarb. (2) und Arbeiten von MELHORN und HENNING (3). Unsere Ergebnisse verdeutlichen, auch in Übereinstimmung mit ODENSTEN und GILLQUIST (4), daß der tibiale Bohrkanal exakt angelegt sein muß. Insbesondere die Fehlplazierung des tibialen Bohrkanals nach lateral macht sich durch eine hohe Auslenkung der intraarticulären Fadenanteils bemerkbar. GRAF (1) berichtet bei Isometriemessungen an 10 Leichenknien von ähnlichen Exkursionsmustern des Transplantats in den einzelnen deplazierten Bohrkanälen bei einer Vorspannung bei 30 Grad Flexion. Insgesamt bestätigen unsere Untersuchungen die Wichtigkeit einer isometrischen Transplantatpositionierung. Die intraoperative Isometriebestimmung zur Erlangung einer biomechanisch korrekten Transplantatführung ist zu empfehlen.

Zusammenfassung

Bei 6 Leichenknien wurden anhand eines Fadenmodells Isometriemessungen bei femoral und tibial unterschiedlich plazierten Bohrkanälen durchgeführt. Hierbei ergaben sich für die einzelnen Positionen spezifische Exkursionsmuster, wobei Abweichungen bis

1,5 mm als isometrisch definiert wurden. Bei 19 Rekonstruktionen des vorderen Kreuzbandes wurde intraoperativ der korrekte Sitz des Transplantats mit unserem Tensiometer festgelegt. Die Notwendigkeit einer Korrektur des femoralen Bohrkanals aufgrund der Isometriemessungen ergab sich in 5 Fällen. Häufiger Fehler (4 von 5) war eine zu weit anterior gelegene femorale Position.

Summary

Isometric placement of substitutes for anterior cruciate ligaments (ACL) is essential for good results. In our study of six cadaveric knees we evaluated different femoral and tibial points of attachment. The pattern of excursion identifies the location of tibial and femoral points. On the basis of these results, we measured intraoperatively graft tracking in 19 ACL reconstructions. After isometric measurements the femoral attachment site was corrected in five cases. Intraoperative control of graft tracking by a tensiometer is helpful in ACL reconstructive surgery.

Literatur

1. Graf B (1987) Isometric placement of substitutes for the ACL. In: Jackson DW (Ed) The anterior cruciate deficient knee. Mosby (Publ. Pending)
2. Hassenpflug J, Blauth W, Rose D (1985) Zum Spannungsverhalten von Transplantaten zum Ersatz des vorderen Kreuzbandes. Zugleich ein Beitrag an der Kritik zur over-the-top Technik. Unfallchirurg 88:151-158
3. Melhorn JM, Henning CE (1987) The relationship of the femoral attachment site to the isometric tracking of the anterior cruciate graft. Am J Sports Med, Vol 15, 6:539
4. Odensten M, Gillquist J (1985) Functional anatomy of the anterior cruciate ligament and a rationale for reconstruction. J Bone Joint Surg [Am] 67,2:257
5. Penner DA, Daniel DM, Wood P, Mishp D (1988) An in vitro study of anterior cruciate ligament graft placement and isometry. Am J Sports Med Vol 16,3:238

Dr. U.A. Wagner, Klinik für Unfallchirurgie, Philipps-Universität, Baldingerstraße, D-3550 Marburg/Lahn

47. Eine neue Methode zur biomechanischen Stabilitätsprüfung heilender Menisci im Tiermodell – Ist die Meniscusnaht in der Zone II eine geeignete Therapie?

A New Method of Measuring Biomechanical Stability of the Healing Meniscus in an Animal Model – Is Meniscus Suture in Zone II a Suitable Therapy?

K. Röddecker, J. Jochims, U. Münnich und M. Nagelschmidt

II. Chirurgischer Lehrstuhl der Universität Köln (Dir.: Prof. Dr. Troidl), Köln-Merheim

Problemstellung und Zielsetzung

Angaben zur biomechanischen Stabilitätsprüfung heilender Menisci im Tiermodell sind selten (4, 5). Es fehlt ein reproduzierbares Modell zur Prüfung der Stabilität heilender Meniscusläsionen insbesondere im mikrovascularisierten Bereich (Zone II). Außerdem herrscht völlige Unklarheit über die Festigkeit einer hier entstehenden Narbe (1).
Ziel dieser Arbeit war es, 1. am Kaninchenmodell eine Methode zu entwickeln, die eine genaue Aussage über die Stabilität von gesunden sowie unter verschiedenen Therapieformen heilender Menisci ermöglicht, 2. mit Hilfe dieser Methodik die Belastbarkeit von Meniscusnarben im Hinterhornbereich nach *Spontanheilung* bzw. *Naht* im Tiermodell zu untersuchen.

Untersuchungsgut und Methodik

20 Kaninchen der Rasse New-Zealand-White im Alter von 14 bis 20 Wochen und einem Gewicht von 3400 bis 4500 g wurde jeweils eine standardisierte Läsion von 3 mm Länge in der Zone II des linken Innenmeniscus-Hinterhornes beigebracht. Es wurden 2 Gruppen à 10 Tiere gebildet. Während bei einer Gruppe die Läsion durch eine Meniscusnaht versorgt wurde, wurde bei der anderen Gruppe keine Therapie durchgeführt (Gruppenzuteilung durch Randomisierung). Nach einer Überlebenszeit von 6 Wochen, ohne postoperative Immobilisation, erfolgte die biomechanische Stabilitätsprüfung sowohl der geschädigten als auch der Menisci der gesunden kontralateralen Seite eines jeden Tieres.

Eine Tierversuchsgenehmigung (Nr. 26.203.2 K49) lag vor.
Die Tiere wurden unter Ketanest-Mononarkose in einer Dosierung

von 75 mg/kg KG operiert. Über einen posteromedialen Zugang unter Schonung des Lig. coll. med. wurde unter genauer Darstellung des Hinterhornes eine Läsion der Länge 3 mm im Abstand von 1 mm vom lateralen Rand und 5 mm vom knöchern fixierten Ende des Innenmeniscus gesetzt, die anschließend mittels einer Sonde auf Vollständigkeit überprüft wurde. Die Naht wurde als Einzelknopfnaht mit resorbierbarem Nahtmaterial (Vicryl 4-0) ausgeführt, wie bereits beschrieben (2).

Methode der biomechanischen Stabilitätsprüfung

Die biomechanische Stabilität der Menisci wird mit dem bisher nicht in der Meniscusforschung verwendeten Weiterreißversuch überprüft, wobei wir eine Meß- und Auswertungsmethode speziell für die Anwendung am Meniscus entwickelten.

Hierbei wird der lädierte Meniscus unter Lupenbetrachtung vom Hinterhorn aus bis unmittelbar an das Narbengebiet heran längs aufgespleißt. Die entstehenden zwei freien Enden werden in dafür konstruierte Kammern eingespannt und in einer Instron-Materialprüfmaschine weitergerissen; die zum Zerreißen aufgewendeten Kräfte werden registriert. Dabei wird der Meniscus der Länge nach entsprechend seines Faserverlaufes aufgetrennt und somit ein Korbhenkelriß simuliert. Um Vergleichswerte des gesunden rechten Meniscus zu erhalten, wird dieser ebenfalls weitergerissen. Der Riß hier beginnt in dem gleichen Abschnitt, in dem sich bei dem geschädigten Meniscus die Narbe befindet. So wird es möglich, die zum Aufspleißen benötigten Kräfte von gleichen Bereichen der jeweiligen Menisci gegenüberzustellen. Die Reißversuche werden in physiologischem Milieu (Ringer-Lsg.) bei 37°C durchgeführt.

In Vorversuchen wurden mit dieser Methodik nicht geschädigte Kaninchenmenisci untersucht (Standardgruppe), um 1. die Reproduzierbarkeit der Methode zu überprüfen und 2. die Zulässigkeit des links-rechts Vergleiches zu testen.

Die Meßanordnung

Um die aus der Materialprüfmaschine ausgegebenen Daten elektronisch auswerten zu können, wurde an die Registriereinheit des Instron-Gerätes über einen Analog-Digitalwandler und einen zwischengeschalteten Tiefpaß (zur Vermeidung des sog. ALIAS-error) ein IBM-Computer angeschlossen. Mit dieser Meßanordnung besteht die Möglichkeit, die vom Instron-Gerät ausgegebenen Signale computerlesbar zu machen, diese als Dateien zu speichern und durch Anwendung spezieller Auswertungsprogramme jede Reißkurve exakt zu analysieren.

Ergebnisse

Die Fläche unter der Reißkurve wurde als Parameter zur Beschreibung der jeweils zur Aufspleißung eines bestimmten Meniscusabschnittes geleisteten Arbeit ausgewählt.

Standardgruppe: Es wurde im linken Innenmeniscus im Mittel $4,98 \cdot 10^{-3} \pm 1,00 \cdot 10^{-3}$ Nm (20,15% = Variationskoeffizient = VK) benötigt, um die ersten 3 mm Gewebe im Hinterhorn zu eröffnen. Für den gleichen Abschnitt des rechten Innenmeniscus wurden im Mittel $5,25 \cdot 10^{-3} \pm 1,71 \cdot 10^{-3}$ Nm (VK = 32,54%) benötigt. Der t-Test für verbundene Stichproben ergab keinen signifikanten Unterschied, somit war ein direkter links-rechts Vergleich erlaubt.

Spontanheilung: Hier betrug die zur Eröffnung der Narbe benötigte Arbeit $0,88 \cdot 10^{-3} \pm 0,66 \cdot 10^{-3}$ Nm (VK = 75,08%). Auf der kontralateralen, gesunden Seite wurde für den gleichen Gewebebereich $4,39 \cdot 10^{-3} \pm 1,73 \cdot 10^{-3}$ Nm (VK = 39,41%) gemessen. Das zeigt, daß im Mittel nur 19,9% der ursprünglichen Stabilität erreicht wurde. Die Spannweite der auf der linken Seite gemessenen Arbeit betrug $0,20 \cdot 10^{-3}$ bis $2,08 \cdot 10^{-3}$ Nm (4,5 bis 47,5% der auf der rechten Seite gemessenen Stabilität). Dies dokumentiert, daß auch die Qualität der Heilung sehr unterschiedlich war.

Meniscusnaht: Es wurden im Mittel $0,90 \cdot 10^{-3} \pm 0,36 \cdot 10^{-3}$ Nm (VK = 59,77%) erreicht, während auf der gesunden Seite im gleichen Bereich eine Stabilität von $3,64 \cdot 10^{-3} \pm 1,22 \cdot 10^{-3}$ Nm (VK = 33,6%) ermittelt wurde. Somit betrug die Narbenstabilität lediglich 24,7% der Stabilität des gesunden Gewebes. Die Spannweite der linken Seite reichte von $0,27 \cdot 10^{-3}$ bis $2,66 \cdot 10^{-3}$ Nm, also von 7,4 bis 72% des auf der rechten Seite ermittelten Wertes. Das bedeutet, daß auch bei der Meniscusnaht die Qualität der Heilung sehr unterschiedlich war.

Die Auswertung des U-Tests ergab keinen signifikanten Unterschied zwischen Naht und Spontanheilung. Außerdem zeigte in beiden Gruppen auch das an die Läsion angrenzende Gewebe eine Schwächung, erkennbar an der geringeren Steigung zwischen 3 mm und 6 mm in der Abbildung (Abb. 1).

Diskussion

Mit der hier vorgestellten Weiterreißmethode sind nicht nur Aussagen über die Stabilität eines heilenden Kaninchenmeniscus möglich, sondern es kann die Festigkeit des Meniscusgewebes an jedem beliebigen Punkt des simulierten Korbhenkelrisses beurteilt werden. D.h. auch mögliche Stabilitätsverluste außerhalb des eigentlichen Läsionsbereiches sind erfaßbar. Die Ergebnisse legen dar, daß nach sechswöchiger Heilung kein signifikanter Unterschied der Narbenstabilität zwischen Spontanheilung und Meniscusnaht in der Zone II festzustellen ist und die Narben im Mittel nur ca. 20 - 25% der ursprünglichen Festigkeit aufwiesen. Erstmals konnte mit Hilfe einer biomechanischen Meßmethode belegt werden, daß das der Läsion folgende, nicht traumatisierte Gewebe sowohl bei der Spontanheilung, als auch bei der Meniscusnaht eine Schwächung erfährt. Dieses Phänomen würde, wie bereits vermutet (3), die Entstehung der in der Klinik häufig zu beobachtenden sogenannten Korbhenkelrisse als Weiterriß einer ehemals wesentlich kleineren Läsion im Hinterhornbereich erklären. Die in histologischen Untersuchungen gezeigten Vorteile der Naht gegenüber der Spontanheilung (2) sind somit

ABSOLUTFLÄCHENENTWICKLUNG

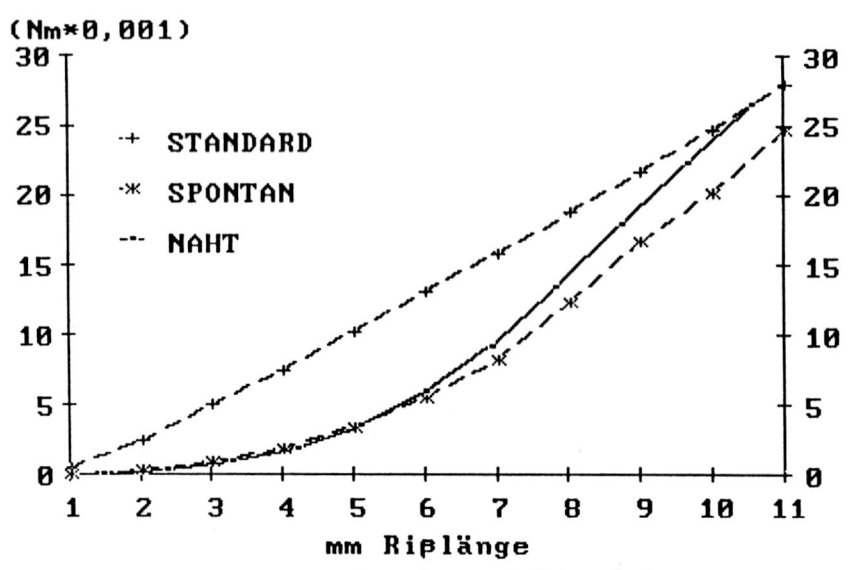

Abb. 1. Festigkeitsverhältnisse im Vergleich zwischen gesunden, spontangeheilten und nahtfixierten linken Kaninchen-Innenmenisci

unbedeutend. Die in der Klinik durchgeführte Meniscusnaht in der Zone II ist damit erneut kritisch zu betrachten.

Zusammenfassung

Eine neue Methode zur biomechanischen Stabilitätsprüfung von Kaninchenmenisci wurde entwickelt. Nach Spontanheilung oder Naht standardisierter Hinterhornlängsläsionen am Innenmeniscus konnte nach sechswöchiger Heilung kein Stabilitätsunterschied festgestellt werden. Die Narben wiesen einen erheblichen Festigkeitsverlust auf; darüber hinaus wurde auch das an die Läsion angrenzende Gewebe geschwächt. Aufgrund der vorliegenden Ergebnisse sollte die Meniscusnaht in der Zone II erneut kritisch überprüft werden.

Summary

A new method for measuring biomechanical stability in rabbit meniscus has been developed. After 6 weeks of spontaneous healing or meniscus suture of a standardized longitudinal lesion of the posterior horn on the internal meniscus there was no alteration of any kind evident. The scar tissue proved to have lost its holding ability, so the surrounding tissue was also weakened. Because of the above results, it is of the utmost importance that the meniscus suture in zone II be thoroughly examined.

Literatur

1. Arnoczky StP, Adams ME, DeHaven K, Eyre DR, Mow VC (1987) The Meniscus. NIAMS/AAOS Workshop on Injury and Repair of the Musculoskeletal Soft Tissues
2. Röddecker K, Günsche K, Tiling Th, Koebke J (1987) Tierexperimentelle Untersuchungen zum kapselnahen Innenmeniscus-Hinterhornriß. Hefte z. Unfallheilkd, Heft 189. Springer, Berlin Heidelberg New York Tokyo, S 110
3. Trillat A (1962) Lésions traumatique du ménisque interne du genou. Classement anatomique et diagnostic clinique. Rev Chir Orthop 48:551
4. Wirth CJ, Rodriguez M, Milachowski KA (1988) Meniskusnaht, Meniskusersatz. Thieme, Stuttgart New York
5. Zhongnan Z, Yinkan X, Wenming Z, Zhihua Z, Shihuan O (1986) Suture and immobilisation of acute peripheral injuries of the menisci in rabbits. J Arth Rel Res 4:227

Dr. K. Röddecker, II. Chirurgischer Lehrstuhl, Universität Köln, D-5000 Köln-Merheim

48. Die Auswirkung von temporären synthetischen Verstärkungsmaterialien auf die biomechanischen Eigenschaften gestielter Patellarsehnenplastiken als Kreuzbandersatz beim Schaf

The Influence of Resorbable Augmentation Devices on Biomechanical Properties of Patellar Tendon Grafts for Cruciate Ligament Replacement in Sheep

W. Siebels, R. Ascherl, R. Schwerbrock, M. Maurer und G. Blümel

Institut für Experimentelle Chirurgie (Direktor: Prof. Dr. med. G. Blümel) der Technischen Universität München

Bisher verfügbare synthetische Kreuzbandprothesen sind in ihrer Langzeitfunktion durch zerstörende mechanische Einflüsse gefährdet. Sich im Körper langsam auflösende Materialien, die eine Neubildung von funktionsfähigen biologischen Strukturen unterstützen, wären eine Möglichkeit den Ersatz der Kreuzbänder durch regenerierbares körpereigenes Gewebe zu erreichen.

Da sich ohne zusätzliches biologisches Gewebe bei herkömmlichen resorbierbaren Materialien intraarticulär kein mechanisch funktionstüchtiges Ersatzgewebe ausbildet (4), wird ihre Anwendung zum Schutz von Kreuzbandnähten und, um autogene Plastiken vor Überlastungsschäden in der Frühphase der Heilung zu bewahren, vorgeschlagen. Diese Augmentationen sollen den Verzicht auf jegliche Gipsimmobilisation ermöglichen und eine frühfunktionelle Nachbehandlung gewährleisten.

Hypothese

Die Parallelschaltung der resorbierbaren Verstärkungsmaterialien Polyglactin und Polydioxanon bewirkt einen temporären Schutz vor Überbeanspruchung autogener Transplantate und führt zu besseren mechanischen Eigenschaften der Regenerate als ohne Augmentation?

Material und Methode

In allgemeiner Intubationsnarkose wurde an 12 Merinoschafen einseitig nach medialer, parapatellärer Arthrotomie und Resektion des vKB das gestielte zentrale Drittel der Patellarsehne mit Bändern aus Polyglactin 910 (VICRYL, n = 6) bzw. Polydioxanon (PDS, n = 6) in der Technik nach JONES durch einen tibialen und femoralen Bohrkanal (0,6 mm) geführt. Dazu wurden jeweils zwei Polyglactinbänder mit einer Breite von 6,5 mm (Herstellerangabe 7,5 mm) und einer Dicke von 0,25 mm auf die Breitseiten des Patellarsehnendrittels mit Einzelknopfnähten (PDS) in 15 mm Abstand genäht und in 20° Beugung tibial die Bänder, femoral Bänder und Sehnengewebe mit Zackenkranzunterlegscheiben oder Staples fixiert. Mit gleicher extraarticulärer Fixation wurde bei den Polydioxanonverstärkungen je ein Band mit einer Breite von 12 mm (Herstellerangabe 10 mm) und einer Dicke von 0,35 mm um das Patellarsehnendrittel gefaltet und mit einer fortlaufenden Naht befestigt. Es erfolgte keine äußere Immobilisation der Gelenke. Der Untersuchungszeitraum betrug 6 Monate. Die biomechanischen Untersuchungen wurden in sich freieinstellender Beugung von 20° - 25° mit einer Belastungsgeschwindigkeit von 100 mm/min vorgenommen.

Ergebnisse

Makroskopisch waren nach 6 Monaten die Regenerate von Synovialgewebe eingescheidet und in Form und Größe vorderen Kreuzbändern ähnlich. Bei den Zugversuchen traten mit 543 ± 169 N im Mittel höhere Werte der Maximalkraft bei Polyglactin-Augmentation auf (PDS 404 ± 193 N n.s.). Die Versagenscharakteristik war stets ein vollständiger Abriß des Regenerats intraarticular, der vereinzelt in die Bohrkanäle hineinreichte (ca. 5 mm).

Histologisch waren 6 Monate p.op. keine Reste von Polyglactin nachweisbar, dagegen fanden sich Rückstände von Polydioxanon im intraarticulären Regenerat sowie im Bohrkanal. Um das biologische Transplantatgewebe trat rege Neubildung von Geflechtknochen auf. Querverlaufende Bindegewebsfasern strahlten zum Teil direkt in das Regenerat ein. Die Bänder waren vor allem im Zentrum regelmäßig strukturiert und kernärmer.

Diskussion

Bei der Beurteilung der mechanischen Schutzwirkung durch resorbierbare Verstärkungsgewebe auf Nahtmaterialbasis muß von weniger als 6 Wochen Dauer ausgegangen werden. FRIEDRICH et al. ([3]) konnten von Polyglactinbändern als Seitenbandersatz bei Kaninchen und Hund nach 6 Wochen keine Reste mehr nachweisen. CABAUD et al. ([1]) fanden bei femoral refixierten vorderen Kreuzbändern (Hund), die mit einem Geflecht aus Polyglykolsäurefäden intraarticulär verstärkt waren, eine fast vollständige Resorption des synthetischen Materials nach 5 Wochen. Zu diesem Zeitpunkt bestand keine mechanische Schutzfunktion für das vordere Kreuzband mehr, das nur Maximalbelastbarkeiten von 12% des physiologischen vKB aufwies. REHM und SCHULTHEIS ([4]) fanden bei Kordeln aus Polyglactin und Polydioxanon "nur unbedeutende Regenerate" nach 9 Wochen als Ersatz des vKB beim Kaninchen.

Die biologische Verankerung der verstärkten Transplantate unterscheidet sich nach 6 Monaten nicht von unverstärkten Plastiken. Die mit Polydioxanon verstärkten Transplantate weisen gegenüber unverstärkten Plastiken signifikant niedrigere Reißkraftwerte auf (p < 0,05) (Abb. 1). Das gleiche Reißkraftniveau erreichen Patellarsehnenplastiken, die 4 Wochen mit Gips immobilisiert wurden (5). Dies legt den Schluß nahe, daß durch die temporäre Augmentation eine Art innere Immobilisation erfolgt, die sich beim langsamer resorbierbaren Polydioxanon stärker auswirkt als bei Polyglactin.

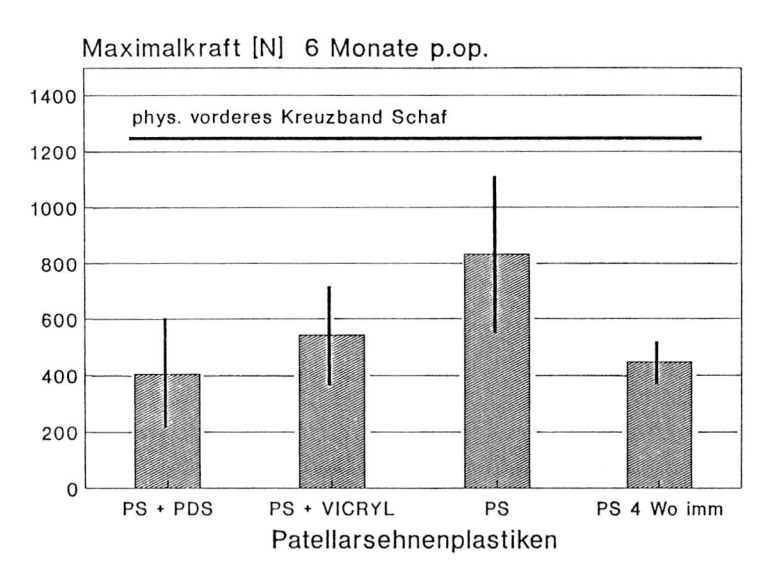

Abb. 1. Steifigkeiten von Patellarsehnenplastiken am Schaf mit/ohne Verstärkungsmaterialien

Bezüglich der biomechanischen Parameter Reißkraft und Steifigkeit kann im Experiment nach 6 Monaten keine Verbesserung durch die Parallelschaltung der resorbierbaren Materialien Polyglactin oder Polydioxanon festgestellt werden.

Zusammenfassung

Mit den resorbierbaren Bandmaterialien Polyglactin oder Polydioxanon verstärkte Patellarsehnenplastiken beim Schaf erreichen nach 6 Monaten nur 43% bzw. 32% der Reißkraft des physiologischen vorderen Kreuzbandes gegenüber 66% ohne Verstärkung. Die Augmentation wirkt sich auf die mechanischen Eigenschaften des Transplantats wie eine Gipsimmobilisation aus.

Summary

Patellar tendon grafts in sheep reinforced with resorbable augmentation devices of polyglactin-910 or polydioxanone reach maximum strengths of 43% and 32% of that of anterior cruciate

Steifigkeit [N/mm] 6 Monate p.op.

phys. vorderes Kreuzband Schaf

PS + PDS PS + VICRYL PS PS 4 Wo imm

Patellarsehnenplastiken

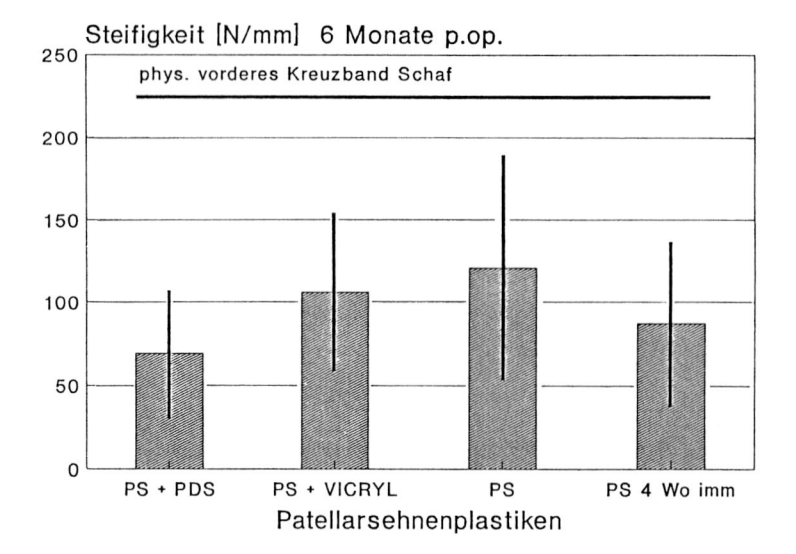

Abb. 2. Steifigkeiten von Patellarsehnenplastiken am Schaf mit/ohne Verstärkungsmaterialien

ligaments (acl) after 6 months. Without augmentation, the grafts reach 66% of acl strength. Resorbable reinforcement results in the same mechanical properties as immobilization.

Literatur

1. Cabaud HE, Feagin JA, Rodkey WG (1982) Anterior cruciate ligament injury and repair reinforced with a biodegradable intraarticular ligament. Experimental studies. Am J Sports Med 10:259-265
2. Claes L, Dürselen L, Kiefer H, Mohr W (1978) The combined anterior cruciate and medial collateral ligament replacement by various materials: A comparative animal study. J Biomed Mater Res 21:319-343
3. Friedrich A, Wolter D, Bisgwa F (1985) Der mediale Knieseitenbandersatz durch Polyglactin-910 beim Foxhound und Kaninchen. Unfallchirurg 88:446-451
4. Rehm KE, Schultheis KH (1985) Bandersatz mit Polydioxanon (PDS). Unfallchirurgie 11:264-273
5. Siebels W, Ascherl R, Hölldobler G, Geißdörfer K, Blümel G (1987) Die Auswirkung postoperativer Immobilisation auf die mechanischen Eigenschaften gestielter Patellarsehnenplastiken als Kreuzbandersatz beim Schaf. In: Hefte Unfallheilkd, Heft 189. Springer, Berlin Heidelberg New York Tokyo, S 136-138

Dr. W. Siebels, Institut für Experimentelle Chirurgie der Technischen Universität München, Ismaninger Str. 22, D-8000 München 80

49. Das PDS-augmentierte Patellarsehnentransplantat zur Rekonstruktion des vorderen Kreuzbandes am Schafsknie

PDS Augmentation in Reconstruction of the Anterior Cruciate Ligament of the Sheep

W. Holzmüller[1], K. E. Rehm[1], S. M. Perren[2] und B. Rahn

[1]Unfall-, Hand- und Wiederherstellungschirurgie (Direktor: Prof. Dr. K.E. Rehm), Chirurgische Universitätsklinik Köln
[2]Labor für Experimentelle Chirurgie Davos (Direktor: Prof. Dr. S.M. Perren)

Zielsetzung

Das vordere Kreuzband stellt für das Kniegelenk eine der biomechanisch wichtigsten passiven Strukturen dar. Es sollte, bei nicht durch direkte Naht versorgbaren und nach veralteten Rupturen, in Abhängigkeit vom Alter der Patienten, rekonstruiert werden. Von den autologen Transplantaten zeigte die Jones-Plastik (1) brauchbare Ergebnisse. Das Bestreben diese Methode zu verbessern, ließ uns das Prinzip der Augmentation aufgreifen (2, 5).

Material und Methode

Im Unterschied zur Jones-Plastik wird bei der Augmentation das Transplantat durch eine gedoppelte, 2 mm starke Kordel aus resorbierbarem Polydioxanon (3) verstärkt, welche als temporärer Kraftträger dient und so die Einheilung des Transplantates sichert. Diese Kordel wird von der Patellarsehne eingescheidet, so daß sie im intraarticulären Verlauf völlig gedeckt ist. Zusätzlich wird das Transplantat an beiden Enden mit 1 mm PDS-Nähten in Kirchmayr-Kessler-Technik gespannt. Auf diese Weise operierten wir im Labor für Experimentelle Chirurgie Davos 13 Schafe. Verglichen wurde diese Gruppe mit 12 Tieren, bei denen das ACL durch eine modifizierte Jones-Plastik ersetzt wurde. Die Modifikation bestand in einer Vorspannung aller Transplantate von 50 N über die 1 mm PDS-Nähte. Nach vollständiger Resektion des vorderen Kreuzbandes zogen wir die Transplantate über einen femoralen und einen tibialen Bohrkanal ein, wobei die isometrische Lage durch Bewegung der Gelenke überprüft wurde. 1 Jahr postoperativ zeigten sich bei Sektion der Knie kräftige Transplantate mit ausgeprägtem Synovialüberzug.

6 modifizierte Jones-Plastiken und 8 PDS-Augmentationen wurden mechanisch getestet und die Gruppen untereinander, sowie mit einer Kontrollgruppe aus 14 Knien verglichen (Abb. 1).

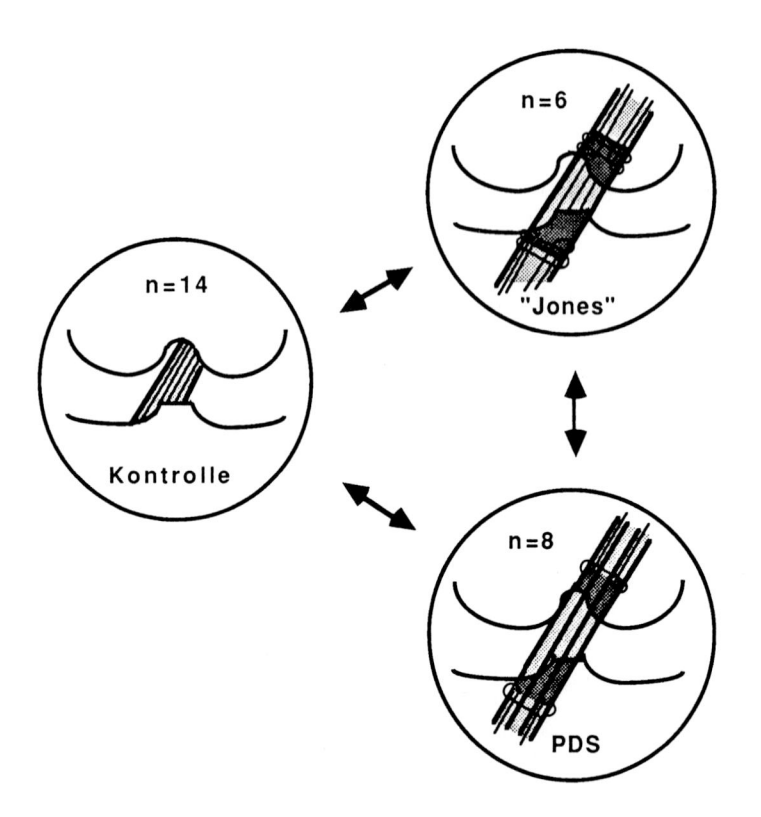

Abb. 1. Schematische Darstellung der einzelnen Gruppen

Ergebnisse

Die Bruchlast der Kontrollgruppe lag bei 1429 N (Mittelwert ± 443 N). Die "Jones"-Plastiken erreichten 54% der Kontrolle (768 N ± 507 N), bei erheblicher Streuung der Einzelwerte. Nach PDS-Augmentation wurden 61% Bruchlast (867 N ± 373 N) erreicht, hier lagen die Einzelwerte wesentlich homogener (Abb. 2). Ein ähnliches Verhalten lag mit 53% und 60% bei der Maximallast vor. In der Steifigkeit unterschieden sich beide Gruppen mit 64% bzw. 63% kaum, wobei aufgrund der geringen Standardabweichung der PDS-Gruppe dieser Wert bedeutend sicherer erscheint.

Histologisch war in den Bohrkanälen ein inniger Kontakt zwischen Sehne und Knochen feststellbar, sowie eine Ausrichtung der Knochentrabekel in Zugrichtung des Kreuzbandtransplantates. An den Insertionspunkten zeigte die Histologie kaum einen Unterschied zu einem unverletzten Kreuzband und auch im interligamentären Verlauf entsprach die Ausrichtung der Einzelfasern denen einer Kontrolle. Der Patellarsehne gelingt somit ein Jahr postoperativ die feingewebliche Imitation des vorderen Kreuzbandes.

```
F(N)
2000 -

1000 -

0 -
```

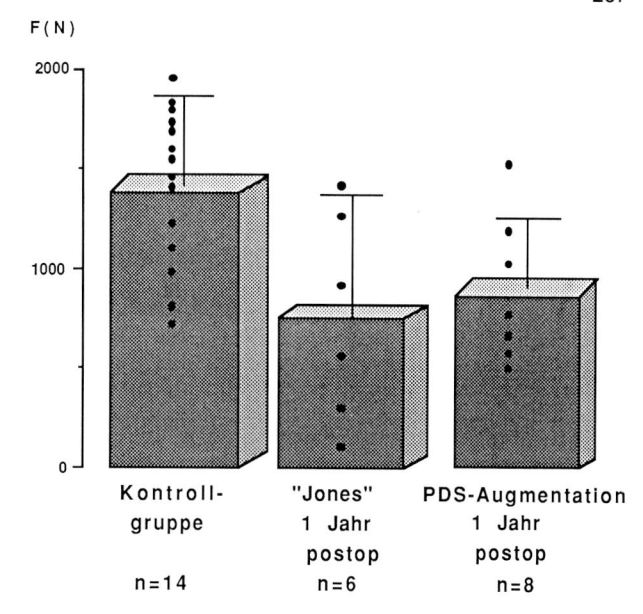

Kontroll-	"Jones"	PDS-Augmentation
gruppe	1 Jahr	1 Jahr
	postop	postop
n=14	n=6	n=8

Abb. 2. Bruchlast der Kreuzbänder bzw. Transplantate. Mittelwert mit Standardabweichung und Einzelwerte

Bereits durch die Vorspannung der Transplantate ist im Vergleich zur alleinigen Patellarsehnentransplantation (4) eine Erhöhung der Bruchlast zu erreichen. Aufgrund der geringeren Streubreite der Einzelwerte, sowie wegen der um 7% höheren Bruch- bzw. Maximallast stellt die PDS-Augmentation eine Verbesserung gegenüber der mit 50 N vorgespannten Patellarsehnentransplantation dar.

Zusammenfassung

Die Rekonstruktion des vorderen Kreuzbandes am Schafsknie in einer modifizierten Technik nach Jones mit dem zentralen Patellarsehnendrittel unter 50 N Vorspannung zeigt gegenüber der alleinigen Patellarsehnentransplantation eine deutliche Verbesserung der mechanischen Eigenschaften. Bei diesem Vorgehen ist eine mittlere Bruchlast von 768 N zu erreichen. Durch die zusätzliche Augmentation mit einer resorbierbaren PDS-Kordel sind diese Ergebnisse nochmals geringfügig auf 867 N Bruchlast zu verbessern.

Summary

Reconstruction of the anterior cruciate ligament of the sheep in a modified Jones procedure with a preload of 50 N gives stronger transplants than transplantation of the patellar tendon alone (768 N strength). Augmentation with biodegradable PDS gives even better mechanical results (867 N).

Literatur

1. Jones KG (1970) Reconstruction of the anterior cruciate ligament using the central one-third of the patellar ligament. J Bone Joint Surg [Am] 52:1303-1307
2. Kennedy JC (1982) Application of prosthetics to anterior cruciate ligament reconstruction and repair. Clin Orthop 125-128
3. Rehm KE, Schultheis KH, Bopp P, Ecke H (1984) Biomechanische Untersuchung vom resorbierbaren Bandersatz und deren klinische Bedeutung. Langenbecks Arch Chir [Suppl], 207
4. Wentzensen A (1985) Wiederherstellung und biomechanische Bedeutung des vorderen Kreuzbandes am Kniegelenk nach Verletzung. Habilitationsschrift, Tübingen
5. Wirth CJ (1978) Experimentelle Untersuchung zum Kreuzbandersatz am Schaf mit Dura mater in Kombination mit einem synthetischen Band. Z Orthop 116:577

Dr. W. Holzmüller, Chirurgische Universitätsklinik, Joseph-Stelzmann-Str. 9, D-5000 Köln 41

50. Immunreaktionen bei der Knochenheilung

Immune Reactions During Bone Healing

H. E. Schratt[1], J. L. Spyra[1], R. Ascherl[2] und G. Blümel[1]

[1]Institut für Experimentelle Chirurgie (Dir.: Prof. Dr. G. Blümel) und
[2]Chirurgische Klinik und Poliklinik (Dir.: Prof. Dr. J.R. Siewert) der Technischen Universität München, Klinikum rechts der Isar

Einleitung und Zielsetzung

Die Bedeutung immunologischer Vorgänge bei der Einheilung von Knochentransplantaten ist bisher weitgehend unklar. Die hierbei beobachteten Immunreaktionen wurden bislang stets unter dem Aspekt einer Abstoßung diskutiert, hervorgerufen durch immunogene Eigenschaften des transplantierten Knochens. Es erschien deshalb naheliegend, die Antigenität des Tx durch Vorbehandlung (z.B. Kältekonservierung) weitestgehend zu eliminieren, um dadurch eine Abstoßungsreaktion zu verhindern; der antigenreduzierte Knochen galt als ideales Transplantat.

Eigene Untersuchungen (2) jedoch hatten ergeben, daß die Kältekonservierung nicht zu einer Senkung der Immunantwort führt. Die durch kältekonservierte Knochentransplantate hervorgerufenen Reaktionsmuster waren jedoch gänzlich verschieden im Vergleich zu frischen Transplantaten.

Es erschien uns deshalb notwendig, das bei der Knochentransplantation "natürliche" Reaktionsmuster nach autogenen Frischtransplantaten zu untersuchen.

Material und Methoden

Die Untersuchungen wurden an ausgewachsenen Wistar-Ratten (Chbb: THOM) durchgeführt. Als Transplantate dienten ca. 1 cm lange diaphysäre, von Mark und Periost befreite Tibiasegmente, welche orthotop mittels intramedullärem Kirschner-Draht (Ø 1,2 mm) fixiert wurden. Die operativen Eingriffe erfolgten bei aseptischen Bedingungen unter Allgemeinanästhesie (Ketamin 0,7 ml/ Xylazin 0,3 ml). Die Beobachtungszeiträume betrugen 0, 3, 6, 9,

12 und 18 Wochen. Nach Versuchsende erfolgte eine histologische
Aufarbeitung von Tx, Milz und paraaortalen Lymphknoten.

Als Parameter der cellulären Immunreaktion fand der Leukocyten-
migrationsinhibitionstest (LMI) in einer von uns früher beschriebenen Anwendung (2). Die hierbei gemessene Wanderungshem-
mung (MIF) ist direkt proportional zur Stärke der cellulären
Immunantwort (3), alle Werte mit einem MIF $\geq$ 10 sind dabei als
positive Reaktion zu werten (2). Zur Bestimmung der Spezifität
(Sp-IR) der Immunreaktion erfolgten die Messungen sowohl gegen
das Tx wie auch einen nicht-transplantierten Kontrollknochen
(Kk)- (Spezifität der Immunreaktion: MIF(Tx)/MIF(Kk)). Der
Capillarpräzipitationstest (CPT) diente zum Nachweis humoraler
Antikörper.

Um histologisch eine quantitative Aussage zur Stärke der Immunreaktion zu erhalten, wurde der Anteil weißer Pulpa, also des
immunreaktiven Teils der Milz, histomorphometrisch bestimmt.

Ergebnisse

Zur endgültigen Auswertung kamen 43 Tiere mit autogenen Frischtransplantaten, sowie 51 Empfänger allogener Frisch-Tx als
Kontrolle. Als zusätzliche Referenzgruppe zur histomorphometri-
schen Beurteilung der Milzergebnisse dienten 90 Tiere mit Tefloninterponaten (anstelle von Transplantaten).

Makroskopisch, wie auch histologisch, wies die autogene Gruppe
18 Wochen p.Op. einen guten knöchernen Einbau des Transplantats
auf. Celluläre Immunreaktionen waren ab der 3. Woche über den
gesamten Beobachtungszeitraum nachweisbar (Abb. 1). Die autogene

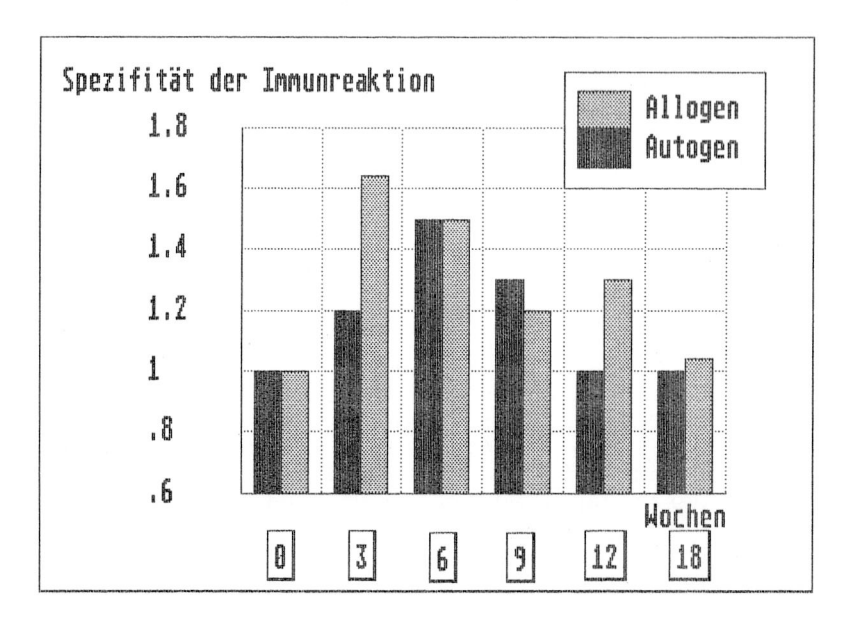

*Abb. 1. Migrationsinhibitionsfaktor (MIF) als Parameter der cellulären Im-
munreaktion*

Gruppe zeigte zur 6. und 9. Woche eine transplantatspezifische Reaktion (Sp-IR > 1,2), während zu den übrigen Zeitpunkten Tx und Kk ähnliche Werte erbrachten (Abb. 2). Humorale Antikörper konnten nur in geringem Maße nachgewiesen werden.

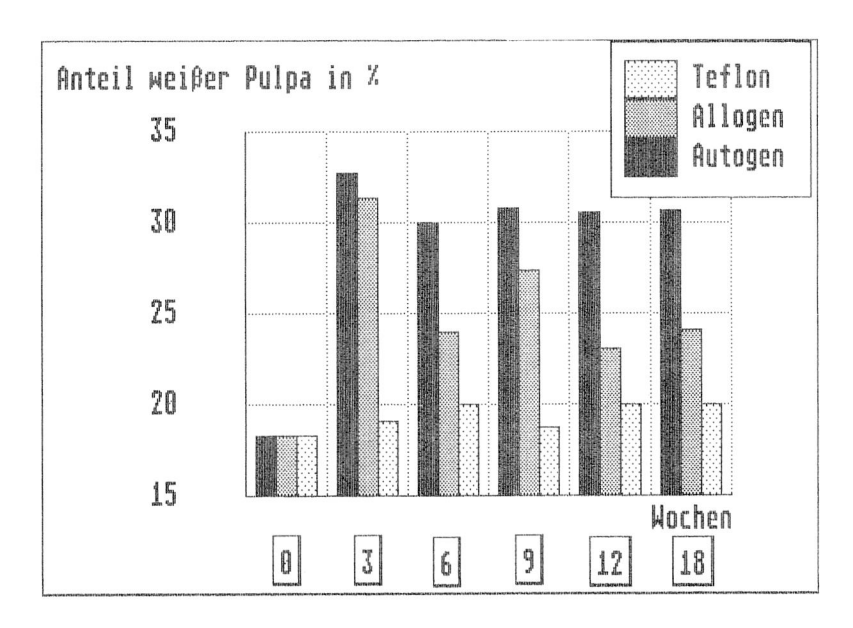

Abb. 2. Spezifität (Sp-IR) mit allospezifischer Reaktion auf das allogene Tx zur 3. Woche. Nach der 9. Woche trendmäßig Rückgang in beiden Gruppen mit Werten um 1,2

Während der histologische Befund der paraaortalen Lymphknoten weitgehend unauffällig war, und keine Anzeichen einer gesteigerten Immunreaktion zeigte, erbrachte die planimetrische Auswertung der Milz nach der Transplantation autogener Frischtransplantate einen hochsignifikanten Anstieg des Anteils weißer Pulpa (Abb. 3), vor allem im Bereich der periarteriolären Scheiden (= T-ZellAreal).

Die allogene Gruppe zeigte gegenüber der autogenen Gruppe einen deutlich verzögerten Einheilungsverlauf. Celluläre Immunreaktionen waren ebenfalls ab der 3. Woche über den gesamten Beobachtungszeitraum nachweisbar (Abb. 1) mit einer deutlichen Transplantatspezifität zur 3. und 6. Woche (Abb. 2). Humorale Antikörper konnten mit einem Maximum zur 6. Woche nachgewiesen werden. Eine Zunahme des Anteils der weißen Pulpa konnte ebenfalls beobachtet werden, doch zeigte sich diese, im Gegensatz zur autogenen Gruppe, anfangs vor allem im B-Zell Bereich (Zunahme der Sekundärfollikel), und wies erst zum Versuchsende eine Betonung des T-Zell Bereichs (periarterioläre Scheiden) auf (Abb. 3).

Die zweite Kontrollgruppe mit Tefloninterponaten erbrachte in der histologischen Auswertung keinen Nachweis einer Immunreak-

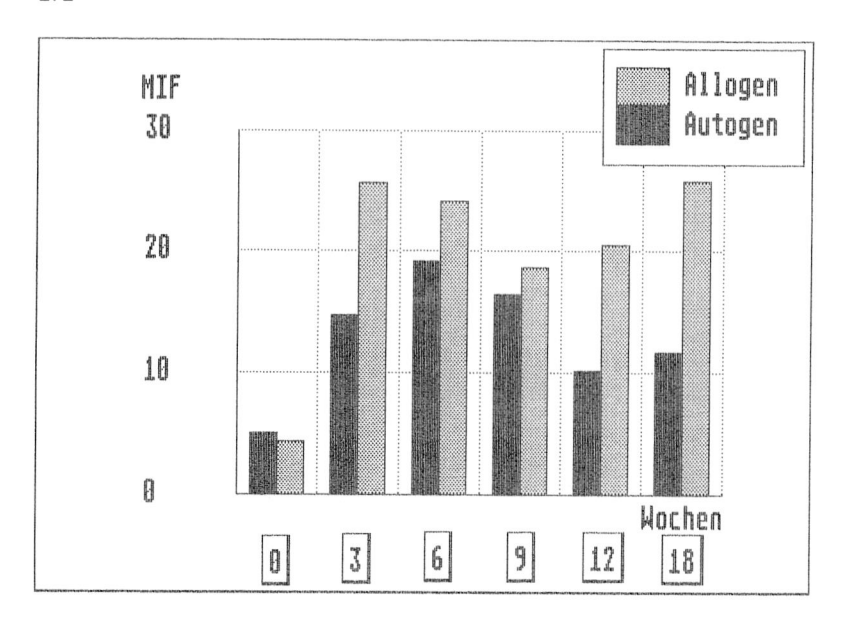

Abb. 3. *Anteil der weißen Pulpa im Milzgewebe. Deutlich vermehrtes T-Zell Areal in der autogenen Gruppe*

tion, so daß ein operationsbedingter Einfluß auf die Zunahme weißer Pulpa sicher ausgeschlossen werden konnte (Abb. 3).

Diskussion

Die Ergebnisse der autogenen Gruppe zeigen, daß die Heilung autogener Knochentransplantate Immunreaktionen induziert, welche nicht als Abstoßung gelten können. Dis histologischen Ergebnisse der Gruppe mit Tefloninterponaten beweisen, wie sehr die Reaktion an das autogene Transplantat gebunden ist (Abb. 3). Die hohe Spezifität der Immunreaktion bei der allogenen Gruppe zu Versuchsbeginn läßt auf eine Abwehrreaktion schließen, ausgelöst durch möglicherweise individualspezifische Antigene des transplantierten allogenen Knochens (s. Abb. 2). Ab der 9. Woche läßt sich jedoch auch hier ein der autogenen Gruppe trendmäßig ähnliches Muster nachweisen.

Diese Immunantwort wird vermutlich durch knochenspezifische Antigenstrukturen induziert, wie die niedrige Transplantatspezifität (Sp-IR $\leq$ 1,2) der Immunreaktion in beiden Versuchsgruppen zum Ende des Beobachtungszeitraums zeigt. Eine Existenz von solch gewebsspezifischen Antigenen konnte an anderen Organen bereits durch MILGROM (1) nachgewiesen werden.

Wenn autogener Knochen eine, wie hier aufgezeigt, nicht geringe Immunreaktion auslöst, muß an die Bedeutung von immunkompetenten Zellen bei der Knochenheilung gedacht werden. Falls überhaupt möglich, so erscheint der Wert der Elimination antigener Strukturen bei der Knochentransplantation, bzw. Knochenkonservierung grundsätzlich fraglich.

Zusammenfassung

Im Tiermodell (Ratten) wurde das immunreaktive Verhalten von frischen Knochen-Autotransplantaten untersucht. Es zeigte sich dabei eine von der 3. Woche an nachweisbare celluläre Immunreaktion mit niedriger Spezifität. Histologisch war in der Milz eine signifikante Zunahme des T-Zell Areals zu beobachten. Frische Allotransplantate wiesen nach Ablauf einer Abwehrreaktion ab der 9. Woche ein ähnliches Reaktionsmuster auf. Dies läßt auf die Existenz einer durch Knochen-spezifische Antigenstrukturen induzierten, T-Zell gebundenen Immunantwort schließen, welche auf den Transplantateinbau regulatorische Funktionen ausüben könnte.

Summary

The immunoreactivity of fresh bone autografts was examined in rats. From the 3rd week on, a distinct cell-mediated immune reaction of low specifity could be seen. Histologically, a significant increase of the T-cell area in the spleen could be demonstrated. Fresh allografts showed the same pattern from the 9th week on, at the end of rejection mechanisms. These results suggest the existance of a T-cell bound immune reaction, induced by bone-specific antigens, which may have a regulatory function in graft incorporation.

Literatur

1. Milgrom F (1966) Tissue-Specific Antigens and Isoantigens. Ann NY Acad Sci 129:767-775
2. Spyra JL, Schratt HE, Ascherl R, Geissdörfer K, Blümel G (1988) Die Kältekonservierung - ein Weg zur Reduktion der Antigenität des Knochens? Experimentelle Untersuchungen an der Ratte. In: Hackenbroch MH, Refior HJ, Wirth CJ (Hrsg) Knorpel-Knochentransplantation. Thieme, Stuttgart New York, S 50-55
3. Vlaovic MS, Buening GM, Loan RW (1975) Capillary tube leukocyte migration inhibition as a correlate of cell-mediated immunity in the chicken. Cell Immunol 17:335-341

Dr. H.-E. Schratt, Institut f. Experimentelle Chirurgie, Technische Universität München, Ismaninger Str. 22, D-8000 München 80

51. Biomechanische und morphologische Eigenschaften von neugebildetem Knochen im Defekt

Biomechanical and Morphological Properties of Newly Formed Bone in Defects

H.-J. Wilke, L. Claes, H. Kiefer und W. Mutschler

Sektion für Unfallchirurgische Forschung und Biomechanik der
Abteilung für Unfallchirurgie, Universität Ulm

Zielsetzung

Sekundärfrakturen nach Entfernung von Osteosyntheseschrauben wurden in einigen Fällen trotz röntgenologisch sichtbarer Auffüllung der Bohrlochdefekte mit neuem Knochen beobachtet (2).

Aus dieser Beobachtung resultierte die Frage nach der Bedeutung der Röntgendichte für die Beurteilung der Festigkeit einer Knochendefektheilung.

Material und Methoden

Bei 20 Schafen wurden unter allgemeiner Narkose nach einer Stichincision zwei 3,5 mm Bohrlöcher in die Diaphysen beider Tibien von medial nach lateral durch beide Cortices gebohrt. Die beiden Bohrungen wiesen einen Abstand von 8 cm auf. Vier Gruppen mit je 5 Schafen wurden operiert und nach 6, 12, 24 Wochen und zwei Jahren getötet. Bei den ersten zwei Gruppen erfolgte die Operation zu zwei verschiedenen Zeitpunkten, damit die Knochenneubildung außerdem nach vier und neun Wochen untersucht werden konnte. Der neugebildete Knochen wurde mit Reverin, Xylenol orange und Calcein grün markiert. Aus der Diaphyse der explantierten Knochen wurden Stäbchen für Zugversuche mit einer Länge von 25 mm und 1,5x2,5 mm Querschnittsfläche so heraus gesägt, daß sich der neugebildete Knochen in der Mitte dieser Proben befand (s. Abb. 1). Die Proben aus normalem corticalen Knochen dienten als Kontrolle.

Die Zugproben wurden in einer Materialprüfmaschine (Zwick 1454) an beiden Enden eingespannt und auseinandergezogen. Aus den dabei aufgezeichneten Kraft-Längenänderungsdiagrammen erfolgte die Bestimmung der Reißkräfte. Anschließend wurden die Stäbchen

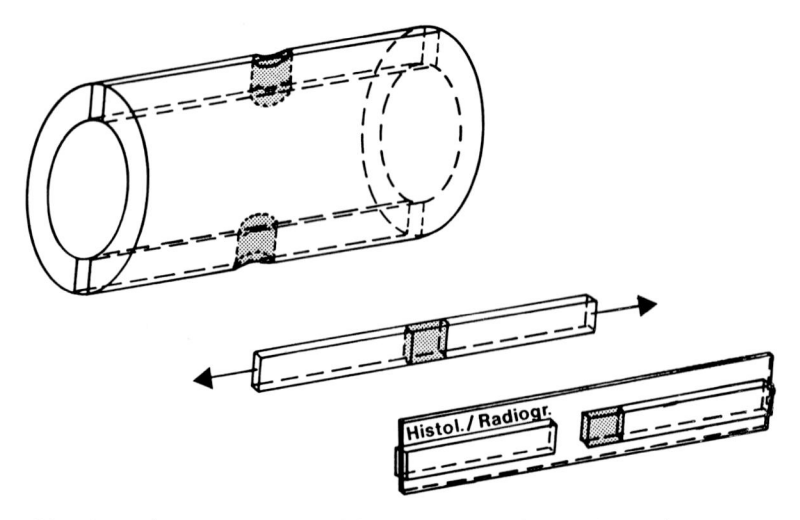

Abb. 1. Schema zur Herstellung von Knochenproben mit aufgefüllten Bohrlochdefekten. Nach dem Zugversuch wurden von den Proben unentkalkte histologische Präparate und Mikroradiographien angefertigt

in Methylmethacrylat eingebettet und unentkalkte knochenhistologische Präparate und entsprechende Mikroradiographien (Faxitron) hergestellt. Die Fluorescenzmarkierung erlaubte die qualitative Beschreibung der Knochenneu- und umbildung. Eine quantitative Analyse der Knochenneubildung erfolgte anhand der Mikroradiographien mit Hilfe eines Zeiss Mikrovideomat III.

Ergebnisse

Nach vier Wochen waren die Defekte in den explantierten Knochen erst teilweise mit Bindegewebe aufgefüllt, somit war eine quantitative Beurteilung für diese Zeitgruppe nicht möglich. Ausserdem ergaben sich Schwierigkeiten beim Sägen der Sechs- und Neun-Wochen Proben, da der neugebildete Knochen zu diesem Zeitpunkt noch eine sehr geringe Festigkeit aufwies.

Deshalb konnte man nicht in allen Gruppen die gleiche Anzahl von Proben erhalten, da sie teilweise bereits bei der Präparation brachen bzw. die Bohrlöcher bei der Zweijahresgruppe teilweise kaum noch zu erkennen waren. So konnten zuverlässig 8 Proben in der Sechs-Wochen Gruppe, 13 in der Neun-Wochen, 17 in der 12-Wochen, 40 in der 24-Wochen Gruppe und sieben in der zwei-Jahres Gruppe ausgewertet werden.

Mit steigender Versuchszeit nahm die Festigkeit signifikant zu (Abb. 2) und erreichte nach zwei Jahren ungefähr die gleiche Festigkeit wie die der Kontrollproben. Der Volumenanteil bzw. die Dichte des neugebildeten Knochens im Defekt näherte sich den Normalwerten schneller als die Festigkeit. Während der Defekt nach 12 Wochen schon mit 70% neugebildetem Knochen gefüllt war, hatte die Zugfestigkeit erst 18,8% des Wertes von normalem Knochen erreicht. Gegen Ende des Experimentes, nach zwei Jahren,

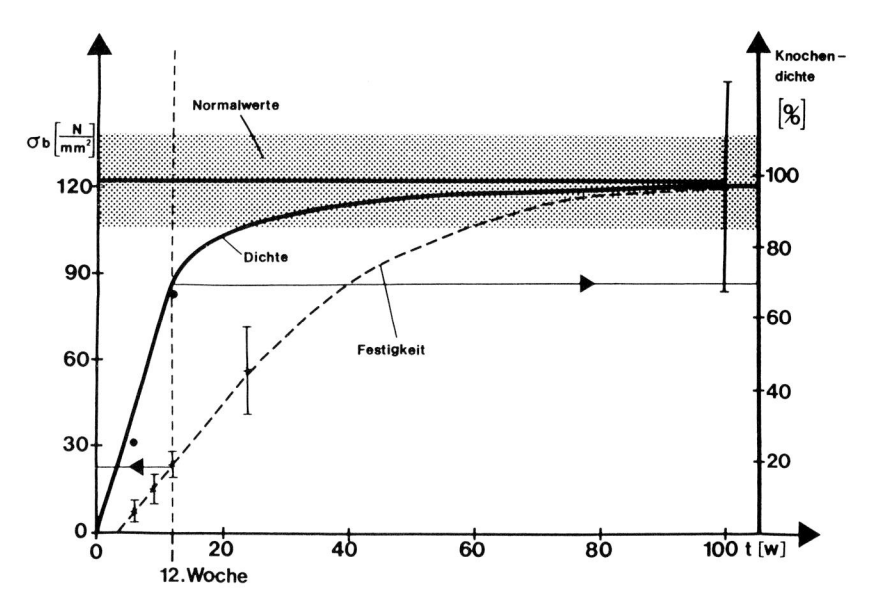

Abb. 2. Zusammenhang zwischen Knochendichte und Festigkeit von heilendem Knochen in Bohrlochdefekten als Funktion der Heilungszeit

war die Zone des ursprünglichen Defekts nur noch im polarisierten Licht durch einige unregelmäßig orientierte Kollagenfasern erkennbar. Die Dichte und Festigkeit zeigten nach dieser Zeit keine signifikanten Unterschiede mehr gegenüber normalem Knochen.

Diskussion

Die Ergebnisse der morphologischen Untersuchung des neugebildeten Knochens stehen bis zum Auffüllen des Defektes in Einklang mit den Arbeiten von MATTER et al. (4) und JOHNER (3) und den Erkenntnissen zur Knochenheilung (1, 5). Bis zur 12. Woche nimmt die Knochendichte im Bohrloch linear zu.

Die biomechanischen Untersuchungen zeigen gleichzeitig eine lineare Korrelation (r = 0,99) zwischen der Festigkeit und der Dichte von neugebildetem Knochen in Bohrlochdefekten. Allerdings erreichte die Festigkeit nach 12 Wochen erst 18,8%, das Knochenvolumen aber schon 70% der Normalwerte. Um die normale Festigkeit zu erreichen, ist nicht nur ein Auffüllen der noch fehlenden 30% des Knochenvolumens, sondern auch die Bildung der normalen Knochenstruktur Voraussetzung. Die neuen Langzeitergebnisse zeigen, daß sogar nach 2 Jahren in den Defektzonen noch keine vollständig regelmäßige Orientierung der Kollagenfasern vorliegt.

Dies zeigt, daß der Heilungsprozess von Bohrlochdefekten in zwei Phasen eingeteilt werden kann. Zunächst wird der Defekt durch neuen unregelmäßig orientierten Knochen mit relativ geringer Festigkeit aufgefüllt. Später finden dann Knochenumbauprozesse statt, in denen sich die Osteone wieder in Längsrichtung des Knochens orientieren. Erst durch diesen langsam ablaufenden Prozeß erreicht der Knochen wieder seine ursprüngliche Festigkeit.

Nach der ersten Phase sind die Defekte radiologisch zwar nicht mehr sichtbar, die Festigkeit ist jedoch noch ziemlich gering. Dies könnte der Grund für Sekundärfrakturen sein, die bei Patienten auftraten, obwohl Bohrlöcher nicht mehr zu sehen waren.

Zusammenfassung

Um eine Korrelation zwischen Röntgendichte, Struktur und Festigkeit von neugebildetem Knochen zu finden, wurden in einem Tierexperiment Bohrlochdefekte nach verschiedenen Heilungszeiten untersucht.

Die Ergebnisse zeigen, daß die Neubildung von Knochen in Bohrlochdefekten in zwei Phasen eingeteilt werden kann: zunächst wird der Defekt mit unregelmäßig orientierten Knochen mit relativ geringer Festigkeit aufgefüllt, später findet ein Knochenumbauprozeß statt, in dem der Knochen seine normale Festigkeit erreicht.

Summary

To determine the relation between radiological density, structure and strength of healing bone in drillhole defects, the defect sites were investigated after different healing periods in an animal experiment. The results demonstrate that the healing process of a drillhole defect has two phases: first the filling of the defect with irregularly oriented new bone of relatively low strength, and later a bone remodelling process in which the bone defect finally regains the original strength.

Literatur

1. Claes L, Mutschler W (1981) Quantitative investigations in newly-built bone defects. Arch Orthop Traumat Surg 98:257-261
2. Dietschl C, Zenker H (1973) Refrakturen und neue Frakturen der Tibia nach AO-Platten- und Schraubenosteosynthesen. Arch Orthop Unfallchir 76:54-64
3. Johner R (1972) Zur Knochenheilung in Abhängigkeit von der Defektgröße. Helv Chir Acta 39:409-411
4. Matter P, Brennwald L, Perren SM (1975) Die Heilung der Knochendefekte nach Entfernung von Osteosyntheseschrauben. Z Unfallmed Berufskr 68:104-107
5. Schenk RK, Willenegger HR (1977) Zur Histologie der primären Knochenheilung. Unfallheilkunde 80:155-164

Dr. H.-J. Wilke, Sektion für Unfallchirurgische Forschung und Biomechanik, Abteilung für Unfallchirurgie, Universität Ulm, Oberer Eselsberg - Helmholtzstr. 14, D-7900 Ulm

52. Interfragmentäre Dehnung und Knochenheilung – Eine experimentelle Studie*

Interfragmentary Strain and Bone Healing – An Experimental Study

L. Claes, H.-J. Wilke, S. Rübenacker und H. Kiefer

Sektion für Unfallchirurgische Forschung und Biomechanik der
Abteilung für Unfallchirurgie, Universität Ulm

Bei der Osteosynthese von Frakturen ist es eher die Ausnahme, eine absolute Stabilität ohne jegliche interfragmentäre Bewegung zu erreichen. In solchen Fällen kann eine callusfreie direkte Knochenheilung erzielt werden ([3]). Ist eine interfragmentäre Bewegung nicht vermeidbar, kommt es zur Callusbildung und sekundären Knochenheilung ([2]). Bei zu starken Bewegungen können Pseudarthrosen nicht ausgeschlossen werden ([2]). Um die Wechselwirkung zwischen interfragmentärer Dehnung (interfragmentäre Bewegung bezogen auf die Frakturspaltbreite) und dem Typ der Knochenheilung zu untersuchen, führten wir eine tierexperimentelle Studie durch. Als Versuchsmodell wurde eine Osteotomie am Schafsmetatarsus gewählt, die mit einem speziellen Fixateur externe stabilisiert wurde.

Material und Methoden

Die Untersuchungen wurden an 18 männlichen Merinoschafen mit einem mittleren Gewicht von 75 kg durchgeführt. Die Operation erfolgte in Intubationsnarkose unter sterilen Bedingungen. Der spezielle Fixateur externe wurde mit Hilfe von Bohrlehren unter standardisierten Bedingungen an den rechten Metatarsen der Schafe angelegt und dann eine Querosteotomie in der Diaphysenmitte gesägt.

Der Fixateur externe ([1]) besteht aus zwei Verbindungsplatten, die den Knochen zirkulär umschließen. Je eine Platte ist proximal und distal der Osteotomie mit je zwei überkreuzten Steinmann-Nägeln (4 mm ⌀) fest mit dem Knochen verbunden. Die Stabi-

---

*Mit Unterstützung der DFG Bonn

lisierung der beiden Platten gegeneinander erfolgt durch zwei
Metallzylinder, die medial und lateral des Metatarsus liegen.

Die Konstruktion ist so gewählt, daß der Fixateur eine hohe
Stabilität und Steifigkeit gegenüber Biege- und Torsionsmomenten hat, d.h. unter diesen Bedingungen keine nennenswerten Bewegungen im Osteotomiespalt zuläßt. Durch Gleitlagerführungen
sind jedoch axiale Bewegungen möglich, die mit Hilfe von Gewinden exakt einstellbar sind. Ausgelöst werden diese Bewegungen,
wenn das Schaf seine Extremität belastet. In den Gleitlagerführungen kommt es dabei zu einer Verschiebung, die eine Annäherung
der Osteotomieflächen hervorruft. Federelemente sorgen dafür,
daß es während der Entlastungsphase eines jeden Schrittes wieder
zu einem Auseinanderschieben des Fixateurs und damit auch der
Osteotomieflächen kommt.

Um die Veränderungen der interfragmentären Dehnung im Verlauf
der Knochenheilung zu bestimmen, wurden die Fixateure mit induktiven Wegaufnehmern ausgestattet, die die Bewegungen des Osteotomiespaltes beim Laufen der Schafe messen.

Die Meßsignale wurden mit einem Telemetriesender drahtlos an
die Telemetrieempfangsanlage gesendet, wo sie mit einem UV-Schreiber aufgezeichnet wurden. Die Messungen erfolgten in
wöchentlichen Abständen. Da die interfragmentäre Dehnung von
der Bewegung und der Osteotomiespaltbreite abhängt, wurden beide
Parameter bei den verschiedenen Schafen variiert. Es wurden
Spaltbreiten zwischen 0 und 8 mm sowie Bewegungen von 0 - 0,57
mm gewählt. Daraus resultierten interfragmentäre Dehnungen von
0 - 120%.

Nach 4 Wochen wurde Xylenol orange und nach 8 Wochen Calcein Grün
injiziert, um den Knochenumbau zu markieren. Der Versuch wurde
nach 9 Wochen beendet, die Metatarsen explantiert und histologisch untersucht.

An definierten Knochenproben aus der Osteotomiezone erfolgte die
Prüfung der Festigkeit des geheilten Knochens in einem Zugversuch. Da die histomorphologischen Ergebnisse der Osteotomieheilung gezeigt haben, daß der Spaltbreite eine entscheidende Bedeutung zukommt, teilten wir die operierten Tiere in folgende
Gruppen ein: Gruppe I, 2 Schafe, 8 mm Spaltbreite, Gruppe II,
3 Schafe, Spaltbreite größer als 1,5 mm, Gruppe III, 6 Schafe,
Spaltbreite kleiner als 1 mm, mittlere Dehnung 73%, Gruppe IV,
5 Schafe, Spaltbreite kleiner als 1 mm, mittlere Dehnung 7% und
Gruppe V, 2 Schafe, Kontakt mit interfragmentärer Kompression.

Anhand der Röntgenbilder in zwei Ebenen erfolgte die Bestimmung
der Callusmenge durch Planimetrie der röntgenologisch sichtbaren
Callusflächen.

Ergebnisse

Die Tiere der Gruppe I mit Spalten von 8 mm heilten bis zur
9. Woche nicht und ein Tier zeigte eine Infektion.

Bei allen Tieren der Gruppen II, III und IV kam es mit zunehmender Heilungszeit zu einem stetigen Abfall der p.o. zugelassenen interfragmentären Bewegung (Abb. 1). Nach 8 Wochen waren alle Bewegungen gegen 0 zurückgegangen.

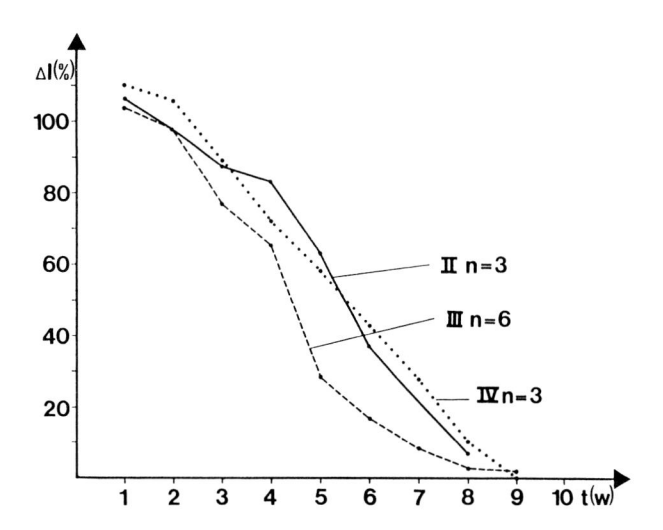

Abb. 1. Rückgang der postoperativen interfragmentären Bewegungen in den Versuchsgruppen II, III und IV über der Versuchszeit (t) in Wochen, Mittelwertskurven. Die intraoperative Bewegungsmöglichkeit des Osteotomiespaltes wurde als 100% Bewegung (Δl) definiert

Der Abfall der interfragmentären Bewegung erfolgte bei der Versuchsgruppe III ab der 4. Woche schneller als bei den beiden anderen Gruppen (Abb. 1).

Ein Vergleich der Versuchsgruppen III und IV zeigt bei ähnlichen Spaltbreiten den Einfluß der interfragmentären Dehnung auf die Knochenheilung. In der Gruppe III kommt es aufgrund der relativ großen Dehnungen (durchschnittlich 73%) zuerst zu einer Knochenresorption und dann zu einer sekundären Knochenheilung, in der stabilen Gruppe IV (Dehnung ≈ 7%) zu einer typischen Spaltheilung. Obwohl es in Gruppe III zuerst zu einer Knochenresorption kommt, erfolgt dort eine schnellere Callusbildung und Osteotomieheilung als in Gruppe IV, was anhand der Fluorescenzmarkierungen analysiert werden kann. Nach 9 Wochen weist die Gruppe III im Mittel eine größere durchschnittliche Callusfläche (A) und eine höhere Festigkeit (F) der Knochenheilung auf (A = 140 mm^2, F = 16 MPa) als Gruppe IV (A = 101 mm^2, F = 13 MPa). Die Gruppe V zeigte eine primäre Knochenheilung mit geringer Callusbildung (A = 31 mm^2) und relativ hoher Festigkeit (F = 28 MPa) der Osteotomieheilung.

Diskussion

Die Annahme, daß für eine ungestörte Frakturheilung eine kritische interfragmentäre Dehnung von wenigen Prozenten nicht überschritten werden darf (2), konnte nicht bestätigt werden. Auch bei hohen interfragmentären Dehnungen kam es zu einer Knochenheilung über eine Callusbildung mit anschließender sekundärer Heilung der Corticalis. Bis zu Dehnungen von 120% konnte bei Spaltbreiten unter 1 mm keine Pseudarthrose beobachtet werden. Verzögerte Knochenheilungen traten dagegen mit zunehmender Osteotomiespaltbreite auch unter stabilen Bedingungen auf. Bei Osteotomiespaltbreiten bis zu einem Millimeter stieg das gebildete Callusvolumen mit zunehmender interfragmentärer Dehnung an (Abb. 2). Die stabil fixierten Osteotomien (Dehnung $\approx$ 7%) heilten langsamer als die Osteotomien mit hoher Dehnung von durchschnittlich 73%.

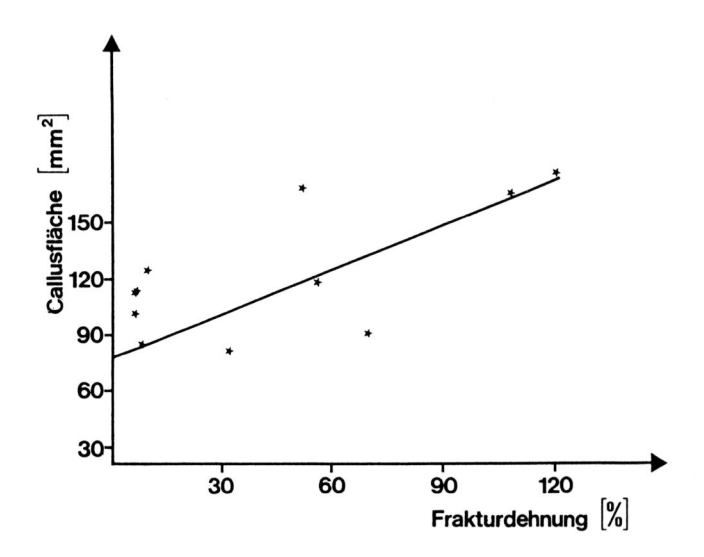

Abb. 2. Korrelation (r = 0,7) zwischen der interfragmentären Dehnung und der aus dem Röntgenbild bestimmten Callusfläche im Osteotomiebereich

Die Ergebnisse zeigen, daß Osteosynthesen mit einem idealen spaltfreien Kontakt der Frakturflächen und einer hohen interfragmentären Kompression eine direkte Knochenheilung mit guter Festigkeit erzielen können. Bleiben jedoch Frakturspalten bestehen, was in den meisten klinischen Fällen vorliegt, so ist eine stabile Fixation nicht von Vorteil. Interfragmentäre Bewegungen (Dehnungen) fördern unter diesen Umständen dagegen die Callusbildung und damit die schnelle knöcherne Heilung. Heilungsverzögernd wirkten sich Spaltbreiten von über 1,5 mm aus.

Zusammenfassung

Am Modell der Querosteotomie des Schafsmetatarsus, der mit einem speziellen Fixateur externe stabilisiert war, wurde die Knochenheilung in Abhängigkeit von der interfragmentären Bewegung und von der Osteotomiespaltbreite untersucht. Spalten über 1,5 mm Breite heilten nur verzögert. Spalten unter 1 mm Breite heilten langsamer, wenn sie stabil fixiert wurden und schneller, wenn durch eine interfragmentäre Bewegung eine vermehrte Callusbildung induziert wurde, die zu einer sekundären Knochenheilung führte.

Summary

Transverse osteotomies of sheep metatarsals were stabilized by a specially designed external fixater to study the effect of interfragmentary movement and osteotomy gap size on bone healing. Gaps larger than 15 mm resulted in delayed union. Bones with osteotomy gaps smaller than 1 mm and very stable fixation healed slowly compared to bones with gaps where there was interfragmentary movement. These conditions induced a greater amount of callus followed by secondary bone healing.

Literatur

1. Claes L, Reinmüller J, Dürselen L (1987) Experimentelle Untersuchungen zum Einfluß der interfragmentären Bewegung auf die Knochenheilung. Hefte Unfallheilkd, Heft 189. Springer, Berlin Heidelberg New York Tokyo, S 53
2. Perren SM, Rahn BA (1978) Biomechanics of fracture healing. Orthop Survey 2:108
3. Schenk R, Willenegger H (1976) Histologie der primären Knochenheilung. Arch Klin Chir 19:593

Prof. Dr. L. Claes, Sektion für Unfallchirurgische Forschung und Biomechanik, Abteilung für Unfallchirurgie, Universität Ulm, Oberer Eselsberg - Helmholtzstr. 14, D-7900 Ulm

VII. Pathophysiologie 3 und Transplantation 1

53. Abdominelle Sepsis: Endotoxin in der Peritonealhöhle und Endotoxinämie

Abdominal Sepsis: Endotoxin in the Peritoneal Cavity and Endotoxemia

H. O. Kleine und H. G. Beger

Abteilung für Allgemeine Chirurgie der Universität Ulm (Direktor: Prof. Dr. H.G. Beger)

Die Pathogenese der abdominellen Sepsis wird maßgeblich vom Endotoxin aus der Membran gramnegativer Stäbchen-Bakterien geprägt (2). Bei verschiedenen Sepsis-Ursachen sind wir deshalb der Frage nachgegangen, wie häufig und in welcher Menge Endotoxin in der Peritonealhöhle und in der Zirkulation freigesetzt wird.

Patientengut und Methode

79 Patienten (12 intestinale Ischämie, 49 Perforation des GI-Trakts, 18 nekrotisierende Pankreatitis) wurden untersucht. Intraoperativ wurden Proben aus dem peritonealen Exsudat sowie Blutproben (je 4 arteriell und zentralvenös) steril in 5 ml Monovetten (0,5 ml Aprotinin, 4,5 ml Substrat) gewonnen. Endotoxin (Etx) wurde in einem Aufbereitungsverfahren (3000 g, 10 min, Ultrafiltration, Phenolwasserextraktion, Ausschütteln in Äther) von Störfaktoren getrennt und im chomogen-modifizierten (MCA-Oligopeptid) Limulus-Amoebocyten-Lysat (LAL)-Test photometrisch bei 547 nm quantifiziert. Das Verfahren wurde mit dem Escherichia coli-5 Standard (FDA-USA) kontrolliert.

Die Fehlerbreite der Methode betrug 7,5% (3). Bei 14 elektiv laparotomierten Patienten enthielt das peritoneale Sekret kein Endotoxin. 24 freiwillige gesunde junge Probanden zeigten periphervenös ausnahmslos eine Endotoxinämie, maximal bis 0,2 EU/ml. In der Mitteilung der Ergebnisse stützen sich die Angaben unter der Rubrik "Zirkulation" auf die maximale Endotoxinämie aus jeweils 8 Blutproben.

Ergebnisse

Häufigkeit und Ausmaß der Endotoxin-Freisetzung in der Peritonealhöhle und in der Zirkulation sind den drei abdominell-chirurgisch wesentlichen Sepsisursachen in Tabelle 1 zugeordnet.

Tabelle 1. Abdominelle Sepsis: Endotoxin (Etx)-Freisetzung (EU/ml) intraoperative Meßwerte, n = 79 Patienten

	Peritonealhöhle		Zirkulation	
	Etx.positiv	EU/ml	Etx.positiv	EU max./ml art.o.z.v.
Ischämie				
n = 12 (%)	6 (50%)		9 (75%)	
median		2,5		2,5
min.		0		0
max.		$4,6 \times 10^4$		93
Perforation				
n = 49 (%)	47 (96%)		38 (78%)	
median		828		4
min.		0		0
max.		$2,6 \times 10^5$		112
Pankreatitis				
n = 18 (%)	12 (67%)		16 (89%)	
median		1		7
min.		0		0
max.		81		53

Diskussion

Im Schutze einer intakten Darmmucosa als Barriere ist lediglich eine physiologische Endotoxinämie möglich (freiwillige Probanden). Das peritoneale Sekret von Patienten ohne Sepsis ist jedoch frei von Endotoxin (elektiv laparotomierte Patienten). Patienten mit einer intestinalen Ischämie entwickeln einen "Innenschichtschaden" mit Teilverlusten der Mucosabarriere und weisen in 75% eine erhöhte Endotoxinämie (median 2,5 (0-93) EU/ml) auf. Erst die Darmwandnekrose mit Durchwanderungsperitonitis bei jedem 2. Patienten dieser Gruppe führt zum positiven Endotoxinnachweis im peritonealen Exsudat ([5]). Bei der freien Perforation des GI-Traktes enthält das peritoneale Exsudat regelmäßig und z.T. excessiv viel Endotoxin (median 825 ($0-2,6 \times 10^5$ EU/ml)), begleitet von einer überraschend niedrigen Endotoxinämie (median 4 (0-112) EU/ml) ([1]). Offenbar funktioniert das Peritoneum im bakteriellen Infektionszustand als Barriere, eine Leistung, die mit dem Quotienten QEU median perit/zirk:207 charakterisiert werden kann. Bei der nekrotisierenden Pankreatitis ist die Endotoxin-Intoxikation gemessen an Häufigkeit (89%) und Höhe der Endotoxinämie (median 7 (0-53) EU/ml) am deutlichsten. Vergleichsweise niedrig liegen die Endotoxin-Konzentrationen (median 1 (0-81) EU/ml) im peritonealen Exsudat. Veränderungen der Permeabilitätsverhältnisse bei der akuten Pankreatitis ([4]) sowie die retroperitoneale Lage des Pankreas erklären diese Befunde.

Zusammenfassung

Abhängig von der Ursache der abdominellen Sepsis wird Endotoxin in der Peritonealhöhle und in der Zirkulation unterschiedlich freigesetzt. Bei der Verteilung von Endotoxin in diese beiden Kompartimente fällt der Darmwand bei intestinaler Ischämie, dem Peritoneum bei Perforationsperitonitiden und bei der nekrotisierenden Pankreatitis der gesteigerten Permeabilität im sowie der retroperitonealen Lage des Pankreas eine Schlüsselrolle zu.

Summary

The liberation of endotoxin into the peritoneal cavity and into the circulatory system varies with the cause of abdominal sepsis. The distribution of endotoxin in these two compartments depends on the dysfunction of the intestinal wall in ischemia, on the barrier function of the peritoneum in perforations of the gastrointestinal tract, and, in necrotizing pancreatitis, on the disturbed permeability of the pancreas in the retroperitoneal space.

Literatur

1. Almdahl SM, Brox JH, Østerud B (1987) Minonuclear phagocyte thromboplastin and endotoxin in patients with secondary peritonitis. Scand J Gastroenterol 22(8):814-918
2. Beger HG, Bittner R, Zacherl H (1982) Toxische Schockformen. Chirurg 53:74-80
3. Beger D, Marzinzig E, Marzinzig M, Beger HG (1988) Quantitative endotoxin determination in blood - chromogenic modification of the limulus amebocyte lysate test. Europ Surg Res 20:128-136
4. Harvey MH, Wedgwood KR, Reber HA (1987) Vasoactive drugs, microvascular permeability, and hemorrhagic pancreatitis in cats. Gastroenterology 93:1296-1300
5. Olofson P, Nylander G, Olsson P (1985) Endotoxin-transport routes and kinetics in intestinal ischemia. Acta Chir Scand 151:635-639

Dr. H.O. Kleine, Abteilung für Allgemeine Chirurgie der Universität Ulm, Steinhövelstr. 9, D-7900 Ulm

54. Funktionelle Untersuchungen der Permeabilität des Peritoneums bei der diffusen Peritonitis

Studies of Peritoneal Permeability in Diffuse Peritonitis

S. Gressel und M. Imhof

Chirurgische Universitätsklinik und Poliklinik Würzburg
(Direktor: Prof. Dr. E. Kern)

Einleitung

Die diffuse Peritonitis ist ein Krankheitsbild von hoher Letalität geblieben. Die chirurgische Therapie besteht in der primären Herdbeseitigung und anschließender Spülbehandlung in unterschiedlichen Formen.

Pathophysiologisch ist dieses Krankheitsbild gekennzeichnet durch die überschießende kaskadenförmige Aktivierung von Reaktionsketten unter Freisetzung von Mediatoren wie Histamin, Kinine, proteolytische Fermente und lysosomale Enzymsysteme. Eine wichtige Mediatorfunktion nehmen dabei die Sauerstoffradikale ein, die zunächst mit Phospholipiden der Zellmembran reagieren und über eine Lipid-Peroxidation von Membranen zum Teil hochtoxische Zerfallsprodukte freisetzen. Außerdem wird dadurch die Arachidonsäurenkaskade in Gang gesetzt ([1]).

Die Mehrzahl dieser toxischen Reaktionsketten bzw. die Liberierung dieser Enzymsysteme verläuft - wie IMHOF 1987 zeigte - im sauren pH-Bereich an ([2]).

Tierexperimentelle Untersuchungen bei der nekrotisierenden Pankreatitis der Ratte haben weiterhin gezeigt, daß die intraabdominelle Lavage mit Natriumbicarbonat und SOD eine signifikante Verlängerung der Überlebenszeit bringt ([3]).

In der Pathophysiologie der diffusen Peritonitis kommt der gesteigerten Permeabilität des Peritoneums eine entscheidende Bedeutung zu ([4]).

Ziel der vorliegenden Untersuchung war es deshalb, am Modell der akuten Peritonitis der Ratte In-vitro-Permeabilitätsuntersuchungen durchzuführen und dabei besonders auf die Wirkung der Sauerstoffradikale einzugehen. Außerdem sollte die intraperitoneale Applikation von SOD Rückschlüsse auf ein verändertes Permeabilitätsverhalten zulassen, wodurch sich neue, chirurgische relevante Therapieansätze ergeben könnten.

Material und Methode

Untersucht wurden 90 Wistarratten. Die Peritonitis wurde in standardisierter Technik durch eine 4 ml betragende Kotsuspension einer vorher mehrmals ausgetesteten Spenderratte erzeugt (2). Einteilung in drei Versuchskollektive à 30 Versuchstiere: 1) Spontanverlauf, 2) Spülung mit 20 ml physiologischer NaCl-Lösung, 3) Spülung mit 20 ml physiologischer NaCl-Lösung unter Zusatz von 2 mg SOD. Unmittelbar präfinal wurde bei allen Versuchstieren das große Netz entnommen. Die Netzpräparate wurden zwischen 2 miteinander kommunizierenden Kammern, Volumen jeweils 15 ml, eingehängt. Beide Kammern wurden über eine Rollenpumpe fortlaufend perfundiert (eigene Modifikation). Spülung der oberen Kammer mit 10 ml Krebs-Ringerlösung unter Zusatz von 5 ml einer standardisierten Albuminlösung mit einem Molekulargewicht (MG) von 69.000 (Firma Behringwerke). Füllung der unteren Kammer mit 15 ml Krebs-Ringerlösung. Erstellen einer Konzentrationscharakteristik für Albumin, wobei in 15-minütigen Abständen die durch das Peritoneum diffundierten Albuminmengen gemessen wurden. Die Ergebnisse wurden mit der Diffusionscharakteristik von 20 gesunden Netzpräparaten verglichen. Außerdem wurde die Überlebenszeit der Versuchstiere gemessen, Leukocyten, Thrombocyten und pH-Werte im arteriellen Blut sowie im peritonealen Exsudat (Abb. 1).

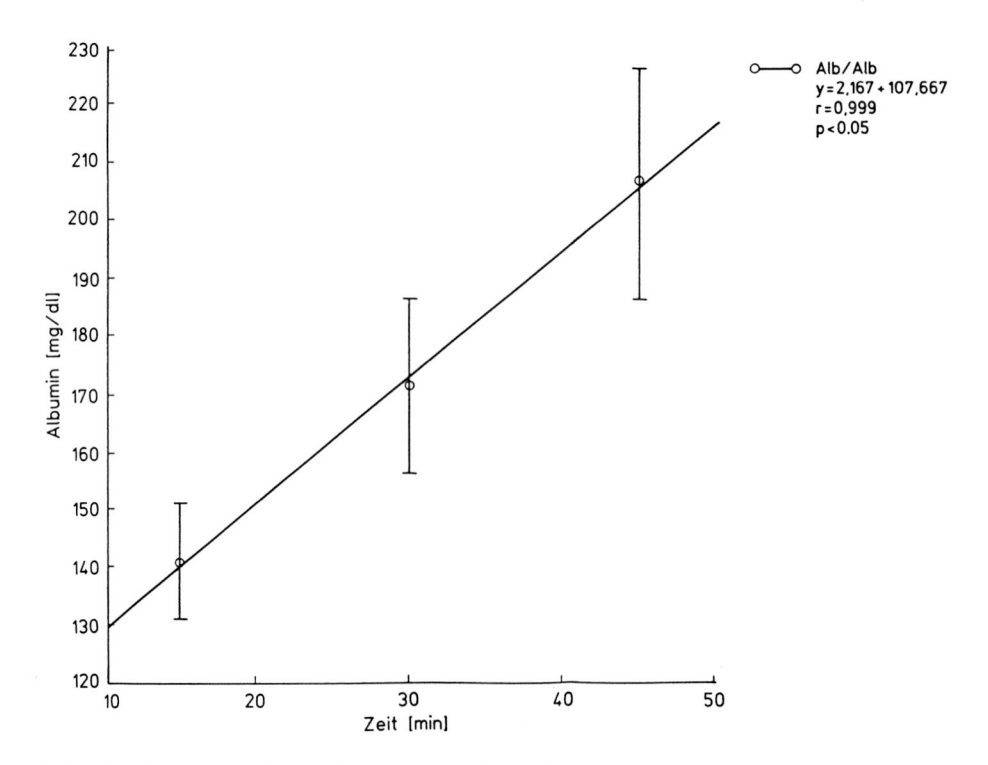

Abb. 1. Verhalten der Albumindurchlässigkeit des unbehandelten Peritoneums im Verlauf einer Studie

Ergebnisse

Die durchschnittliche Überlebensrate betrug für den Spontanverlauf 130 ± 20 min. Nach Spülung mit physiologischer NaCl-Lösung war die Überlebensrate mit 200 ± 22 min signifikant (p < 0,05) besser gegenüber dem Spontanverlauf. Spülung unter Zusatz von SOD verbesserte die Überlebensrate auf 300 ± 25 min (Abb. 2).

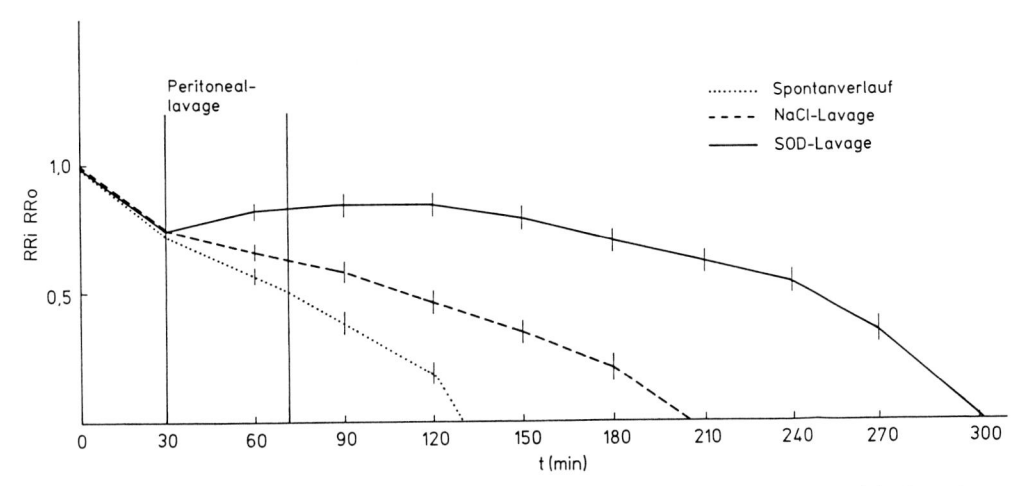

Abb. 2. Überlebenszeiten und arterieller Mitteldruck bei den verschiedenen Formen der Lavagebehandlung

Die gesamte Recovery-Rate an standardisiertem Albumin betrug am nativen Netzpräparat 170 mg/dl. Im Spontanverlauf der Peritonitis betrug die Gesamt-Recovery-Rate 300 mg/dl, nach Spülung mit physiologischer NaCl-Lösung war die Recovery-Rate auf 250 mg/dl signifikant erniedrigt (p < 0,05). Nach SOD-Lavage war die Gesamt-Recovery-Rate mit 190 mg/dl signifikant gegenüber der NaCl-Lavage erniedrigt (p < 0,05) (Abb. 3).

Diskussion

Aggressive Sauerstoffradikale tragen in komplexer Weise zur Manifestation von Entzündungsphänomenen bei der diffusen Peritonitis bei. Als Ausgangsverbindung von Radikalen-Reaktionen gilt überwiegend das Superoxidradikal, das cytotoxisch wirkt und mit simultan freigesetzten Arachidonsäurederivaten u.a. Leukotoxine freisetzt. Die Folge ist eine Zerstörung der peritonealen Membran unter Freisetzung von kardial und renal hochtoxischen Zerfallsprodukten wie Lipidkohlenstoffradikale, Lipidperoxidradikale, Alkoxiradikale, Endoperoxide, Aldehyde u. a.m., die den häufig schicksalhaften Verlauf bestimmen (1).

In der vorliegenden Untersuchung konnte gezeigt werden, daß die Anreicherung der physiologischen Spülflüssigkeit im Rahmen der Lavage-Therapie mit SOD zu einer signifikanten Verbesserung der Überlebensrate führt. Weiterhin führt die intraperitoneale Applikation von SOD zu einer Herabsetzung der pathologisch gestei-

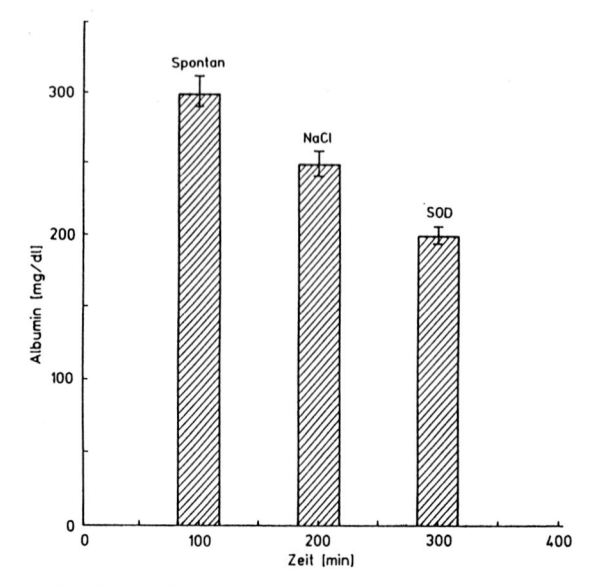

Abb. 3. Verhalten der Albumindurchlässigkeit im Vergleich zur Überlebenszeit

gerten Permeabilität im Rahmen des Entzündungsgeschehens. Dieser therapeutische Ansatz könnte ggf. in Kombination mit intravenöser Gabe von SOD der Verbesserung der Überlebensrate bei der diffusen Peritonitis darstellen.

Zusammenfassung

Die intraperitoneale Applikation von SOD bei der akuten Peritonitis der Ratte verbessert die Überlebensrate signifikant gegenüber der herkömmlichen NaCl-Lavage. Es wurde gezeigt, daß damit die im Rahmen des Entzündungsgeschehens pathologisch gesteigerte Permeabilität des Peritoneums verbessert werden kann.

Summary

The intraperitoneal administration of SOD to rats with acute peritonitis significantly improves survival compared to traditional NaCl lavage. Peritoneal permeability during the inflammatory process was shown to be decreased significantly with this procedure.

Literatur

1. Floyd RA, Zaleska MM (1984) Oxygen radicals in chemistry and biology. Bors W (ed.). de Gruyter, New York, p 285-296
2. Imhof M, Schmidt E, Bruch H-P, Oppelt M, Conrad F, Döll W (1987) Neue therapeutische Aspekte in der Behandlung der diffusen Peritonitis. Chirurg 58:590-593
3. Imhof M, Bruch H-P, Henrich H, Wünsch P (1988) Neue therapeutische Ansatzpunkte in der Behandlung der diffusen Peritonitis und hämorrhagisch-nekrotisierenden Pankreatitis. Chirurg Forum 59:305-310

4. Kern E (Hrsg) (1983) Die chirurgische Behandlung der Peritonitis. Springer, Berlin Heidelberg New York

Sonja Gressel, Chirurgische Universitätsklinik, Josef-Schneider-Str. 2, D-8700 Würzburg

55. Therapie der Schocklunge mit Pentoxifyllin und einem cAMP-Analog bei der experimentellen Sepsis

Treatment of Sepsis-Induced Shock Lung in Guinea Pigs with Pentoxifylline and a Cyclic AMP Analog

H. Hoffmann[1], J. R. Hatherill[2], H. Harada[2], M. Yonemaru[2], J. Crowley[2] und T. A. Raffin[2]

[1]Chirurgische Klinik und Poliklinik, Klinikum Großhadern, Ludwig-Maximilians-Universität München
[2]Department of Medicine, Stanford University Medical Center, Stanford, Ca., U.S.A.

Zielsetzung

Wir haben kürzlich gezeigt, daß die Vorbehandlung mit den Methylxanthinen Pentoxifyllin (PTXF) oder Aminophyllin die Entwicklung der Sepsis-induzierten Schocklunge im Tierexperiment verhindert (1, 2). In einem randomisierten und kontrollierten Versuch haben wir nun den Effekt der Gabe von PTXF erst nach Sepsisbeginn untersucht. Zusätzlich wurde die Rolle einer Erhöhung des intracellulären Spiegels an cyclischem Adenosin-3', 5'-Monophosphat (cAMP) durch eine PTXF bewirkte Hemmung der Phosphodiesterase als zugrundeliegendem Wirkmechanismus untersucht. Dazu wurde der Effekt von PTXF mit dem Effekt der Gabe des zellpermeablen cAMP Analogs Dibutyryl cAMP (DBcAMP) (3) verglichen.

Methodik

Protokoll: Sepsis wurde an wachen, mit venösen und arteriellen Kathetern präparierten Tieren (Meerschweinchen, SPF, 800-1200 g), durch die intravenöse Bolusinjektion von 3×10^9 lebender E. coli Bakterien induziert; 30 min später erhielten die Tiere randomisiert eine Bolusinjektion, gefolgt von einer kontinuierlichen Infusion, von PTXF [20 mg/kg + 20 mg/(kg x h)] (n = 8), oder DBcAMP [2 mg/kg + 2 mg/(kg x h)] (n = 8), oder 0,9% NaCl (Sepsis-Kontrolle) (n = 8). Zusätzlich wurde während der Versuchsdauer von 8 h insgesamt 25 ml/kg 0,9% NaCl Lösung infundiert. Alle tierexperimentellen Methoden wurden durch das "Administrative Panel on Laboratory Animal Care of Stanford University" genehmigt.

Parameter: Das Ausmaß der Schocklunge wurde erfaßt durch 1) die Messung der Akkumulation von ^{125}I-markiertem Albumin in der bronchoalveolären Lavageflüssigkeit (BAL) nach 8 h (angegeben als Quotient ^{125}I-Albumin BAL/^{125}I-Albumin Plasma = Albumin-Index), 2) der Leukocytenzahl in der BAL nach 8 h, und durch 3) die gravimetrische Bestimmung des Lungenwassers (angegeben als Quotient Lungenfeuchtgewicht/Lungentrockengewicht). Zusätzlich wurden der mittlere arterielle Blutdruck und die Leukocytenzahl im peripheren Blut stündlich gemessen. Ausführliche Methodik in Ref. 1.

Chemiluminescenz Assay: Polymorphkernige neutrophile Meerschweinchen Granulocyten (PMN) wurden nach intraperitonealer Injektion von 60 ml 1% Glykogen aus dem Peritonealexsudat gewonnen (n = 3). Der Chemiluminescenz Ansatz enthielt 5 x 10^6 PMN, 0,1% Albumin, Lucigenin (25 µM), E. coli Endotoxin (10 µg/ml) und PTXF (100 µg/ml) oder DBcAMP (100 µg/ml) in HBSS.

Statistik: Alle Daten sind Mittelwert (95% Konfidenzintervall). Unterschiede zwischen den experimentellen Gruppen wurden mittels Varianzanalyse und Tuckey-Test auf statistische Signifikanz ($p < 0,05$) überprüft.

Ergebnisse

Die durch Injektion von 2 x 10^9 E. coli Bakterien induzierte Sepsis (E. coli Gruppe) bewirkte eine signifikante Erhöhung des Lungenwassers [6,9 (6,51 bis 7,4)] im Vergleich zur nicht septischen (NaCl) Kontrollgruppe [5,5 (5,1 bis 5,9), p = 0,0003]. In der E. coli/PTXF Gruppe [5,6 (5,2 bis 6,0)] und in der DBcAMP Gruppe 6,0[(5,6 bis 6,48)] zeigte sich kein signifikanter Lungenwasseranstieg (Abb. 1). Der Albumin-Index war signifikant höher in der E. coli Gruppe [2,9 (2,1 bis 3,6)] als in der NaCl Kontrollgruppe [0,6 (0 bis 1,4), p = 0,0022]. Sowohl in der E. coli/PTXF Gruppe [1,2 (0,4 bis 2,0)] als auch in der E. coli/DBcAMP Gruppe [2,9 (0,2 bis 1,7)] war der Albumin-Index signifikant niedriger als in der E. coli Gruppe. Der Sepsis-induzierte Anstieg der Leukocytenzahl in der bronchoalveolären Lavageflüssigkeit, der Abfall der Leukocytenzahl im peripheren Blut und der Abfall des mittleren arteriellen Blutdrucks waren durch PTXF und DBcAMP nicht signifikant beeinflußt. In begleitenden in-vitro Experimenten zeigte sich ein signifikanter Hemmeffekt von PTXF und DBcAMP auf die E. coli Endotoxin-induzierte Chemiluminescenzreaktion von Meerschweinchengranulocyten (Abb. 2).

Zusammenfassung

Die Ergebnisse der vorliegenden Studie zeigen, daß die Gabe von Pentoxifyllin oder eines cyclischen AMP Analogs (Dibutyryl cAMP) die Entwicklung der Sepsis-induzierten Schocklunge im Tierexperiment hemmen kann. Da sowohl Pentoxifyllin als auch Dibutyryl cAMP die Endotoxin-induzierte Chemiluminescenzreaktion der Granulocyten hemmen, könnte dieser Effekt zum Teil in einer Hemmung der oxidativen Burst-Reaktion der Granulocyten begründet sein. Die ähnlichen positiven Effekte von Pentoxifyl-

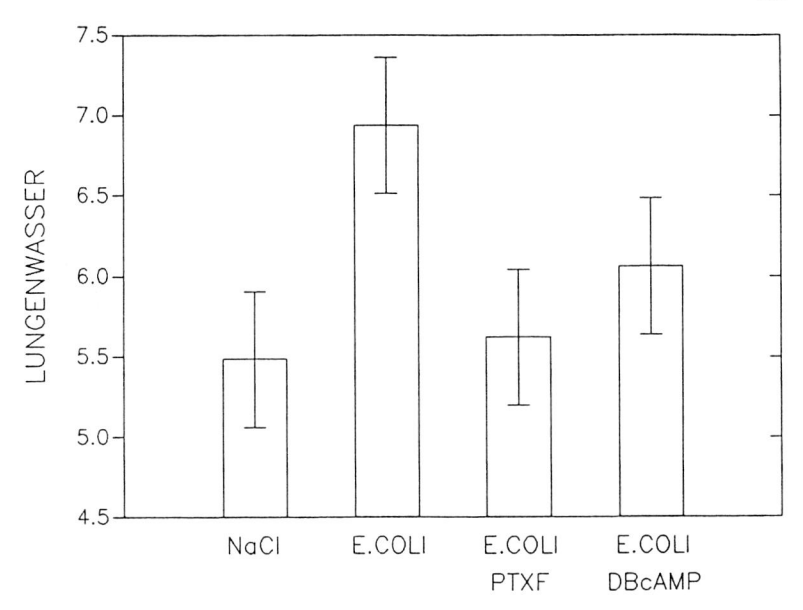

Abb. 1. Der E. coli Bakterien-induzierte Anstieg des Lungenwassers (angegeben als Quotient Lungenfeuchtgewicht/Lungentrockengewicht) wird durch die Gabe von Pentoxifyllin (PTXF) oder des cAMP Analogs Dibutyryl cAMP (DBcAMP) verhindert. Angegeben sind Mittelwerte und 95% Konfidenzintervalle nach Varianzanalyse (je Gruppe n = 8)

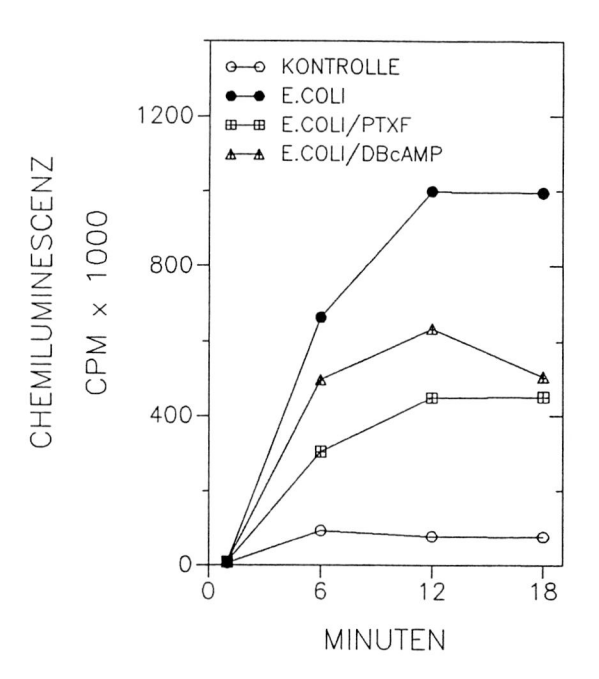

Abb. 2. Hemmung der Endotoxin (10 µg/ml) induzierten Chemiluminescenz-Reaktion isolierter Meerschweinchen-Granulocyten durch Pentoxifyllin (PTXF 100 µg/ml) oder Dibutyryl cAMP (DBcAMP 100 µg/ml)

lin und Dibutyryl cAMP lassen eine Erhöhung des intracellulären cAMP Spiegels als zugrunde liegenden Mechanismus vermuten.

Summary

The results of the present study show that early treatment with pentoxifylline or the cyclic AMP analog dibutyryl-cAMP prevents sepsis-induced acute lung injury in guinea pigs. Since pentoxifylline and dibutyryl-cAMP prevented endotoxin-induced chemiluminescence of polymorphonuclear leukocytes (PMN), it is possible that they inhibit the oxidative burst of PMN. The similar effects of both drugs suggest a potential role for increased cAMP in attenuating acute lung injury.

Literatur

1. Ishizaka A, Wu Z, Stephens KE, Harada H, Hogue RS, O'Hanley PT, Raffin TA (1988) Attenuation of acute lung injury in septic guinea pigs by pentoxifylline. Am Rev Respir Dis 138:376-382
2. Harada H, Ishizaka A, Mallick AA, Hatherill JR, Yonemaru M, Lilly CM, Raffin TA (1988) The effects of methylxanthines on multi-organ damage following E. coli sepsis: Comparison between aminophylline and pentoxifylline. Am Rev Respir Dis 137:A116
3. Falbriard JG, Posternak T, Sutherland EW (1967) Preparation of derivates of adenosine 3',5'-phosphate. Biochim Biophys Acta 148:99-105

Dr. H. Hoffmann, Chirurgische Klinik, Klinikum Großhadern, Marchioninistr. 15, D-8000 München 70

56. Tierexperimentelle Untersuchungen zur Zusatzbehandlung der Sepsis mit natürlichem Interleukin-2

Animal Experiments on Treatment of Septicemia with Natural Interleukin-2

D. Nitsche, H. Groeper und H. Hamelmann

Chirurgische Klinik der Christian-Albrechts-Universität Kiel, Abt. Allgemeine Chirurgie (Direktor: Prof. Dr. H. Hamelmann)

Neben der Gabe von Antibiotica und der Substitution von Immunglobulinen ist auch die Stimulation der cellulären Abwehr eine der Grundbedingungen für die Behandlung einer schweren Infektion, da bei der Sepsis durch die vermehrte Prostaglandin E2-Synthese und die dadurch hervorgerufene Hemmung der Interleukin-2 Synthese eine Abnahme der cellulären Abwehr zu erwarten ist ([1], [4]). Zur Prüfung der Frage, inwieweit durch die Substitution von natürlichem Interleukin-2 möglicherweise der Verlauf der Sepsis beeinflußt werden kann, wurden tierexperimentelle Untersuchungen durchgeführt.

Methodik

Eine Gruppe (A) von Wistar-Ratten (n = 30) wurde über insgesamt 4 Tage bis zum Versuchstag mit Cyclosporin A (15 mg/kg KG/Tag) immunsupprimiert. Bei einer weiteren Gruppe (B) (n = 32) wurde keine Immunsuppression durchgeführt. 18 h vor Versuchsbeginn wurde sowohl den immunsupprimierten Tieren (n = 16), wie auch den Tieren ohne Immunsuppression (n = 16) natürliches, humanes Interleukin-2 (nIL-2) in einer Dosierung von $3,5 \times 10^5$ U/kg i.p. verabreicht. Die Tiere der Kontrollgruppe erhielten stattdessen NaCl. Bei Versuchsbeginn wurde allen Tieren in Narkose E. coli in einer Gesamtmenge von $2,2 \times 10^6$ CFU/kg KG in die Bauchhöhle appliziert.

Zwei Stunden nach Bakteriengabe wurde zur Erzeugung einer Endotoxinämie ein bactericides Antibioticum (Imipenem: 14 mg/kg KG) i.v. gegeben. Durch Punktion der freigelegten Vena jugularis wurde vom Zeitpunkt der Bakteriengabe an in regelmäßigen Abständen von 30 min über insgesamt 5 h Blut (0,25 ml) für die Bestimmung der Endotoxinkonzentration und der Bakterienzahl abgenommen. Bei Versuchsende wurde die Bakterienzahl in der Bauchhöhle mit

Hilfe einer Peritoneallavage (20 ml NaCl, 0,9%) erfaßt. Die Endotoxinbestimmung im Plasma erfolgte mit einer modifizierten Form des Limulus-Test unter Verwendung eines chromogenen Substrates (3).

Ergebnisse

1. Bei den Tieren ohne Immunsuppression (Gruppe B) zeigt die Kontrollgruppe (n = 16) und die nIL-2-Gruppe (n = 16) hinsichtlich Endotoxinverlauf und Bakterienzahl ein weitgehend identisches Verhalten. Es kommt rasch zu einem Anstieg der Bakterien im Blut. Nach 2 h wird eine Konzentration von $2,8 \times 10^3 \pm 1,2 \times 10^3$ CFU/ml erreicht. Die i.v. Gabe des Antibioticums führt dann zu einer Abnahme der Bakterien, auf Kosten einer massiven Endotoxinfreisetzung, wobei der Plasmaendotoxinspiegel bis auf 202 ± 69 pg/ml ansteigt. Die Bakterienzahl in der Peritoneallavage beträgt 250 CFU/ml.

2. a) Bei den immunsupprimierten Tieren (Gruppe A) verhalten sich die Bakterien im Blut bei der Kontrollgruppe (n = 14) ähnlich wie bei den Tieren ohne Immunsuppression. Nach 2 h beträgt die maximale Bakterienzahl hier $4,5 \times 10^3 \pm 1,08 \times 10^3$ CFU/ml (Tabelle 1). Die maximale Konzentration der freien Endotoxine im Plasma ist dagegen mit 486 ± 97 pg/ml (Tabelle 2) signifikant höher als bei den Tieren der Gruppe B. In der Peritoneallavage können 742 CFU/ml Bakterien nachgewiesen werden.

Tabelle 1. Verhalten der Bakterienzahl (CFU/ml) im Blut bei immunsupprimierten Tieren nach Applikation von natürlichem Interleukin-2 im Vergleich zur Kontrollgruppe

Zeit (Std.)	0	1.0	2.0	2.5	3.0.	4.0	5.0
Kontrollgruppe	0	1320±500	4500±1080	276±142	78±31	15±13	7±5
nIL-2 Gruppe	0	550±251	1900± 874	129± 66	75±49	8±6	8±5
		p<0.001	p<0.001	p<0.001	n.s.	n.s.	n.s.

b) Bei den Tieren (n = 16) der nIL-2 Gruppe ist der initiale Anstieg der Bakterien ca. 58% geringer als bei der Kontrollgruppe. Nach 2 h wird hier nur eine Bakterienkonzentration von $1,9 \times 10^3 \pm 0,9 \times 10^3$ CFU/ml erreicht. Trotz der starken Streuung der Bakterienzahlen bei den einzelnen Tieren ist der Unterschied zur Kontrollgruppe zu diesem Zeitpunkt signifikant (Tabelle 2). Auch die Zahl der Bakterien, die in der Peritoneallavage gefunden werden, ist bei der nIL-2 Gruppe ca. 28% geringer als bei

Tabelle 2. Verhalten des Plasma-Endotoxinspiegels bei immunsupprimierten Tieren nach Applikation von natürlichem Interleucin-2 im Vergleich zur Kontrollgruppe

Zeit (Std.)	0	1.0	2.0	2.5	3.0	4.0	5.0
Kontrollgruppe	0	6.4±2.1	30±15	114±20	486±97	445±45	409±58
nIL-2 Gruppe	0	6.9±2.7	12±4.6	75±19	64±16	70±15	68±14
		n.s.	p<0.001	p<0.001	p<0.001	p<0.001	p<0.001

der Kontrollgruppe. Hinsichtlich des Verlaufes des Plasmaendotoxinspiegels besteht ein deutlicher Unterschied zur Kontrollgruppe. Bei der nIL-2 Gruppe ist während des gesamten Beobachtungszeitraumes nur ein schwacher Endotoxinanstieg zu beobachten. Der maximale Wert von 75 ± 19 pg/ml für die Konzentration der freien Endotoxine liegt hier ca. 84,5% unter dem Wert von der Kontrollgruppe.

Diskussion

Nur die Tiere, bei denen die IL-2-Synthese durch die vorherige Gabe von Cyclosporin A gehemmt worden war, zeigen nach Applikation von n Interleukin-2 eine Reaktion. Das weist darauf hin, daß die Anzahl der IL-2 Receptoren unter Normalbedingungen für eine Antwort auf die IL-2 Substitution nicht ausreicht. Erst die Hemmung der IL-2 Synthese führt zu einer verstärkten Exprimierung von Receptoren. Eine ähnliche Situation ist, bedingt durch die verstärkte Prostaglandin E2-Synthese, bei der Sepsis zu erwarten (1, 4). Der signifikante Unterschied, der sich bei den immunsupprimierten Tieren zwischen der nIL-2-Gruppe und der Kontrollgruppe hinsichtlich der Bakterienzahl im Blut und in der Bauchhöhle findet, deutet darauf hin, daß die nIL-2-Substitution unter diesen Bedingungen zu einer gesteigerten Aktivität der Makrophagen und des RES führt. Der Unterschied zwischen dem Plasma-Endotoxinspiegel der nIL-2-Gruppe und der Kontrollgruppe ist unabhängig von dem nIL-2-Effekt auf die Bakterien. Die Ursache für die starke Senkung der Konzentration der freien Endotoxine ist ebenfalls in der allgemeinen Aktivierung des RES zu suchen, wobei hier wahrscheinlich die Aktivierung der Kupfferschen Sternzellen der Leber (2) eine besondere Rolle spielt.

Die hier gefundenen Daten weisen darauf hin, daß z.B. durch die prophylaktische Gabe von nIL-2 kein wesentlicher Effekt erzielt werden kann. Dagegen ist bei der Sepsis ein protektiver Effekt durch eine Substitution von nIL-2 zu erwarten.

Zusammenfassung

Es wurden Untersuchungen zum Effekt der Substitution von natürlichem IL-2 auf Endotoxinspiegel und Bakterienzahl bei Tieren mit und ohne Immunsuppression durchgeführt. Nur bei den mit Cyclosporin A immunsupprimierten Tieren konnte eine signifikante Steigerung der Aktivität der Makrophagen und des RES durch nIL-2 gefunden werden. Dies bedeutet, daß durch die prophylaktische Gabe von nIL-2 kaum eine Wirkung erzielt werden kann, während bei der Sepsis ein protektiver Effekt durch eine nIL-2 Substitution zu erwarten ist.

Summary

Animal experiments were done to determine the effect of administering natural interleukin-2 (nIL-2) on plasma endotoxin levels and bacterial count in immunosuppressed and nonimmunosuppressed animals. After administration of nIL-2 a significant increase in the activity of macrophages and the reticuloendothelial system was found only in the immunosuppressed animals. The data indicate that nIL-2 substitution will improve the immune response in patients with septicemia, but for nonseptic patients the administration of nIL-2 will have no protective effect.

Literatur

1. Chouaib S, Bertoglio JH (1988) Prostaglandins E as modulators of the immune response. Lymphokine Research 7:237-245
2. Curran RD, Billar TR, West MA, Bentz BG, Simmons RL (1988) Effect of interleukin 2 on Kupffer cell activation. Arch Surg 123:1373-1377
3. Nitsche D, Kriewitz M, Rossberg A, Hamelmann H (1986) The quantitative determination of endotoxin in plasma samples of septic patients with peritonitis, using the chromogenic substrate and its correlation with the clinical course of peritonitis. In: Watson SW, Levin J, Novitsky TJ (eds) Detection of bacterial endotoxins with the limulus amebocyte lysate test. Alan R Liss, New York, pp 417-429
4. Wood JJ, Grbic JT, Rodrick ML, Jordan A, Mannick JA (1987) Suppression of interleukin 2 production in an animal model of thermal injury is related to prostaglandin synthesis. Arch Surg 122:179-184

Dr. D. Nitsche, Chirurgische Universitätsklinik, Abt. Allgemeine Chirurgie, Arnold-Heller-Str. 7, D-2300 Kiel 1

57. Die Endotoxinfreisetzung bei der Peritonitis durch Antibiotica

Endotoxin Release by Antibiotics in Peritonitis

A. van Baalen, D. Nitsche und H. Hamelmann

Chirurgische Klinik der Christian-Albrechts-Universität Kiel, Abt. Allgemeine Chirurgie (Direktor: Prof. Dr. H. Hamelmann)

Aufgrund theoretischer Überlegungen ist zu erwarten, daß besonders bactericide Antibiotica bei der Therapie gramnegativer Infektionen Endotoxin freisetzen. Während durch Untersuchungen in vitro (2, 3) diese Annahme inzwischen bestätigt wurde, hatten tierexperimentelle Untersuchungen bisher widersprüchliche Ergebnisse zum Einfluß der Antibioticagabe auf den Plasmaendotoxinspiegel erbracht (1, 5). Zur Klärung der Frage, ob und inwieweit dieser mögliche Effekt des Antibioticums bei der Therapie der abdominalen Sepsis eine Rolle spielt, wurden tierexperimentelle Untersuchungen durchgeführt.

Methodik

Wistar-Ratten wurde in Narkose E. coli, Klebsiella pneumoniae und Pseudomonas aeruginosa in die Bauchhöhle appliziert, wobei entweder nur eine Bakterienart oder aber ein Gemisch aus allen drei Bakterienarten jeweils in einer Gesamtmenge von $2,2 \times 10^6$ CFU/kg KG verabreicht wurde. Eine Stunde nach Bakteriengabe wurde ein bactericides (Imipenem: 14 mg/kg KG; n = 64) oder ein bakteriostatisches Antibioticum (Minocyclin: 5,5 mg/kg KG; (n = 20)) intravenös appliziert. Die Tiere der Kontrollgruppe (n = 60) erhielten 0,9% NaCl. Wegen des eingeschränkten Wirkspektrums wurden die Untersuchungen mit Minocyclin nur mit E. coli durchgeführt. Durch Punktion der freigelegten Vena jugularis wurde vom Zeitpunkt der Bakteriengabe an in regelmäßigen Abständen von 30 min über insgesamt 5 h Blut (0,25 ml) für die Bestimmung der Endotoxinkonzentration und der Bakterienzahl abgenommen. Die Endotoxinbestimmung im Plasma erfolgte mit einer modifizierten Form des Limulus-Test unter Verwendung eines chromogenen Substrates (4).

Ergebnisse

Kontrollgruppe: a) Bei gleichzeitiger Gabe (n = 20) von allen drei Bakterienarten in die Bauchhöhle können bereits nach 30 min Bakterien im Blut nachgewiesen werden, wobei es sich ausschließlich um E. coli handelt. Bei der Kontrollgruppe steigt die Bakterienzahl im Blut dann exponentiell an und erreicht am Ende des Beobachtungszeitraumes von 5 h einen Wert von $2,7 \times 10^3 \pm 147$ CFU/ml. Bereits 30 min nach Bakteriengabe kann auch bei den Tieren ohne Antibioticum freies Endotoxin im Plasma nachgewiesen werden. Der Endotoxinspiegel, der während des Beobachtungszeitraumes linear verläuft, steigt langsam an und erreicht nach 5 h im Plasma eine Konzentration von 52 ± 5 pg/ml (Tabelle 1).

Tabelle 1. Plasmaendotoxinspiegel und Bakterienzahl im Blut bei Gabe eines bactericiden Antibioticums nach i.p. Applikation von *drei* Bakterienarten (E. coli, Klebsiella pneumoniae, Pseudomonas aerug.)

Zeit (Std.)	Bakterienzahl (CFU/ml)		ENDOTOXIN (pg/ml)	
	Kontroll-gruppe: NaCl (n=20)	Therapie-gruppe: Imipenem (n=20)	Kontroll-gruppe: NaCl (n=20)	Therapie-gruppe Imipenem (n=20)
0	0	0	0	0
0.5	100 ±8	72 ±9	4 ±1	4 ±1
1	182 ±13	152 ±16	10 ±1	13 ±3
1.5	263 ±16	18 ±3	14 ±4	44 ±6
2	348 ±29	6 ±1	18 ±3	94 ±8
3	782 ±49	0	42 ±2	179 ±7
4	1410 ±63	0	64 ±3	155 ±7
5	2750 ±147	0	52 ±5	151 ±5

b) Auch in der Gruppe (n = 20), die ausschließlich Bakterien (Klebsiella, Pseudomonas) erhält, die kaum in die Blutbahn übertreten, werden für den Plasmaendotoxinspiegel nahezu die gleichen Werte gefunden, wie bei den Tieren der Gruppe a), die alle drei Bakterienarten erhalten haben.

c) Bei den Tieren (n = 20), die nur E. coli erhalten, beträgt die Bakterienzahl im Blut nach 5 h $3,7 \times 10^4 \pm 515$ CFU/ml und die maximale Endotoxinkonzentration im Plasma 72 ± 14 pg/ml (Tabelle 2).

Antibioticagruppe

1. Bei den Tieren (n = 20), die alle drei Bakterienarten erhalten, führt die Gabe eines bactericiden Antibioticums in allen Fällen zu einer raschen Abnahme der Bakterien im Blut (Tabelle

Tabelle 2. Einfluß eines bactericiden sowie eines bacteriostatischen Antibioticums auf den Plasmaendotoxinspiegel und die Bakterienzahl im Blut, nach i.p. Applikation von E. coli

Zeit (Std.)	Bakterienzahl (CFU/ml)			ENDOTOXIN (pg/ml)		
	Kontrollgruppe (n=20)	Therapiegruppen Minocyclin (n=20)	Imipenem (n=20)	Kontrollgruppe (n=20)	Therapiegruppen Minocyclin (n=20)	Imipenem (n=20)
0	0	0	0	0	0	0
0.5	585 ±46	910 ±45	365 ±18	4 ±1	4 ±1	5 ±2
1	1950 ±61	1740 ±76	710 ±28	7 ±1	8 ±2	8 ±3
1.5	4510 ±119	3400 ±153	50 ±6	15 ±1	15 ±5	70 ±10
2	6120 ±60	5300 ±225	10 ±1	22 ±1	35 ±2	99 ±7
3	15570 ±334	8450 ±461	5 ±1	29 ±3	61 ±8	143 ±4
4	27800 ±832	12100 ±827	0	54 ±3	133 ±19	164 ±5
5	37230 ±515	15300 ±1006	0	72 ±14	154 ±9	195 ±9

1. Gleichzeitig kommt es zu einem starken Endotoxinanstieg, der 2 h nach Antibioticagabe ein Maximum von 179±7 pg/ml erreicht. Die maximale Endotoxinkonzentration im Plasma ist hierbei ca. 4-fach höher, als bei den Kontrolltieren ohne Antibioticum.

Werden nur E. coli (n = 20) (Tabelle 2), bzw. Klebsiella (n = 12) oder Pseudomonas (n = 12) in der entsprechenden Gesamtdosis in die Bauchhöhle gegeben, dann findet man ähnliche Werte für den Plasma-Endotoxinspiegel, wie bei Gabe aller drei Bakterienarten.

2. Aufgrund des begrenzten Wirkspektrums können die Untersuchungen mit dem bacteriostatischen Antibioticum nur mit E. coli durchgeführt werden (n = 20). Hierbei wird nach 5 h im Blut eine Bakterienzahl (1,5 x 10^4 ± 1006 CFU/ml) erreicht, die ca. 59% niedriger ist, als bei der Kontrollgruppe. Die Endotoxinfreisetzung ist dagegen größer als bei der Kontrollgruppe (Tabelle 2). Im Vergleich zu den Tieren, die ein bactericides Antibioticum erhalten haben, verläuft der Endotoxinanstieg jedoch langsamer und schwächer (Tabelle 2). Unter Minocyclin kommt es ca. 1 Stunde nach Gabe des Antibioticums zu einem Endotoxinanstieg, der im Vergleich zur Kontrollgruppe das 1,5-fache beträgt, während bei dem bactericiden Antibioticum zu diesem Zeitpunkt der Endotoxinspiegel bereits um einen Faktor von 4,6 höher ist. Am Ende des Beobachtungszeitraums wird unter Minocyclin im Plasma eine Endotoxinkonzentration (154 ± 9 pg/ml) erreicht, die ca. 2,1-fach größer ist als bei den Kontrolltieren, bei denen die maximale Endotoxinkonzentration 72 ± 14 pg/ml beträgt (Tabelle 2).

Diskussion

Die quantitativen Daten bestätigen die Annahme, daß der Bakterienzerfall stets mit einer Endotoxinfreisetzung einhergeht. Unabhängig davon, ob eine Bacteriämie vorhanden ist, oder ob ausschließlich ein intraabdominaler Herd vorliegt, kommt es immer zum Auftreten von Endotoxin im Blut. Durch ein bactericides Antibioticum wird die Endotoxinfreisetzung sehr stark beschleunigt. Dieser Aspekt sollte bei der Therapie von intraabdominalen Infektionen mit einem Antibioticum berücksichtigt werden. Hierbei ist in den Fällen, in denen mit der Gabe des Antibioticums erst nach der Durchführung der chirurgischen Herdsanierung begonnen wird, mit einer wesentlich geringeren Endotoxinfreisetzung und damit auch mit einem geringeren Risiko des toxischen Organversagens zu rechnen.

Zusammenfassung

Es werden quantitative, tierexperimentelle Untersuchungen zum Verhalten des Plasmaendotoxinspiegels bei der Behandlung von intraabdominalen Infektionen mit einem Antibioticum durchgeführt. Hierbei zeigt sich, daß nach Gabe des Antibioticums vermehrt Endotoxine in die Blutbahn übertreten. Die Endotoxinfreisetzung erfolgt hierbei durch das bactericide Antibioticum rascher und stärker, als durch ein bacteriostatisches Antibioticum.

Summary

Quantitative animal experiments were done to find out to what degree plasma endotoxin levels are influenced by treatment of intraabdominal infections with an antibiotic. In all cases a massive influx of endotoxin into the bloodstream was found after administration of an antibiotic. The amount of endotoxin released depends on the antibiotic. Bactericidal antibiotics cause an earlier and more sustained endotoxin release than bacteriostatic antibiotics.

Literatur

1. Almdahl SM, Oesterud B (1987) Effects of antibiotics on gram-negative sepsis in the rat. Acta Chir Scand 153:283-286
2. Andersen BM, Solberg O (1980) The endotoxin-liberating effect of antibiotics on meningococci in vitro. Acta Path Microbiol Scand Sect B 88: 231-236
3. Cohen J, McConnell JS (1985) Antibiotic-induced endotoxin release. Lancet 1069-1070
4. Nitsche D, Kriewitz M, Rossberg A, Hamelmann H (1986) The quantitative determination of endotoxin in plasma samples of septic patients with peritonitis, using the chromogenic substrate and its correlation with the clinical course of peritonitis. In: Watson SW, Levin J, Novitsky TJ (eds) Detection of bacterial endotoxins with the limulus amebocyte lysate test. Alan R Liss, New York, pp 417-429
5. Shenep JL, Mogan KA (1984) Kinetics of endotoxin release during antibiotic therapy for experimental gram-negative bacterial sepsis. J Infect Dis 150:380-388

A. van Baalen, Chirurgische Universitätsklinik, Abt. Allgemeine Chirurgie, Experimentelle Chirurgie, Arnold-Heller-Str. 7, D-2300 Kiel 1

58. Die Rolle der Phospholipase A2 bei chirurgischen Intensivpatienten. Ergebnisse einer klinischen Studie

Role of Serum Phospholipase A2 in Surgical Intensive Care Patients. Results of a Clinical Study

W. Uhl[1], M. Büchler[1], M. Samtner[1], A. Deller[2], H. Schädlich[1] und H. G. Beger[1]

[1]Allgemeine Chirurgie und
[2]Anästhesiologie, Universität Ulm

Einleitung

Der Phospholipase A2 (PLA2) wird eine wichtige pathophysiologische Bedeutung im Rahmen der akuten Pankreatitis zugeschrieben, insbesondere soll ihre Membrantoxizität für die Lungenkomplikationen bei der schwer verlaufenden Form verantwortlich sein (1, 4).

Vor kurzem beschrieb VADAS für im Serum zirkulierende PLA2 extrapankreatische Quellen der Synthese. Entzündungszellen, wie polymorphkernige Granulocyten und Makrophagen, haben einen hohen Gehalt an PLA2, die auf verschiedenste Stimuli abgegeben wird (2).

In einer prospektiven Untersuchung haben wir die Rolle der Serumaktivität der Phospholipase A2 bei chirurgischen Intensivpatienten analysiert.

Patienten

Gruppe I: Nekrotisierende Pankreatitis (NP)

8 Patienten, 4 männl., 4 weibl.; das mittlere Alter betrug 47 Jahre (23 - 78 Jahre). Kriterien zur Aufnahme in die Studie waren eine im Angio-CT und intraoperativ verifizierte NP mit einem Nekroseanteil über 50% sowie eine pulmonale Insuffizienz. Die mediane maschinelle Beatmungsdauer betrug 10 Tage.

Gruppe II: Polytrauma

12 Patienten, 7 männl., 5 weibl.; das mittlere Alter lag bei 26 Jahren (16 - 61 Jahre). Eingangskriterium war eine pulmonale Insuffizienz.

In das Polytrauma war der Thorax in 82%, das Abdomen in 73% und die Extremitäten in 63% der Fälle einbezogen. Ein Schädelhirntrauma lag bei 36% vor. Der Injury Severity Score betrug im Median 41 (29 - 66) und die mediane Beatmungsdauer lag bei 12 Tagen.

Gruppe III: Peritonitis

8 Patienten, 5 männl., 3 weibl.; mittleres Alter 66 Jahre (58 - 76 Jahre). Aufnahmekriterien waren neben einer intraoperativ nachgewiesenen diffusen Peritonitis eine pulmonale Insuffizienz. Die mediane Beatmungsdauer betrug 5 Tage.

Ursachen für die Peritonitis waren einmal eine Magen-, in 3 Fällen eine Intestinal- und in 3 Fällen eine Gallenblasen-/wegsperforation sowie einmal ein Leberabsceß. Der Sepsis Severity Score lag im Median bei 29 (14 - 42).

Methoden

1. Immunoreaktive Pankreas-PLA2 (IR-PLA2): Es handelt sich um einen Fluoroimmunoassay mit einem Antikörper gegen humane Pankreas-Phospholipase A2, der nach dem Sandwich-Prinzip funktioniert. Gemessen wird dabei die menschliche Pankreas-Phospholipase A2-Proteinkonzentration im Serum (3).

Normbereich: 0 - 10 µg/l. Die Präzision der Nachweismethode entspricht einem Variationskoeffizienten zwischen 5 und 12%.

2. Phospholipase A2-Aktivität (PLA2-Aktivität): Diese wurde mit einer im eigenen Labor entwickelten radiochemischen Methode bestimmt. Die enzymatische Aktivitätsmessung der Phospholipase A2 beruht auf einem Lecithinsubstrat mit einer in ß-Position radioaktiv markierten Fettsäure (4).

Normbereich: 0 - 2 U/l. Die Präzision des Assays entspricht einem Variationskoeffizienten von 4,1 - 8,8%.

IR-PLA2 und PLA2-Aktivität wurden nach Beginn der Intensivtherapie über 14 Tage täglich im Serum bestimmt.

Ergebnisse

Die IR-PLA2 bei NP war, wie erwartet, innerhalb der ersten Woche nach Beginn der Erkrankung bis zum 10-fachen gegenüber dem Normbereich erhöht (Abb. 1).
Demgegenüber fand sich eine PLA2-Aktivitätserhöhung in dieser Patientengruppe über den gesamten Beobachtungszeitraum von 14 Tagen (Abb. 2).

Bei den polytraumatisierten Patienten zeigte die IR-PLA2 über diesen Zeitraum keinen wesentlichen Anstieg (Abb. 3).
Wie bei den Patienten mit NP lagen die PLA2-Serum-Aktivitäten in den ersten 2 Wochen weit über dem oberen Normwert, mit Maximalspiegeln zwischen dem 4. und 7. Tag nach dem Trauma (Abb. 4).

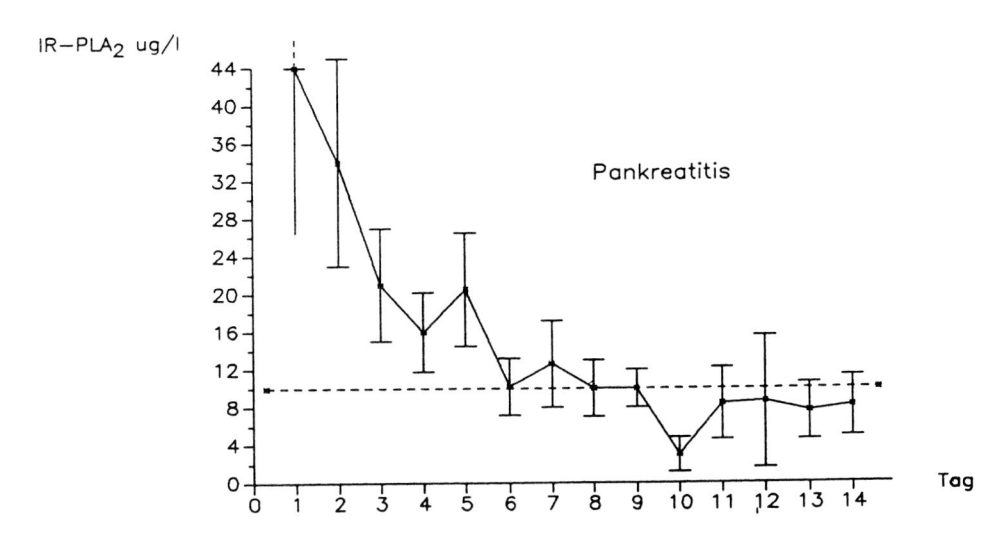

Abb. 1. Serumverlauf der immunoreaktiven PLA2 bei nekrotisierender Pankreatitis. Mittelwerte ± SEM. Oberer Normbereich gestrichelt

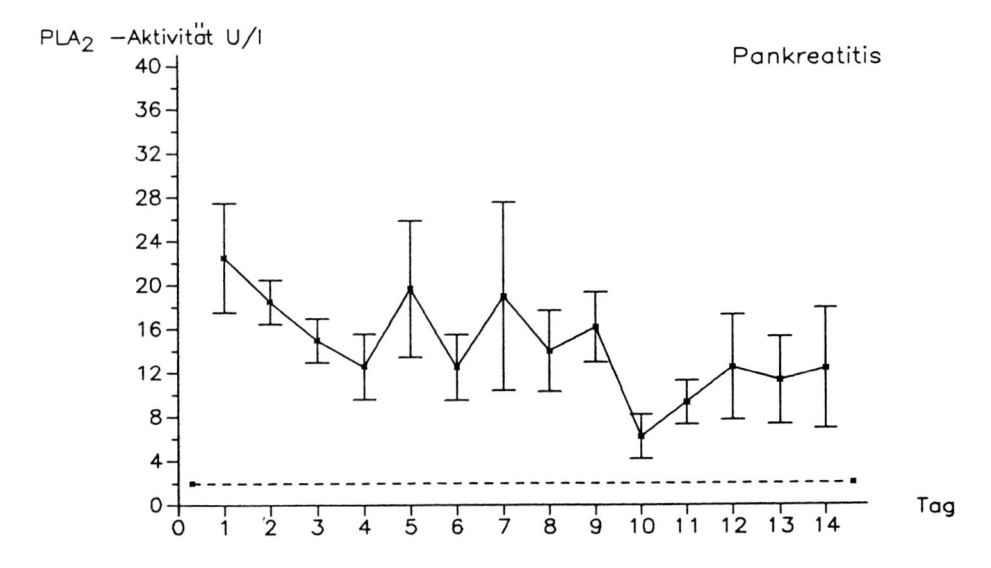

Abb. 2. Serumverlauf der PLA2-Aktivität bei nekrotisierender Pankreatitis. Mittelwerte ± SEM. Oberer Normbereich gestrichelt

Vergleichbar zur Polytrauma-Gruppe lagen die IR-PLA2-Proteinkonzentrationen bei Patienten mit diffuser Peritonitis in der Regel im Normbereich, während die PLA2-Aktivitäten wiederum über den Gesamtzeitraum erhöht waren, mit einem Peak um den 2. postoperativen Tag (27,1 ± 13 U/l; x ± SEM).

Bei allen 3 Patientengruppen korrelierten die PLA2-Aktivitätswerte mit dem Grad der pulmonalen Insuffizienz. Dagegen fand sich keine Korrelation zwischen IR-PLA2 und der Lungenfunktion.

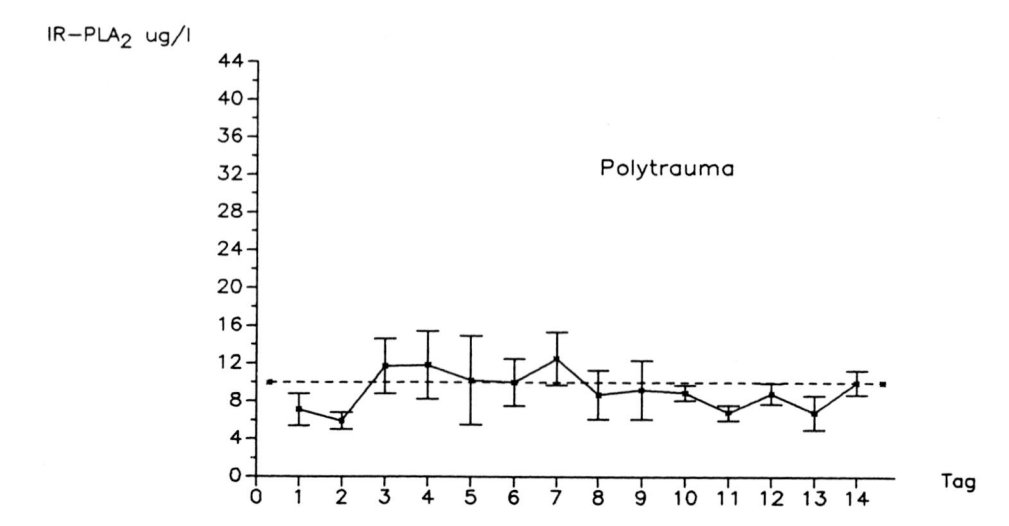

Abb. 3. Serumverlauf der immunoreaktiven PLA2 bei Polytrauma. Mittelwerte ± SEM. Oberer Normbereich gestrichelt

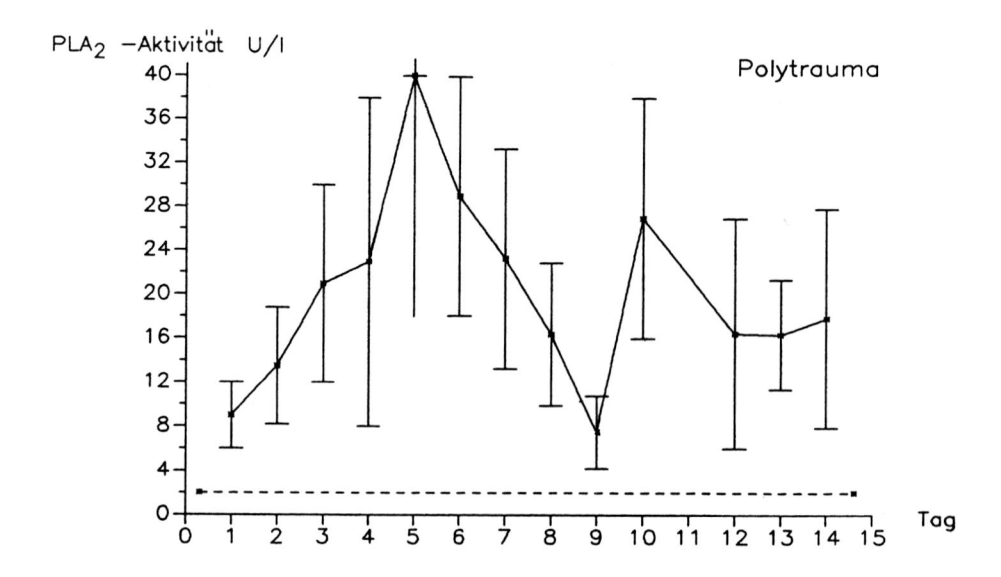

Abb. 4. Serumverlauf der PLA2-Aktivität bei Polytrauma. Mittelwerte ± SEM. Oberer Normbereich gestrichelt

Diskussion

Nicht nur das Pankreas ist, wie früher vermutet, als Quelle der Serum-PLA2-Aktivität verantwortlich zu machen.
Erhöhte Serum-PLA2-Aktivitäten fanden wir neben der schweren Pankreatitis auch bei diffuser Peritonitis und bei polytraumatisierten Patienten.

Die Proteinkonzentration der Pankreasphospholipase A2 (IR-PLA2), welche wir als Kontrollparameter mitbestimmt haben, war bei den Patienten-Gruppen, Polytrauma und Peritonitis, in der Regel im Normbereich. Bei nekrotisierender Pankreatitis wurden bis zum 10fachen der Norm erhöhte IR-PLA2-Spiegel innerhalb der ersten Woche gemessen, so daß bei dieser Erkrankung die PLA2-Aktivität hauptsächlich aus dem Pankreas stammt. Demgegenüber müssen bei Polytrauma und Peritonitis andere Quellen für die PLA2-Aktivitätserhöhung angenommen werden. Immunoabsorptions-Studien mit Antikörpern gegen humane Pankreasphospholipase A2 konnten dies für die Polytrauma-Gruppe belegen. Mögliche Quellen der extrapankreatischen PLA2-Aktivitätsbildung könnten zum Beispiel polymorphkernige Granulocyten sein, die intracellulär hohe PLA2-Konzentrationen aufweisen (2).

Die Entwicklung pulmonaler Komplikationen bei der schweren Pankreatitis wird unter anderem auf die Spaltung des Lecithins zurückgeführt, einem wichtigen Bestandteil des Surfactant. Daß zwischen der PLA2-Aktivität und der Einschränkung der Lungenfunktion ein Zusammenhang besteht, konnte für die nekrotisierende Pankreatitis bestätigt werden (4).
Offensichtlich besteht auch eine Korrelation zwischen PLA2-Serumaktivität und hypotensiven Phasen im septischen Schock, wie kürzlich gezeigt werden konnte (5).

Die klinische Relevanz der routinemäßigen Serum-PLA2-Aktivitätsbestimmung bei chirurgischen Intensivpatienten wird derzeit im Rahmen einer deutschen multizentrischen Evaluierung ermittelt.

Zusammenfassung

Bei chirurgischen Intensivpatienten (nekrotisierende Pankreatitis, Polytrauma und Peritonitis) wurde die Rolle der Serum-Phospholipase A2-Aktivität analysiert. Als Kontrollparameter diente die Bestimmung der Proteinkonzentration von Pankreasphospholipase A2 im Serum.

Bei nekrotisierender Pankreatitis sind sowohl IR-PLA2, als auch PLA2-Aktivität während der ersten Krankheitswoche erhöht. Bei Polytrauma und Peritonitis wurde eine Serumerhöhung der PLA2-Aktivität, nicht jedoch der IR-PLA2 gefunden.

Dieser überraschende Befund spricht für extrapankreatische Quellen der Serum-PLA2 bei Polytrauma und Peritonitis.

Summary

To study the role of circulating phospholipase A2 activity (PLA2) we monitored the sera at intensive care patients suffering from necrotizing pancreatitis, multiple injury, or peritonitis. Pancreatic immunoreactive phospholipase A2 (IR-PLA2) protein concentration was analysed as a control parameter. In necrotizing pancreatitis IR-PLA2 and PLA2 activity both increased during the first week. In patients with multiple injury and peritonitis we found high serum PLA2 activities, whereas the

IR-PLA2 stayed within normal range. This surprising finding in patients with multiple injury and peritonitis indicates extrapancreatic sources for serum PLA2 activity.

Literatur

1. Büchler M, Beger HG (1989) Phospholipase A: Recent developments in methodology, pathophysiology and clinical application. Klin Wochenschr 67:101-224
2. Vadas P, Pruzanski W,(1986) Biology of disease. Role of secretory phospholipase A2 in the pathobiology of disease. Lab Invest 55:391-404
3. Eskola JU, Nevalainen TJ, Lövgren TNE (1983) Time resolved fluoroimmunoassay of human pancreatic phospholipase A2. Clin Chem 29:1777-1780
4. Schädlich HR, Büchler M, Beger HG (1987) Improved method for the determination of phospholipase A2 catalytic activity concentration in human serum and ascites. J Clin Chem Biochem 25:505-509
5. Vadas P, Pruzanski W, Stefanski E, Sternby B, Mustard R, Bohnen J, Fraser I, Farewell V, Bombardier C (1988) Pathogenesis of hypotension in septic shock: Correlation of circulating phospholipase A2 levels with circulatory collapse. Crit Care Med 16:1-7

Dr. W. Uhl, Abteilung für Allgemeine Chirurgie, Universität Ulm, Steinhövelstr. 9, D-7900 Ulm

59. Intestinale Ischämie bei akuter Endotoxinämie: ein Kausalfaktor für die Entstehung des multiplen Organversagens

Intestinal Ischemia During Acute Endotoxinemia: A Pathogenetic Mechanism in the Development of Multiple Organ Failure

U. Kreimeier[1], P. Zeller[1], J. R. Morandeira[2], F. Hammersen[3] und K. Meßmer[1]

[1]Chirurgische Klinik, Abteilung für Experimentelle Chirurgie, Universität Heidelberg
[2]Chirurgische Klinik, Universität Zaragoza, Spanien
[3]Anatomisches Institut, Technische Universität München

Die nach schwerem Trauma reduzierte Gewebsperfusion und beeinträchtigte Zellhomöostase kann aufgrund persistierender focaler Störungen im Bereich der Mikrozirkulation zusammen mit der traumatisch bedingten Gewebsreaktion noch nach Wochen zum Versagen einzelner oder mehrerer Organe führen (1, 2). Von besonderer Bedeutung ist die meistens schon initial reduzierte Durchblutung im Splanchnicusbereich, welche durch Störung der Barrierefunktion der Darmmucosa und nachfolgender Translokation von Bakterien und Endotoxin in die Zirkulation zu Endotoxinämie und Septicämie führen kann (2 - 5).

Das Ziel dieser experimentellen Studie war zu untersuchen, 1) ob eine derartige Störung der intestinalen Durchblutung durch systemisch zirkulierendes Endotoxin induziert werden kann, und 2) ob und in welchem Ausmaß bereits im Initialstadium einer Endotoxinämie focale Veränderungen der Durchblutung in vitalen Organen nachweisbar sind.

Methodik

In Neuroleptanästhesie und unter kontrollierter Beatmung (FiO_2 = 0,4) wurde bei 14 Hausschweinen (23,1 $\pm$ 3,3 kg) durch kontinuierliche i.v. Infusion von Endotoxin ($\overline{S}$. abortus equi; 10 µg/kg/h) eine hyperdyname Endotoxinämie provoziert. Mit Erreichen eines pulmonal-arteriellen Druckplateaus - im Mittel nach 25 min - wurde die Infusion entweder beendet (Gruppe KI; n = 7), oder mit einer Dosis von 5 µg/kg/h über 180 min fortgeführt (Gruppe LI; n = 7). Der pulmonal-capilläre Verschlußdruck (PCWP) wurde durch kontrollierte Infusion von 6% Dextran 60 (Macrodex 6%, Schiwa GmbH, Glandorf) konstant gehalten.

Die Analyse umfaßte die zentrale Hämodynamik, Lungenfunktion und Gasaustausch, nutritive Organdurchblutung (radioaktiv markierte Microspheres Ø 15 µm), sowie blutchemische Parameter. Die Konzentration von Endotoxin im Plasma des arteriellen Blutes wurde mittels chromogenem Substrat-Test (Limulus Amoebocyten Lysat; Nachweisgrenze 3 pg/ml) quantifiziert. Als Meßzeitpunkte wurden gewählt: Kontrolle (E_0), Erreichen des pulmonal-arteriellen Druckplateaus (E_{25}), sowie nach weiteren 60 (E_{85}), 120 (E_{145}) und 180 (E_{205}) min. Am Versuchsende wurde durch intrakardiale Injektion von 30 ml gesättigter KCl-Lösung in Narkose ein Herzstillstand erzeugt; anhand eines hierarchisch-anatomisch stratifizierten Präparationsschemas wurde die regionale Durchblutung in 242 Gewebsproben aus Herz (59), Nieren (44), Gehirn (26) und Splanchnicusorganen (113) bestimmt.

Bei zwei weiteren Hausschweinen wurde nach einer kontinuierlichen i.v. Endotoxin-Infusion über 85 min (E_{85}) eine elektronen-mikroskopische Untersuchung von Gewebsproben aus Endokard, Myokard, Nieren und Gehirn vorgenommen.

Zum Vergleich des Effektes der Endotoxininfusion auf die gemessenen Parameter wurde innerhalb jeder Gruppe (KI, LI) ein gepaarter t-Test mit Korrektur für Zeitreihenmessungen nach BONFERRONI (Referenzzeitpunkt: E_0) durchgeführt ($p < 0,05$). Angegeben sind Mittelwerte $\pm$ 1 Standardabweichung. Die Meßwerte zum Ausgangszeitpunkt wurden für beide Gruppen zusammengefaßt ($n = 14$).

Ergebnisse

Innerhalb von 25 min stieg die Endotoxinkonzentration auf 3250 ± 1050 (KI) bzw. 5700 ± 1950 (LI) pg/ml Plasma an (Kontrollwert < 20 pg/ml Plasma). Die Leukocytenzahl im peripheren Blut sank von 13600 ± 3300 auf 4900 ± 1400 (KI) bzw. 8000 ± 3000 (LI) je µl ab ($p < 0,05$). Der pulmonal-arterielle Mitteldruck stieg von $19,5 \pm 5,0$ auf $46,5 \pm 8,5$ mm Hg (KI) bzw. $52,0 \pm 9,0$ mm Hg an, fiel jedoch in den nachfolgenden Stunden auf $23,5 \pm 8,0$ mm Hg (KI) bzw. $23,5 \pm 6,0$ mm Hg (LI) ab. Bei allen Tieren resultierte ein hohes Herzminutenvolumen (E_0: $4,5 \pm 1,1$ l/min; E_{205}: $5,1 \pm 1,3$ l/min (KI) bzw. $4,5 \pm 1,1$ l/min (LI); n.s.) und ein erniedrigter peripherer Strömungswiderstand ($p < 0,05$). Der PCWP wurde durch Volumensubstitution in beiden Gruppen im Ausgangsbereich gehalten (KI: $21,8 \pm 6,4$ ml/kg 6% Dextran 60; LI: $34,7 \pm 12,9$ ml/kg 6% Dextran 60). Mit zunehmender Dauer der Endotoxinämie fiel der Oxygenierungsindex (PaO_2/FiO_2) in Gruppe LI auf $2,5 \pm 1,4$, in Gruppe KI auf $4,0 \pm 0,9$ ab (E_0: $5,6 \pm 0,8$; $p < 0,05$).

Trotz einer globalen Zunahme der Durchblutung im linken Ventrikel um 37% (KI) bzw. 110% (LI) wurde eine Umverteilung zuungunsten des Endokards beobachtet; desgleich verteilte sich die Durchblutung innerhalb der Niere - trotz unveränderter Gesamtdurchblutung - von der Rinde in das Mark um (Tabelle 1).

Die elektronen-mikroskopische Auswertung ergab typische Befunde einer Aktivierung von Leukocyten und einer Störung des mikro-

Tabelle 1. Hyperdyname Endotoxinämie: Verteilung der Durchblutung innerhalb vitaler Organe nach i.v. Kurzzeitinfusion (KI; n = 7) bzw. i.v. Langzeitinfusion (LI; n = 7) von S. abortus equi Endotoxin. Mittelwert ± 1 SD

	Gruppe	E_0	E_{25}	E_{85}	E_{145}
Endo/	KI	1,06±0,06	1,09±0,08	0,75±0,22*	0,82±0,12*
Epikard(LV)	LI	1,10±0,07	1,07±0,05	0,76±0,14*	0,72±0,20*
Nierenrinde/	KI	2,22±0,34	2,17±0,39	1,32±0,19*	1,27±0,12*
-mark	LI	2,42±0,46	2,15±0,42	1,25±0,14*	1,23±0,13*
Gehirncortex/	KI	2,15±0,57	2,06±0,43	2,38±0,80	2,08±0,74
-mark	LI	1,41±0,34	1,70±0,50	1,53±0,25	1,76±0,50

*$p < 0,05$ vs. E_0.

vasculären Endothels: Leukocyten-Sticking und Endothelzell-Schwellung führten in Endokard und Myokard zur Verlegung ganzer Capillarlumina, in Niere und Großhirn waren Endothelzell-Desquamation und an der Gefäßwand adhärente Leukocyten nachweisbar.

Bei allen Tieren stieg die Durchblutung des Pankreas signifikant an (E_{85}; $p < 0,05$), wohingegen die Milzdurchblutung über den Beobachtungszeitraum abfiel (E_{85}, E_{145}: $p < 0,05$). Tabelle 2 enthält die Durchblutung in einzelnen Abschnitten des Gastrointestinaltraktes für beide untersuchten Gruppen.

Obwohl nach 2 1/2 stündiger hyperdynamer Endotoxinämie die Gesamtdurchblutung im Gastrointestinaltrakt in keiner der beiden Gruppen abgenommen hatte, wurde besonders im Duodenum und Ileum eine *Zunahme der Heterogenität der Durchblutung* deutlich; ein verminderter lokaler Blutfluß, d.h. unterhalb des 95% Vertrauensbereiches der Kontrollwerte, wurde im Ileum in 24% (KI) bzw. 17% (LI) der untersuchten Darmabschnitte festgestellt.

Zusammenfassung und Schlußfolgerung

Bereits im hyperdynamen Stadium einer akuten Endotoxinämie tritt eine Einschränkung der regionalen Durchblutung innerhalb vitaler Organe auf. Im Gastrointestinaltrakt hat dies die teilweise Aufhebung der Mucosabarriere und Translokation von Bakterien und Endotoxin in die Blutbahn zur Folge. Trotz Sanierung der primären Infektionsquelle kann sich auf diesem Weg ein multiples Organversagen (MOV) entwickeln.

Summary and Conclusions

Even in the hyperdynamic state of acute endotoxemia, regional blood flow in vital organs is compromised. In the gastrointestinal tract, this promotes dysfunction of the mucosal barrier

Tabelle 2. Hyperdyname Endotoxinämie: Regionale Durchblutung im Gastrointestinaltrakt (ml/min/100g) nach i.v. Kurzzeitinfusion (KI; n = 7) bzw. i.v. Langzeitinfusion (LI; n = 7) von S. abortus equi Endotoxin. Mittelwert ± 1 SD

	Gruppe	E_0	E_{25}	E_{85}	E_{145}
Magenmucosa	KI	32±15	27±13	24± 5	31± 6
	LI	39±15	25± 9	33± 8	34±13
Duodenum	KI	42±16	30± 7*	51±23	62±25
	LI	52±22	27± 9*	70±28	63±25
Jejunum	KI	41±13	31± 8*	43±16	56±20
	LI	49±13	30±11*	68±21	65±28
Ileum	KI	37± 8	23± 3*	40±21	57±24
	LI	49±18	25± 7*	58±28	45±23
Colon ascendens	KI	33± 8	24± 7*	50±21	41±10
	LI	41±15	28± 7*	61±21	56±24
Colon transversum	KI	30±10	22± 9*	37± 9	36± 7
	LI	39±16	26± 9*	55±14	50±16
Colon descendens	KI	31± 9	22± 6*	31±10	38± 9
	LI	41±14	25±11*	55±20	47±25

*$p < 0{,}05$ vs. E_0.

with subsequent translocation of bacteria and endotoxin into the circulation. Even when the primary focus is eliminated, multiple organ failure (MOF) may be provoked via this mechanism.

Literatur

1. Baue AE, Chaudry IH (1980) Surg Clin N Amer 60:1167-1178
2. Kreimeier U, Messmer K. In: Baethmann A, Messmer K)eds) (1987) Surgical Research, Recent Concepts and Results. Springer, Berlin Heidelberg New York, pp 39-50
3. Border JR, Hassett J, Laduca et al (1987) Arch Surg 206:427-448
4. Chang RW, Jacobs S, Lee B (1987) Crit Care Med 15:909-915
5. Pine RW, Wertz MJ, Lennard ES et al (1983) Arch Surg 118:242-249

Dr. med. U. Kreimeier, Chirurgische Klinik der Universität Heidelberg, Abteilung für Experimentelle Chirurgie, Im Neuenheimer Feld 347, D-6900 Heidelberg

60. Zur Definition der postoperativen Sepsis mit „Sepsisscore", quantitativer und semiquantitativer Endotoxinbestimmung

Sepsis Score and Quantitative and Semiquantitative Endotoxin Assessment for Definition of Postoperative Sepsis

N. Kipping, C. Wesoly und R. Grundmann

Chirurgische Universitätsklinik Köln-Lindenthal (Direktor: Prof. Dr. Dr. H. Pichlmaier)

Zielsetzung

Wie wir in einer früheren Untersuchung zeigen konnten (3), ist der von ELEBUTE und STONER entwickelte Score geeignet, den Schweregrad einer postoperativen Sepsis bei Patienten auf der Intensivstation zu definieren. Ein alternatives Konzept zur Erfassung des septischen Patienten stellt die Endotoxinbestimmung mit Hilfe des Limulus-Amoebocyten-Lysat (LAL)-Gelierungstestes dar. Patienten mit Peritonitis und septischem Verlauf sind in einem hohen Prozentsatz "endotoxin-positiv" (2). Bei der Endotoxinbestimmung mit Hilfe des semiquantitativen LAL-Gelierungstestes tauchen jedoch Schwierigkeiten auf, die darauf beruhen, daß ganz unterschiedliche Hemmstoffe die Gelierungsreaktion beeinflussen (5). "Endotoxin-Positivität" und "Sepsis" sind dementsprechend nicht gleichzusetzen. Um diesen Schwierigkeiten zu entgehen, wurde die Phenol-Extraktionsmethode eingeführt (1). In der vorliegenden Untersuchung wurden Sepsisscore, LAL-Gelierungstest und quantitative Endotoxinbestimmung mit der Phenol-Wasser-Extraktionsmethode hinsichtlich ihrer Wertigkeit zur Definition der postoperativen Sepsis miteinander verglichen.

Methodik

157 Patienten (101 Männer, 56 Frauen, mittleres Alter 55,6 ± 19,4 Jahre), die einer intensivmedizinischen postoperativen Betreuung von wenigstens 2 Tagen bedurften, wurden in einem Zeitraum von 9 Monaten prospektiv konsekutiv erfaßt. Bei den Patienten waren folgende Eingriffe durchgeführt worden: Baucheingriffe n = 53 (33,7%); Gefäßeingriffe n = 42 (26,8%), sonstige Eingriffe n = 63 (39,5%). Am 3. Tag nach Aufnahme wurden Sepsisscore und Endotoxin bestimmt. Zusätzlich wurde überprüft, ob klinische Zeichen der Sepsis vorhanden waren (Körper-

temperatur > 38,5°/lokale Gewebeinfektionen/Bakterien in der Blutkultur - wenigstens 2 der 3 genannten Kriterien mußten vorhanden sein).

Endotoxinbestimmungen

a) *Semiquantitativer Limulus-Amoebocytenlysat-Gelierungstest (LAL-Test):* Die Bestimmung erfolgte mit dem LAL-Reagenz (Byk-Mallinckrodt): das Plasma wurde 1:10 bis 1:10 000 verdünnt und je 100 µl mit 100 µl LAL-Reagenz bei 37°C inkubiert. Eine Reaktion lag vor, wenn sich im Inkubationsröhrchen ein Gel gebildet hatte. Es wurden nur solche Patienten als "endotoxin-positiv" bezeichnet, die eine Reaktion bei einer Plasmaverdünnung von 10^{-4} aufwiesen (2).

b) *Quantitative Phenol-Wasser-Extraktion mit Ultrafiltration:* Die Bestimmung erfolgte mit dem modifizierten Extraktionsverfahren nach WESTPHAL (1). Hierzu wurden 0,5 ml Plasma über eine zentrifugale Ultrafiltration zur Eliminierung niedermolekularer Hemmstoffe eingeengt. Der Plasmafilterrückstand wurde mit einem homogenen Phenol-Wasser-Gemisch inkubiert. Nach Trennung der Phasen wurde die obere lipopolysaccharidhaltige Wasserphase abgehoben und der Extraktionsvorgang wiederholt. Nach Ausschütteln mit Äther wurde der Plasmarückstand lyophilisiert. Der Endotoxingehalt des Lyophilisates wurde mit dem CoA-Test (Kabi-Vitrum) quantitativ bestimmt. Eine Endotoxinkonzentration von > 10 pg/ml spricht für eine septische Erkrankung (4).

Ergebnisse

1. *Gruppeneinteilung und postoperative Komplikationen*

77 Patienten (Gruppe I) zeigten klinische Zeichen der Sepsis, bei 80 Patienten (Gruppe II) wurden diese Zeichen nicht beobachtet. Die wesentlichen Unterschiede beider Gruppen sind in Tabelle 1 zusammengefaßt. Septische und nicht-septische Patienten unterschieden sich sowohl in ihrem Sepsisscore als auch in ihren Endotoxinkonzentrationen signifikant. Die quantitativ bestimmten Endotoxinkonzentrationen ließen sich zur Höhe des Sepsisscores eindeutig korrelieren, dies war mit den semiquantitativ bestimmten Endotoxinkonzentrationen nicht möglich (Abb. 1).

2. *Sensitivität und Spezifität der drei Meßmethoden*

Die *Sensitivität* zur Definition der Sepsis betrug: Sepsisscore ($\geq$ 12) 92,2%, Phenol-Wasser-Extraktionsmethode (Endotoxinkonzentration > 10 pg/ml) 94,8%, LAL-Gelierungstest (Endotoxintiter 10^{-4}) 45,5%. *Spezifität:* Sepsisscore 98,8%, Phenol-Wasser-Extraktionsmethode 87,5%, LAL-Gelierungstest 75%. *Positiver prädiktiver Wert:* Sepsisscore 98,6%, Phenol-Wasser-Extraktionsmethode 88%, LAL-Gelierungstest 63,6%. *Negativer prädiktiver Wert:* Sepsisscore 92,9%, Phenol-Wasser-Extraktionsmethode 94,6%, LAL-Gelierungstest 65,6%.

Tabelle 1. Klinische und laborchemische Parameter am Tag der Studienaufnahme (3. Tag nach Aufnahme auf die Intensivstation)

	Patienten septische (n=77) n (%)	nicht septische (n=80) n (%)
-lokale Zeichen der Gewebeinfektion	77 (100)	3 (3,8)
--Wundinfektion	20 (26)	1 (1,3)
--lokale Abscesse (Leberabsceß, intraabdomineller Absceß, retroperitonealer Absceß, nekrotisch-abscedierende Pankreatitis, Osteomyelitis)	15 (19,5)	-
--diffuse Peritonitis/Pleuraempyem	13 (16,9)	
--Bronchopneumonie	37 (48)	1 (1,3)
--Harnwegsinfekt	5 (6,5)	1 (1,3)
-Hämofiltration/Hämodialyse	8 (10,4)	8 (10)
-Beatmung	42 (54,4)	19 (23,8)
-Sepsisscore	$14,7 \pm 5,8$	$5,5 \pm 2,5$
-Endotoxinkonzentrationen (pg/ml)	$63,5 \pm 49$	$5,3 \pm 3,9$
-LAL-Titer	$10^{-3,3 \pm 0,5}$	$10^{-2,3 \pm 0,8}$

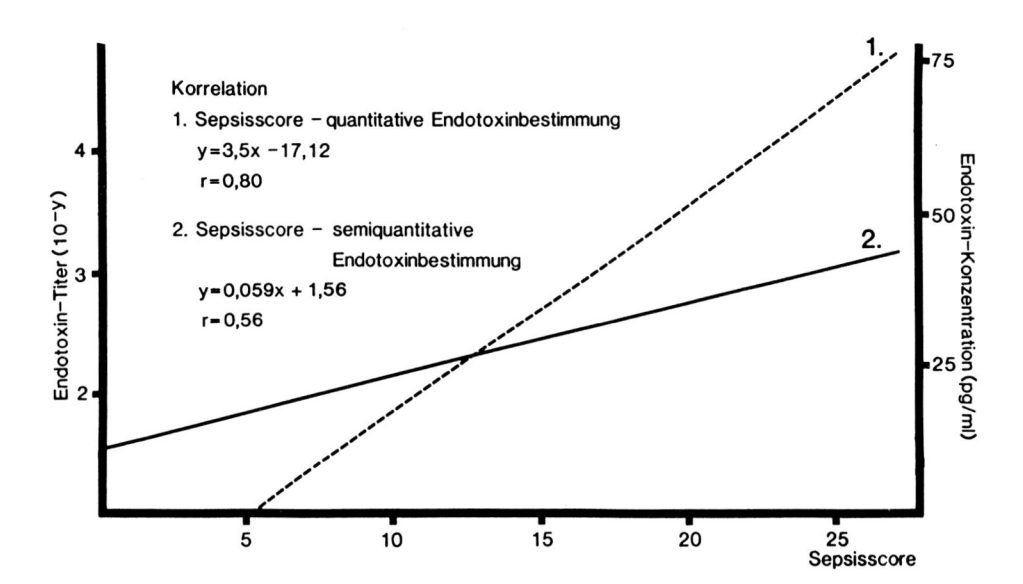

Abb. 1. Korrelation Sepsisscore zu Endotoxinkonzentration (quantitative Endotoxinbestimmung) und Endotoxintiter (semiquantitative Endotoxinbestimmung)

Diskussion

Ein Sepsisscore $\geq$ 12 zeigt mit hoher Sicherheit die Sepsis an, im vorliegenden Krankengut wiesen 92% der Septiker einen solchen Wert auf, umgekehrt war kein Patient mit einem Score unter 10 septisch. Im Graubereich von 10-11 Punkten, in dem nur 6 von 10 Patienten eine Sepsis entwickelten, lohnt sich die quantitative Endotoxinbestimmung: eine Endotoxinkonzentration von mehr als 20 pg/ml wurde nur bei septischen Patienten beobachtet. Die semiquantitative Gel-Endpunkt-Meßmethode war zur Definition der Sepsis nicht geeignet, wie Spezifität und Sensitivität erkennen lassen. Endsprechend korrelierten auch nicht die hier gewonnenen Endotoxintiter, wohl aber die mit der quantitativen Methode erhobenen Werte mit dem Sepsisscore (Abb. 1).

Zusammenfassung

157 Patienten (77 Septiker/80 Nicht-Septiker) wurden am 3. Tag nach postoperativer Aufnahme auf der Intensivstation mit 3 verschiedenen Meßparametern überprüft. Es wurde zum einen der klinische Zustand mit Hilfe des Sepsisscores nach ELEBUTE und STONER erfaßt, zum anderen die Endotoxinkonzentrationen im Plasma mit dem LAL-Gelierungstest (semiquantitativ) bzw. der Phenol-Wasser-Extraktionsmethode (quantitativ) bestimmt. Septiker und Nicht-Septiker unterschieden sich in ihren Sepsisscore-Mittelwerten signifikant, das gleiche galt für die Endotoxinkonzentrationen. Jedoch waren nur Sepsisscore und quantitative Endotoxinkonzentrationen zur Definition des Sepsiszustandes geeignet (Sensitivität 92,8% bzw. 94,2%), während die Sensitivität des semiquantitativen LAL-Gelierungstestes 45,5% betrug. Eine individuelle Aussage über den Zustand des Patienten ist deshalb nur mit den beiden erstgenannten Methoden möglich.

Summary

157 patients (77 septic/80 nonseptic) admitted postoperatively to the surgical intensive care unit were examined using three different methods on the third day after operation: the sepsis score of Elebute and Stoner and quantitative and semiquantitative endotoxin assays. The mean of the sepsis scores and quantitatively and semiquantitatively determined endotoxin concentrations differed significantly between septic and nonseptic patients. However, only the sepsis score and the quantitative endotoxin measurement are able to indicate a postoperative septic complication (sensitivity 92,8% and 94,2%, respectively); the sensitivity of the semiquantitative endotoxin assay was only 45,5%. Only the first two methods are useful in the definition of postoperative sepsis.

Literatur

1. Gögler H, Beger HG (1985) Die Phenol-Wasser-Extraktion mit Ultrafiltration zum Nachweis von Lipopolysacchariden (Endotoxin) aus proteinhaltigen Medien. Ärztl Lab 31:235-240

2. Grundmann R, Hornung M (1988) Verlaufskontrolle septischer Patienten auf der Intensivstation mit Hilfe von "Sepsisscore", Endotoxin- und AT III-Bestimmung. Langenbecks Arch Chir 373:166-172
3. Grundmann R, Kipping N, Wesoly C (1988) Der "Sepsisscore" von Elebute und Stoner zur Definition der postoperativen Sepsis auf der Intensivstation. Intensivmed 25:268-273
4. Sturk A, Janssen ME, Muylaert FR, Jopp K, Thomas LLM, ten Cate JW (1987) Endotoxin testing in blood. In: Watson SW, Levin I, Novitsky TI (Hrsg) Detection of bacterial endotoxins with the Limulus amebocyte lysate test. Alan R Liss, New York, p 371
5. Zimmermann G (1985) Störende Substanzen bei der Endotoxinbestimmung mittels Limulustest und Möglichkeiten ihrer Ausschaltung. Pharm Ind 47: 203-207

Dr. N. Kipping, Chirurgische Universitätsklinik Köln-Lindenthal, Joseph-Stelzmann-Str. 9, D-5000 Köln 41

61. Synergistischer immunsuppressiver Effekt von low dose-Cyclosporin A und dem Calciumantagonisten Nifedipin durch die Bildung von Suppressorzellen

Synergistic Immunosuppressive Effect of low-Dose Cyclosporin A and the Calcium Antagonist Nifedipine Mediated by Generation of Suppressor Cells

W. M. Padberg, C. Bodewig, A. Müller und J. Dobroschke

Klinik für Allgemein- und Thoraxchirurgie, Justus-Liebig Universität Giessen

Die beträchtliche Toxizität von Cyclosporin A (CsA) limitiert die volle Ausschöpfung dieses bedeutenden Immunsuppressivums in der Transplantationschirurgie. Es wird daher versucht, die zur Erreichung eines befriedigenden immunsuppressiven Effektes notwendige CsA-Dosis durch gezielte Kombination mit anderen immunmodulatorischen Therapien zu senken.

Als Wirkungsmechanismus für CsA wird neben einer Inhibition der Interleucin 2-Synthese eine Beeinflussung des transcellulären Calciumtransportes diskutiert. Neuere Untersuchungen lassen einen potenzierenden immunsuppressiven Effekt durch die zusätzliche Gabe von Calciumantagonisten wie z.B. Verapamil, Diltiazem und Nicardipine erkennen. Als zugrundeliegende Mechanismen werden einmal pharmakokinetisch bedingte Erhöhungen des CsA-Blutspiegels (1) und zum anderen ein direkter pharmakologischer Synergismus zwischen CsA und Calciumblockern (2) angenommen.

Ziel dieser Untersuchung war es, in einem definierten heterotopen Herztransplantationsmodell bei histoinkompatiblen Ratten immunsuppressive Interaktionen zwischen CsA und dem Calciumantagonisten Nifedipine zu erforschen.

Material und Methoden

Tiere: Als Transplantatempfänger dienten Lewis(LEW)-Ratten, als Spender (LEWxBN)F1 Hybriden (Zentralinstitut für Versuchstierzucht, Hannover).

Transplantationsmodell: In Äthernarkose wurde eine heterotope Herztransplantation durchgeführt, indem Aorten- und Pulmonalstumpf des Herzens an die abdominale Aorta bzw. Vena cava des Empfängers anastomosiert wurden. Die Herzaktionen wurden täglich durch Palpation überprüft. Als Zeitpunkt der Abstoßung wurde das Sistieren der ventriculären Kontraktionen genommen.

CsA: CsA wurde in Olivenöl gelöst und intramusculär in einer Standarddosis von 15 mg/kg/Tag oder als low dose von 2,5 mg/kg/Tag während der ersten 7 Tage nach der Transplantation verabreicht.

Nifedipine: Nifedipine wurde als intravenöse Dauerinfusion in einer Dosierung von 1,2 mg/kg/Tag während der ersten 7 postoperativen Tage zugeführt.

CsA-Blutspiegel: Die CsA-Blutspiegel wurden mit einem spezifischen monoklonalen Antikörper (Sandoz, Basel) mittels Fluorescenzpolarisationsmessung (Abbott, Wiesbaden) während der ersten 14 Tage nach der Transplantation in zweitägigem Abstand gemessen.

Adoptiver Zelltransfer: Um die Präsenz von Suppressorzellen zu testen, wurde am 10. Tag post transplantationem eine Einzelzellsuspension aus der Milz des Empfängertieres hergestellt.
100×10^6 dieser Lymphocyten wurden syngenen LEW-Ratten, die 24 h später ein LBN-Testherz erhielten, intravenös injiziert.

Ergebnisse

Ohne Immunsuppression wurden die Allotransplantate nach $6,5 \pm 0,5$ Tagen (mittlere Transplantatüberlebenszeit $\pm$ Standardabweichung) abgestoßen, während eine Behandlung mit einer therapeutischen CsA-Dosierung (15 mg/kg) in allen Empfängern zu einem unbegrenzten Überleben des Transplantates führte. Low dose-CsA (2,5 mg/kg) war nur schwach wirksam ($14,6 \pm 4,4$ Tage). Die Gabe von Nifedipine alleine war ohne jeglichen immunsuppressiven Effekt und die Herzen wurden um den 7. postoperativen Tag abgestoßen. Wurde jedoch eine Kombinationstherapie mit low dose-CsA und Nifedipine durchgeführt, wurde eine deutliche Verlängerung der Transplantatüberlebenszeit auf $39,1 \pm 9,2$ Tage beobachtet ($p < 0,0001$). Ein Drittel aller Herzen schlug unbegrenzt.

Durch adoptive Zelltransferteste wurde untersucht, ob dieser synergistische Effekt durch Suppressorzellen vermittelt wird. Splenocyten von nicht immunsupprimierten, akut abstoßenden Empfängern und von nur mit low dose-CsA oder nur mit Nifedipine behandelten Ratten zeigten keinen Einfluß auf die Überlebenszeit der Testtransplantate. Dagegen führten Milzzellen von Tieren, die kombiniert mit low dose-CsA und Nifedipine therapiert worden waren, zu einer signifikant verzögerten Abstoßung der Testtransplantate ($11,0 \pm 1,4$ Tage, $p < 0,05$).

Um die Frage zu beantworten, ob nicht die simultane Nifedipine-Administration zu einer Erhöhung der CsA-Blutspiegel führt und daher der synergistische immunsuppressive Effekt zu erklären ist, wurden Messungen der CsA-Konzentration im Blut von Empfängern mit Kombinations- und alleiniger low dose-CsA-Therapie durchgeführt. Zwischen beiden Gruppen bestand kein Unterschied, die CsA-Konzentrationen lagen zwischen 100 und 200 ng/ml.

Diskussion

In der vorliegenden Studie haben wir den potenzierenden Effekt des Calciumblockers Nifedipine auf die immunsuppressive Wirkung einer subtherapeutischen CsA-Dosierung in einem experimentellen Herztransplantationsmodell analysiert. Während Nifedipine alleine keine und low dose-CsA eine nur marginale Inhibierung des Immunsystems hervorrufen, kann durch deren gemeinsame Gabe eine deutliche Blockierung der alloreaktiven Antwort des Empfängers erreicht werden. Im Gegensatz zu Diltiazem, Verapamil und Nicardipine kommt es bei Nifedipine nicht zu einer pharmakokinetisch bedingten Erhöhung des CsA-Blutspiegels. Dieses Ergebnis wurde durch WAGNER et al. ([3]) ebenfalls beobachtet. Nifedipine scheint also den immunsuppressiven Mechanismus von CsA, der die Aktivierung von alloreaktiven Lymphocyten unterbindet, auf der cellulären Ebene zu verstärken.

CsA weist Interaktionen mit zwei cytoplasmatischen Proteinen auf, nämlich mit Calmodulin, welches intracelluläres Calcium bindet, und mit Cyclophylin, welches Receptoren für CsA besitzt ([4]). Dieses zweite Protein scheint einen Einfluß auf die Aktivität der Proteinkinase C zu besitzen, die ihrerseits für die Produktion von Interleucin 2 notwendig und somit indirekt für die T-Zellaktivierung mitverantwortlich ist ([5]). Es ist denkbar, daß Nifedipine ebenfalls mit diesen Proteinen interferiert und zu einer synergistisch immunsuppressiven Wirkung führt.

Wie in den adoptiven Transferexperimenten gezeigt wurde, kommt es im komplexen intercellulären Wechselspiel einer alloreaktiven Antwort unter der Kombinationstherapie mit low dose-CsA und Nifedipine zur Bildung von potenten Suppressorzellen. Diese üben dann einen suppressiven Effekt auf die Immunantwort aus.

Zusammenfassung

In einem experimentellen heterotopen allogenen Herztransplantationsmodell bei Ratten wurde die immunsuppressive Wirkung von low dose-CsA (2,5 mg/kg) in Kombination mit dem Calciumantagonisten Nifedipine (1,2 mg/kg) untersucht. Bei 7-tägiger Gabe führte low dose-CsA nur zu einer marginalen Verlängerung der Transplantatüberlebenszeit, Nifedipine alleine war wirkungslos. Die Kombination beider Medikamente bewirkte jedoch eine deutliche Inhibierung der Abstoßungsreaktion und ein Drittel aller Transplantate funktionierte unbegrenzt. Dieser Effekt war nicht durch eine CsA-Blutspiegelerhöhung zu erklären. Durch adoptive Zelltransferstudien konnte die Bildung von Suppressorzellen in der kombiniert behandelten Gruppe nachgewiesen werden.

Summary

In an experimental heterotopic allogeneic rat heart transplantation model we studied the additive immunosuppressive effect of the calcium antagonist nifedipine (1.2 mg/kg) on low-dose cyclosporin A (CsA, 2.5 mg/kg). A 7-day treatment with low-dose CsA resulted in a marginal prolongation of graft survival; nifedipine alone was ineffectual. Combination therapy, however, led to a significant inhibition of the immune response and one-third of the allografts survived indefinitely. This synergy was not due to increased CsA blood levels. Adoptive cell transfer studies showed the generation of suppressor cells in the combined treatment group.

Literatur

1. Kunzendorf U, Walz G, Neumayer HH, Keller F, Offermann G (1987) Einfluß von Diltiazem auf die Cyclosporin-Blutspiegel. Klin Wochenschr 65:1101
2. McMillen MA, Baumgarten WK, Schaefer HC, Mitschnik E, Fuortes M, Holman MJ, Tesi R (1987) The effect of verapamil on cellular uptake, organ distribition and pharmacology of cyclosporine. Transplantation 44:395
3. Wagner K, Henkel M, Heinemeyer G, Neumayer HH (1988) Interaction of calcium blockers and cyclosporine. Transplant Proc 20:561
4. Hess AD, Colombani OM (1986) Mechanism of action of cyclosporine: role of calmodulin, cyclophilin and other cyclosporine-binding proteins. Transplant Proc 18:219
5. Tesi RJ, Wait RB, Butt KMH, Jaffe BM, McMillen MA (1985) Calcium antagonists potentiate cyclosporine effects on human lymphocytes. Surg Forum 36:339

Dr. med. W.M. Padberg, Klinik für Allgemein- und Thoraxchirurgie der Justus-Liebig-Universität, Klinikstr. 29, D-6300 Giessen

62. Beeinflussung des Proteingehaltes von Pankreassekret und Gallensaft durch Cyclosporin A*

Influence on Protein Content of Pancreatic Fluid and Bile of Cyclosporin A

T. Bertling, H. G. Holzmann und J. Seifert

Experimentelle Chirurgie der Abteilung Allgemeine Chirurgie des Klinikums der Christian-Albrechts-Universität zu Kiel

Einleitung

Für therapeutische Zwecke verabreichte Medikamente haben in der Regel nicht nur den gewünschten Effekt, sondern teilweise auch erhebliche Nebenwirkungen, die sich insbesondere auf die digestiven und resorptiven Funktionen des Magen-Darm-Traktes auswirken können. Von Cyclosporin A ist beschrieben worden (5), daß unter der Behandlung die Resorption großmolekularer Proteine gesteigert ist. Deswegen wurden die Verdauungssekrete aus Pankreas- und Gallengang unter Immunsuppression mit Cyclosporin A und unter Kontrollbedingungen auf ihre Proteinzusammensetzung überprüft. Dazu wurde der Proteingehalt und mit der 2-dimensionalen Elektrophorese die Proteinzusammensetzung von Gallenflüssigkeit und Pankreassaft untersucht. Die 2-dimensionale Elektrophorese (2) trennt Proteine nach ihrem isoelektrischen Punkt und in der zweiten Dimension nach ihrem Molekulargewicht.

Material und Methoden

Erwachsene Wistarratten (n = 11) wurden täglich über eine Woche intraperitoneal mit 15 mg/kg Cyclosporin A behandelt, während die Kontrolltiere (n = 11) in dem gleichen Zeitraum mit physiologischer Kochsalzlösung behandelt wurden. In Chlorhydratnarkose wurde anschließend bei allen Tieren der Ductus choledochus und der Ductus pancreaticus kanüliert. Zur Stimulation der intestinalen Sekretion erhielten alle Tiere 1 g Albumin gelöst in 5 ml 0,9% NaCl intragastral verabreicht. Gallenflüssigkeit und Pankreassekret wurden jede Stunde über die Zeit von 6 h fraktioniert gesammelt. Danach wurden die Tiere getötet.

---

*Herrn Prof. Dr. H. Hamelmann zum 65. Geburtstag gewidmet

Von allen Proben wurde eine Proteinbestimmung und zur Differenzierung der Proteine eine 2-dimensionale Elektrophorese angefertigt. Dazu kam die apparative Ausstattung der Fa. Bio-Rad zur Anwendung. Die Flachgele wurden Coomassie Blau bzw. Silbernitrat angefärbt. Die getrennten Proteine, die sich als Flecken auf dem Flachgel darstellten, wurden entsprechend ihres pH-Wertes (isoelektrische Focussierung) und ihres Molekulargewichtes charakterisiert. Es war nicht die Absicht dieser Studie, alle getrennten Proteine zu identifizieren, sondern es sollten lediglich Unterschiede zwischen immunsuppressiv behandelten und Kontrolltieren festgehalten werden.

Ergebnisse

Bei immunsuppressiv behandelten Tieren wurden sowohl charakteristische Veränderungen des Proteingehaltes als auch der Proteinzusammensetzung beobachtet.

Vergleicht man die Gallenflüssigkeit von immunsuppressiv behandelten Tieren mit der von unbehandelten, so fällt auf, daß die Anzahl der Proteine bei behandelten Tieren sehr stark zunimmt (s. Tabelle 1). Weiterhin wird offensichtlich, daß die Verteilung der Proteine bezüglich der isoelektrischen Focussierung, aber auch ihres Molekulargewichtes, verändert ist. Durch die immunsuppressive Behandlung wurden mehr Proteine mit einem isoelektrischen Punkt im alkalischen Bereich beobachtet. Es muß hinzugefügt werden, daß das Volumen der Gallenflüssigkeit durch die Behandlung auf etwa die Hälfte der Kontrollwerte reduziert war, während die Proteinkonzentration unverändert blieb.

Tabelle 1. Ergebnisse der 2-dimensionalen Elektrophorese von Gallensaft und Pankreassaft bei Tieren mit und ohne Immunsuppression

	ohne Immunsuppression				mit Immunsuppression			
	Galle		Pankreassekret		Galle		Pankreassekret	
	1 h	3 h	1 h	3 h	1 h	3 h	1 h	3 h
Volumen (ml)	0,85	2,55	0,010	0,031	0,46	1,4	0,016	0,048
Proteingehalt (%)	0,5	0,4	2,2	1,5	0,5	0,4	1,5	0,83
Anz.der Proteine	14	10	19	9	19	22	23	31
Mol.-Verteilung (> 50000/< 50000)	4/10	5/5	2/17	1/8	7/11	14/8	2/21	5/26
pH-Verteilung (> 7/< 7)	9/5	5/5	15/4	3/6	10/9	17/5	21/1	29/2

Prinzipiell ähnliche Veränderungen konnten bei der Analyse des Pankreassaftes festgestellt werden. Immunsuppressiv behandelte Tiere zeigen im Pankreassekret eine wesentlich höhere Anzahl an verschiedenen Proteinen als unbehandelte. Dieser Effekt wird in der 3. Stunde noch deutlicher. Auch die Verteilung der Proteine bezüglich ihres Molekulargewichtes, aber auch ihres isoelektrischen Punktes, ist bei immunsupprimierten Tieren anders als bei unbehandelten Kontrollen. Während das Volumen des Pankreassekretes durch die Behandlung nur wenig verändert wird, fällt bei Cyclosporin A behandelten Tieren eine starke Abnahme der Proteinkonzentration auf.

Diskussion

Die Immunsuppression mit Cyclosporin A ist eine häufige Therapie bei Patienten mit transplantierten Organen (3) oder Autoimmunerkrankungen (4). Es gibt wenige Hinweise in der Literatur, daß unter dieser Therapie sich die digestiven und resorptiven Funktionen des Magen-Darm-Traktes ändern können. So wird beschrieben, daß sich das Volumen der Gallenflüssigkeit unter Cyclosporin A verändert (1) bzw. signifikant mehr unverdaute Makromoleküle resorbiert werden (5). Beide Beobachtungen passen in die vorgelegten Befunde der 2-dimensionalen Elektrophorese. Mit dieser Methode konnte gezeigt werden, daß die Anzahl der Proteine, die mit den Verdauungsenzymen gleichgesetzt werden können, signifikant zunimmt. Da es unwahrscheinlich ist, daß unter der Therapie mit Cyclosporin A neue Enzyme gebildet werden, ist die gestiegene Anzahl der Proteine mit einem Abbau oder einer Fragmentierung zu erklären. Ein solcher Abbau oder solche Fragmentierung hätte eine Verminderung der Verdauungsleistung zur Folge, die ja tatsächlich beobachtet worden ist (5).

Zusammenfassung

Um den Einfluß einer immunsuppressiven Therapie mit Cyclosporin A auf die Verdauungsfunktionen zu überprüfen, wurden Tierexperimente durchgeführt, in denen Gallenflüssigkeit und Pankreassaft über 6 h gesammelt und mit der 2-dimensionalen Elektrophorese die Proteinzusammensetzung analysiert wurde. Es konnte gezeigt werden, daß immunsuppressiv behandelte Tiere einmal wesentlich mehr Proteine und zum anderen bezüglich des isoelektrischen Punktes und des Molekulargewichtes stark veränderte Proteinmuster aufweisen. Das deutet darauf hin, daß Cyclosporin A den Proteingehalt und die Proteinzusammensetzung von Gallenflüssigkeit und Pankreassaft verändert und damit auch die Verdauungsleistung beeinträchtigt.

Summary

To investigate the influence of immunosuppression with cyclosporin A on the digestive function of an organism, animal experiments were performed in which bile and pancreatic fluid were collected over 6 h and analysed by two-dimensional electrophoresis. It was demonstrated that immunosuppressed rats have markedly altered protein spots in the slab gel. The number of spots was increased and the isoelectric focussing distribution was changed in bile and pancreatic fluid of immunosuppressed animals. This indicates that cyclosporin A changes the protein composition of digestive fluids. This may be due to fragmentation of enzymes under immunosuppression.

Literatur

1. Bradford G et al (1987) Cyclosporin A-induced cholestasis. Gastroenterology 93:344-351
2. O'Farrell PH (1975) High resolution two-dimensional electrophoresis of proteins. J Biol Chem 250:4007-4021
3. Rogers AJ, Cahn BD (1984) Mechanism of action and clinical application of cyclosporin A in organ transplantation. In: Mitchell MS, Fahey JL (eds) Immunosuppression and modulation, clinic immunology and allergy. Sounders, London Philadelphia
4. Schindler R (1985) Cyclosporin-A in autoimmune diseases. Springer, Berlin Heidelberg New York
5. Seifert J, Axt G, Bonacker P, Hamelmann H (1988) The influence of immunosuppression in the absorption of proteins from the gastrointestinal tract. In: Schriefers KH (Hrsg) Langenbecks Arch Chir Forum 1988 [Suppl]. Springer, Berlin Heidelberg New York Tokyo, S 345-349

Dr. T. Bertling, Experimentelle Chirurgie, Abt. Allgemeine Chirurgie, Klinikum der Christian-Albrechts-Universität zu Kiel, Arnold Heller Str. 7, D-2300 Kiel

63. Mucociliäre Funktion nach Autotransplantation, Allotransplantation und Sleeveresektion der Lunge

Mucociliary Function in Autotransplanted, Allotransplanted, and Sleeve-Resected Lungs

A. Paul[1], D. Marelli[2], M. King[3], Nai-San Wang[4], D. S. Mulder[2] and R. C.-J. Chiu[2]

[1] II. Lehrstuhl für Chirurgie der Universität zu Köln
[2] Department of Surgery, Montreal General Hospital, McGill University, Montreal, Canada
[3] Department of Pulmonary Defence, Edmonton, University of Alberta, Canada
[4] Department of Pathology, McGill University, Montreal, Canada

Die Langzeitprognose nach Lungentransplantation ist durch wiederholte pulmonale Infekte und durch die Entwicklung einer Bronchiolitis obliterans begrenzt (1). Chronische Abstoßungsvorgänge, bedingt durch eine nicht ausreichende Immunsuppression oder eine eingeschränkte Abwehrlage werden dabei als mögliche Ursachen angesehen. Zudem mag als weiterer Faktor die mucociliäre Funktion nach Lungentransplantation eingeschränkt sein (2, 3, 5).

Das Ziel dieser Studie war es, mögliche Mechanismen einer eventuell herabgesetzten mucociliären Funktion der Lunge zu untersuchen.

Material und Methoden

Fünf Mischhunde wurden einer Sleeveresektion des linken Oberlappens unter Erhaltung eines Teils des peribronchialen Gewebes unterzogen, um den Effekt einer partiellen bronchialen Devaskularisierung und Denervierung zu untersuchen. Bei weiteren 10 bzw. 5 Hunden wurde eine Auto- bzw. Allotransplantation der linken Lunge vorgenommen, um den Effekt einer vollständigen bronchialen Devaskularisierung und Denervierung bzw. einer zusätzlichen Immunsuppression und möglichen subklinischen Abstoßung der Lunge zu untersuchen.

Präoperativ und 3 Wochen nach der Operation wurde bei allen Hunden die tracheobronchiale mucociliäre Klärfunktion der Lunge durch die bronchoskopische Messung des Transportes des von in

die Luftwege eingebrachten Kohlenstoffpartikeln durchgeführt.
Postoperativ wurde darauf geachtet, daß die Kohlenstoffpartikel
weit distal der bronchialen Anastomose plaziert wurden. Die
mechanischen Eigenschaften des bronchoskopisch weit peripher in
der linken und rechten Lunge separat auf Cytologiebürsten ge-
sammelten Mucus wurden durch magnetische Mikrorheometrie bestimmt (4). Bei 5 der autotransplantierten Hunde wurden die Versuche 8 und 12 Wochen nach der Operation wiederholt. Nach Abschluß aller Experimente erfolgte eine histologische und elektronenmikroskopische Untersuchung der Luftwege. Bei allen Experimenten diente die rechte Lunge als Kontrolle für die operierte linke Lunge. Die allotransplantierten Hunde erhielten 500
mg Hydrocortison intraoperativ sowie 20 mg Cyclosporin A/Tag.
Die Experimente wurden unter Xylazine bzw. Pentobarbital/Halo-
than-Anästhesie und entsprechend den canadischen Tierschutzbe-
stimmungen durchgeführt.

Ergebnisse

Alle operierten Hunde hatten im Ventilations- und Perfusions-
szintigramm eine normale Lungenfunktion, waren infektfrei und
zeigten endoskopisch regelrecht geheilte bronchiale Anastomosen.
Die proximalen und mucociliären Klärraten nach Sleeveresektion
des linken Oberlappens waren nicht signifikant verändert, wenn
diese mit den präoperativen Werten oder mit denen der Gegenseite
verglichen wurden (Tabelle 1). Die Anastomose selber stellte
kein mechanisches Hindernis für den mucociliären Transport der
eingebrachten Kohlenstoffpartikel dar. Drei Wochen nach Auto-
bzw. Allotransplantation der linken Lunge kam es in einer mindestens 15 min dauernden Beobachtungszeit nicht zu einer Klärung
der distal der Anastomose eingebrachten Partikel (Tabelle 1 und
2). Acht und 12 Wochen nach Autotransplantation der linken Lunge kam es zu einem Anstieg, jedoch nicht zu einer vollständigen
Normalisierung der proximalen mucociliären Klärfunktion der
operierten Lunge (Tabelle 2). Der mittlere postoperative viscoelastische Widerstand bei einer elektromagnetischen Kraft, vergleichbar dem Cilienschlag (1 rad/s) des Mucus der linken Lunge
(log G*), betrug im Vergleich zur rechten Lunge $0,12 \pm 0,05$
dyn/cm^2 3 Wochen nach Sleeveresektion (p = NS), $0,35 \pm 0,03$
dyn/cm^2 nach Autotransplantation (p < 0,05) und $0,46 \pm 0,26$
dyn/cm^2 nach Allotransplantation (p = 0,1). Der viscoelastische
Widerstand des Mucus für eine elektromagnetische Kraft, vergleichbar einem Hustenstoß, zeigte einen ähnlich signifikanten
Anstieg nach Transplantation ($0,12 \pm 0,15$, p = NS; $0,35 \pm 0,07$,
p = 0,1 bzw. $0,25 \pm 0,04$, p = < 0,05 dyn/cm^2) (Abb. 1). Acht
und 12 Wochen nach Autotransplantation der linken Lunge zeigten
die Veränderungen der Viscoelastizitätsmessungen inkonstante
Werte. Die histologische und elektronenmikroskopische Aufarbeitung zeigte 3 Wochen nach Lungentransplantation distal der Anastomose einen Verlust von cilientragenden Zellen und der Öff-
nungen der mucussezernierenden Drüsen. Weniger ausgeprägt waren
diese Veränderungen nach Sleeveresektion des linken Oberlappens.
Zwölf Wochen nach Autotransplantation waren diese Veränderungen
deutlich rückläufig.

Tabelle 1. Prä- und postoperative mucociliäre Klärraten nach Allotransplantation der linken Lunge und nach Sleeveresektion des linken Oberlappens

	Allotransplantation			Sleeveresektion		
	Trachea	li. Lunge	re. Lunge	Trachea	li. Lunge	re. Lunge
prä-Op.	9,3+2,4	6,7+1,8	8,3+2,5	12,8+1,0	7,2+1,9	6,8+1,3
3 Wochen post.Op.	10,2+1,1	0	6,5+2,1	11,8+2,9	7,6+1,1	6,8+2,0
p-Wert	NS	p<0,05	NS	NS	NS	NS

Tabelle 2. Mucociliäre Klärraten nach Autotransplantation der linken Lunge

	Autotransplantation		
	Trachea	li. Lunge	re. Lunge
prä.Op.	12,1 ± 2,2	8,8 ± 2,5	7,6 ± 0,6
3 Wochen	10,5 ± 3,0	0*	8,3 ± 1,0
8 Wochen	8,4 ± 1,0	3,1 ± 3,3*	7,0 ± 3,5
12 Wochen	13,5 ± 1,5	5,0 ± 3,5	8,0 ± 2,0

*p < 0,05, Student's t-Test

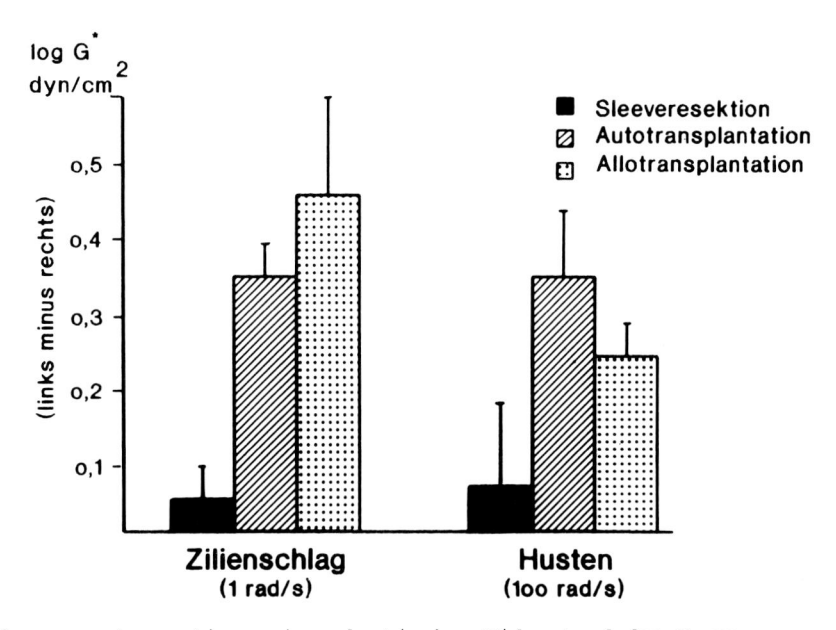

Abb. 1. Mittlerer postoperativer viscoelastischer Widerstand des Mucus (log G*) für elektromagnetische Kräfte entsprechend dem Cilienschlag und einem Hustenstoß

Diskussion

Das Ziel dieser Studie war es, die mucociliäre Funktion der Lunge nach partieller bzw. vollständiger bronchialer Devascularisierung bzw. Denervierung zu untersuchen. Zudem sollte nach Langzeituntersuchungen zwischen den Effekten einer bronchialen Devascularisation bzw. Denervation unterschieden werden. Nach Sleeveresektion des linken Oberlappens unter Erhaltung eines Teiles des peribronchialen Gewebes war die mucociliäre Funktion ungestört. Die Anastomose selber beeinträchtigte also nicht die mucociliäre Funktion. Drei Wochen nach Lungentransplantation kam es offensichtlich mitbedingt durch eine Erhöhung des viscoelastischen Widerstandes des Mucus zu einer signifikanten Minderung der proximalen Klärfunktion der Lunge. Dies mag durch die komplette Denervierung der Lunge mitbedingt sein, denn in ähnlicher Form können diese Veränderungen nach Atropingabe beobachtet werden ([4]). Die rasche, jedoch inkomplette Erholung der proximalen mucociliären Klärfunktion der Lunge 12 Wochen nach Autotransplantation erscheint jedoch eher durch eine bronchiale Revascularisation bedingt zu sein.

Zusammenfassung

Die tracheobronchiale mucociliäre Klärfunktion nach Lungentransplantation ist in der frühen postoperativen Phase eingeschränkt. Dies ist zum Teil durch die erhöhte Viscoelastizität des Mucus zu erklären. Wenn peribronchiales Gewebe nach Sleeveresektion erhalten werden kann, werden diese Effekte unmittelbar postoperativ vermieden. Die beobachtete inkomplette Erholung der mucociliären Klärfunktion der Lunge 3 Monate nach Autotransplantation erscheint durch eine bronchiale Revascularisation bedingt zu sein.

Summary

Tracheobronchial mucociliary clearance is impaired following lung transplantation in the early postoperative period. This is in part due to increased viscosity of the mucus. These effects are avoided by preserving peribronchial tissue in sleeve-resection. The observed improvement of tracheobronchial mucociliary clearance rates 3 months following lung transplantation is most likely related to bronchial arterial revascularisation.

Literatur

1. Burke CM, Theodore J, Dawkins KD et al. (1984) Post-transplant obliterative bronchiolitis and other late lung sequelae in human heart-lung transplantation. Chest 86:824-829
2. Dolovich M, Rossman C, Chambers C et al. (1987) Muco-ciliary function in patients following single lung or lung/heart transplantation. Am Rev Respir Dis 135:A363
3. Edmunds Jr LH, Stallone RJ, Graf PD et al. (1969) Mucus transport in transplanted lungs in dogs. Surgery 66:15-22
4. Jeanneret-Grosjean A, King M, Michoud MC et al. (1988) Sampling technique and rheology of human tracheobronchial mucus. Am Rev Respir Dis 137:707-710

5. Mancini MC, Griffith BP, Tauxe WN (1987) Assessment of ciliary function in the tracheobronchial tree of the heart-lung transplant recipient. Surg Forum 38:300-301

Dr. A. Paul, II. Lehrstuhl für Chirurgie der Universität zu Köln, Städtisches Krankenhaus, Ostmerheimerstr. 200, D-5000 Köln 91

VIII. Endokrinologie und Leber – Galle – Pankreas

64. Die erste permanente Zellinie eines folliculären menschlichen Schilddrüsencarcinoms (FTC-133) und deren Bedeutung für Untersuchungen zur Wachstumsregulation von Schilddrüsengeweben

First Permanent Cell Line From a Differentiated Human Follicular Thyroid Carcinoma (FTC-133) and its Significance in Assessing Growth Regulation of Thyroid Tissue

S. Simon[1], P. E. Goretzki[1], A. Frilling[1], M. Grussendorf[2] und H.-D. Röher[1]

[1] Klinik für Allgem. und Unfallchirurgie (Leiter: Prof. Dr. H.D. Röher) und
[2] Klinik für Endokrinologie und Rheumatologie, Heinrich Heine Universität Düsseldorf

Einleitung

Die Wachstumsregulation differenzierter Schilddrüsentumoren durch TSH und lokale Wachstumsfaktoren wird aufgrund verschiedener zellexperimenteller Ansätze mit speciesspezifischen Unterschieden der verwendeten Gewebe kontrovers diskutiert (1). Es fehlen Untersuchungen an dauerhaften, differenzierten menschlichen Schilddrüsenzellen. So zeigten bisherige Untersuchungen an Schweinefollikeln und Schweine-Monolayer Kulturen keinen wachstumsstimulierenden Effekt von TSH, aber eine Stimulation durch EGF (2, 3). An permanenten Thyreocyten der Ratte (FRTL-5 Zellen) wirkte dagegen TSH wachstumsstimulierend, während EGF keine Bedeutung zukam. An Kurzzeitkulturen konnten wir bisher nachweisen, daß TSH für menschliche Schilddrüsenzellen normaler, adenomatöser und einiger differenziert carcinomatöser Gewebe wachstumsstimulierend wirkt (4), doch waren dies zeitlich terminierte Einzeluntersuchungen mit dem zusätzlichen Nachteil von Fibroblastenkontaminationen. Ziel unserer Untersuchung war es deshalb, eine permanente Zellinie eines differenzierten menschlichen Thyreocyten zu etablieren, an der die Bedeutung von TSH und lokalen Wachstumsfaktoren genauer und reproduzierbar untersucht werden kann.

Material und Methode

Von 45 Schilddrüsen-Carcinomen wurden Zellkulturen angelegt. Hierzu wurden die Gewebe sofort nach chirurgischer Entfernung in Medium (Dulbecco's MEM/HAM's F12 1:1) kühl gelagert, zerkleinert, in Kollagenase (0,5%) für 5 - 45 min desintegriert und anschließend in Kulturflaschen mit Medium plus 10% fetalem Kälberserum (FKS) ausgesät. Im Juni 1987 gelang erstmals die Etablierung einer permanenten menschlichen Zellinie aus einer Lymphknotenmetastase eines folliculären Schilddrüsencarcinoms (T3N3M0) von einem 42jährigen männlichen Patienten. Die als Monolayer Kulturen wachsenden Zellen wurden dreifach passagiert und kloniert. Nur Zellen der 14. Passage nach Klonierung wurden für die nachfolgenden Untersuchungen verwendet.

Immunocytochemie: Zellen wurden auf das Vorhandensein von Immunreaktivität gegenüber Thyreoglobulin (TG) und Receptoren für den epidermalen Wachstumsfaktor (EGF-R) untersucht. Hierzu wurden 100 000 Zellen auf Objektträger-Kulturflaschen ausgesät. Nach 3 - 5 Tagen wurden die Zellen mit Phosphatpuffer (PBS) gewaschen, in Aceton bei -20°C für 10 min fixiert und zur Ausschaltung der endogenen Peroxidaseaktivität mit PBS+H_2O_2 gespült. Es folgten Inkubationen mit Pferdenormalserum, primärem Antikörper (monoklonal gegen EGF-R, polyklonal gegen TG) und sekundärem Antikörper. Die visuelle Darstellung erfolgte mit Diaminobenzpyridin.

cAMP-Produktion: Die celluläre cAMP Produktion wurde an 50 000 Thyreocyten pro well in 24-Lochplatten nach Inkubation der Zellen mit aufsteigenden Konzentrationen von TSH (0,1 µIU/ml - 1 mIU/ml) über einen Zeitraum von 5 - 120 min, in salzarmem Hanks Medium mit einem Phosphodiesterasehemmer (IBMX) nach KASAGI bestimmt. Die cAMP Konzentrationen der Dreifachansätze wurden mittels käuflichen RIAs (Amersham) gemessen.

^{3}H-Thymidin Einbau: Der ^{3}H-Thymidin Einbau wurde an 50 000 Zellen pro well in 24 well Platten nach Inkubation der Zellen für 24 h mit aufsteigenden Konzentrationen von TSH (0,1 - 100 mIU/ml), EGF (1,0 - 1000 ng/ml) und IGF (1,0 - 10 ng/ml) untersucht. Die Zellen wurden gleichzeitig mit 1,0 µCi ^{3}H-Thymidin in serumfreien Medium inkubiert, nach 24 h mit 10% TCA gefällt und das Sediment mit 0,2 n NaOH gelöst. Die ^{3}H-Thymidin Aktivität wurde in einem Brunnen Beta-Zähler gemessen.

Zell-Proliferation: 200 000 Zellen wurden in 25 cm^2 Kulturflaschen ausgesät und nach 4 Tagen in Medium mit 1% FKS für 8 Tage in serumfreien Medium gehalten. Danach erfolgte die Inkubation mit aufsteigenden TSH (10 µIU/ml - 100 mIU/ml), EGF (1,0 ng/ml - 1,0 mg/ml) und IGF (0,1 - 100 ng/ml) Konzentrationen für 4 Tage und die Messung der Zellzahl nach Exklusion der Trypan-Blau gefärbten Zellen.

Ergebnisse

Die Zellen (FTC-133) zeigen Immunoreaktivität gegenüber Thyreoglobulin (TG). Im Medium der Zellkultur ist dagegen nur nach Stimulation der Zellen mit 100 µIU TSH/ml für 24 h TG (5,6 ng/ml) meßbar, wohingegen sonst weniger als 2 ng/ml TG im Medium zu finden sind. Die FTC-133 Zellen weisen zusätzlich membranständige EGF-R Immunoreaktivität auf. Die cAMP Produktion der FTC-133 Zellen wird konzentrationsabhängig von TSH stimuliert, wobei die extracelluläre cAMP Konzentration auch zeitabhängig ansteigt, welches nicht für das intracelluläre cAMP unter den gegebenen in vitro Bedingungen zutrifft (Abb. 1). Wichtig erscheint, daß selbst physiologische TSH Konzentrationen zu einem Anstieg der cAMP Konzentration führen. TSH, EGF und IGF stimulieren den ^{3}H-Thymidin Einbau (0,001) mit einem Maximum bei 1,0 mIU/ml TSH, 0,1 µg/ml EGF und 0,01 µg/ml IGF. Im Gegensatz zur cAMP Stimulation gibt es für alle drei Substanzen ein Wirkungsoptimum bei der Steigerung des ^{3}H-Thymidin Einbaus der FTC-133 Zellen. Auch für die Stimulation des Zellwachstums zeigt EGF ein Wirkungsmaximum bei 10 ng/ml auf, während höhere Konzentrationen ohne Effekt sind. TSH stimuliert das Zellwachstum von 10 µIU TSH/ml - 1,0 mIU TSH/ml auf das Doppelte, wohingegen 10 mIU TSH/ml einen nur geringen und 100 mIU TSH/ml keinen Effekt mehr auf die Zellzahl aufweisen. Alle verwendeten IGF Konzentrationen erhöhten die Zellzahl auf das Doppelte der Kontrollgruppe (Abb. 2).

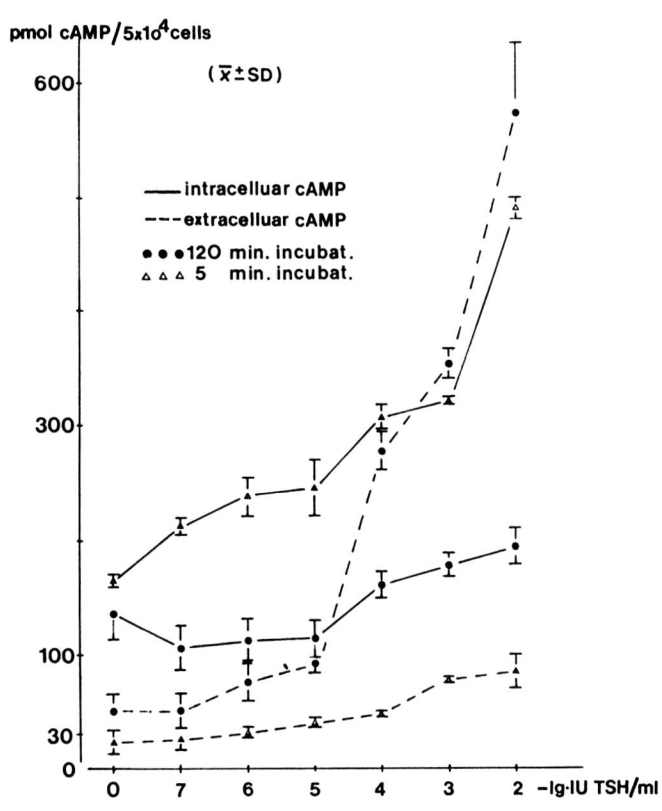

Abb. 1. Extra- und intracelluläre cAMP-Produktion von FTC-133 Zellen nach Stimulation mit TSH

Zusammenfassung

Die Etablierung der ersten permanenten menschlichen Zellkultur eines differenzierten Schilddrüsencarcinoms mit erhaltenen Funktionen ermöglicht Untersuchungen zur Wachstumsregulation und

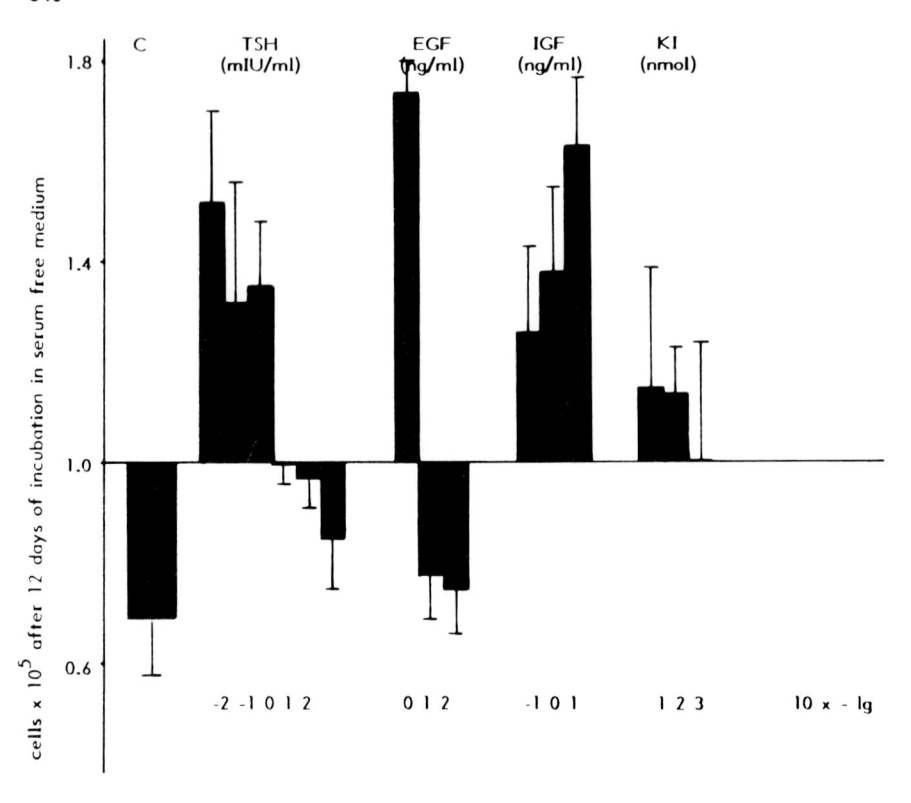

Abb. 2. Zellproliferation von FTC-133 Zellen nach Stimulation mit TSH, IGF und KI

postoperativen Therapie differenzierter Schilddrüsentumoren. Die Zellen synthetisieren Thyreoglobulin und besitzen EGF Receptoren. TSH führt zu einer dosisabhängigen Stimulation der cAMP Produktion, die jedoch der Wachstumsstimulation durch TSH nicht parallel verläuft. Neben TSH wirken auch EGF und IGF als Wachstumsfaktoren für diese differenzierten menschlichen Thyreocyten.

Diese und zukünftige Untersuchungen an der FTC-133 Zelle lassen grundlegende Erkenntnisse über die komplexe Wachstumsregulation menschlicher Schilddrüsengewebe erhoffen.

Summary

Establishing the first permanent human cell line from a differentiated follicular thyroid cancer with retained thyroid function enables us to study growth regulation and postoperative therapy for thyroid tumors. The cells synthesize thyreoglobulin and have EGF receptors. TSH stimulated cAMP production in these FTC-133 cells dose dependently, although this does not parallel the effect of TSH on growth in the cells. As well as TSH, EGF and IGF stimulate cell growth in these cells.

These and future studies on FTC-133 cells may provide us with fundamental results for understanding the complex growth regulation of human thyroid tissue.

Literatur

1. Dumont JE, Roger PP, Servais PP, Gerard C, Lamy F, Lecocq R, Van Heuverswyn B, Van Sande J, Vassart G, Mockel J (1987) Regulatory networks involved in the control of thyroid follicular cell function, proliferation and differentiation: the model of the dog thyroid. In: Burrow GN, Eggo MC (eds) Thyroglobulin - The prothyroid hormone. Raven Press, New York, p 283
2. Westermark B, Karlsson FA, Walinder O (1979) Thyrotropin is not a growth factor for human thyroid cells in culture. Proc Natl Acad Sci USA 76: 2022
3. Gärtner R, Greil W, Demharter P, Horn K (1985) Involvement of cyclic AMP, iodine and metabolites of arachidonic acid in the regulation of cell proliferation of isolated porcine thyroid follicles. Mol Cell Endocrinol 42:145
4. Goretzki PE, Wjst M, Koob R, Koller C, Simon R, Branscheid D, Clark OH, Röher HD (1986) The effect of thyrotropin (TSH) and cAMP on DNA synthesis and cell growth of human thyrocytes in monolayer culture. Surgery 100: 1053-1061

Dr. D. Simon, Klinik f. Allgem. und Unfallchirurgie, Heinrich Heine Universität Düsseldorf, Moorenstr. 5, D-4000 Düsseldorf

65. Einfluß des cellulären DBS-Gehalts auf die Überlebenschance bei differenzierten Schilddrüsencarcinomen

Influence of Cellular DNA Content on Survival on Differentiated Thyroid Carcinomas

G. Lukács[1], Gy. Balázs[1] und Z. Szállásy[2]

[1] I. Chirurgische Universitätsklinik
[2] Verzár International Laboratory for Experimental Gerontology, Hungarian Section Debrecen, Ungarn

Vor nahezu 10 Jahren haben wir die celluläre DNS-Analyse bei ausgewählten Schilddrüsenerkrankungen angelegt, hauptsächlich zur Unterscheidung von gut- oder bösartigen tumorösen Veränderungen. Anhand unserer Messungen konnten wir zum Schluß kommen, daß zwar jeder von den malignen Tumoren eine aneuploide DNS-Verteilung zeigte, ergaben sich jedoch bei den Tumoren mit größtenteils differenzierter Struktur häufig auch voneinander wesentlich abweichende Histogramme, von einer annähernd diploiden Verteilung bis zu den langgestreckten, flachen Histogrammen (1, 2). Bei der Analyse der Nachkontrollangaben unserer Patienten stellten wir die Frage, ob und auf welche Weise der DNS-Gehalt der Tumorzellen Einfluß nimmt auf Verlauf und Prognose der Krankheit und was dies bedeutet für das biologische Verhalten. Diesbezügliche Forschungen wurden bereits, wenn auch mit unterschiedlichen Methoden, von mehreren Autoren ausgeführt (3, 4, 5).

Material und Methode

Cytomorphologische Untersuchungen wurden während der Operation von 125 Patienten mit Verdacht auf einen malignen Schilddrüsenprozeß zwischen 1978 und 1980 vorgenommen. Vom frischen Operationspräparat wurde zwischen zwei Glasplättchen ein Abklatsch gefertigt und nach FEULGEN gefärbt. Der DNS-Gehalt wurde in 50 Zellkernen mit automatischem Cytofluorimeter (OPTON MPM 01) gemessen, der an einen Computer PDP 11/34 angeschlossen war. Diesen relativen DNS-Gehalt haben wir im Vergleich zum diploiden Wert (2c) einer normalen Schilddrüsenzelle ausgedrückt. In Kenntnis des endgültigen cytologischen Resultats erwiesen sich von den Operierten 36 Fälle als differenzierte Carcinome (23 papilläre, 13 folliculäre). In einem 10 jährigen Nachkontrollzeitraum verfügten wir über exakte Informationen von 34 unserer Patienten.

Ergebnisse

Patienten mit papillärem Carcinom (n = 20)

Verhältnis Männer/Frauen 5:15, durchschnittliche Nachkontrollzeit bei Überlebenden 9 Jahre, 3 Patienten an Krebs verstorben, jeder gehörte in die Gruppe "high risk" mit über 50 Lebensjahren. Von den 17 Überlebenden hatten auch 13 während der Operation Halslymphknoten-Metastasen. Die Tumoren der Überlebenden enthielten in weniger als 50% aneuploide Zellen. Als aneuploid betrachteten wir die Zelle, deren DNS-Wert den 2,5 c der Kontrolle (in unserem Falle der normalen Schilddrüsenzellen) überstieg. Die Patienten, bei denen dieser Wert höher als 70% lag, verstarben (Tabelle 1). Abbildung 1 zeigt die Verteilungsmuster von 2 Überlebenden und 3 Verstorbenen.

Tabelle 1. Papilläres Carcinom (n = 20). Malignitätsgrad anhand des DNS-Gehaltes

	n	Mittelwert (% der Zellen > 2,5 c der Kontrollzellen)
am Leben, ohne Rezidiv od. Fernmetastase	4	27
am Leben, trotz reg. Lymphknoten	13	48
verstorben an Schilddrüsencarcinom	3	88

Patienten mit folliculärem Carcinom, n = 14

Verhältnis Männer/Frauen 3:11, durchschnittliche Nachkontrollzeit bei Überlebenden 10 Jahre, 5 Pat. verstarben an grob invasiven folliculären Carcinomen 1, 2, 4-4 und 9 Jahre nach der Operation. 3 von ihnen hatten Knochen-Fernmetastasen, weitere 2 Lungenmetastasen. Ihr Malignitätsgrad aus Tabelle 2 ersichtlich: Auffallend ist, daß die enkapsulierten Carcinome trotz günstiger Prognose in 84% aneuploide Zellen enthielten. Abbildung 2 zeigt die DNS-Histogramme von 2 Überlebenden mit EFC, sowie von 3 Verstorbenen mit Knochen-Metastasen.

Diskussion

Unsere Ergebnisse liefern beweiskräftiges Material dafür, daß der DNS-Gehalt der Zellen bei papillären Schilddrüsencarcinomen von differenzierter Struktur mit den Überlebenschancen mehrfach korrelieren. Bei den folliculären Tumoren sind die grob invasiven von den enkapsulierten eindeutig abzugrenzen. Bei den grob invasiven zeigt sich diese Korrelation ebenfalls, sogar die Häufigkeit der Fernmetastasen nimmt mit zunehmender Aneuploidität zu, was mit einer poor-Prognose einhergeht. Bei den enkapsu-

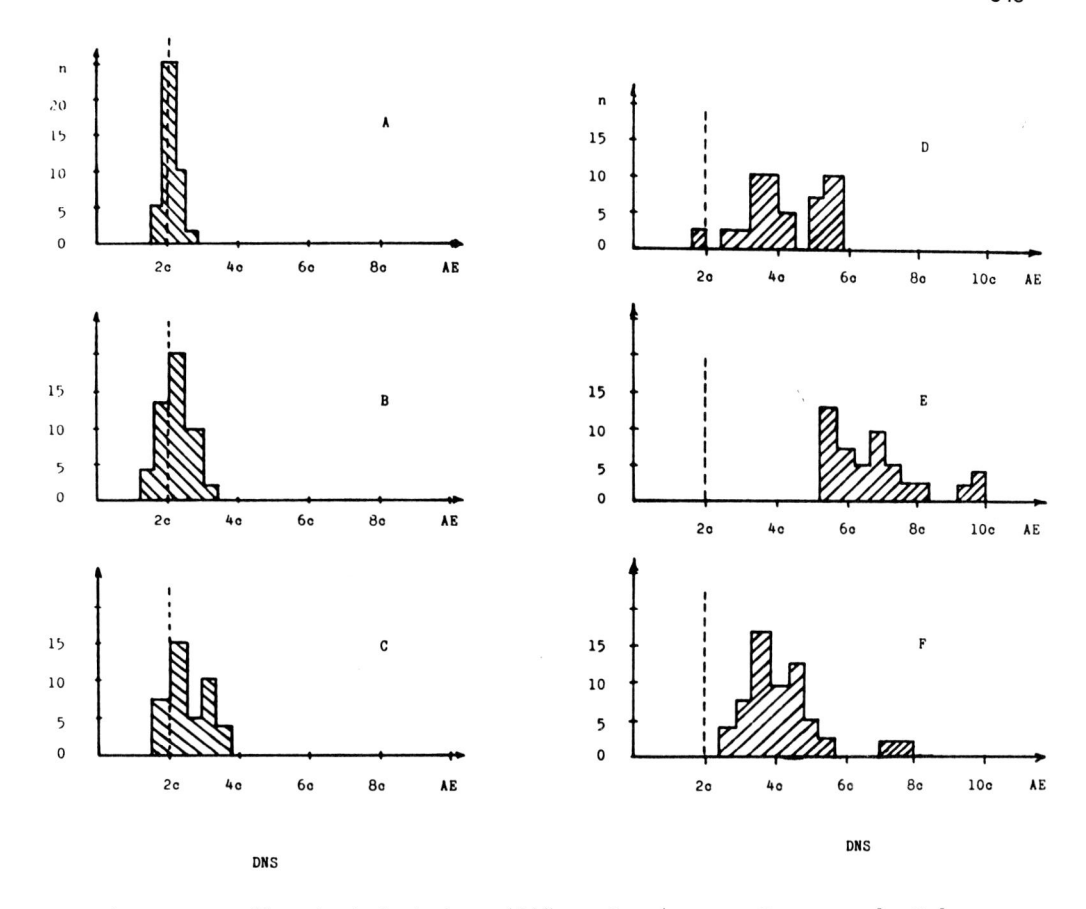

Abb. 1. DNS-Cytofluorimetrie bei papillären Carcinomen. A = normale Zellen (als Kontrolle), B = Fall 19, C = Fall 22 beide Überlebenden, D = Fall 64, E = Fall 83, F = Fall 121, Verstorbenen

Tabelle 2. Folliculäres Carcinom (n = 14). Malignitätsgrad anhand des DNS-Gehalts

	n		Mittelwert (% der Zellen > 2,5 c der Kontrollzellen)
am Leben, ohne Rezidiv o. Fernmetastasen	6	4 (EFC)	84
		2 (invasiv)	45
am Leben, trotz reg. Lymphknoten	3	(invasiv)	64
verstorben an Schilddrüsencarcinom	5	(invasiv)	69

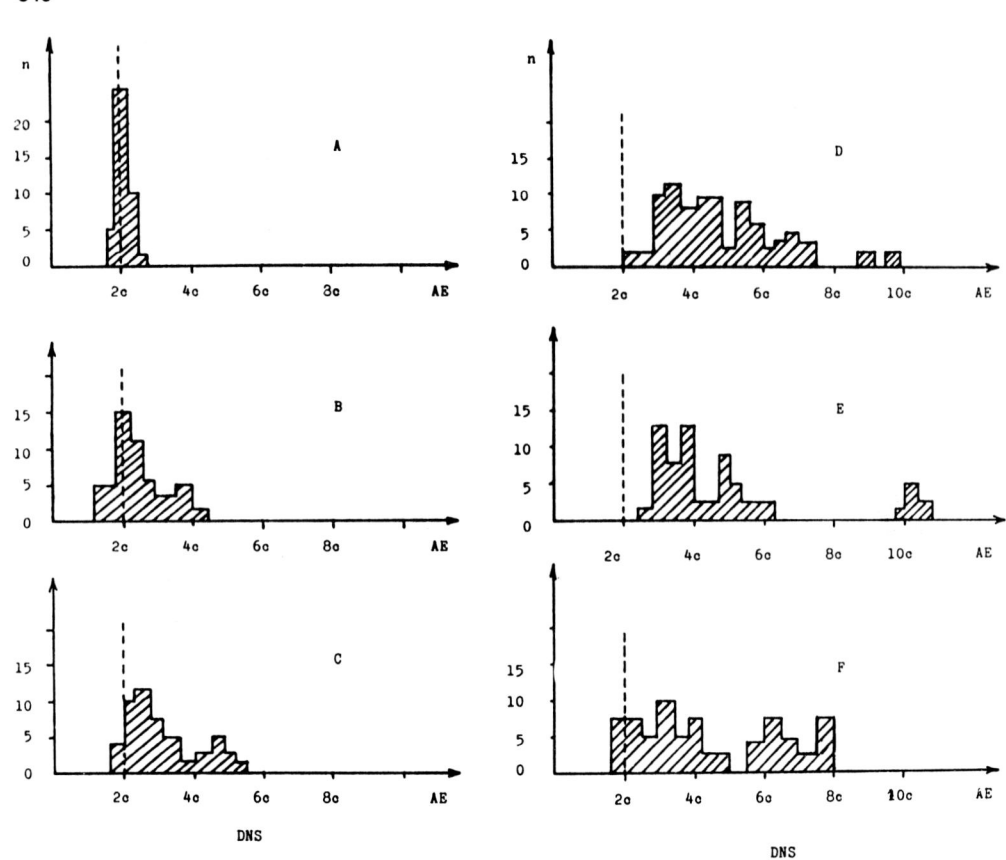

Abb. 2. DNS-Cytofluorimetrie bei folliculären Carcinomen. A = normale Zellen (als Kontrolle), B = Fall 4, C = Fall 8 beide Überlebenden nach EFC, D = Fall 63, E = Fall 65, F = Fall 15 Verstorbenen mit Knochen-Metastasen

lierten Carcinomen verhindert, wie es uns erscheint, die Kapselbildung ein invasives Wachstum. Trotz ihrer hohen Malignitätsgrade leben diese Patienten über 10 Jahre ohne Rezidive und Fernmetastasen. Die Bedeutung unserer Untersuchungen für die Klinik sehen wir dafür, daß die DNS-Cytofluorimetrie ein brauchbares Verfahren für die Prognosebeurteilung von differenzierten Schilddrüsencarcinomen ist, bei gleichzeitiger Bewertung auch sonstiger Tumormerkmale. Bei der Anwendung der präoperativen Aspirationscytologie können Diagnose und Prognose gleichzeitig bestimmt werden, so bietet sich eine alleinige Möglichkeit, in Kenntnis der biologischen Aggressivität des Tumors, die adäquateste Operationstechnik zu wählen.

Zusammenfassung

Mit cytofluorimetrischer Methode wurde der DNS-Gehalt der Schilddrüsenzellen anhand von Abstrichen gemessen, die von 125 Patienten mit Verdacht auf einen malignen Schilddrüsenprozeß ent-

stammten. Untersucht wurde der prognostische Stellenwert des
Verfahrens in bezug auf 34 differenzierte Carcinomfälle (20
papilläre, 14 folliculäre). Von den Patienten mit papillären
Carcinomen verstarben nach nahezu 10 Jahren 3, von denen mit
folliculären Tumoren 5 Patienten. Die Verstorbenen wiesen hohe
DNS-Werte in aneuploider Verteilung auf. Jeder von den an folli-
culären Tumoren Verstorbenen hatten auch Fernmetastasen. Die
DNS-Messung ist ein wichtiger Faktor von hohem prognostischem
Wert bei differenzierten Schilddrüsentumoren.

Summary

Cellular DNA content was measured using cytofluorimetric methods
to analyze imprint cytological smears from 125 patients with
suspected malignant thyroid process. The prognostic value of
this method was examined in 34 differentiated carcinomas (20
papillary, 14 follicular). After nearly 10 years, three patients
from the papillary group and five from the follicular group had
died. All these patients showed high DNA values with widely
scattered aneuploidic distribution. Each patient in the follicular tumor group who died also had distant metastases. DNA measurement seems to be a valuable prognostic tool in differentiated
thyroid tumors.

Literatur

1. Bäckdahl M, Carstensen I, Auer G, Tallroth E (1986) Statistical evaluation
   of the prognostic value of nuclear DNA content in papillary, follicular
   and medullary thyroid tumors. World J Surg 10:974
2. Hamming JF, Schlefhout LJ, Cornelisse CJ, Van de Velde CJH, Goslings BM,
   Hermans J, Fleuren GJ (1988) Prognostic value of nuclear DNA content in
   papillary and follicular thyroid cancer. World J Surg 12:503
3. Lukács GL, Balázs GY, Zs.-Nagy I (1979) Cytofluorimetric measurements on
   the DNA contents of tumor cells in human thyroid gland. J Cancer Res Clin
   Oncol 95:265
4. Lukács GL, Mikó TL, Fábián E, Zs.-Nagy I, Csáky G, Balázs GY (1983) The
   validity of some morphologic methods in the diagnosis of thyroid malig-
   nancy. Acta Chir Scand 149:759
5. Schröder S, Baisch H, Rehpenning W, Müller-Gärtner HW, Schulz-Bischof K,
   Sablotny B, Meiners I, Böcker W, Schreiber HW (1987) Morphologie und
   Prognose des folliculären Schilddrüsencarcinoms - Eine klinisch-patho-
   logische und DNS-cytometrische Untersuchung an 95 Tumoren. Langenbecks
   Arch Chir 370:3

Priv.-Doz. Dr. G. Lukács, Medizinische Universität Debrecen,
I. Chirurgische Klinik, H-4012 Debrecen, Pf. 27

66. Der Eingriff der Pankreasdenervation und Antrektomie auf die Freisetzung gastrointestinaler Hormone beim Hund

The Influence of Pancreas Denervation and Antrectomy on the Release of Gastrointestinal Hormones in Dogs

F. König, R. Nustede, H. Köhler und A. Schafmayer

Abt. Allgemeinchirurgie im Zentrum Chirurgie, Universitätskliniken Göttingen

Sowohl ein intaktes autonomes Nervensystem, als auch eine intakte Magen-Darm-Passage sind Voraussetzungen für eine koordinierte Freisetzung gastrointestinaler Hormone. Experimentelle Ansätze zur Aufklärung möglicher Regulationsmechanismen der Hormonausschüttung sind u.a. gezielte Läsionen vagaler Nervenfasern und Resektionen im Bereich des Gastrointestinaltraktes.

Ziel unserer Studie ist zu untersuchen, welchen Einfluß zum einen eine Denervation des Pankreas und zum anderen eine Antrektomie auf die postprandiale Freisetzung der gastrointestinalen Hormone Pankreatisches Polypeptid (PP), Cholecystokinin (CCK), Neurotensin und Insulin hat.

Material und Methode

Bei 10 Mischlingshunden (15 - 25 kg) wurde operativ ein Herrera-Pankreaspouch (HERRERA 1968) angelegt. Nach Verabreichung einer Standardmahlzeit (50 g/kg Körpergewicht) wurde 1. der postprandiale Verlauf der o.g. Hormonkonzentrationen, und 2. die exokrine Pankreassekretion quantitativ und qualitativ (Proteine, Bicarbonat) ermittelt. Die Hormonkonzentrationen im peripheren Blut wurden mittels Radioimmunoassays gemessen (SCHAFMAYER 1988 I). Nach operativer Denervation des Pankreas gemäß der von DEBAS angegebenen Methode (DEBAS 1982) wurden die o.g. Bestimmungen wiederholt. Danach wurden bei denselben Tieren eine Antrektomie mit Billroth-I-Anastomose vorgenommen. Nach Verabreichung einer Standardmahlzeit wurden wiederum die o.a. Hormone postprandial bestimmt.

Ergebnisse

Die integrierte postprandiale Hormonfreisetzung nach den verschiedenen operativen Eingriffen ist wie folgt tabellarisch dargestellt:

	PP	Insulin	NT	CCK
präoperativ	32486+3212	1865+359	2132+228	117+23
nach Pankreas-denervation	30229+2416	1524+316	2408+302	158+23
nach Antrektomie	14025+3239	2645+495	3213+316	183+16
$p < 0,05$				

Der absolute Proteingehalt des Pankreassekretes verminderte sich in der jeweiligen Versuchsperiode nach der Pankreasdenervation von 25200+3600 mg auf 7970+836 mg.

Diskussion

Unter Verwendung der von DEBAS et al. beschriebenen Methodik der orthotopen Pankreastransplantation wird eine vollständige Ablösung des Organs von seinen umgebenden Strukturen erreicht. Eine derartige Denervation führt zu einer deutlichen Verminderung der exokrinen Pankreasfunktion, die gleichwohl ihrerseits keine wesentlichen Veränderungen der gemessenen Hormonkonzentrationen bewirkt. Das Prinzip der negativen Rückkopplungsbeziehung zwischen exokriner Pankreasfunktion einerseits und insbesondere den CCK-Plasmakonzentrationen kann in diesen Fällen durch unsere Ergebnisse nicht gestützt werden. Andererseits weisen die nach Denervation leicht erhöhten Neurotensinplasmakonzentrationen auf die mögliche Existenz derartiger Rückkopplungsbeziehungen hin. In diesem Zusammenhang sei darauf hingewiesen, daß insbesondere nach reiner Fettbelastung deutlich erhöhte Neurotensinplasmakonzentrationen infolge der exokrinen Pankreasinsuffizienz als Ausdruck der Malabsorption auch von unserer Arbeitsgruppe beschrieben wurden (SCHAFMAYER II).

Die deutlich erhöhten Hormonkonzentrationen nach durchgeführter Antrektomie weisen auf die Relevanz einer intakten Passage des oberen Gastrointestinaltraktes für eine diesbezügliche physiologische Hormonfreisetzung hin. Die Auswirkungen dieser erhöhten Hormonkonzentrationen sind insbesondere bezüglich der Pankreasphysiologie weiter zu untersuchen.

Zusammenfassung

Bei 10 Hunden wurde ein Pankreaspouch angelegt und eine Standardmahlzeit verabreicht. Es erfolgt in regulären Intervallen die Bestimmung der Hormone Neurotensin, Insulin, PP und CCK, Die Pankreasdenervation führte zu keiner Beeinflussung der gastrointestinalen Hormonfreisetzung. Die Antrektomie bewirkte eine signifikante Verminderung der PP-Freisetzung. Die Insulinsekretion erhöhte sich signifikant. Diese Ergebnisse zeigen die Bedeutung der intakten intestinalen Passage.

Summary

In ten dogs a pancreas pouch operation was performed and a standard meal was provided. At regular intervals the levels of the hormones neurotensin, insulin, cholecystokinin, pancreatic polypeptide were determined. Pancreas denervation did not influence the release of gastrointestinal hormones. Antrectomy caused a significant decrease of pancreatic polypeptide release, and insulin secretion increased significantly. These results show the importance of an intact gastrointestinal passage.

Literatur

1. Herrera F, Kemp DR, Tsukamoto M, Woodward ER, Dragstedt LR (1968) A new cannula for the study of pancreatic function. J Appl Physiol 25:207-9
2. Debas HT, Taylor IL, Seal AM, Passaro jr. EP (1982) Evidence for vagus-dependent pancreatic polypeptide-autotransplanted dog pancreas. Surgery Vol 92:309-314
3. Schafmayer A, Nustede R, Pompino A, Köhler H (1988) Vagal influence on cholecystokinin and neurotensin release in conscious dogs. Scand J Gastroenterol , Vol 23:3
4. Schafmayer A, Köhler H, Nustede R (1988) Is neurotensin release altered by pancreatic denervation. In: Biomed Research [Suppl] 1:45

Dr. F. König, Abt. Allgemeinchirurgie im Zentrum Chirurgie, Universitätskliniken Göttingen, Robert-Koch-Str. 40, D-3400 Göttingen

67. Auswirkungen der Exstirpation des Ganglion mesentericum craniale und coeliacum auf die endokrinen Zellen der Dünndarmschleimhaut beim Hanford Mini Pig

Effects of Superior Mesenteric and Coeliac Ganglionectomy on the Geometry and Cellular Organization (Including Peptide-Producing Cells) of the Small Intestinal Mucosa

G. E. Holle[1], W. G. Forssmann[2] und F. K. Holle[1]

[1]Gastroenterologisches Forschungslaboratorium, Chirurgische Universitätspoliklinik, München
[2]Anatomie III der Universität Heidelberg

Der Einfluß der extrinsischen Innervation auf die Morphometrie und celluläre Organisation der Dünndarmschleimhaut wurde am Modell der totalen Exstirpation des Ganglion mesentericum craniale und coeliacum am Hanford mini pig studiert.

Material und Methode

Fünf Tiere wurden in kombinierter Stresnil-Trapanal-Nembutal Narkose ganglionektomiert. Darmproben wurden im Duodenum, proximalen, mittleren und distalen Jejunum und im Ileum vor der Ganglionektomie und 3 Wochen und 6 Monate danach entnommen. An drei Kontrolltieren wurden zu identischen Zeitpunkten Proben entnommen, ohne Durchführung einer Ganglionektomie.

Untersucht wurden: der gesamte Darmwanddurchmesser, die Zottenhöhe, die Kryptentiefe, alle Muskelschichten. Quantitativ numerisch wurden im Bereich von 40000 bis 100000 ausgezählten Saumzellen folgende Zellen bestimmt: Becherzellen, Paneth-Zellen, enterochromaffine Zellen (EC), 5-HT-immunoreaktive Zellen, Cholecystokinin i.r. I-Zellen, Neurotensin-i.r. N-Zellen, Glucagon und Glicentin-i.r. L-Zellen und Somatostatin-i.r. D-Zellen.

Es wurden ferner 6 Enzyme in den Saumzellen histochemisch dargestellt und absorptionsphotometrisch quantitativ bestimmt (L-leucine-aminopeptidase, unspezifische alkalische Phosphatase, Adenosin-triphosphatase, unspezifische Esterase, unspezifische saure Phosphatase und Succinatdehydrogenase).

Ergebnisse

Der Transversaldurchmesser der Mucosa nimmt sign. zu auf Grund eines Anstiegs der Zottenhöhe um 10 - 33% ($p < 0,02$) (Abb. 1). Dadurch steigt der Zotte/Krypte-Quotient an. Die Becherzellzahl nimmt ab und die Saumzellzahl nimmt zu. EC-Zellen, 5-HT-i.r.Zellen und Glu und Glic-i.r.L-Zellen zeigen keine sign. numerischen Änderungen. Hingegen nehmen CCK-i.r.I-Zellen im Duodenum und proximalen Jejunum und NT-i.r.N-Zellen in den distalen Dünndarmabschnitten um 110% und 86% sign. zu. Som-i.r.D-Zellen nehmen zwischen 44% und 76% im Duodenum und proximalen Jejunum ab ($p < 0,05$) (Abb. 2).

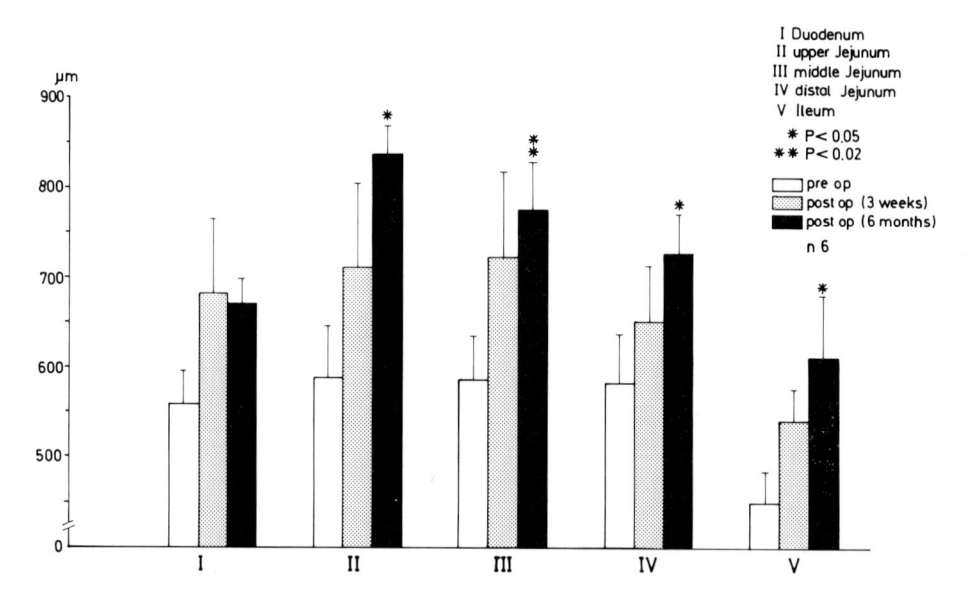

Abb. 1. Höhe der Dünndarmzotten vor Ganglionektomie und 3 Wochen und 6 Monate danach

Alle entero-endokrinen Zellen entwickeln eine Hypertrophie zwischen 14% und 43% ($p < 0,01$) ausgenommen Som-i.r.D-Zellen im Duodenum und prox. Jejunum.

Die gemessenen Enzymaktivitäten zeigen einen Anstieg zwischen 2 und 18% (Absorptionsprozent) ($p < 0,01$).

Diskussion

Der Einfluß der extrinsischen Innervation auf die Regeneration in den Krypten der Dünndarmschleimhaut wird kontrovers diskutiert (4, 3).

Unsere Befunde haben keine sig. Änderung der Kryptentiefe nach Ganglionektomie erbracht. Eine Aussage über die Regeneration ist daher nicht möglich. Jedoch verifizieren die Veränderungen

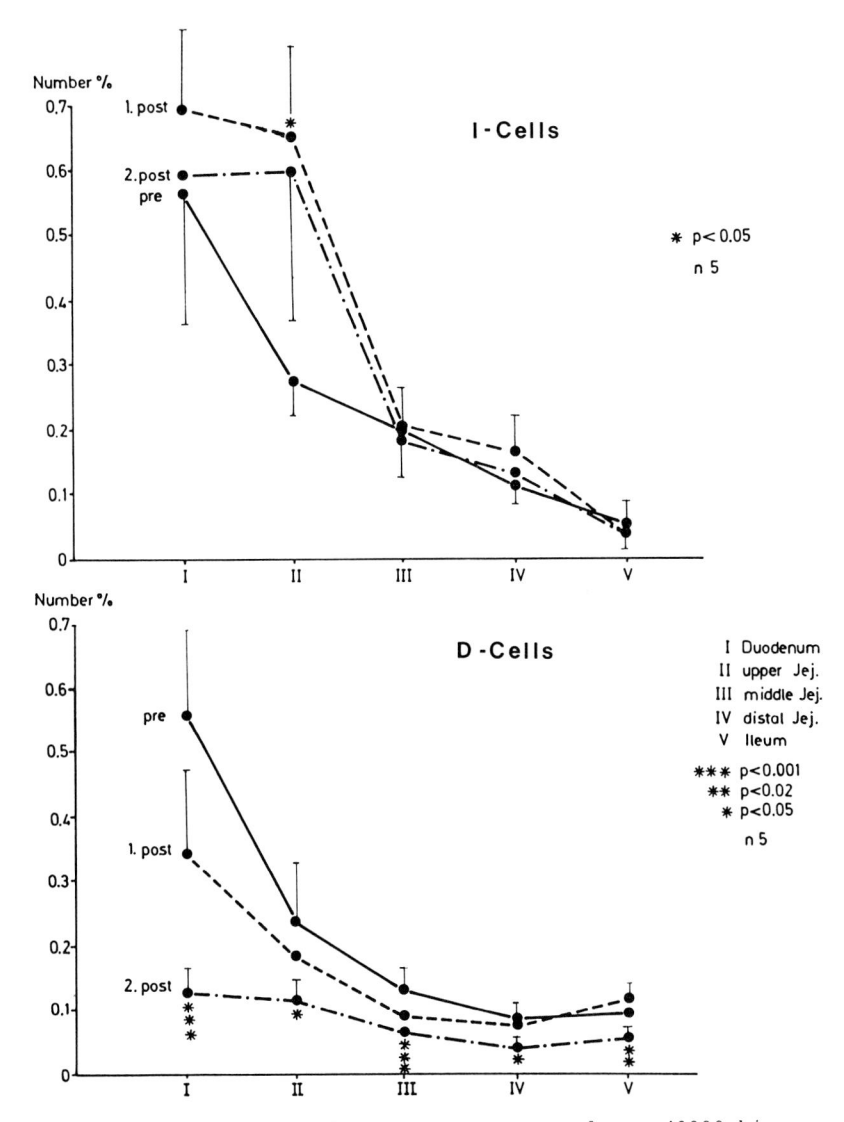

Abb. 2. Numerisches Verhalten (Auszählung auf einem Areal von 40000 bis 100000 Saumzellen) der (oben) CCK-i.r.I-Zellen und (unten) der Som-i.r.D-Zellen vor, und 3 Wochen und 6 Monate nach Ganglionektomie. Die Werte sind angegeben als Prozent der gesamt Saumzellzahl. CCK-antibody 1561/G von J.R. REHFELD; Somatoantibody S 985/2 von W.G. FORSSMANN. PAP-methode nach STERNBERGER

in der cellulären Zusammensetzung der Mucosa einen Einfluß der extrinsischen Innervation auf die Entwicklung und Ausreifung der entero-endokrinen Zellen.

Aus der Zunahme der Saumzellen resultiert eine Zunahme der resorbierenden Oberfläche. Zusätzlich steigen die Enzymaktivitäten in den Saumzellen an, wodurch ein erhöhter Reifegrad und Funktionszustand der Saumzellen bewirkt wird (1, 2).

Die extramurale Innervation steuert somit die inhärenten Funktionen des Dünndarms (z.B. Mucosawachstum, Saumzellenausreifung und Saumzellen-Funktion) im Sinne einer Drosselung. Diese Steuerung bezieht das entero-endokrine System mit ein, wobei die Bildung von Zellen, welche wachstumsfördernde Hormone produzieren, unterdrückt wird und die Produktion von Som-i.r.Zellen stimuliert wird.

Diese Steuerung durch Drosselung muß als Ökonomisierungsprozeß der inhärenten Dünndarmfunktionen betrachtet werden.

Zusammenfassung

Die Exstirpation des Ganglion mesentericum craniale und coeliacum bewirkt am Dünndarm des Hanford mini pig (n 5; Duodenum, prox., mittl. und dist. Jejunum und Ileum) 3 Wochen und 6 Monate nach Exstirpation: Zunahme der Zottenhöhe, Zunahme der Saumzellen, CCK-i.r.-Zellen und NT-i.r.N-Zellen; sowie Abnahme der Som-i.r. Zellen. 6 verschiedene Saumzellenenzyme zeigen absorptionsphotometrisch eine Zunahme der Enzymaktivitäten.

Es wird daraus eine suppressive Beeinflussung der extrinsischen Innervation auf Struktur und Funktion der Dünndarmschleimhaut abgeleitet.

Summary

Superior mesenteric and coeliac ganglionectomy was performed in five Hanford minipigs and absorptive cells, goblet cells, enterochromaffin cells, serotonin-immunoreactive (5-HT-i.r.) cells, cholecystokinin (CCK)-i.r. I cells, neutensin (NT)-i.r.N cells, glucagon- and glicentin-i.r. L cells and somatostatin-i.r. D cells were evaluated in the duodenum, the proximal, middle and distal jejunum, and the ileum, before ganglionectomy and 3 weeks and 6 months afterwards.

The thickness of the mucosa increased due to an increase in villus height. Absorptive cells, I cells and N cells increased significantly, while D cells decreased after ganglionectomy. All endocrine cells except D cells developed hypertrophy. In addition, six absorptive cell enzymes were evaluated quantitatively by microphotometry. All showed increased activity.

The enlarged absorptive surface (increase in villus height and absorptive cells) following extramural denervation indicates the suppressive effect of the extrinsic nervous system on the inherent functions and on the structure of the small intestinal mucosa, helped by the changes in the numbers of enteroendocrine cells.

Literatur

1. Bloch R, Menge H, Lingelbach B, Lorenz-Meyer H et al (1973) The relationship between structure and function of the small intestine in patients with a sprue syndrom and in healthy controls. Klin Wochenschr 51:1151-1158

2. Imondi AR, Lipkin M, Balis ME (1970) Enzyme and template stability as regulatory mechanisms in differentiating intestinal epithelial cells. J Biol Chem 245(9):2194-2198
3. Maurer-Schultze B, Theiss M, Wachsmuth ED (1987) Re-examination of the effect of beta-adrenergic blocking agents on proliferation of rat jejunal crypt cells using the stethmoskinetic method. Virchows Arch B (Cell Pathol) 52:467-477
4. Tutton PJM (1975) Neural stimulation of mitotic activity in the crypt of Lieberkühn in the rat jejunum. Cell Tissue Kinet 8:259-266

This study was supported by the Deutsche Forschungsgemeinschaft, Bonn/Bad Godesberg, Ho 936/2-1+2.

Dr. G.E. Holle, Gastroenterologisches Forschungslabor. Walther Straub Institut. p.Adr. Univ. Poliklinik, Pettenkoferstr. 8a, D-8000 München 2

68. Welchen Einfluß hat die Ileumresektion auf die exokrine Pankreassekretion – Untersuchung zur enteropankreatischen Achse (DFG – Nu-42/1-1)

Effect of Ileum Resection on Exocrine Pancreas Secretion – Study on the Enteropancreatic Axis

R. Nustede, J. Meyerhoff, H. Köhler, B. Heidrich und A. Schafmayer

Klinik und Poliklinik für Allgemeinchirurgie der Universität Göttingen

Dem Tridecapeptid Neurotensin wird zunehmend eine physiologische Bedeutung für eine endokrin vermittelte Regulation der exokrinen Pankreassekretion beigemessen, so daß neben dem CCK und dem Sekretin ein weiteres gastrointestinales Peptid an der Regulation der Pankreasfunktion beteiligt sein könnte (1).

Die Plasmakonzentrationen des vornehmlich im terminalen Ileum lokalisierten Peptides steigen bereits 15 min nach oraler Verabreichung fettreicher Mahlzeiten an.

Die Modalitäten dieses frühen Konzentrationsanstieges eines eher im distalen Dünndarm beheimateten gastrointestinalen Peptides sind z.Zt. noch ungeklärt.

Die luminale Applikation von Ölsäure ins terminale Ileum soll ebenfalls eine Steigerung der exokrinen Pankreassekretion bewirken. Diesem Darmabschnitt soll aber darüber hinaus eine besondere Relevanz für die postprandiale NT-Freisetzung zukommen: Nach Ileumresektion wurden von der Arbeitsgruppe um WALKER keinerlei NT-Plasmakonzentrationen mehr nachgewiesen (2).

In diesem Zusammenhang werden im folgenden Untersuchungen zur Bedeutung des terminalen Ileums für
a) die exokrine Pankreassekretion
b) die postprandiale NT-Freisetzung
vorgestellt.

Methodik

6 gemischtrassige Hunde erhielten modifizierte Herrerafisteln in typischer Weise: Ein kurzes Segment des Duodenums, in das

der Hauptpankreasgang einmündet, wurde separiert und das seitliche Endstück einer T-förmigen Kanüle eingenäht. Das andere Ende der Kanüle wurde in das zuvor reanastomosierte Duodenum eingesetzt. Das sezernierte Pankreassekret kann derart nach außen abgeleitet und gesammelt werden.

Zunächst erhielten alle Tiere eine Standardmahlzeit. Über 120 min wurden in 15 minütigen Intervallen die NT-Plasmakonzentrationen radioimmunologisch bestimmt. Darüber hinaus ermittelten wir Volumen, Protein und Bicarbonatgehalt des Pankreassekretes zu den gleichen Zeitpunkten.

Nach 2 Wochen applizierten wir i.v. steigende Dosierungen des in 0,9% NaCl 1-13 und 0,2% HSA gelösten Gesamtpeptides NT 1-13.

Über 120 min wurden wiederum wie beschrieben die NT-Plasmakonzentrationen und die exokrine Pankreassekretion ermittelt.

Nach Resektion des terminalen Ileums führten wir in Abständen von 3 Wochen die folgenden Untersuchungen aus.
a) die Tiere erhielten die Standardmahlzeit
b) die Tiere erhielten eine zur Fütterung simultane i.v.-Applikation der in Vorversuchen als physiologisch ermittelten Neurotensinmenge.

Über 120 min wurden in 15-Minuten-Abständen die NT-Plasma-Konzentrationen und die exokrine Pankreassekretion analysiert.

Die radioimmunologische Ermittlung der NT-Konzentrationen erfolgte unter Verwendung des in einer Endverdünnung von 1:120000 eingesetzten eigenen Antikörpers, der keinerlei Kreuzreaktionen und lediglich eine Spezifität für das Gesamthormon aufweist.

Ergebnisse

1. Die nach einer Standardmahlzeit radioimmunologisch gemessenen NT-Plasmakonzentrationen wurden mit einer i.v.-Applikation von 50 pmol x kg^{-1} x h^{-1} nachvollzogen.
2. Nach i.v.-Neurotensinzufuhr konnte die exokrine Pankreassekretion signifikant stimuliert werden. Derart kann 50% der physiologischen postprandialen Bicarbonatsekretion und 30% der postprandialen Proteinsekretion erzielt werden.
3. 3 Wochen nach Resektion des terminalen Ileums wird die postprandiale exokrine Pankreassekretion um etwa 50% verringert.

   Die dann zur Fütterung simultane i.v.-Verabreichung von 50 pmol x kg x h NT normalisiert die zuvor verringerte exokrine Pankreassekretion (Abb. 1).

Diskussion

Die Resektion des terminalen Ileums vermindert die postprandiale exokrine Pankreassekretion deutlich. Das terminale Ileum besitzt demzufolge während des unmittelbaren postoperativen Verlaufs eine Bedeutung für die Regulation der exokrinen Pankreassekretion.

Integrierte Proteinsekretion des Pankreas

- ■ Standardmahlzeit vor Ileumresektion
- ▨ iv. NT-Applikation (50 pmol x kg^{-1} x h^{-1})
- ▨ Standardmahlzeit nach Ileumresektion
- ▨ Standardmahlzeit nach Ileumresektion und simultane NT-Applikation (i.v.)

Integrierte Bicarbonatsekretion des Pankreas

- ■ Standardmahlzeit vor Ileumresektion
- ▨ iv. NT-Applikation (50 pmol x kg^{-1} x h^{-1})
- ▨ Standardmahlzeit nach Ileumresektion
- ▨ Standardmahlzeit nach Ileumresektion und simultane NT-Applikation (i.v.)

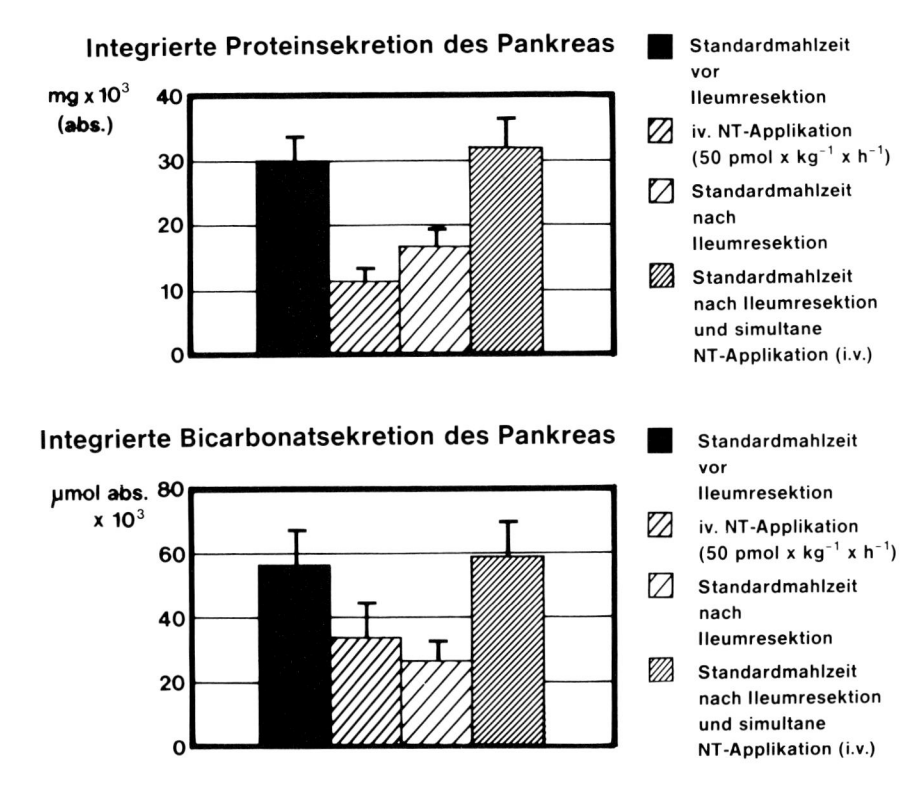

Abb. 1

Diese Bedeutung könnte sich auf die konzentrierte Präsenz neurotensinhaltiger Zellverbände stützen, da nach i.v.-Applikation physiologischer NT-Mengen die zuvor verringerte Pankreassekretion auf das präoperativ verifizierte Niveau angehoben werden konnte.

Gleichwohl scheint dem terminalen Ileum nicht die zentrale Bedeutung für die postprandiale Hormonfreisetzung zuzukommen. Nach Ileumresektion konnten wir radioimmunologisch und chromatographisch erhebliche NT-Mengen im Plasma nachweisen.

Diese Beobachtung steht im Einklang mit den Untersuchungsergebnissen der Stockholmer Arbeitsgruppe, die unter Umgehung des Ileums ebenfalls noch signifikante postprandiale NT-Plasmakonzentrationen beobachten konnte (3).

Diese Freisetzung könnte durch den luminalen Kontakt der Speisen mit neurotensinhaltigen Zellen des oberen Dünndarms erklärt werden.

Der zeitlich recht früh erfolgende Konzentrationsanstieg im postprandialen Verlauf wäre vor diesem Hintergrund nachvollziehbar.

Die relativ bedeutenden NT-Plasmakonzentrationen nach bereits erfolgter Ileumresektion könnten darüber hinaus zunächst durch die ebenfalls beobachtete verminderte Pankreassekretion erklärt werden, denn in Fällen der chronischen Pankreasinsuffizienz konnte unsere Arbeitsgruppe bei Patienten mit chronischer Pankreatitis deutlich erhöhte Hormonwerte ermitteln. Auch im postprandialen Plasma des Hundes wurden erhöhte NT-Plasmakonzentrationen bestimmt, wenn das exokrine Pankreassekret aus den implantierten modifizierten Herrerafisteln ausgeleitet wurde.

Des weiteren scheint den Untersuchungen von OLSEN et al. (4) zur Folge der NT-Gehalt im Dünndarmgewebe nach Resektion N-Zellen tragender Darmabschnitte deutlich anzusteigen.

Zusammenfassend bleibt festzuhalten:

1. NT besitzt eine physiologische Bedeutung für die postprandiale Regulation der exokrinen Pankreassekretion.
2. Die Resektion des terminalen Ileums vermindert deutlich die exokrine Pankreassekretion im unmittelbaren postoperativen Verlauf.
3. Die i.v.-Verabreichung physiologischer NT-Mengen gleicht diese verminderte Pankreassekretion aus.
4. Das terminale Ileum ist nicht die einzige Quelle postprandialer NT-Anstiege.
5. NT ist ein wichtiger Faktor für die enteropankreatische Achse.

Summary

1. Neurotensin (NT) plays a physiologic role in the postprandial regulation of exocrine pancreas secretion.
2. Resection of the terminal ileum significantly reduced exocrine pancreas secretion in the postoperative period.
3. Administration (i.v.) of physiologic doses of NT restores the impaired secretion.
4. The terminal ileum is not the only source for the postprandial NT release.
5. NT is an important factor in the exocrine enteropancreatic axis.

Literatur

1. Chey WY (1986) Hormonal control of pancreatic exocrine secretion. In: The exocrine pancreas. Go et al., New York, p 301-313
2. Walker JP, Fujimura M, Sakamoto T, Greenley GH, Townsend CM, Thompson JC (1985) Importance of the ileum in neurotensin released by fat. Surgery 98:2, 224ff
3. Kihl B, Rökaeus A, Rosell S, Olbe L (1980) Vagal effects on circulating NTLI and gastric acid secretion after intraduodenal administration of oleic acid in man. Scand J Gastroenterol 15:910 ff
4. Olsen PS, Pedersen JH, Poulsen SS, Yamashita Y, Kirkegaard P (1987) NTLI immunoreactivity after intestinal resection in the rat. Gut 28:1107 ff

Dr. R. Nustede, Klinik und Poliklinik für Allgemeinchirurgie, Universität Göttingen, Robert-Koch-Str. 40, D-3400 Göttingen

69. Vasoaktive Mediatoren bei akuter experimenteller Pankreatitis

Vasoactive Mediators in Acute Experimental Pancreatitis

H. Waldner[1], B. Vollmer[1], J. Schmand[2], P. Conzen[2], L. Schweiberer[1] und W. Brendel[2]

[1]Chirurgische Klinik Innenstadt (Direktor: Prof. Dr. L. Schweiberer)
[2]Institut für Chirurgische Forschung (Direktor: Prof. Dr. W. Brendel) der Universität München

Einleitung

Das klinische Bild der akuten Pankreatitis wird in der Frühphase entscheidend von systemischen und lokalen hämodynamischen Störungen und einer generalisierten Permeabilitätserhöhung geprägt. Diese Veränderungen sollen durch die Freisetzung vasoaktiver Mediatoren, wie der Kinine oder der Arachidonsäure-Metabolite Prostacyclin, Thromboxan A_2 und Leukotrien C_4 und D_4 bedingt sein. Ziel der Untersuchung war es, die Konzentrationen dieser Mediatoren bei der experimentellen Pankreatitis im Blut, in der Pankreaslymphe und im Peritonealexsudat zu messen. Bei lokaler Freisetzung, etwa im Peritonealexsudat, wäre dann durch eine Lavage eine Verminderung der freigesetzten Mediatoren vor systemischer Resorption und damit eine positive Beeinflußung des Krankheitsverlaufs möglich.

Methoden

Als Versuchstiere dienten Schweine (mittleres Körpergewicht 26 kg). Nach Narkoseeinleitung mit Ketamin, Flunitrazepam und Atropin wurden die Tiere tracheotomiert, kontrolliert beatmet und die Narkose mit Lachgas, Sauerstoff und Enflurane fortgeführt. Der Versuchsaufbau wurde schon an anderer Stelle beschrieben (5).

Die Schweine wurden randomisiert der Kontrollgruppe (n = 9) oder einer der Pankreatitisgruppen zugeteilt (jeweils n = 10). Die Pankreatitis wurde durch Infusion von Ölsäure in die Pankreasarterien (FFS) oder durch Infusion einer 5% Natriumtaurocholat-Lösung intraductal (NaT) ausgelöst.

Zur Beurteilung der Aktivierung des Pankreaskallikrein-Kinin-Systems wurde die Konzentration des Pankreaskallikreins mit einem spezifischen Radioimmunoassay (RIA), und die Gesamtkininogenkonzentration durch die Messung des aus dem nativen Kininogen freisetzbaren Bradykininäquivalentes in Pfortaderblut, Pankreaslymphe und Peritonealexsudat bestimmt (2). Als Maß für die Konzentrationen des instabilen Prostacyclins und Thromboxan A_2 wurden ihre stabilen Metabolite 6-keto-PGF_1 und Thromboxan B_2 mit spezifischen RIAs (Pasteur Diagnostics) im peripheren Blut und in der Pankreaslymphe gemessen. Die Konzentrationen der Leukotriene C_4 und D_4 wurden nach Reinigung der Proben in einer Hochdruckflüssigkeitschromatographie mit spezifischen RIAs (DuPont) in der Pankreaslymphe und im Peritonealexsudat bestimmt.

Für statistische Analysen wurden der Friedman- und der Wilcoxon-U-Test verwendet.

Ergebnisse

In der Kontrollgruppe änderten sich die untersuchten Mediatorkonzentrationen im Pfortaderplasma, in der Pankreaslymphe und im Peritonealexsudat nicht (Tabelle 1 und Abb. 1).

Tabelle 1. Angegeben sind die Ausgangswerte (im Peritonealexsudat die 40 min-Werte) sowie die 6-h-Werte von Kallikrein, Kininogen, Thromboxan B und Prostacyclin im Peritonealexsudat. Angegeben sind die Mittelwerte und * signifikante Unterschiede ($p < 0{,}05$)

	Kontrolle		FFS		NaT	
Zeit (h)	0	6	0	6	0	6
Kallikrein (ng/ml)						
Plasma	2,2	2,9	2,2	2,2	1,9	4,1*
Lymphe	2,2	2,2	2,2	4,4	1,9	7,3*
Peritonealexsudat	14	19	17	160*	452	269*
Kininogen (pmol/ml)						
Plasma	14	8,9	15	6,2	10	5,2
Lymphe	9,9	5,0	11	1,3*	10	2,9
Peritonealexsudat	6,3	5,7	6,1	1,4*	3,2	0,7*
Thromboxan (pg/ml)						
Plasma	126	129	173	101	119	69
Lymphe	333	223	385	605*	400	191
Prostacyclin (pg/ml)						
Plasma	586	340	442	951*	476	420
Lymphe	1921	1361	2392	4263*	2220	2070

In beiden Pankreatitismodellen kam es jedoch zu einer Freisetzung von Kallikrein in alle Kompartimente (Tabelle 1). Bei der FFS-Pankreatitis stiegen die Konzentrationen in Lymphe und Peritonealexsudat (Tabelle 1) signifikant an. Im NaT-Modell fand sich

LEUKOTRIENE

Ascites

(experimentelle Pankreatitis)

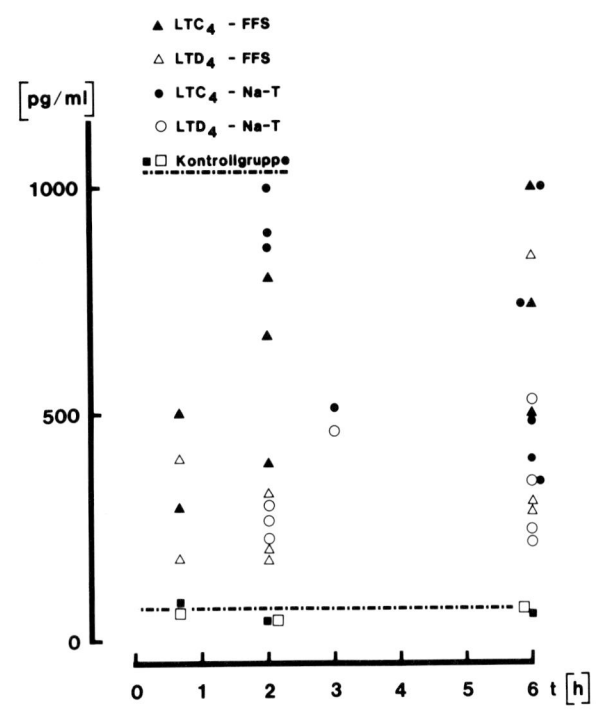

▲ LTC_4 - FFS
△ LTD_4 - FFS
● LTC_4 - Na-T
○ LTD_4 - Na-T
■□ Kontrollgruppe

Abb. 1. Angegeben sind die Leukotrien C_4- und D_4-Konzentrationen im Peritonealexsudat der Kontrollgruppe und den beiden Pankreasgruppen

schon nach 40 min ein signifikanter Anstieg gegenüber dem Ausgangswert und dem der Kontrollgruppe in Plasma, peripankreatischer Lymphe und Peritonealexsudat (Tabelle 1). In beiden Gruppen wurden die höchsten Kallikrein-Konzentrationen im Peritonealexsudat gemessen (Tabelle 1).

In der Lymphe war der Rückgang der Gesamt-Kininogenkonzentrationen nur in der FFS-Gruppe signifikant gegenüber dem Ausgangswert und der Kontrollgruppe. Im Peritonealexsudat kam es dagegen in beiden Pankreatitisgruppen zu einem signifikanten Abfall der Gesamt-Kininogenkonzentration (Tabelle 1). Die Leukotrien C_4 und D_4-Konzentrationen lagen basal unter 50 pg/ml. In Peritonealexsudat stiegen die Konzentrationen bei beiden Pankreatitismodellen um bis zum 200-fachen an (Abb. 1). Ein ähnliches Ergebnis fand sich für die Leukotrienkonzentrationen in der Pankreaslymphe.

Die Prostacyclinkonzentration im peripheren Plasma änderte sich in der NaT-Gruppe nicht. In der FFS-Gruppe kam es dagegen schon nach 40 min zu einem signifikanten Anstieg der Prostacyclinkonzentration in Plasma und Lymphe (Tabelle 1).

In dieser Gruppe fand sich auch rasch ein signifikanter Anstieg der Thromboxan A_2-Konzentration im Plasma und in der Lymphe. Die Thromboxan A_2-Konzentration blieb in der Lymphe während der ganzen Beobachtungszeit signifikant erhöht. Im NaT-Modell waren in Plasma und Lymphe etwa gleich hohe Thromboxan A_2-Konzentrationen wie in der Kontrollgruppe zu beobachten (Tabelle 1).

Diskussion

In beiden Pankreatitis-Modellen waren ein Anstieg der Organ-Kallikreinkonzentration und ein Abfall der Gesamt-Kininogenkonzentration, als Zeichen einer Aktivierung des Kallikrein-Kinin-Systems, nachzuweisen. Auch von anderen Gruppen wurde eine Aktivierung des Gewebe-Kallikrein-Kinin-Systems bei der akuten Pankreatitis beobachtet (4). In der peripankreatischen Lymphe verläuft die Aktivierung des Gewebe-K-K-Systems deutlicher als im Plasma. Die Veränderungen im Ascites sind noch wesentlich stärker ausgeprägt als im Plasma. Dies deutet darauf hin, daß die Aktivierung initial lokal im Pankreas abläuft, mit der stärksten Freisetzung in das Peritonealexsudat (4).

In unseren Versuchen konnten wir eine starke Freisetzung der untersuchten Lipoxygenaseprodukte Leukotrien C_4 und D_4 in der Pankreaslymphe und im Peritonealexsudat bei der Pankreatitis nachweisen. Eine lokale Aktivierung des Lipoxygenaseweges im Pankreas muß deshalb bei der experimentellen Pankreatitis angenommen werden.

Im NaT-Modell fand sich keine vermehrte Freisetzung des Prostacyclins und Thromboxans. FARIAS konnte dagegen bei der experimentellen biliären Pankreatitis in Blut und Ascites einen signifikanten Anstieg von Prostacyclin und Thromboxan nachweisen (1). Unsere Ergebnisse lassen sich teilweise damit erklären, daß durch den Entzug von Lymphe und Ascites eine Resorption aus diesen Kompartimenten nicht möglich war. Auch eine Prostanoidfreisetzung in anderen Organen, etwa dem Darm, der in unserem Modell entfernt wurde, ist denkbar. Der rasche und ausgeprägte Anstieg aller untersuchten Prostanoide im FFS-Modell läßt sich durch eine Aktivierung und Freisetzung der Cyclooxygenaseprodukte an dem durch die Ölsäure geschädigten Endothel erklären (3). Eine Freisetzung der untersuchten Cyclooxygenaseprodukte in das Blut und in die Pankreaslymphe konnte somit im NaT-Modell nicht nachgewiesen werden; die Freisetzung im Ölsäuremodell ist zumindest teilweise modellbedingt.

Durch eine therapeutische Peritoneallavage könnte ein Teil der freigesetzten Mediatoren des Kallikrein-Kinin-Systems und der Lipoxygenaseprodukte vor der systemischen Resorption entfernt werden. Ein günstiger Einfluß der Peritoneallavage auf den Verlauf der Erkrankung in der Frühphase ist deshalb wahrscheinlich.

Zusammenfassung

An zwei pathogenetisch unterschiedlichen Pankreatitismodellen wurde die Freisetzung von vasoaktiven Mediatoren im Pankreas gemessen. Eine Aktivierung des Pankreaskallikrein-Kinin-Systems und eine Freisetzung von Lipoxygenaseprodukten, im Gegensatz zu Cyclooxygenaseprodukten, wurden in der Frühphase der akuten Pankreatitis im Pankreas beobachtet. Die ausgeprägtesten Veränderungen fanden sich im Peritonealexsudat. Die Entfernung dieser Mediatoren etwa durch eine Peritoneallavage sollte den Verlauf der akuten Pankreatitis positiv beeinflussen.

Summary

In two pathogenetically different pancreatitis models the local release of vasoactive mediators was measured. Activation of the kallikrein-kinin system and liberation of lipoxygenase products, in contrast to cyclooxygenase products, was seen early in acute pancreatitis. Changes were most significant in the peritoneal exudate. Therefore, washing-out these mediators, for example by peritoneal lavage, might influence the course of the disease positively.

Literatur

1. Farias LR, Frey CF, Holcroft JW, Gunther R (1985) Effect of prostaglandin blockers on ascites fluid in pancreatitis. Surgery 98:571
2. Fink E, Gütel C (1978) Development of a RIA for pig pancreatic kallikrein. J Clin Chem Clin Biochem 16:381
3. Motohiro A, Furukawa T, Yasumoto K, Inokuchi K (1986) Mechanisms involved in acute lung edema induced in dogs by oleic acid. Eur Surg Res 18: 50
4. Ruud TE, Aasen AO, Kierulf P, Stadas J, Aune S (1985) Studies on the plasma kallikrein-kinin system in peritoneal exudate and plasma during experimental acute pancreatitis in pigs. Scand J Gastroenterol 20:877
5. Vollmer B, Waldner H, Schmand J, Conzen P, Goetz A, Schweiberer L, Brendel W (1988) Enzymfreisetzung im Peritonealexsudat und Lymphe bei der akuten experimentellen Pankreatitis. Langenbecks Arch Chir [Suppl]. Springer, Berlin Heidelberg New York Tokyo, S 215

Dr. H. Waldner, Chirurgische Klinik Innenstadt , Nußbaumstraße 20, D-8000 München 2

70. Oxygenierung des Pankreasgewebes bei experimenteller Pankreatitis

Oxygenation of the Pancreatic Tissue in Experimental Pancreatitis

J. Schmand[1], H. Waldner[2], B. Vollmer[1], A. Goetz[1], P. Conzen[1], L. Schweiberer[2] und E. Brendel[1]

[1] Institut für Chirurgische Forschung (Direktor: Prof. Dr. W. Brendel)
[2] Chirurgische Klinik und Poliklinik Innenstadt (Direktor: Prof. Dr. L. Schweiberer) der Ludwig-Maximilians-Universität München

Einleitung

Den Veränderungen der Makro- und Mikrozirkulation des Pankreas werden in der Pathogenese und Ausprägungsform der akuten Pankreatitis entscheidende Bedeutung beigemessen. Dies gilt nicht nur für Phänomene wie die Organentzündung oder die Entstehung eines Kreislaufschocks, sondern auch für Sekundärkomplikationen an anderen Organen.

In den bisher zur Zirkulation des entzündeten Pankreas vorliegenden Untersuchungen kann nicht sicher zwischen pankreatitisbedingten und schockbedingten Veränderungen unterschieden werden. Außerdem wurden Parameter der Makro- und Mikrozirkulation noch nicht parallel gemessen und direkt verglichen.

Die Beziehung zwischen makro- und mikrozirkulatorischen Parametern und Oxygenierung des Pankreasgewebes war deshalb Gegenstand unserer Untersuchungen (2, 3). Die Versuche wurden an Schweinen durchgeführt, da Großtiere für die gleichzeitige Messung der o.a. Parameter am besten geeignet sind.

Methodik

29 Schweine mit einem mittleren Körpergewicht von 26 kg wurden randomisiert drei Gruppen zugeteilt:
1. Eine Kontrollgruppe (n = 9). Die Tiere dieser Gruppe wurden wie die Tiere der Pankreatitisgruppen operiert und beobachtet, jedoch ohne eine Pankreatitis zu induzieren.
2. Eine Versuchsgruppe (n = 10), bei der durch die intraarterielle Infusion freier Ölsäure (FFS, 0,1 ml/kg KG) in den Truncus coeliacus die Pankreatitis eingeleitet wurde (4).

3. Eine Versuchsgruppe (n = 10), in der eine 5%ige Lösung des Gallensalzes Natrium-Taurocholat (Na-T, 1 ml/kg KG) mit einem Druck von 20 cm H_2O retrograd in den Ductus pancreaticus infundiert wurde (1).

Nach der Narkoseeinleitung mit Ketamin, Flunitrazepam und Atropin wurden die Versuchstiere tracheotomiert und kontrolliert beatmet. Unter Fortführung der Narkose mit einem Sauerstoff/Lachgas-Gemisch und Zufuhr von Enflurane (ca. 0,8 Vol%) wurden für die Messungen der Makrohämodynamik Katheter in A. und V. femoralis, ein Swan-Ganz-Katheter in einer Lungenarterie plaziert. Arterieller pO_2 und pCO_2 wurden durch entsprechende Steuerung der Beatmungsparameter bei 100 mm Hg, bzw. 35 mm Hg gehalten.

Nach medianer Laparotomie wurde durch Entfernung von Milz, Magen und des gesamten Intestinums das Pankreas in-situ isoliert. Zur Messung des Pfortaderdruckes und zur Entnahme portalvenöser Blutproben diente ein Katheter in der V. mesenterica. Ein elektromagnetischer Flußmeßkopf wurde um die Pfortader gelegt. Weiterhin wurden der Truncus coeliacus und der Ductus pancreaticus, sowie die Cysterna chylie dargestellt und kanüliert. Das Pankreas wurde dann mit einer transparenten Teflonfolie bedeckt und auf einer Plexiglasplatte immobilisiert.

Mittlerer arterieller-, pulmonal-arterieller-, zentralvenöser- und Pfortaderdruck wurden kontinuierlich über Druckaufnahmeelemente registriert. Auch der pulmonal-capilläre Verschlußdruck wurde über ein solches Element aufgezeichnet. Durch adäquate Infusion kristalliner Lösungen wurden die systemischen hämodynamischen Parameter über den Beobachtungszeitraum von sechs Stunden konstant gehalten. Basal, nach 20, 40 und 60 min, sowie weiterhin stündlich wurden arterielles und portalvenöses Blut zur Blutgasanalyse entnommen. Der Gewebe-pO_2 (ptO_2) der Pankreasoberfläche wurde basal, nach drei und fünf Stunden gemessen. Wir benutzten dazu eine sauerstoffsensitive Achtdraht-Platinelektrode.

Die statistische Auswertung der Daten erfolgte mit Hilfe der Rangvarianzanalyse nach FRIEDMAN für den Innerhalbgruppenvergleich und mit dem Wilcoxon-Mann-Whitney-U-Test für den Zwischengruppenvergleich.

Ergebnisse
―――――――――

In der Kontrollgruppe blieben alle gemessenen Parameter über den gesamten Versuchszeitraum unverändert.

In Abhängigkeit von der Art der schädigenden Noxe beobachteten wir zwei unterschiedliche Verlaufsformen der akuten Pankreatitis: Durch die Infusion der Ölsäure in den Truncus coeliacus entwickelte das Pankreas in kurzer Zeit ein generalisiertes Ödem und bildete seröses Exsudat. In der postmortalen Histologie zeigten sich auseinanderweichende Läppchen, erweiterte Interlobärsepten und disseminierte focale Parenchymnekrosen.

Im Vergleich dazu kam es in der Gallensalzgruppe zur Ausbildung einer hämorrhagisch-nekrotisierenden Pankreatitis, mit Bildung eines hämorrhagischen Exsudates und makroskopisch sichtbaren hämorrhagisch-nekrotisierenden Gewebsarealen. Hier zeigte die Histologie das Bild einer tryptisch-lipolytischen Pankreatitis.

Die Parameter des systemischen Kreislaufes blieben in beiden Pankreatitisgruppen unverändert.

Der Gefäßwiderstand des Pankreas stieg in der FFS-Gruppe signifikant an, in der anderen Gruppe blieb er unverändert. Der Blutfluß des Pankreas fiel in der FFS-Gruppe signifikant ab, auch hier wiederum keine Veränderungen in der anderen Pankreatitisgruppe. In der FFS-Gruppe fand sich ein diskreter Anstieg der Sauerstoffdruckdifferenz, in der Na-T-Gruppe dagegen ein signifikanter Abfall. Der Sauerstoffverbrauch fiel in beiden Pankreatitisgruppen signifikant ab.

Die Messungen mit der Sauerstoffelektrode zeigten zwei unterschiedliche Arten von Arealen auf der Pankreasoberfläche: Einerseits Gebiete, in denen sich innerhalb von Minuten eine persistierende Stase ausbildete, gekennzeichnet durch 0-Werte, andererseits Areale, die kontinuierlich perfundiert blieben und auf denen ptO_2-Werte gemessen werden konnten.

Hier zeigten sich sowohl in der Kontroll-, als auch in der Na-T-Gruppe keine Änderungen des Mittelwertes oder der Verteilung der einzelnen Meßpunkte im Histogramm (Abb. 1). In der FFS-Gruppe dagegen sank der Mittelwert von 36 mm Hg vor Induktion der Pankreatitis auf 25 mm Hg nach drei und 15 mm Hg nach fünf Stunden Pankreatitis. Darüberhinaus ließ sich eine Linksverschiebung und Abflachung der Histogramme beobachten (Abb. 2).

Diskussion

Durch unsere Untersuchungen am Schwein war es möglich, an zwei unterschiedlichen Formen der Pankreatitis Veränderungen der Makro- und Mikrozirkulation der Bauchspeicheldrüse simultan zu erfassen und mit den von der Sauerstoffelektrode gemessenen Werten zu vergleichen.

Durch Infusion kristalliner Lösungen wurde ein Kreislaufschock vermieden und damit sichergestellt, daß die beobachteten Veränderungen ursächlich auf die Pankreatitis zurückzuführen und nicht als Folgeschäden eines Schocks zu werten sind.

Die Wahl zweier unterschiedlicher Noxen bedingte zwei Verlaufsformen der akuten Pankreatitis: Die Ölsäure bewirkte eine primäre Schädigung der Pankreasgefäße mit Entwicklung eines Ödems, Anstieg des Gefäßwiderstandes bei Absinken des Blutflusses und einer Reduktion des Sauerstoffverbrauches. Durch das Gallensalz Na-Taurocholat kam es zu einem initialen Parenchymschaden mit makroskopisch sichtbaren hämorrhagisch-nekrotisierenden Arealen, bei unverändertem Gefäßwiderstand und Blutfluß (4). Bedingt durch eine signifikante Reduktion der arterio-venösen Sauerstoffdruckdifferenz kam es auch in dieser Gruppe zu einem Absinken des Sauerstoffverbrauches.

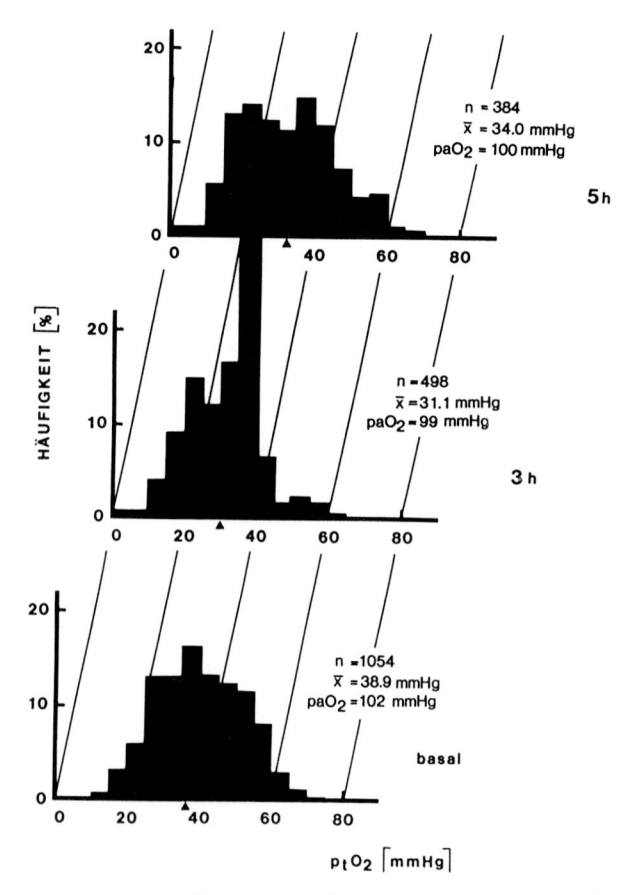

Abb. 1. Oberflächen Gewebe-pO_2 des Pankreas (Gallensalzgruppe) basal, nach drei und fünf Stunden Pankreatitis

Beide Pankreatitisgruppen zeigten bei den Messungen mit der Sauerstoffelektrode anoxische Areale. Diese anoxischen Gebiete entwickelten sich bereits wenige Minuten nach Induktion der Pankreatitis und blieben bis zum Ende der Versuche persistent. In den ebenfalls durchgeführten intravitalmikroskopischen Untersuchungen (5) zeigte sich das gleiche Phänomen.

Gleichzeitig gab es jedoch Teile des Organs, die perfundiert blieben. Hier gab es deutliche Unterschiede zwischen den beiden Gruppen: In der FFS-Gruppe fand sich eine generelle Reduktion von Perfusion und Gewebeoxygenierung, in der Gallensalzgruppe hingegen ließen sich - intravitalmikroskopisch - Hyperperfusion und - mit der O_2 Elektrode - eine unveränderte Gewebeoxygenierung nachweisen. Diese beobachtete Capillarrekrutierung, bei unverändertem Blutfluß und Abfall der $avDO_2$, wird von uns als eine "funktionelle Shuntdurchblutung" gedeutet.

Zusammenfassung

In experimentellen Modellen der akuten Pankreatitis wurden Parameter der Makro- und Mikrozirkulation, sowie die Gewebeoxyge-

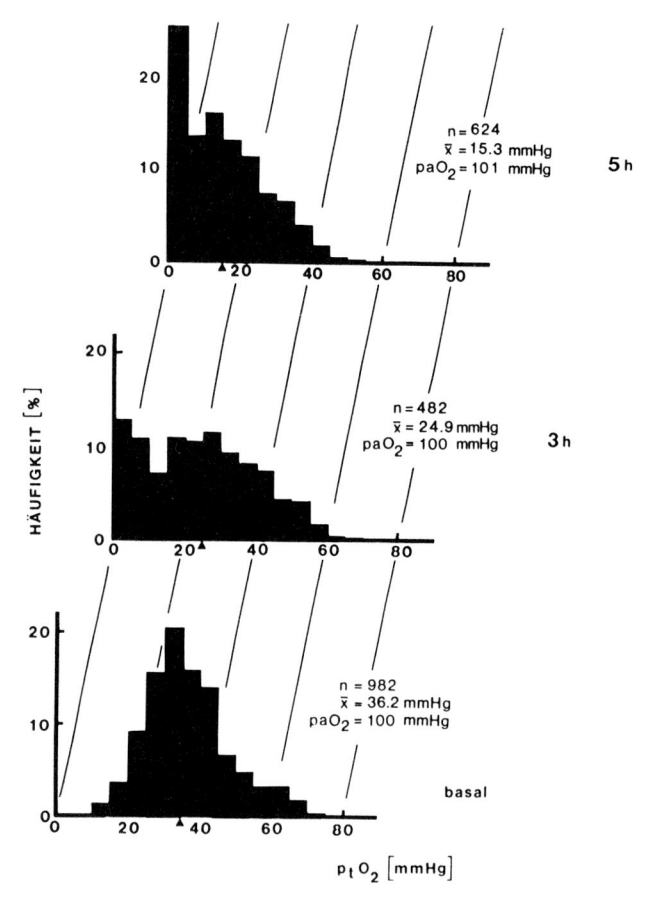

Abb. 2. Oberflächen Gewebe-pO$_2$ des Pankreas (Ölsäuregruppe) basal, nach drei und fünf Stunden Pankreatitis

nierung bestimmt und miteinander verglichen. Durch die Wahl unterschiedlicher Noxen entwickelten sich unterschiedliche Verläufe: Ölsäure i.a. bewirkt ein generalisiertes Ödem mit focalen Perfusionsausfällen und genereller Reduktion der Gewebeoxygenierung, Na-Taurocholat intraductal bedingt eine hämorrhagisch-nekrotisierende Pankreatitis, ebenfalls mit focalen Perfusionsausfällen, aber mit Hyperperfusion und normoxischen Arealen in den kontinuierlich perfundierten Gebieten.

Summary

Macro- and microcirculatory parameters and tissue oxygenation were measured and compared in two models of acute pancreatitis in pigs. Free fatty acids caused general edema with focal stasis and a general reduction of tissue oxygenation. Sodium taurocholate caused a hemorrhagic necrotizing pancreatitis, again with focal stasis but with hyperperfusion and normoxia in continuously perfused parts of the gland.

Literatur

1. Aho HJ, Koskensalo SML, Nevalainen TJ (1980) Experimental pancreatitis in the rat, sodium-taurocholate induced acute hemorrhagic pancreatitis. Scand J Gastroent 15:411-416
2. Granger DN, Keetys BR, Perry MA, Barrowman JA (1987) Microcirculation and intestinal transport. In: Johnson LR (ed) Physiology of the gastrointestinal tract. Chapter 62, 2nd ed. Raven Press, New York, pp 1671-1697
3. Lundgren O (1982) Microcirculation of the gastrointestinal tract and pancreas. Handb Physiol 17:199-862
4. Saharia P, Margolis S, Zuidema GD, Cameron JL (1977) Acute pancreatitis with hyperlipemia: Studies with an isolated perfused canine pancreas. Surgery 82:60-67
5. Waldner H, Schmand J, Vollmar B, Goetz A, Conzen P, Wilker D, Brendel W (1988) Veränderungen der Makro- und Mikrozirkulation bei der experimentellen biliären Pankreatitis. Langenbecks Arch Chir [Suppl] Forum. Springer, Berlin Heidelberg New York Tokyo, S 221-225

Dr. J. Schmand, Institut für Chirurgische Forschung, Klinikum Großhadern, Marchioninistr. 15, D-8000 München 70

71. Neurotransmitter in Pankreasnerven: Ein Beitrag zur Schmerzgenese bei chronischer Pankreatitis

Neurotransmitter in Human Pancreatic Nerves: A Contribution on the Generation of Pain in Chronic Pancreatitis

M. Büchler[1], E. Weihe[2], S. Müller[2], P. Malfertheiner[3], H. Frieß[1] und H. G. Beger[1]

[1] Abteilung für Allgemeine Chirurgie, Universität Ulm
[2] Anatomisches Institut, Universität Mainz
[3] Abteilung für Gastroenterologie, Universität Ulm

Ursache und Pathogenese des langjährigen Schmerzsyndromes bei chronischer Pankreatitis sind nach wie vor ungeklärt. Ein neues Konzept der Schmerzgenese bei chronischer Pankreatitis, nämlich spezifische Veränderungen an den Pankreasnerven, wurde vor kurzem erstmals beschrieben (1). Es handelt sich hierbei neben einer Vermehrung und Größenzunahme von extrinsischen und intrinsischen neuralen Strukturen im Pankreas um eine Zerstörung des perineuralen Bindegewebes, welches als wirksame Schutzbarriere gegenüber humoralen und cellulären Einflüssen im gesunden menschlichen Pankreas fungiert.

Wir haben dieses neue pathogenetische Prinzip der Nervenveränderungen als Schmerzursache weiter verfolgt und eine Analyse von Neurotransmittern in Pankreasnerven bei Patienten mit chronischer Pankreatitis vorgenommen.

Material und Methoden

Pankreasgewebe (Kopf und Corpus) von 14 Patienten mit chronisch alkoholischer Pankreatitis wurden im Rahmen einer duodenumerhaltenden Pankreaskopfresektion (2) gewonnen. Es handelte sich um 11 männliche und 3 weibliche Patienten mit einem Durchschnittsalter von 42 Jahren. Als Kontrollen dienten Pankreasgewebe (Kopf und Corpus) von 8 Organspendern (6 männlich, 2 weiblich, Durchschnittsalter 43 Jahre). Die Proben wurden in Bouinscher Lösung fixiert und für immunhistologische Untersuchungen (Peroxidase-Antiperoxidase) aufgearbeitet. Folgende spezifische Antikörper gegen Neuropeptide wurden immunhistochemisch angewendet: Neuropeptide Tyrosine (NPY, Verdünnung 1:8000, Amersham, Großbritannien), Calcitonin Gene-Related Peptide (CGRP,

Verdünnung 1:6000, Amersham, Großbritannien), Vasoactive Intestinal Polypeptide (VIP, Verdünnung 1:30000, Cambridge Research Biochemicals, Großbritannien), Peptide Histidine Isoleucine (PHI, Verdünnung 1:20000, Geschenk von Dr. Yanaihara, Japan), Substanz P (SP, Verdünnung 1:40, Serotec, Großbritannien) und Tyrosin Hydroxylase (TH, Verdünnung 1:100, Boehringer Mannheim, FRG). Die jeweiligen Arbeitsverdünnungen und die Quelle der Antikörper sind in Klammern angegeben. Die Spezifität der immunhistochemischen Reaktion wurde gewährleistet durch folgende Kontrolluntersuchungen:

1. Präabsorption des inkubierten Antikörpers mit dem entsprechenden Antigen.
2. Präinkubation des Antikörpers mit einer Vielzahl von neuroimmunologisch relevanten Peptiden einschließlich der o.g. Antigene.

Ergebnisse

Organspender-Pankreas

In den Kontrollpankreata fanden sich im HE-Schnitt keine spezifisch pathologischen Veränderungen, insbesondere entzündliche oder degenerative Alterationen waren nicht zu beobachten. Die autonome Innervation des menschlichen Pankreas entspricht im Prinzip derjenigen des gesamten autonomen visceralen Nervensystems (Abb. 1). Grob unterscheidbar sind ein sympathischer Anteil (NPY- und TH-immunoreaktive Nerven), ein parasympathischer Anteil (VIP- und PHI-immunoreaktive Nerven) sowie ein sensorischer,

sympathisch
Neuropeptide Tyrosine (NPY)
Tyrosin Hydroxylase (TH)

parasympathisch
Vasoactive Intestinal Polypeptide (VIP)
Peptide Histidine Isoleucine (PHI)

Pankreas

sensorisch
Calcitonin Gene-Related Peptide (CGRP)
Substanz P (SP)

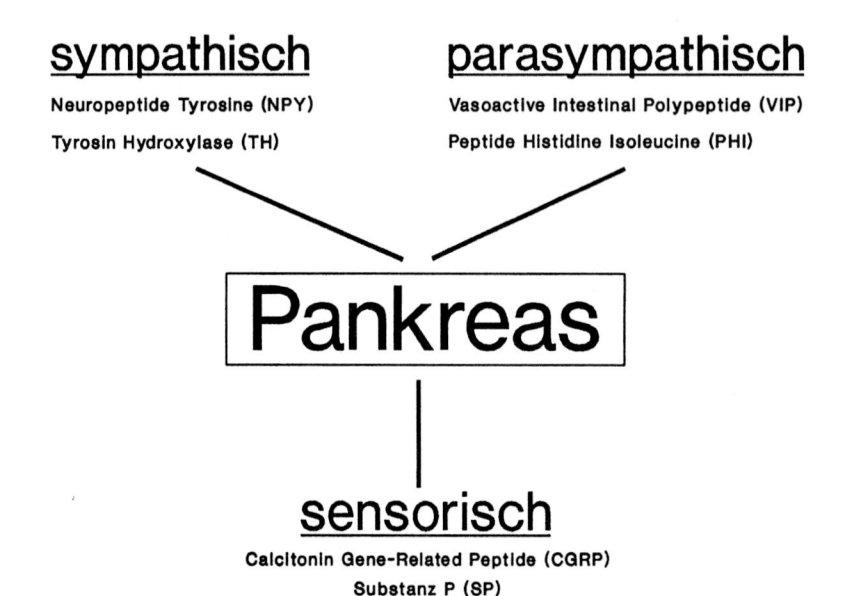

Abb. 1. Schematisierte Darstellung des autonomen Nervensystems im humanen Pankreas. Die für den jeweiligen Anteil des Nervensystems charakteristischen Transmittersubstanzen sind angegeben

hauptsächlich schmerzleitender Anteil (Substanz P- und CGRP-immunoreaktive Neurone). Entsprechend dieser schematisierten Anordnung wurden NPY- und TH-immunoreaktive Nerven (sympathisches Nervensystem) und VIP- sowie THI-immunoreaktive Neurone (parasympathischer Anteil) im Spenderpankreas, vor allem in der Umgebung von Gefäßen und seltener im exokrinen Pankreasparenchym in der Nähe von Acini und Gangstrukturen identifiziert. Substanz-P-Fasern und CGRP-Fasern, welche das sensorische Nervensystem repräsentieren, wurden im gesunden menschlichen Pankreas nur selten in Form von kleinen intraparenchymalen Nerven angetroffen (Abb. 2).

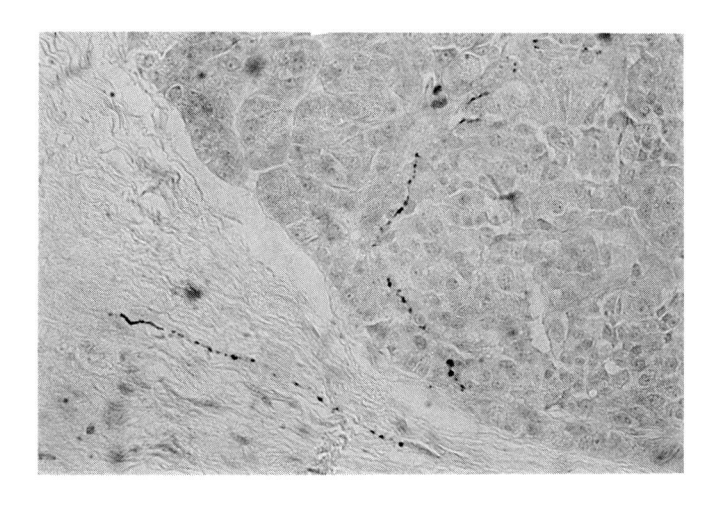

Abb. 2. Darstellung von zwei fadenförmigen sensorischen Nerven im gesunden menschlichen Pankreas. Immunhistochemische Reaktion mit Substanz P

Veränderungen bei chronischer Pankreatitis

Bei chronischer Pankreatitis wurde die Vergrößerung und numerische Zunahme von Nervenfasern bestätigt. Entsprechend dem Nervenwachstum wurde eine relative Zunahme der Neuropeptiddichte für NPY und TH sowie VIP und PHI beobachtet. Die entscheidende Veränderung gegenüber dem gesunden Spenderpankreas lag jedoch in der überproportionalen und signifikanten Zunahme an Neuropeptiden, welche das sensorische Nervensystem repräsentieren (Substanz P und CGRP) (Abb. 3).

Diskussion

Neben einer krankheitsspezifischen Neuropathie mit charakteristischen histologischen und ultrastrukturellen Nervenveränderungen (1) kommt es bei chronisch alkoholischer Pankreatitis zu einer überproportionalen Zunahme an sensorischen Nervenfasern. Diese sind neuroimmunologisch durch die Transmitterpeptide Substanz P und Calcitonin Gene Related Peptide (CGRP) charakterisiert. Da das sensorische viszerale Nervensystem überwiegend aus Schmerzfasern besteht, kann pathophysiologisch durch die beschriebenen

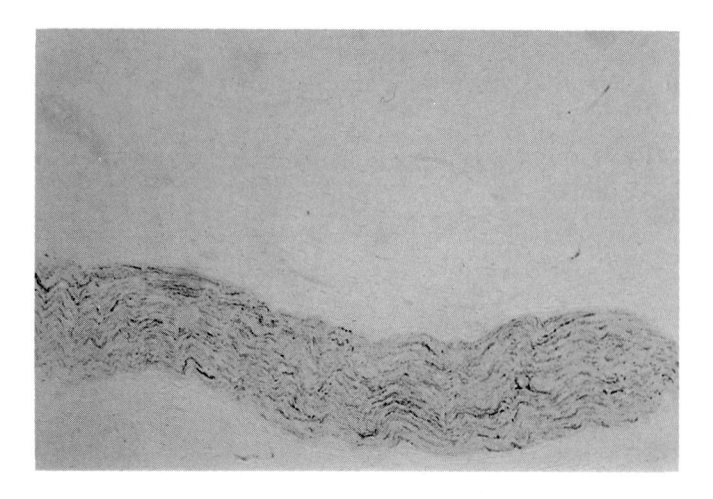

Abb. 3. Deutlich vergrößerter Pankreasnerv (Längsschnitt) bei chronischer Pankreatitis. Immunhistochemische Reaktion mit Substanz P. Der überwiegende Anteil des Nerven besteht aus sensorischen Fasern

Veränderungen eine Verbindung zum komplexen Schmerzsyndrom bei chronischer Pankreatitis hergestellt werden. Die Frage der Ursachen für die Zunahme an sensorischen Nervenfasern bei chronischer Pankreatitis kann zum gegenwärtigen Zeitpunkt nicht suffizient beantwortet werden. Als Interpretation kommt die ausgeprägte Assoziation von Nerven und entzündlichzelligen Infiltraten bei chronischer Pankreatitis zum Tragen. Dieses vor allem lympho- und monocytenreiche perineurale Infiltrat, welches die Grenzschicht zwischen Nerven und Bindegewebe (Perineurium) zerstört, könnte über eine Freisetzung von neurotrophen Substanzen zur vermehrten Synthese von sensorischen Neurotransmittern führen.

Zusammenfassung

Die chronische Pankreatitis führt zu einer krankheitsspezifischen Neuropathie der Pankreasnerven. Wir untersuchten immunhistochemisch die Neurotransmitter in Pankreasnerven bei 14 Patienten mit alkoholinduzierter chronischer Pankreatitis. Als Kontrollgewebe diente das Pankreas von 8 Organspendern.

Bei chronischer Pankreatitis kommt es zu einer überproportionalen Zunahme an sensorischen Nervenfasern, die neuroimmunologisch durch die Transmitter Substanz P und CGRP charakterisiert sind. Da das sensorische autonome Nervensystem überwiegend aus Schmerzfasern besteht, läßt sich durch die Zunahme an Neuropeptiden im sensorischen Anteil eine Verbindung zum komplexen Schmerzsyndrom bei chronischer Pankreatitis herstellen.

Summary

In chronic pancreatitis a specific neuropathy of pancreatic nerves has been demonstrated. We aimed to analyze neuropeptides in pancreatic nerves by immunohistochemistry. We studied 14 patients with alcohol-induced chronic pancreatitis. Pancreatic specimens from eight organ donors served as controls.

In chronic pancreatitis there is a significant increase of sensory fibers which are immunohistologically characterized by substance P and calcitonin gene-related peptide (CGRP) immunoreactivity. Because the autonomous sensory system is mainly composed by pronociceptive fibers, the increase in sensory neuropeptides might explain the generation and maintainence of pain in chronic pancreatitis.

Literatur

1. Bockman DE, Büchler M, Malfertheiner P, Beger HG (1988) Analysis of nerves in chronic pancreatitis. Gastroenterology 94:1459-1469
2. Beger HG, Büchler M, Bittner R, Oettinger W, Roscher R (1989) Duodenum-preserving resection of the head of the pancreas in severe chronic pancreatitis. Ann Surg 209:13-18

PD Dr. M. Büchler, Abteilung für Allgemeine Chirurgie, Universitätsklinik Ulm, Steinhövelstr. 9, D-7900 Ulm

72. Effekt der trunculären Vagotomie auf Nüchternvolumen und Kontraktilität der Gallenblase

Effect of Truncal Vagotomy on Fasting Gall Bladder Volume and Contractility

A. H. Hölscher, H. Voit, E. Bollschweiler und J. R. Siewert

Chirurgische Klinik und Poliklinik der Technischen Universität
München (Direktor: Prof. Dr. J.R. Siewert)

Klinische und experimentelle Beobachtungen geben Hinweise darauf, daß die trunculäre Vagotomie zur Gallensteinbildung führt (1, 2, 3). Patienten mit trunculärer Vagotomie sollen ein vier bis fünfmal höheres Risiko zur Entwicklung von Gallensteinen haben als normale Individuen (2). Da beim Menschen die Lithogenität der Galle nach Vagotomie nicht erhöht ist, können Veränderungen der Gallezusammensetzung die Entstehung einer Cholelithiasis nach Vagotomie nicht erklären (1). Als Ursache wird daher eine Hypotonie und eine Motilitätsstörung der Gallenblase diskutiert (1, 2). Besonders in radiologischen Untersuchungen gab es Hinweise auf ein vermehrtes Nüchternvolumen und eine verzögerte Entleerung der Gallenblase nach einer Fettmahlzeit (1, 2, 4). Ziel der vorliegenden Studie war es, diese Ergebnisse durch Sonographie trunculärer vagotomierter Patienten zu überprüfen.

Material und Methode

12 rezidivfreie Patienten (10 m, 2 w) im Alter von 41 - 72 Jahren ($\bar{x}$ 58,2 Jahre) wurden 6 bis 12 Monate nach Oesophagektomie und abdominocervicalem Magenhochzug wegen Oesophaguscarcinom untersucht. Im Rahmen der Oesophagektomie ist die bilaterale trunculäre Vagotomie unvermeidbar (5). Alle Patienten wurden morgens nüchtern sonographiert und dabei die größte Fläche der Gallenblase im Längs- bzw. im Querschnitt eingestellt. Die Fläche in cm^2 wurde mit einem Ultraschallgerät planimetriert (Echokamera Aloca SSD 256, 3.5 mHz Schallkopf). Nach oraler Reizmahlzeit mit Biloptin (8,95 g Sorbit + 10 g Trockeneigelb in 100 ml H_2O) wurde die Kontraktion der Gallenblase in Form der Verkleinerung der Ausgangsflächen in beiden Schnittebenen nach 10, 20 und 30 min gemessen. Als Kontrollgruppe wurden 15 Probanden (9 m, 6 w) im Alter von 29 - 75 Jahren ($\bar{x}$ 53 Jahre) in gleicher Weise untersucht. Die Auswertung der Daten erfolgte mit

dem Student-t-Test bzw. einer Multivarianzanalyse (SPSS: Repeated Measures Design). Im Rahmen einer hepatobiliären Funktionsszintigraphie zur Bestimmung des duodenogastralen Refluxes wurde bei den Patienten an einem weiteren Tag die Kontraktionsfähigkeit der Gallenblase beurteilt. Dem nüchternen Patienten wurde 200 MBq ^{99m}Tc Imino-di-Essigsäure (Hepatobida, Solco) intravenös appliziert und die hepatobiliäre Ausscheidung dieses Radiopharmaceuticums über 90 min szintigraphisch verfolgt. Die Beurteilung der Gallenblasenkontraktion nach Biloptinreiz erfolgte qualitativ.

Ergebnisse

Die Gallenblasenflächen in Quer- und Längsdurchmesser waren im Nüchternzustand zwischen Patienten- und Kontrollgruppe nicht signifikant unterschiedlich ($p > 0,05$) (Abb. 1). Nach oraler Reizmahlzeit war die Gallenblasenkontraktion der Patientengruppe im Vergleich zu den Kontrollen gering schwächer ausgeprägt. Es fanden sich jedoch weder im Längs- noch im Querdurchmesser zu keinem Meßzeitpunkt signifikante Unterschiede zwischen beiden Gruppen ($p > 0,05$). Im Longitudinalschnitt ergab sich nach 10, 20 und 30 min in beiden Gruppen eine signifikante Flächenverminderung ($p < 0,01$) mit Ausnahme des 10 min Wertes der Patienten. Im Transversalschnitt fanden sich bei beiden Kollektiven zu jedem Zeitpunkt signifikante ($p < 0,01$) Abnahmen der gemessenen Flächen.

Szintigraphisch erschien die Gallenblase im Nüchternzustand bei allen untersuchten Patienten normal groß. Der Biloptinreiz

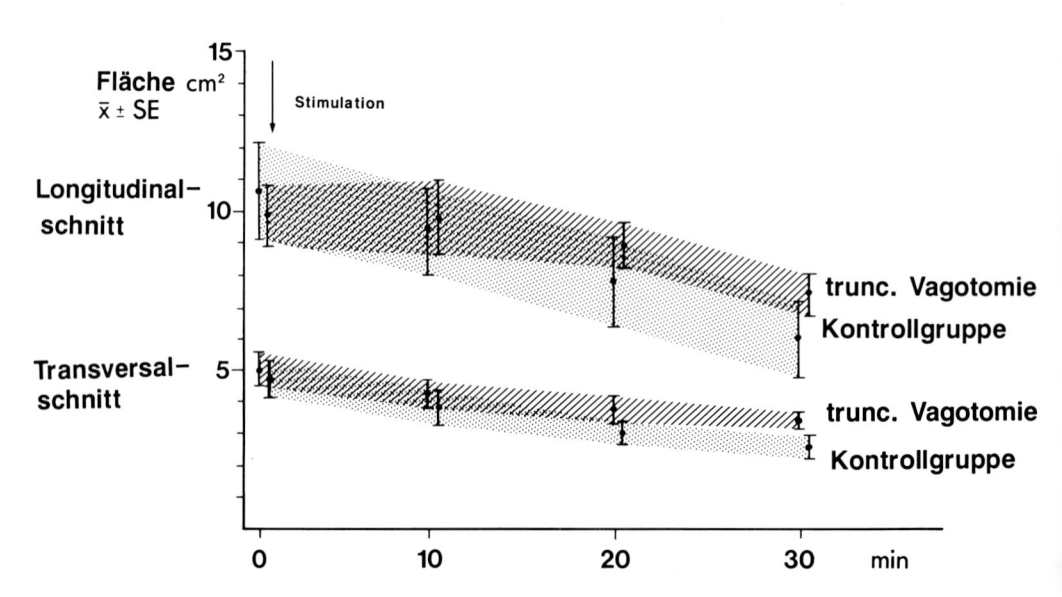

Abb. 1. Gallenblasenflächen im Längs- und Querschnitt vor und nach Biloptinstimulation bei Patienten mit trunculärer Vagotomie und der Kontrollgruppe (Mittelwerte ± Standardfehler)

führte bei der HIDA-Untersuchung in jedem Fall zu einer prompten Gallenblasenkontraktion.

Diskussion

Die Gallenblasenfunktion wird primär durch hormonelle und nicht durch nervale Mechanismen gesteuert (2). Es erscheint daher fraglich, ob eine trunculäre Vagotomie zu einer gravierenden Funktionsstörung der Gallenblase mit nachfolgender Steinbildung führen kann. Die Motilität der Gallenblase wurde in dieser Studie sonographisch und szintigraphisch nach physiologischem Reiz bei vollständig trunculär vagotomierten Patienten untersucht, da in den bisherigen Studien die Methodik entweder zu ungenau war (z.B. orale Cholecystographie), im Tierexperiment relativ invasiven Charakter hatte oder nur unphysiologisch (CCK) stimuliert wurde (1, 2, 6). Eine Magenteilentfernung, wie sie bei den untersuchten Patienten vorlag, führt zumindest bei distaler Resektion nicht zu einer Veränderung der Gallenblasenfunktion (6) Die postprandiale Gallenblasenentleerung ist in den ersten 30 min am stärksten, so daß der gewählte Meßzeitraum ausreichend erscheint (2).

Die gewonnenen Ergebnisse zeigen zum einen, daß die trunculäre Vagotomie nicht das Nüchternvolumen der Gallenblase beeinflußt und somit keine Gallenblasenhypotonie resultiert. Zum anderen ist die Kontraktilität der vagal denervierten Gallenblase auf Nahrungsreiz nur in der Anfangsphase kurzfristig verzögert. Dieses Resultat steht in Übereinstimmung sowohl mit den neueren humanen als auch mit den tierexperimentellen Arbeiten zu dieser Thematik, in denen eine vergleichbare Methodik verwendet wurde (1, 2, 3, 4). Die Diskrepanzen im Vergleich zu älteren, besonders röntgenologischen Untersuchungen sind daher in erster Linie auf methodische Mängel dieser Studien zurückzuführen (1). Die genannten Ergebnisse weisen darauf hin, daß die erhöhte Incidenz von Gallensteinen nach Vagotomie nicht auf eine Gallenblasenatonie oder Kontraktilitätsstörung zurückgeführt werden kann.

Zusammenfassung

Bei 12 Patienten mit trunculärer Vagotomie nach Oesophagektomie und 15 gesunden Kontrollpersonen wurde die Gallenblase im Nüchternzustand in 2 Ebenen sonographiert und nach oraler Reizmahlzeit die Flächenabnahme gemessen. An einem weiteren Tage erfolgte die szintigraphische Beurteilung der Gallenblasenkontraktilität. Das Nüchternvolumen war nach Vagotomie der Gallenblase nicht signifikant unterschiedlich zur Kontrollgruppe. Die Kontraktilität der vagal denervierten Gallenblase auf Nahrungsreiz war nur in der Anfangsphase kurzfristig verzögert.

Summary

The gallbladder of 12 patients with truncal vagotomy after esophagectomy and 15 healthy controls was examined sonographically in longitudinal and transverse scans. Patients were examined fasting, and after oral feeding the reductions of the cross-sections were calculated. On another day gallbladder contractility was evaluated by scintigraphy. The fasting volume of the gallbladder after vagotomy was not significantly different from that in healthy controls. The contractility of the vagally denervated gallbladder was only decreased in the initial phase.

Literatur

1. Pellegrini CA, Levin M, Patti MG, Thomas MJ, Ryan T, Way LW (1985) Gallbladder filling and response to cholecystokinin are not effected by vagotomy. Surgery 98 (3):452-458
2. Traynor OJ, Byrne RJ, Keegan B, Hennessy TPJ (1987) Effect of vagal denervation on canine gallbladder motility. Br J Surg 74:850-854
3. Newman JL, Keshavarzian A, Zimmermann E, Dunne M (1987) Failure to demonstrate abnormal gallbladder function as a contributory factor in postvagotomy diarrhoea. Gastroenterology 92 (5):1552
4. Baxter NJ, Grine JS, Critchley M, Jenkins SA, Shields R (1987) Relationship between gastric emptying of a solid meal and emptying of the gallbladder before and after vagotomy. Gut 28:855-863
5. Hölscher AH, Voit H, Buttermann L, Siewert JR (1988) Function of the intrathoracic stomach as an esophageal replacement. World J Surg 12: 835-844
6. Inque H, Fuchigami S, Hosotani H, Kogire M, Huang YS, Miyashita T, Suzuki C, Tsuda K, Seino Y, Rayford PL, Thompson JC, Tobe T (1987) Release of cholecystokinin and gallbladder contraction before and after gastrectomy. Ann Surg 205 (1):27-32

Dr. A.H. Hölscher, Chirurgische Klinik und Poliklinik der Technischen Universität München, Klinikum rechts der Isar, Ismaninger Str. 22, D-8000 München 80

73. Gallensteinzertrümmerung durch Laser – Nd:YAG Laser oder Farbstofflaser?

Gallstone Destruction by Laser – Nd:YAG Laser or Dye Laser?

H. Wenk[1], S. Thomas[2] und F. W. Schildberg[1]

[1] Klinik für Chirurgie der Medizinischen Universität Lübeck (Direktor: Prof. Dr. F.W. Schildberg)
[2] Medizinisches Laserzentrum Lübeck (Direktor: Prof. Dr. A. Hofstetter)

Einleitung

Zur Konkrementzerstörung im pankreatikobiliären System eignen sich sogenannte High-Power-Laser.

In einer experimentellen Studie sollte der gepulste Nd:YAG Laser sowie der Farbstofflaser hinsichtlich der lithotriptischen Effektivität sowie der auftretenden Nebenwirkungen überprüft werden.

Material und Methode

1. Steinzertrümmerung

In vitro-Versuche zur Lithotripsie von Gallensteinen wurden an 20 menschlichen, durch Cholecystektomie gewonnenen Steinen durchgeführt. Beide Laser wurden so eingestellt, daß die Pulsenergie zwischen 40 und 50 mJ lag. Differenzen ergaben sich hinsichtlich der Wellenlänge, die beim Nd:YAG-Laser bei 1,064 nm und beim Farbstofflaser bei 590 nm lag. Die Pulslänge betrug für den Nd:YAG-Laser 12 nsec, für den Farbstofflaser 1,5 µsec.

Für die Energietransmission war beim Farbstofflaser eine Glasfaser mit einem Durchmesser von 200 µ einsetzbar, der Nd:YAG-Laser benötigte eine Quarzfaser mit einem Durchmesser von 600 µ. Die Stoßwelle entstand beim Farbstofflaser am Ende der Quarzfaser spontan, für den Nd:YAG-Laser mußte ein optomechanischer Koppler entwickelt werden. Die zur Zertrümmerung bereitgestellten und durch Cholecystektomie gewonnenen menschlichen Gallensteine bestanden sämtlich bis auf einen hauptsächlich aus Cholesterin. Es handelte sich um Steine von einem Gewicht zwischen 200 mg und 7.200 mg.

2. Nebenwirkungen auf Gallenblase und Gallengang

Tierversuche zur Erfassung der Gewebsreaktionen auf laserinduzierte Stoßwellen durch Nd:YAG-Laser und Farbstofflaser wurden an 15 Tieren (Schweinen) mit einem Gewicht zwischen 15 und 40 kg durchgeführt. Hierbei wurde die Stoßwellenlänge unter Sicht am offenen Ductus choledochus bzw. an der eröffneten Gallenblase direkt auf die Wand appliziert.

Zur Operationsvorbereitung wurde eine 12-stündige Nahrungskarenz eingehalten. Die Untersuchungen erfolgten in einer Infusionsnarkose mit Ketanest und Pentobarbital.

In Rückenlage wurde unter sterilen Bedingungen eine mediane Oberbauchlaparotomie durchgeführt. Das Ligamentum hepatoduodenale und die Gallenblase wurden eingestellt. Nach Anschlingen des Ductus choledochus mit Dexonfäden wurde eine 3 cm lange Choledochotomie ausgeführt. An beiden Enden wurde die der Choledochotomie gegenüberliegende Wand für 5 bzw. 15 min den laserinduzierten Stoßwellen exponiert. Es wurde hierbei mit einer Energie von 45 mJ gearbeitet, um identische Energieapplikationen wie zur Stoßwellenlithotripsie zu erreichen.

Wie in den in vitro-Versuchen wurde in isotoner Kochsalzspülung gearbeitet, die Spülflüssigkeit wurde durch einen handelsüblichen Sauger entfernt.

Nach Energieapplikation wurde die Choledochotomie durch eine allschichtig fortlaufende Dexonnaht verschlossen. Die Dexonfäden zum Anschlingen des Gallenganges wurden belassen und dienten als Fadenmarkierung für das spätere Wiederauffinden der stoßwellenexponierten Areale.

Im Anschluß wurde der Gallenblasenfundus durch eine Incision eröffnet und ein 1 cm^2 großes Areal durch 4 Dexonfäden markiert. Der Mittelpunkt dieses Areals wurde in gleicher Weise wie die Wand des Ductus choledochus den Stoßwellen exponiert. Im Anschluß wurde die Cholecystotomie ebenfalls durch eine fortlaufende Naht (Dexon 4x0) verschlossen.

Die Entnahme der markierten Areale erfolgte sofort, 1 Stunde, 3 Tage, 2 Wochen, 4 Wochen und 6 Wochen nach Behandlung, ebenfalls jeweils in Infusionsanästhesie.

Nach medianer Relaparotomie und nach Lösen von Adhäsionen wurden die markierten Areale explantiert und zur lichtmikroskopischen Aufarbeitung in Formalin und zur elektronenmikroskopischen Aufarbeitung in Glutaraldehyd fixiert. Die Einbettung erfolgte in Paraffin, später wurden die Präparate geschnitten und mit Hämatoxilin gefärbt.

Die Dokumentation der Versuchs erfolgte intraoperativ durch Photo- und Videoaufnahmen. Die entnommenen Präparate wurden sowohl nach Explantation als auch nach histologischer Aufarbeitung photographiert. Nach jeder Laparotomie wurde ein eigener Operationsbericht erstellt.

3. Energieapplikation

Zur Energieapplikation wurden 2 technische Varianten erprobt.
Für den endoskopisch-retrograden Einsatz des Nd:YAG-Lasers wurde
ein Einführungssystem in Anlehnung an die Seldinger-Technik entwickelt, da sich die 600 µm Quarzfaser mit Spülsystem als zu
rigide für den einfachen endoskopischen Einsatz erwies.

Für die Verwendung des blitzlampengepumpten Farbstofflasers wurde ein Dormia-Körbchen mit einer Zentralhülse entwickelt, durch
die die 200 µ Quarzfaser direkt vor den Stein gebracht werden
kann. Bei incarcerierten Steinen kann auf das Dormia-Körbchen
verzichtet werden. Die 200 µ Quarzfaser kann aufgrund ihrer
Flexibilität ohne Führungshülse in den Ductus choledochus eingebracht werden.

Percutan-transhepatischer Zugang
Als Alternative zu den endoskopischen retrograden Verfahren wurde für die Stoßwellenlithotripsie in der Gallenblase der percutan transhepatische Zugang entwickelt und im Tierexperiment erprobt.

Nach sonographiegesteuerter Punktion der Gallenblase wurde diese
mit Kontrastmittel aufgefüllt. Über einen Führungsdraht wurde
der Punktionskanal auf 7 mm aufbougiert. Nach Einbringen einer
Hülse für ein starres Nephroskop erfolgte die Endoskopie der
Gallenblase. Ein Gallenstein wurde über die Hülse in die Gallenblase eingebracht und anschließend mit dem Dormia-Körbchen ein-
gefangen. Es erfolgte die Lithotripsie sowie die retrograde Her-
ausspülung der Fragmente. Mit einem Duplo-Ject-Katheter konnte
anschließend eine Verklebung des Punktionskanals mit Fibrin
durchgeführt werden.

Die Versuche wurden in oben beschriebener Weise an insgesamt 10
Tieren durchgeführt. Nach zuvor festgelegten Intervallen (so-
fort, nach 1 Woche, nach 1 Monat und nach 5 Monaten) erfolgte im
Anschluß die Explantation von Gallenblase und dem entsprechenden
Leberanteil zur histologischen Untersuchung.

Ergebnisse

1. Gallensteinlithotripsie

Alle 20 Gallensteine konnten mit dem Nd:YAG Laser und dem Farbstofflaser erfolgreich zertrümmert werden. Für die Zerstörung
mit dem Nd-YAG Laser waren in Abhängigkeit von der Steingröße
und der Konsistenz zwischen 2000 und 18000 Pulse erforderlich.
Dieses entsprach bei einer Pulsfrequenz von 20 Hertz einer Litho-
tripsiedauer von 2 bis 15 min.

Die Stoßwellenlithotripsie mit dem Farbstofflaser wurde in Ein-
zelschußtechnik durchgeführt. Es wurden zwischen 8 und 3900
Pulse zur Zerstörung der Konkremente bei gleicher Pulsenergie
benötigt. Wie mit dem Nd:YAG-Laser waren auch mit dem Farbstofflaser alle Steine zerstörbar. Eine Übersicht über die Stoßwellenlithotripsie gibt Tabelle 1.

Tabelle 1

Gallensteinlithotripsie: Nd:YAG-Laser

Gewicht (µg)	268	880	210	270	355	218	170	179	190	497	5300
Hauptbestandteil	Chol.	Chol.	Chol.	Chol.	Chol.	Chol.	Chol.	Chol.	Chol.	Chol.	Bili.
Anzahl der Pulse	2700	18660	5800	3600	5800	4000	2500	4800	4300	6600	4600

Gallensteinlithotripsie: Farbstofflaser

Gewicht (mg)	400	200	7200	790	4500	610	3300	1000	2190		
Hauptbestandteil	Chol.	Chol.	Chol.	Chol.	Chol.	Chol.	Chol.	Chol.	Chol.		
Anzahl der Pulse	13	8	1188	72	420	42	3910	20	20		

2. Gewebsreaktionen

Nach Exposition der Stoßenergie des Nd:YAG-Lasers (8 Schweine, 24 Behandlungen) waren schwere Gewebsschäden nicht zu beobachten. Es fanden sich weder Perforationen, noch Gewebscoagulationen im Sinne einer thermischen Schädigung. Auffällig war ein Ödem der Gallengangswand unmittelbar nach Behandlung. Nach 15-minütiger Exposition fanden sich petechale Einblutungen und kleinere Hämatome in der Submucosa sowie eine Mucosaabladierung. Nach einer Stunde fiel zusätzlich eine Leukocytendiapedese auf. Die Veränderungen waren sämtlich reversibel. In den nach 6 Wochen explantierten Gallenwegen fand sich eine Restitutio ad integrum. Narbenstenosen wurden nicht gesehen. Einziges Residuum waren Fremdkörperriesenzellen im Bereich der Fadenmarkierungen.

Bei der Untersuchung der Gewebsreaktionen auf den Farbstofflaser (7 Schweine) fanden sich transmurale Hämatome, die sich bereits nach wenigen Einzelschüssen ausbildeten. Auffällig waren ferner die ausgedehnten Mucosadefekte.

In einem Fall beobachteten wir eine Perforation des Ductus choledochus, die jedoch nicht letal war. Narbenstenosen fanden sich nicht.

3. Percutane transhepatische Stoßwellenlithotripsie

Die Punktion und Dilatation des Kanales konnte in 9 von 10 Fällen erfolgreich durchgeführt werden. Einmal wurde die Gallenblase bei Hypoplasie nicht erreicht. Bei 2 Anästhesiezwischenfällen war die methodenbezogene Letalität null. Die Lithotripsie wurde einmal mechanisch, zweimal mit dem Nd:YAG Laser und dreimal mit dem Farbstofflaser durchgeführt, sie war in allen Fällen erfolgreich.

Nach Explantation von Gallenblase und Leber fanden sich 2mal Verwachsungen zwischen Leberoberfläche und lateraler Bauchwand, in den Punktionskanälen fand sich eine schmalsäumige Einblutung in das Parenchym, nach einer Woche war eine lymphocytäre und granulocytäre Invasion in den Kanal zu erkennen.

Nach einem Monat bestand in diesem Bereiche lediglich noch eine Fibrose. Die Schäden im Bereiche der Gallenblase entsprachen denen der Vorversuche.

Diskussion

Die Durchführbarkeit der Gallensteinlithotripsie konnte mit verschiedenen Systemen nachgewiesen werden, hierzu eignen sich besonders der gepulste Nd:YAG-Laser und der gepulste Farbstofflaser (2, 5), während Dauerstrichlaser aufgrund der thermischen Nebenwirkungen als obsolet zu bezeichnen sind. Beim Gebrauch des Farbstofflasers finden sich die schwererwiegenden Nebenwirkungen, so daß dieses Gerät nur unter Sicht eingesetzt werden sollte.

Die Voraussetzung wird bei der percutanen Cholecystocholangioskopie erfüllt, die bereits auch im Rahmen anderer Indikationen durchgeführt wird (1, 3).

Im Gegensatz zu den Beschreibungen anderer Autoren (4) konnte in den eigenen Untersuchungen gezeigt werden, daß alle Schritte der percutanen transhepatischen Lithotripsie in einer Sitzung durchgeführt werden können.

Zusammenfassung

Gallensteine können mit dem gütegestalteten Nd:YAG-Laser sowie mit dem blitzlampengepumpten Farbstofflaser zerstört werden. Hierbei treten an Gallengang und Gallenwegen bei Einsatz des Farbstofflasers schwerere Nebenwirkungen auf als bei Einsatz des Nd:YAG-Lasers. Neben dem endoskopisch retrograden Einsatz ist der percutan transhepatische Zugang zur Gallenblase möglich. Die Laserbehandlung der Gallensteine kann in einer Sitzung mit der Herstellung des Zuganges erfolgen. Bei bisher nicht beobachteter methodenbezogener Letalität erscheint in speziellen Indikationen der klinische Einsatz der laserinduzierten Stoßwellenlithotripsie gerechtfertigt und erfolgversprechend.

Summary

Gallstones can be destroyed by the q-switched mode Nd:YAG laser and the flash lamp pulsed dye laser. Side effects are more severe when using the dye laser than the Nd-YAG laser.

In addition to a retrograde endoscopic approach, a percutaneous transhepatic approach to the gallbladder is possible. Laser treatment can be done in one session using this approach. In our own study the method-dependant lethality was zero. In our opinion, for particular indications laser treatment of cholelithiasis can be successful.

Literatur

1. Brambs HL, Leser HG, Salm R (1987) Die percutan-transhepatische Cholangioskopie - Ein neuer Zugang zur Diagnostik von Tumoren der Gallenwege. Radiologie 27:225-228
2. Ell Ch (1988) Laserlithotripsie von Gallensteinen. Enke, Stuttgart
3. Hagenmüller F, Gösner W, Jamakawa T, Frank F, Classen M (1987) Erste Laserbestrahlung eines Gallengangscarcinoms unter endoskopischer Sicht. DMW 112:1503-1506
4. Kellett MJ, Wickham JEA, Russell RCG (1988) Percutaneous cholecystolithotomy. Brit Med J 296:453-455
5. Schildberg FW, Lange V, Wenk H, Schüller J (1987) Die intraoperative, endoskopische Lithotripsie von Pankreasgangkonkrementen - Ein Beitrag zur chirurgischen Behandlung der chronisch kalzifizierten Pankreatitis. Chirurg 58:239

Dr. H. Wenk, Medizinische Universität zu Lübeck, Klinik für Chirurgie, Ratzeburger Allee 160, D-2400 Lübeck 1

74. Pfortaderdrucksenkendes Prinzip Splanchnicotomie – Ergebnisse einer Studie zur Messung der Hämodynamik mittels der Mikrosphärentechnik im Lebercirrhosemodell der Ratte*

Reduction in Portal Venous Pressure by Splanchnicectomy – Hemodynamics Measured Using Microspheres in a Rat Liver Cirrhosis Model

E. Hanisch, U. Schweigkofler, V. Berner und Ch. Hottenrott

Zentrum der Chirurgie, Abteilung für Allgemein- und Abdominalchirurgie, Klinikum der Universität Frankfurt/M.

Einleitung

Die akute Ösophagusvaricenblutung wird heute primär konservativ behandelt. Dabei spielt die Sklerosierungsbehandlung eine überragende Rolle. Kann die Blutung mit konservativen Mitteln nicht beherrscht werden, ist die Indikation zum chirurgischen Vorgehen gegeben, wobei die Operationsletalität sehr hoch ist, sie erreicht z.B. bei Child-C-Patienten in den meisten Shunt-Studien 50% und mehr ([3]).

Da die A. hepatica wie auch die Pfortader adrenerg innerviert sind und die sympathische Aktivität bei Cirrhosepatienten erhöht ist ([4]), haben wir experimentell die Frage geprüft, welche hämodynamischen Konsequenzen sich aus einer Splanchnicotomie ergeben, vor dem Hintergrund der klinisch verfügbaren Methode der Blockade des Ganglion coeliacums.

Material und Methoden

Bei männlichen Sprague-Dawley Ratten mit einem Ausgangsgewicht von 150 g wurde zur Lebersensibilisierung durch Enzyminduktion Phenobarbital mit dem Trinkwasser (Dosierung 35 mg/dl) für die Dauer von 2 Wochen zugeführt. Danach erfolgte einmal wöchentlich unter CO_2-Narkose die intragastrische Applikation von Tetrachlorkohlenstoff ([5]; CCl_4 - Initialdosis: 0,04 ml) über eine Magensonde. Die Dosis wurde wöchentlich um die gleiche Menge erhöht, es sei denn, die Dosis-Gewichtskalibrierung machte eine

---

*Unterstützt durch die Deutsche Forschungsgemeinschaft (Ha 1456/1-1)

Dosisreduzierung erforderlich, da der Gewichtsverlust nach CCl_4-Gabe 30 g nicht übersteigen sollte. Nach 10wöchiger Sondierung und mit Erreichen einer Initialdosis von 0,4 ml führte gastroösophagealer Reflux mit pulmonaler Aspiration von CCl_4 einige Tiere ad exitum. Daher wurde bis zum Ende der 16. Woche auf eine zweimalige wöchentliche Gabe von 0,3 ml CCl_4 umgestellt.

Eine Woche nach Beendigung der Cirrhose-Induktion wurden die Tiere randomisiert zwei Gruppen zugeordnet: 1. Kontrolle (n = 11; Laparotomie), 2. Splanchnicotomie (SPL; n = 11; Exstirpation des Ganglion coeliacum et mes. sup. nach der Methode von ALM und LIEDBERG (1)). Die Überprüfung der letzteren Technik erfolgte mit der Falck-Hillarp-Methode. 4 Tage postoperativ führten wir die Ermittlung der hämodynamischen Parameter mittels der Mikrosphärentechnik (2) durch.

In Äthernarkose erfolgte die Kanülierung des linken Ventrikels über die rechte A. carotis sowie der linken A. femoralis. 45 min später wurde am wachen Tier der systemische Druck über den Ventrikelkatheter gemessen. Danach wurden 10 s nach Start der Referenzprobe über die A. femoralis ca. 50000 Resinmikrosphären (15 $\pm$ 3 µm im Durchmesser, NEN, DuPont, Dreieich) und markiert mit ^{51}Cr (SA 40 mCi/g) über einen Zeitraum von 20 s in den linken Ventrikel injiziert. 10 min später wurde das Tier in erneuter Äthernarkose laparotomiert und es wurde eine zweite Injektion von Mikrosphären (^{37}Co, 15 $\pm$ 3 µm im Durchmesser, SA 10 mCi/g) vorgenommen, jetzt in die Pfortader. Zuvor wurde der portale Druck aufgenommen.

Danach wurde das Tier getötet und die Organe (Magen, Niere, Darm, Leber, Lunge) entnommen, gewogen und schließlich einem γ-Counter zur Messung der Radioaktivität unter Beachtung der Meßgeometrie zugeführt.

Folgende Formeln zur Berechnung von hämodynamischen Parametern wurden eingesetzt:

Organblutfluß

$$\frac{^{51}Cr\ (cpm)\ Gewebe \times Referenzprobenfluß}{^{51}Cr\ (cpm)\ Referenzprobe}$$

Portosystemisches Shunting (%)

$$\frac{^{57}Co\ Lungenradioaktivität\ (cpm)}{^{57}Co\ (Lunge+Leber)\ Radioaktivität\ (cpm)}$$

Ergebnisse (s. Tabelle 1 und 2)

Der arterielle Blutfluß von Magen, Darm, Niere und Leber nimmt nach SPL signifikant zu, ebenfalls eine Zunahme ist beim Herzminutenvolumen und dem Portosystemischen Shunting nach SPL zu verzeichnen. Der Pfortaderdruck nimmt nach SPL ab, der systemische Blutdruck bleibt unverändert.

Tabelle 1. Arterieller Blutfluß von Magen, Darm, Niere, Leber (ml/g/min); Werte als Mittelwert und Bereich; *p < 0,05; n = 11 Beobachtungen pro Gruppe; SPL: Splanchnicotomie

	Magen	Darm	Niere	Leber
Kontrolle	1,06 0,42-2,41	0,96 0,25-1,84	2,83 0,83-6,43	0,24 0,06-0,39
SPL	1,31* 0,38-5,87	2,20* 1,03-4,71	6,14* 2,81-20,09	0,58* 0,07-1,79

Tabelle 2. Herzminutenvolumen, systemischer Blutdruck, Pfortaderdruck und portosystemisches Shunting der Kontroll-Gruppe und der splanchnicotomierten (SPL) Gruppe. Werte als Mittelwert und Bereich; *p < 0,05; n = 11 Beobachtungen pro Gruppe

	Herzminuten- volumen ml/min	Systemischer Blutdruck mm Hg	Portaler Druck mm Hg	Portosystemi- sches Shunting %
Kontrolle	187 101-374	88 70-120	12 8-15	2 0,01-24
SPL	285* 125-460	86 76-107	6* 3-8	50* 40-90

Diskussion

Adrenerge Mechanismen werden bei der Lebercirrhose seit geraumer Zeit diskutiert und sind nach der Einführung des β-Blockers Propranolol zur Verhütung der Ösophagusvaricenblutung erneut in den Mittelpunkt des Interesses gerückt. Der Wirkmechanismus von Propranolol zur Senkung des Pfortaderdruckes wird vom arteriellen System her erklärt: Durch die Blockierung von β-Receptoren werden konstriktorische α-Receptoren wirksam, die zur Verminderung des splanchnischen Bluteinstroms beitragen. Diesem Prinzip ist prinzipiell eine Verschlechterung der Blutversorgung der Leber inherent mit der drohenden Gefahr der Leberinsuffizienz. Dies wird besonders deutlich bei Vasopressin und seinen Analoga, für die gleiche Überlegungen gelten.

Wünschenswert wäre also eine selektive Pfortaderdrucksenkung ohne Beeinträchtigung der arteriellen Versorgung, dies besonders in der Akutsituation und vor dem Hintergrund der hohen Letalität des notfallmäßigen portocavalen Shunts.

Dies erscheint nach unseren experimentellen Ergebnissen mit einer Splanchnicektomie möglich: Die arterielle Blutversorgung wird verbessert, der Pfortaderblutdruck wird gesenkt, möglicherweise durch das erhöhte portosystemische Shunting. Klinisch stehen Pendants zur experimentellen Splanchnicektomie zur Verfügung, einmal die punktionstechnische Blockade des Ganglion coeliacum (sonographisch, CT-gesteuert), zum anderen die selektive Applikation eines α-Sympatholyticum über einen Nabelvenenkatheter in die Pfortader.

Es erscheint unserer Meinung nach sinnvoll, letztere Verfahren, vor allem eingedenk der Problematik des Notfallshunts, klinisch zu verifizieren.

Zusammenfassung

Nach einer Splanchnicektomie (SPL) nimmt die arterielle Blutversorgung von Magen, Darm, Niere und Leber zu. Gleichzeitig läßt sich der Pfortaderdruck durch SPL senken, dies möglicherweise über ein erhöhtes porto-systemisches Shunting. Vor dem Hintergrund der Problematik des Notfallshunts erscheint es sinnvoll, klinisch verfügbare Methoden der Splanchnicektomie zu verifizieren.

Summary

Following splanchnicectomy (SPL) the arterial blood flow of the stomach, gut, kidney, and liver increases. At the same time the portal venous blood pressure is reduced by SPL, possibly because of increased portosystemic shunting. It seems reasonably to verify SPL clinically, especially with the background of the high lethality of an emergency portocaval shunt.

Literatur

1. Alm P, Liedberg G, Owman CH (1971) Gastric and pancreatic sympathetic denervation in the rat. Scand J Gastroenterol 6:307-312
2. Groszmann RJ, Vorobioff J, Riley E (1982) Splanchnic hemodynamics in portal-hypertensive rats: measurements with γ-labeled microspheres. Am J Physiol 242:G156-G160
3. Häring R, Hirner A, Karavias Th (1985) Portale Hypertension: Stellenwert der portosystemischen Shunt-Operation und der Notfalleingriffe. Chirurg 56:425-431
4. Henriksen JH, Ring-Larsen H, Kanstrup I-L, Christensen NJ (1984) Splanchnic and renal elimination and release of catecholamines in cirrhosis. Evidence of enhanced sympathetic nervous activity in patients with decompensated cirrhosis. Gut 25:1034-1043
5. Proctor E, Chatamra K (1982) High yield micronodular cirrhosis in the rat. Gastroenterology 83:1183-1190

Dr. Dr. E. Hanisch, Zentrum der Chirurgie, Abteilung für Allgemein- und Abdominalchirurgie, Klinikum der Universität Frankfurt, Theodor-Stern-Kai 7, D-6000 Frankfurt am Main

IX. Transplantation 2

75. Spielen cytotoxische Antikörper bei der primären, irreversiblen Nicht-Funktion von allogenen Nierentransplantaten eine Rolle?

Are Cytotoxic Antibodies Relevant in Primary Irreversible Nonfunction of Kidney Allografts?

K. H. Albrecht[1], U. Vögeler[2], W. Niebel[1], H. Grosse-Wilde[2] und F. W. Eigler[1]

[1] Abteilung für Allgemeine Chirurgie
[2] Institut für Immungenetik, Universitätsklinikum Essen

Einleitung

Der Anteil nie funktionierender (NF) Organe mindert die Einjahresfunktionsrate um 8 - 15% (1). Unzureichende Organprotektion, operationstechnische Fehler und immunologische Abstoßungsreaktionen lassen sich oft nicht voneinander abgrenzen. Die vorliegende Untersuchung soll klären, ob mit Hilfe des Nachweises von cytotoxischen Antikörpern aus dem Eluat von Nieren, die nach irreversiblem Funktionsverlust explantiert wurden, der Anteil immunologisch bedingten Organversagens abgeschätzt werden kann.

Patienten und Methoden

Von 5/1975 bis 5/1987 wurden 814 Leichennieren nach HLA-Match-Kriterien transplantiert. Die konventionelle Immunsuppression wurde 1983 auf CsA umgestellt. Analog zur Verbesserung der Transplantatfunktionsrate hat die NF-Rate von 17% unter Azathioprin auf 15% unter ATG und 14% unter CsA abgenommen (Abb. 1). Von 444 Organen, die bis heute ihre Funktion verloren haben, wurden 274 (62%) explantiert und von denen 112 (25%) immunologisch analysiert. Jeweils eine Hälfte des Organs wurde zur Aufarbeitung homogenisiert und in 0,1 molarer Glycin-HCl-Lösung (pH 2,3) inkubiert. Nach Entfernung der Zelldebris wurden die Immunglobuline durch eine gesättigte Ammoniumsulfat-Lösung präzipitiert. Von 60 nicht-verwandten Probanden mit bekanntem HLA-Muster wurden aus heparinisiertem Venenblut mononucleäre Zellen durch Ficoll-Gradienten-Zentrifugation isoliert und in T- und B-Lymphocyten sowie Monocyten angereichert. Die lymphocytotoxische und monocytotoxische Aktivität der so gewonnenen Eluate wurde mit dem standardisierten NIH Mikrocytentoxizitätstest bestimmt.

FUNKTION

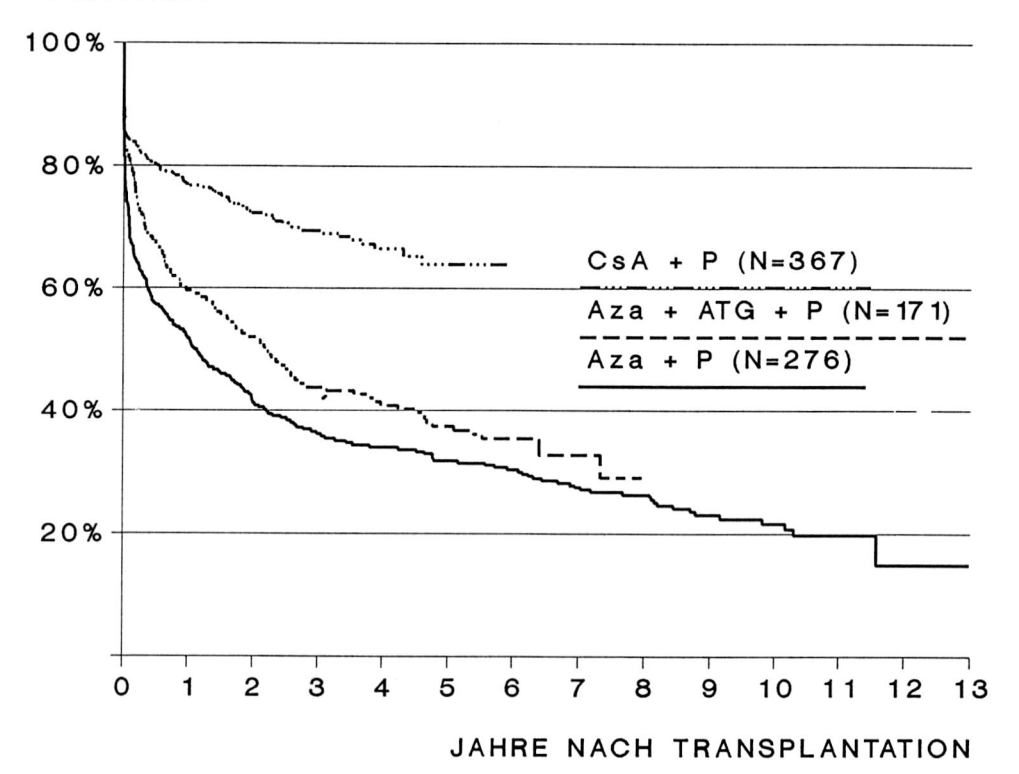

Abb. 1. Transplantatfunktionsraten unter 3 konsekutiven immunsuppressiven Schemata: Azathioprin und Prednison (Aza + P) 5/75 - 80. Aza, Anti-T-Lymphocyten-Globulin und P (Aza + ATG + P) 1981 - 1982. CsA und P (CsA + P) 1983 - 5/1987. Der Kurvenursprung gibt die primäre, irreversible Nicht-Funktions-Rate (NF-Rate) wieder

Ergebnisse und Diskussion

Insgesamt hatten 124 (15%) Organe eine primäre, irreversible Nicht-Funktion (Tabelle 1). Im Gesamtkollektiv zeigten nur Zweit- und Dritt-Transplantationen eine signifikante Korrelation mit einer erhöhten NF-Rate. Eine Kaltischämie über 30 h korrelierte nur mit einer Abnahme der Initialfunktion signifikant. Präformierte Antikörper und gemittelte Mismatch-Rate für HLA-B und HLA-DR Antigene hatten keinen Einfluß. In knapp der Hälfte der Eluate ließen sich cytotoxische Antikörper nachweisen; ein Fünftel der Eluate reagierte cytotoxisch gegen mehr als 20% und 4 Eluate gegen mehr als 85% des Spenderpools. Bei 10% der Eluate konnten die cytotoxischen Antikörper als gegen HLA-Mismatch Antigene auf der Spenderniere gerichtete HLA-Antikörper spezifiziert werden. In weiteren 25% war eine unspezifische Zuordnung als HLA-Antikörper, z.T. als HLA Klasse I bzw. HLA Klasse II möglich. Weitere 15% konnten zumindestens als HLA-Antikörper erkannt werden. Die übrigen eluierten cytotoxischen Antikörper waren nicht weiter differenzierbar und könnten demnach auch ge-

Tabelle 1. Beziehung zwischen Transplantatfunktion, präformiertem Antikörperstatus (AK) des Empfängers, Anzahl der Transplantationen (Tx), mittleren HLA-B- und HLA-DR-Mismatch-Rate (MMB +DR) (nur 613 Patienten mit bekannter HLA-DR-Typisierung) und kalter Ischämiezeit (KIZ). IF = initiale Funktion, keine Dialyse. SF = sekundäre Funktion, passagere Dialyse. NF = primäre, irreversible Nicht-Funktion, fortlaufende Dialyse

Funk-tion	präformierte AK <5%	5-85%	>85%	Tx 1.	>1.	MM B+DR ($\pm$ SEM)	KIZ <30h	$\geq$30h	Summe
IF	202 (36%)	62 (28%)	11 (36%)	45* (36%)	30* (23%)	1,21$\pm$0,06	244* (36%)	31* (23%)	275 (34%)
SF	275 (50%)	125 (55%)	15 (48%)	342 (50%)	73 (56%)	1,28$\pm$0,05	338 (49%)	77 (58%)	415 (51%)
NF	80 (14%)	39 (17%)	5 (16%)	97# (14%)	27# (21%)	1,19$\pm$0,09	99 (15%)	25 (19%)	124 (15%)
Summe	557 (100%)	226 (100%)	31 (100%)	84 (100%)	130 (100%)	1,25$\pm$0,04	681 (100%)	133 (100%)	814 (100%)
p	n.s.			*< 0,005 #< 0,05		n.s.	*< 0,005		

gen ein non-HLA Alloantigen-System gerichtet sein. Präformierte Antikörper beim Empfänger waren nicht signifikant häufiger mit einem positiven Antikörpernachweis im Eluat korreliert. Bei Folgetransplantationen, höheren gemittelten HLA-B und HLA-DR Mismatch-Raten und NF-Nieren waren Antikörper-positive Eluate ebenfalls etwas häufiger, ohne jedoch eine Signifikanz zu erreichen. So waren bei NF-Nieren die Eluate in 22 von 40 Fällen (55%) Antikörper-positiv gegenüber 16 von 40 (40%) Organen mit initialer Funktion (IF). Der Anteil Antikörper-positiver Eluate nahm mit Verbesserung der Immunsuppression deutlich, aber wiederum nicht signifikant ab (Tabelle 2). Wenn ausschließlich monocytenspezifische Antikörper ($\geq$ 5% Reaktivität) ohne T- und B-Lymphocyten-Spezifität analysiert wurden, zeigte sich trotz der geringeren Fallzahl (n = 80) eine signifikante Beziehung zur Immunsuppression (Tabelle 2). Möglicherweise führt eine effektivere Immunsuppression zur verminderten Bildung von Monocytenspezifischen Antikörpern. Unter der Hypothese einer wesentlich immunologischen Pathogenese einer primären, irreversiblen Nicht-Funktion (NF) wäre dies eine Erklärung für die Abnahme der NF unter CsA (Abb. 1) trotz der bekannten Nephrotoxizität von CsA. Einen weiteren Hinweis für diese Schlußfolgerung lieferte die Beobachtung, daß von 286 unter CsA transplantierten Nieren 34 Organe (12%) in Essen primär, irreversibel nicht funktionierten, von denen 20 Parallelorgane von jeweils demselben Spender in einem anderen Transplantationszentrum eine Initialfunktion (IF) hatten. Nur 4 Parallelorgane funktionierten auch dort nie. Von diesen 34 NF-Organen konnten 22 immunologisch analysiert werden. Von 13 lokalen NF-Nieren mit IF außerhalb hatten 8 ein Antikörper-

Tabelle 2. Beziehung zwischen cytotoxischen Antikörpern aus 112 Eluaten und der Immunsuppression im Vergleich zu 80 Eluaten, die auf monocytenspezifische Antikörper analysiert wurden. Monocyten negativ = Reaktivität nur gegen Monocyten < 5%, Monocyten positiv = Reaktivität gegen Monocyten $\geq$ 5% und gegen T- und B-Lymphocyten < 5%

Eluat (AK)	Immunsuppression			Summe	p
	Aza+P	Aza+ATG+P	CsA+P		
negativ	6 (35%)	26 (55%)	28 (58%)	60 (54%)	n.s.
positiv	11 (65%)	21 (45%)	20 (42%)	52 (46%)	
Summe	17 (100%)	47 (100%)	48 (100%)	112 (100%)	
Monocyten negativ	7 (70%)	28 (80%)	34 (97%)	69 (86%)	< 0,05
Monocyten positiv	3 (30%)	7 (20%)	1 (3%)	11 (14%)	
Summe	10 (100%)	35 (100%)	36 (100%)	80 (100%)	

positives Eluat gegenüber 1 von 3 NF-Nieren mit Nie-Funktion auch des Parallelorgans. Möglicherweise spielt die immunologisch bedingte Abstoßung eine wesentliche, bislang unterschätzte Ursache für die NF-Rate. Aufgrund des relativ hohen Anteiles nicht eindeutig klassifizierbarer, cytotoxischer Antikörper in den Eluaten, der auch in einer ersten Studie von uns (3) und von anderen Autoren bestätigt wird (2), können präformierte Antikörper gegen non-HLA Antigen-Systeme, die mit den gegenwärtigen Cross-Match Techniken nicht ausreichend spezifisch erkannt werden, eine wesentliche Rolle bei der primären Nicht-Funktion spielen.

Zusammenfassung

Eine primäre, irreversible Nicht-Funktion (NF) allogener Nierentransplantate war signifikant häufiger nach Zweit- und Dritt-Transplantationen. Antikörper-Status der Empfänger vor Transplantation und HLA-Mismatch-Rate hatten keinen Einfluß. Die eluierten, z.T. nicht spezifizierbaren Antikörper korrelierten nicht mit dem präformierten Antikörper-Status der Empfänger. Antikörper-positive Eluate waren bei primärer Nicht-Funktion zwar häufiger, aber nicht signifikant. Unter CsA-Therapie waren Monocyten-spezifische Eluate signifikant weniger häufig nachweisbar als unter konventioneller Immunsuppression. Von 13 NF-Organen mit initial funktionierendem Parallelorgan hatten 8 ein

Antikörper-positives Eluat. Immunologische Faktoren bedingen wahrscheinlich das Niefunktionieren der Transplantate. Allerdings muß dann angenommen werden, daß auch Antikörper gegen non-HLA Antigene hierbei eine wesentliche Rolle spielen.

Summary

Primary, irreversible nonfunction (NF) of kidney allografts was significantly more frequent in 2nd and 3rd transplant recipients. Preformed antibody levels in the recipient and HLA mismatch rates had no influence. Antibodies, some of which were not HLA related, in 112 eluates did not correlate with the antibody status of the recipients. Antibody-positive eluates were seen more often in NF grafts, but the difference was not significant. With the immunosuppressant CsA eluates with cytotoxic antibodies against monocytes were significantly less frequent than with conventional therapy. Out of 13 NF grafts with initially functioning parallel organs, eight eluates were antibody positive. Thus, primary irreversible nonfunction is likely caused by immunological mechanisms. It must then be assumed that antibodies towards non-HLA antigens are involved.

Literatur

1. Iwaki Y, Terasaki PI (1987) Primary nonfunction in human cadaver kidney transplantation: Evidence for hidden hyperacute rejection. Clin Transplant 1:125
2. Joyce S, Wayne Flye M, Mohanakumar T (1988) Characterization of kidney cell-specific, non-major histocompatibility complex alloantigen using antibodies from rejected human renal allografts. Transplantation 46:362
3. Vögeler U, Doxiadis I, Buchholz B, Eigler FW, Lison AE, Niebel W, Zastrow F, Grosse-Wilde H (1985) Cytotoxicity of antibodies eluted from rejected kidney allografts. Transplant Proc 17:2630

Dr. K.H. Albrecht, Abteilung für Allgemeine Chirurgie, Universitätsklinikum Essen, Hufelandstr. 55, D-4300 Essen

76. Trennung von alloreaktiven Lymphocyten und Bystanderzellen im Allotransplantat: Interleukin 2-Receptor positive Lymphocyten als Mediatoren der akuten cellulären Abstoßung*

Separation of Alloreactive Lymphocytes from Bystander Cells Within Allografts: Interleukin 2 Receptor-Bearing Lymphocytes Mediate Acute Cellular Rejection

C. D. Heidecke[1], J. Schneider-Eicke[1], R. Brauer[1], J. Stadler[1] und T. Diamantstein[2]

[1]Chirurgische Klinik rechts der Isar der TU München (Dir.: Prof. Dr. J.R. Siewert)
[2]Institut für Immunologie, Freie Universität Berlin

Zielsetzung

Die Infiltration von Allotransplantaten während der Immunantwort ist nur unzureichend charakterisiert. Obwohl wahrscheinlich ein Großteil der Lymphocyten unspezifisch in das Transplantat gelangt (1), ist bislang die diagnostisch wichtige Differenzierung zwischen alloreaktiven Mediator- bzw. Effektorzellen sowie Bystanderzellen nicht erfolgt. Es existieren in der Literatur verschiedene indirekte Hinweise dafür, daß aktivierte, Interleukin 2 Receptor (IL 2 R) tragende Lymphocyten für die akute celluläre Abstoßungsreaktion verantwortlich sind. So verzögert die Applikation von monoklonalen Antikörpern (moAB) gegen IL 2 R den Verlauf der Abstoßungsreaktion (2). Außerdem sind unter einer solchen Therapie keine IL 2 R positiven Zellen im Transplantat nachweisbar, während diese nach Absetzen der moAB-Gabe wieder auftreten (3). Ziel der Untersuchung war es, die alloreaktiven Lymphocyten im Transplantat anhand der Expression von IL 2 R phänotypisch und funktionell in vivo zu charakterisieren.

Methodik

Heterotope Herz- und Nierentransplantationen wurden an der Ratte in Äthernarkose an die infrarenalen großen Gefäße anastomosiert. BN (RT1^n) Ratten dienten als Spendertiere, LEW (RT1^l) als Empfänger. Nach verschiedenen Zeitpunkten wurden die Tiere geopfert

---

*Mit Unterstützung der DFG (He 1248/2-1)

und die Transplantate entfernt, mechanisch zerkleinert und enzymatisch angedaut (4). Die mononucleären Transplantat-infiltrierenden Zellen wurden über Ficoll-Gradienten angereichert.

Die Trennung in IL 2 R positive und negative Zellpopulationen erfolgte mit dem moAB ART 18, der die ß-Kette des high affinity IL 2 Receptors erkennt (5). ART 18 war an goat-anti-mouse beschichtete Dynabeads (Dianova, Hamburg) gekoppelt. Bei negativer Selektion wurde ein Bead-Zelle Verhältnis von 40:1 (bezogen auf die zu erwartenden Zielzellen) verwendet, bei positiver Selektion wurde mit einer Relation von 3:1 separiert. Da bei positiver Selektion eine Trennung der Bead-Zell-Komplexe in vitro durch Enzyme wie Trypsin, mechanische Agitation oder Kultur in Gegenwart von IL 2 nicht gelang, wurden die IL 2 R positiven Zellen zusammen mit den Beads gespritzt (s.u.). Der Phänotyp der infiltrierenden Zellen wurde durch indirekte Immunfluorescenz bestimmt.

Die funktionelle Kapazität der Transplantat-infiltrierenden mononucleären Zellen, die Kinetik der Transplantatabstoßung von Testherzen zu modulieren, wurde in adoptiven Zelltransferexperimenten untersucht. Hierzu wurden 1×10^6 Zellen am Tag der Testherztransplantation (d0) intravenös injiziert und das Transplantatüberleben durch tägliche Palpation überprüft.

Ergebnisse

Im Verlauf der Abstoßungsreaktion kommt es zu einer zunehmenden Infiltration des Transplantats mit mononucleären Zellen, von denen eine mit der Zeit steigende Zahl IL 2 R positiv ist (Tabelle 1). Unmodifizierte Testherzempfänger stießen ihr Trans-

Tabelle 1. IL 2 R positives celluläres Infiltrat und Modulation der Testherzabstoßungskinetik durch Transplantat-infiltrierende Zellen und deren IL 2 R positive und negative Subpopulationen

Inoculum[a]	% IL 2 R+[b]	Testherzabstoßung	Signifikanz[c]
Kontrolle		7,7±0,9	
Niere d3 (unaufgetrennt)	9,7±6,4	7,7±1,2	
Niere d5 (unaufgetrennt)	24±8,3	6,1±0,3	p<0,005
Niere d5 (IL 2 R+)		6,2±0,4	p<0,01
Niere d5 (IL 2 R-)	1,7±0,6	7,6±1,2	
Herz d3 (unaufgetrennt)	n.d.	7,0±1,4	
Herz d5 (unaufgetrennt)	12±5,8	9,7±0,8	p<0,005
Herz d5 (IL 2 R+)		6,3±0,6	p=0,05

[a] Injektion von 1×10^6 Transplantat-infiltrierenden Zellen in Testherzempfänger am Tag 0.
[b] % ART 18 positive Zellen im Transplantat ermittelt durch indirekte Immunfluorescenz.
[c] p-Werte im Student's t-Test im Vergleich zu Kontrollen.

plantat in 7,7 ± 0,9 d ab. Adoptiver Transfer von frühpostoperativen (d3) Herz- und Nierentransplantat-infiltrierenden Zellen führte nicht zu einer signifikanten Änderung der Abstoßungskinetik der Testherzen. Am Tag 5 nach Transplantation, dem Peak der cellulären Inflammation, kam es jedoch zu einer signifikanten Änderung des Rejektionstempos: Niereninfiltratzellen verkürzten die Transplantatabstoßung im Sinne einer second set rejection, während Herzinfiltratzellen zu einer Verlängerung führten. Wurden aus dem Pool der Transplantat-infiltrierenden Zellen die IL 2 R positiven Lymphocyten herausselektioniert und adoptiv transferiert, so verkürzten diese Populationen die Testherzkinetik signifikant gegenüber Kontrolltieren, denen nur ART 18 markierte Beads gespritzt wurden (7,7 ± 0,9 d). Dabei verhielten sich ART 18 positive Niereninfiltratzellen wie unaufgetrennte Populationen, während ART 18 positive Herzinfiltratzellen im Gegensatz zu unaufgetrennten Zellen nunmehr eine second set rejection induzierten (Tabelle 1). Umgekehrt scheinen IL 2 R negative Zellen aus dem Nierentransplantat (d5) die Abstoßungskinetik von Testherzen nicht zu beeinflussen.

Diskussion

Aktivierung von T-Lymphocyten mit Alloantigen führt zu einer Reihe von Zelloberflächenveränderungen, die in Ruhe abwesend sind, u.a. der Aquisition von IL 2 R (5). Es ist somit zu vermuten, daß diejenigen alloreaktiven Klone, die vermeintlich die Rejektion als Mediatoren verursachen, Aktivierungsmarker wie IL 2 R tragen. Die vorliegende Untersuchung bestätigt die mit der Zeit zunehmende Präsenz IL 2 R positiver Lymphocyten im Nieren- und Herztransplantat. Funktionell verhalten sich im Nierenmodell zum Zeitpunkt der maximalen Infiltration unaufgetrennte und IL 2 R positive Infiltratzellen gleich, d.h. die alloreaktiven Entitäten in der unaufgetrennten Population werden durch die enthaltenen IL 2 R tragenden Zellen vermittelt. Im Herztransplantationsmodell kommt es jedoch zum gleichen Zeitpunkt zu einer Verzögerung der Testherzabstoßung, die wahrscheinlich auf die Präsenz von Suppressorzellaktivität im Transplantat zurückzuführen ist (4). Im Gegensatz hierzu führt der adoptive Transfer IL 2 R positiver Zellen wiederum zur second set rejection, was deren Rolle als alloreaktive Klone im Transplantat nahelegt. Umgekehrt scheinen Zellen mit Suppressorzellaktivität im Transplantat IL 2 R negativ zu sein.

Zusammenfassung

Durch adoptive Transferexperimente wurde die funktionelle Kapazität Transplantat-infiltrierender Zellen in vivo untersucht. Zum Zeitpunkt der maximalen Infiltration (d5) sind sowohl im Nieren- wie auch im Herzmodell die alloreaktiven Lymphocyten in der Population der IL 2 R positiven Zellen enthalten, wodurch somit eine phänotypische und funktionelle Trennung von Bystanderzellen möglich ist.

Summary

Adoptive transfer experiments were performed to assess the functional capacity of allograft infiltrating lymphocytes. At the peak of cellular inflammation (day5) alloreactive lymphocytes mediating acute rejection are found in the population of interleukin-2 (IL-2) receptor positive cells in both the cardiac and renal transplant model. Hence, by means of expression of IL-2 receptors, alloreactive lymphocytes can phenotypically and functionally be separated from bystander cells.

Literatur

1. Ascher N, Hoffman R, Hanto D, Simmons R (1984) Cellular basis of allograft rejection. Immunological Rev 77:217
2. Kupiec-Weglinski JW, Diamantstein T, Tilney NL, Strom T (1986) Therapy with a monoclonal antibody to Interleukin 2 receptor spares T suppressor cells and prevents or reverses acute allograft rejection in rats. Proc Natl Acad Sci (USA) 83:2624
3. Hancock WW, Lord RH, Colby AJ, Diamantstein T, Rickles RF, Dijkstra C, Hogg N, Tilney NL (1987) Identification of IL 2 R+ T cells and macrophages within rejecting cardiac allografts, and comparison of the effects of treatment with anti-IL 2 R monoclonal antibody and cyclosporin. J Immunol 138:164
4. Araujo JL, Kupiec-Weglinski JW, Araneda D, Towpik E, Heidecke CD, Williams JM, Tilney NL (1985) Phenotype, activation status and suppressor activity of host lymphocytes during acute rejection and after Cyclosporine-induced unresponsiveness of rat cardiac allografts. Transplantation 40:278
5. Diamantstein T, Osawa H (1986) The interleukin 2 receptor, its physiology and a new approach to a selective immunosuppressive therapy by anti-interleukin 2 receptor monoclonal antibodies. Immunological Rev 92:5

Dr. C.D. Heidecke, Chirurgische Klinik rechts der Isar der TU München, Ismaninger Str. 22, D-8000 München 80

77. Analyse der humanen anti-OKT3 Antwort nach Abstoßungstherapie bei nierentransplantierten Patienten

Analysis of the Human Anti-OKT3 Response After Rejection Therapy in Kidney Transplanted Patients

B. Nashan, R. Schwinzer, K. Wonigeit und R. Pichlmayr

Klinik für Abdominal- und Transplantationschirurgie, Medizinische Hochschule Hannover

Die Behandlung steroidresistenter Abstoßungen konnte in den letzten Jahren durch den Einsatz des murinen monoklonalen Antikörpers (mAk) OKT3 um ein wirksames immunsuppressives Instrument erweitert werden (1). Als Folge der Anwendung dieses xenogenen Antikörpers kommt es jedoch zur Induktion einer spezifischen, antiidiotypischen, humanen Antikörperantwort, die OKT3 in seiner Bindung an den T-Zell Receptor/CD3 Komplex blockiert und somit die Effektivität der Therapie gefährden kann (2 - 4). Ziel dieser Untersuchungen war es daher, die Reaktivität von anti-OKT3 Seren gegen andere TCR/CD3 mAk zu untersuchen, um mAk zu identifizieren, die für einen wiederholten Einsatz in OKT3 immunisierten Patienten zur Verfügung ständen.

Methoden

Patienten: Die anti-OKT3 Seren stammten von 20 nierentransplantierten Patienten, die auf Grund einer biopsiegesicherten, steroidresistenten Abstoßung mit OKT3 behandelt worden waren.

ELISA: Die Reaktivität der Patientenseren wurde gegen ein Panel von TCR/CD3 mAk untersucht, die in Tabelle 1 dargestellt sind. Seren waren vor OKT3 Therapie, sowie konsekutiv nach Beginn der Therapie gesammelt worden und wurden in einem ELISA-System auf ihre Kreuzreaktivität gegen andere mAk untersucht. Mikrotiter Platten (Fa. NUNC, Roskilde, Dänemark) wurden mit adäquaten Mengen von mAk beschichtet und über Nacht bei 4°C inkubiert. Anschließend wurde, nach Zugabe der Antiseren und erneuter 1 h Inkubation bei 37°C, ein Ziege anti Human IgM bzw. IgG (Fa. Dianova, Hamburg) Präparat, conjugiert mit alkalischer Phosphatase, zugegeben. Die Bindung wurde mit p-Nitrophenylphosphat (Sigma) optisch sichtbar gemacht und ihre Extinktion auf einem MR700 Photometer der Fa. Dynatech (Denkendorf) gemessen.

Tabelle 1. Monoklonale Antikörper

Name	Isotyp	Spezifität	Hersteller
OKT3	IgG2a	CD3	CILAG
BMA030	"	"	R. Kurrle
WT32	"	"	W. Tax
UCHT1	IgG2b	"	P. Beverley
Leu4	IgG1	"	Bect. Dick.
BMA033	IgG3	"	R. Kurrle
Vit3	IgM	"	W. Knapp
BMA031	IgG2b	TCR	R. Kurrle

Durchflußcytometrie: Zur Analyse blockierender Antikörper wurden die Seren mit geeigneten Mengen der in Tabelle 2 aufgelisteten mAk inkubiert. Nach Zugabe von 5×10^5 humanen Lymphocyten wurde die Bindung der mAk an den TCR/CD3 Komplex durch Zugabe von Ziege anti Maus IgG (H+L) (Fa. Dianova, Hamburg) FITC conjugiert, markiert und mit Hilfe eines Durchflußcytometers (FACStar) der Fa. Becton Dickinson (Heidelberg) gemessen.

Tabelle 2. Inhibition von TCR/CD3 mAk durch anti-OKT3 Seren[a]

mAk	Spezifität	Patienten							
		02	03	04	05	11	17	19	20
OKT3	CD3	1	1	1	1	1	1	1	1
BMA030	"	80	64	69	70	75	71	77	84
WT32	"	71	64	69	71	75	71	77	82
UCHT1	"	74	64	75	72	75	70	79	82
Leu4	"	74	66	74	71	75	71	76	80
BMA033	"	67	65	76	69	74	70	75	83
Vit3	"	69	75	68	70	76	69	76	82
BMA031	TCR	78	59	64	63	67	61	79	78

[a]% positiv fluorescierende Lymphocyten.

Ergebnisse

Nach Therapie mit OKT3 kam es bei 14 von 20 Patienten zu einer Antikörperantwort gegen OKT3. Diese Antikörperantwort begann zwischen dem 5 und 32 Tag nach Beginn der OKT3 Therapie und verschwand zwischen dem 12 Tag bis 150 Tag nach Therapiebeginn. Sie erreichte ein Maximum zwischen dem 8 und 39 Tag; die maximalen Titer für humanes IgM bzw. IgG gegen OKT3 lagen dabei zwischen 1:10 und 1:1000. 12 der 14 Patienten mit einer anti-

OKT3 Antwort hatten auch Antikörper, die gegen andere CD3 mAk des gleichen Isotyps, IgG2a, reagierten, BMA 030 und WT32. Bei diesen Patienten lagen also antiisotypische Antikörper vor. Um nun eine antiisotypische Komponente von einer antiidiotypischen Komponente zu trennen, wurde die Bindungsfähigkeit der mAk nach Vorinkubation mit den Antiseren und Zugabe von humanen Lymphocyten durchflußcytometrisch analysiert. Die Seren von 8 Patienten inhibierten selektiv die Bindung von OKT3 an seine Zielstruktur. Keiner der anderen TCR/CD3 mAk wurde von den Antiseren in seiner Bindung blockiert. Bei diesen Patienten lag somit eine antiidiotypische Komponente vor, die die Bindung von OKT3 an den TCR/CD3 Komplex und damit an Lymphocyten blockiert.

Diskussion

Die Induktion einer Antikörperantwort gegen den TCR/CD3 mAk OKT3 kann durch die Beteiligung einer antiidiotypischen Komponente zum limitierenden Faktor einer wiederholten Anwendung desselben mAk werden. Einen Ausweg bietet die Möglichkeit, einen anderen TCR/CD3 mAk als den therapeutischen einzusetzen. Die bei 40% der Patienten beobachteten antiidiotypischen Antikörper blockierten selektiv OKT3, aber keinen der anderen mAk, obgleich sie dasselbe Zielantigen hatten. Diese Konstellation ergibt sich einerseits aus der Spezifität des therapeutischen mAk, dessen variabler Teil ein Zielantigen determiniert, das nicht identisch ist mit dem der anderen mAk; andererseits weist der Idiotyp von OKT3 keine antigene Ähnlichkeit mit Idiotypen anderer TCR/CD3 mAk auf, weswegen die getesteten antiidiotypischen Seren ausschließlich die Bindung von OKT3 blockieren. An Hand der vorliegenden Daten ist eine erneute Behandlung mit OKT3 bei Patienten mit einer antiidiotypischen Antwort sehr sorgfältig zu erwägen. Die Spezifität dieser anti-OKT3 Antwort erlaubt aber möglicherweise den Einsatz eines anderen TCR/CD3 mAk, sollte dies aus klinischen Erwägungen notwendig erscheinen. Die in vivo Funktion antiisotypischer Antikörper ist nach wie vor unaufgeklärt; es ist aber zu vermuten, daß es durch Komplexbildung zur beschleunigten Elimination kommen kann und damit zur Ineffizienz der Therapie.

Zusammenfassung

Die anti-OKT3 Antwort wurde bei 20 nierentransplantierten Patienten, nach OKT3 Therapie bei steroidresistenter Abstoßung untersucht. Schwerpunktmäßig wurde hierbei die antiidiotypische Komponente mittels ELISA und Durchflußcytometrie analysiert. 8 Patienten hatten die antiidiotypische Antikörperantwort, die selektiv OKT3 inhibierte, jedoch keinen der anderen getesteten TCR/CD3 mAk. Diese selektive Inhibition erlaubt es bei klinischer Indikation auf einen anderen TCR/CD3 mAk auszuweichen, da dieser durch eine antiidiotypische Komponente nicht blockiert werden kann.

Summary

The OKT3-specific antibody response in 20 kidney-grafted patients was analyzed after OKT3 treatment for steroid-resistant rejection. The analysis included evaluation of the anti-idiotypic response using an ELISA technique and flow cytometry. In eight patients an anti-idiotypic response was found that selectively inhibited OKT3 but none of the other TCR/CD3 monoclonal antibodies (mAb) tested. As the anti-idiotypic component could not inhibit these mAbs it might be possible to switch to a different TCR/CD3 mAb if this becomes clinically necessary.

Literatur

1. Cosimi AB, Burton R, Colvin RB, Goldstein G, Delmonico FL, LaQuaglia MP, Tolkoff-Rubin M, Rubin RH, Herrin JT, Russell PS (1981) Treatment of acute renal allograft rejection with OKT3 monoclonal antibody. Transplantation 32:535
2. Chatenoud L, Baudrihaye MF, Chkoff N, Kreis H, Goldstein G, Bach JF (1986) Restriction of the human in vivo response against the mouse monoclonal antibody OKT3. J Immunol 137:830
3. Goldstein G, Fucello AJ, Norman DJ, Shield CF, Colvin RB, Cosimi AB (1986) OKT3 monoclonal antibody plasma levels during therapy and the subsequent development of host antibodies to OKT3. Transplantation 42:507
4. Nashan B, Schwinzer R, Wonigeit K, Pichlmayr R (1989) Reactivity of patient antisera to OKT3 and a panel of CD3 monoclonal antibodies. Transpl Proc 21:1519

Dr. B. Nashan, Klinik für Abdominal- und Transplantationschirurgie, Medizinische Hochschule Hannover, Konstanty-Gutschow-Str.8, D-3000 Hannover 61

78. Monitoring der Transplantatabstoßung durch monoklonale Antikörper gegen Bürstensaumenzyme nach experimenteller Dünndarmtransplantation*

Monitoring of Experimental Small Bowel Transplantation by Monoclonal Antibodies Against Brush-Border Enzymes

P. Schroeder[1], M. L. Hansmann[2], M. Gundlach[1], A. Quaroni[3] und E. Deltz[1]

[1] Abt. Allgemeine Chirurgie (Dir.: Prof. Dr. H. Hamelmann), Chirurgische Universitätsklinik Kiel
[2] Abt. Allgemeine Pathologie und Pathologische Anatomie (Dir.: Prof. Dr. Dr. h.c. Lennert), Universitätsklinik Kiel
[3] Vet. Res. Tower, Section of Physiology, Cornell University Ithaca, N.Y., U.S.A.

Neben der makroskopischen und mikroskopischen Untersuchung liefern auch funktionelle Verfahren wie Maltose- oder C14-Glucose-Resorptionstests Hinweise auf den Erhaltungsgrad von Dünndarmtransplantaten (1, 2). Der alkalischen Phosphatasereaktion am Dünndarmepithel kommt besondere Bedeutung zu, da sie eine selektive Darstellung der Bürstensäume ermöglicht und Defekte in der Enzymreaktion einen sensiblen Parameter für die Beurteilung des Epithelerhaltes darstellen. In der vorliegenden Untersuchung wurden parallel zur Enzymreaktion monoklonale Antikörper gegen Bürstensaumhydrolasen (Sucrase/Isomaltase, Maltase/Glucoamylase und alkalische Phosphatase) eingesetzt. Unter verschiedenen Transplantationsbedingungen sollte geprüft werden, inwieweit immunhistochemische Techniken zum Nachweis von Bürstensaumenzymen reinen cytochemischen Reaktionen bei Epithelschädigungen im Rahmen von Abstoßungsreaktionen überlegen sind.

Material und Methodik

Die heterotope Dünndarmtransplantation wurde in Äthernarkose in der Stammkombination DA-Lewis durchgeführt (3): Gruppe 1 (n = 6) ohne Immunsuppression durch Cyclosporin, Gruppe 2 (n = 6) mit Immunsuppression durch 15 mg/kg KG Cyclosporin peroral. Gewebsproben aus der Mucosa des Transplantates wie aus dem empfänger-

---

*Herrn Prof. Dr. med. H. Hamelmann zum 65. Geburtstag gewidmet

eigenen Darm wurden am Tag 0, 3, 5 und 7 entnommen. An allen Gewebeproben wurde die alkalische Phosphatasereaktion durchgeführt. Zusätzlich wurden folgende monoklonale Antikörper eingesetzt: BBC 1/35 gegen Sucrase/Isomaltase, BBC 3/88 gegen Maltase/Glucoamylase und BB 4/35 gegen alkalische Phosphatase. Es wurde die Immunperoxidasereaktion angewandt. Nicht operierte Tiere (n = 3) liefen als Kontrollen.

Ergebnisse

In den Kontrollbiopsaten wie auch in den empfängereigenen Därmen zeigte die alkalische Phosphatasereaktion ein bandförmiges Reaktionsprodukt, welches auf die Bürstensäume beschränkt war. Eine vergleichbare Reaktion der Bürstensäume war mit monoklonalen Antikörpern gegen Saccharase, Maltase und alkalische Phosphatase nachzuweisen. Zusätzlich zur Markierung der Bürstensäume zeigten diese Antikörper eine granuläre Reaktion oberhalb und unterhalb des Zellkernes im Zellinneren, die dem RER, dem Golgi-Apparat und möglicherweise den Lysosomen entstammen dürfte.

Die dünndarmtransplantierten Tiere ohne Cyclosporingabe zeigten in der Enzymreaktion der alkalischen Phosphatase Defekte des Bürstensaumes zwischen dem 5. und 7. Tag. Der monoklonale Antikörper gegen Maltase zeigte eine regelhafte Reaktion des Bürstensaumes am 3. Tag, jedoch ein weitgehendes Fehlen der intracellulären Reaktion. Zu diesem Zeitpunkt wies das immunhistochemische Verteilungsmuster der Immunreaktion gegen Saccharase und alkalische Phosphatase im Vergleich zu den Kontrolltieren keine Besonderheiten auf. Erst am 5. Tag war die intracelluläre Immunreaktion mit diesen beiden Antikörpern vielfach nicht mehr nachzuweisen und das Reaktionsprodukt im Bürstensaum, im Vergleich zu den Kontrolltieren, deutlich schmäler. Am 7. Tag nach Transplantation sah man Defekte in der Immundarstellung der Bürstensäume. Zudem waren die Zotten deutlich verplumpt.

In den mit Cyclosporin behandelten, dünndarmtransplantierten Tieren ließen sich im Vergleich zu den Kontrolltieren keine wesentlichen Änderungen in den enzymhistochemischen wie immunhistochemischen Reaktionen der Dünndarmepithelien nachweisen.

Schlußfolgerungen

Es konnte gezeigt werden, daß monoklonale Antikörper gegen Bürstensaumenzyme Vorstufen dieser Enzyme, die dem RER, dem Golgi-Apparat und auch den Lysosomen der Epithelzelle entstammen (4), erkennen. Der Einsatz dieser Antikörper ermöglicht es, sehr frühe Stadien der Zellschädigung in Dünndarmtansplantaten nachzuweisen. Bereits am dritten Tag nach Transplantation kam es zu einer Änderung des immunhistochemischen Musters der Reaktion mit dem monoklonalen Antikörper gegen Maltase bei Abstoßung des Transplantates. Demgegenüber läßt sich eine Änderung des Enzymmusters, das sich auch mehrere Wochen nach heterotoper und orthotoper Dünndarmtransplantation noch nicht normalisiert hat (5), mit konventioneller Darstellung der alkalischen Phosphatase oder Antikörpern gegen Saccharase und alkalische Phosphatase erst zwei Tage später (am 5. Tag) nachweisen. Lichtmikroskopisch nicht faßbare Zellschädigungen im Rahmen der Abstossungsreaktion führen offensichtlich bereits zu Synthesestörungen und/oder Transportstörungen der Enzymvorstufen vom Golgisystem zu den Bürstensäumen. Bleibt der Nachschub des Enzymes zum Bürstensaum aus, so kommt es schließlich zu einer Verschmälerung der Bürstensaumaktivität, zu Defekten im Bürstensaum und letztlich zum Zelluntergang.

Der Einsatz monoklonaler Antikörper gegen Bürstensaumenzyme ermöglicht eine frühere Erkennung von Epithelschädigungen und damit Abstoßungsreaktionen, als dies mit konventionellen enzymhistochemischen Reaktionen bisher möglich war.

Zusammenfassung

Die frühzeitige Erkennung der Transplantatabstoßung ist eine wesentliche Voraussetzung für eine erfolgreiche Dünndarmtransplantation. Die konventionelle enzymhistochemische Reaktion der alkalischen Phosphatase im Bürstensaum der Epithelzelle reagiert nur langsam auf Zellschädigungen. Die Verwendung von monoklonalen Antikörpern gegen Bürstensaum-Hydrolasen (Sucrase/Isomaltase, Maltase/Glucoamylase und alkalische Phosphatase), die neben der aktiven Enzymform im Bürstensaum auch die intracellulären Enzymvorstufen erkennen, ermöglichen eine frühzeitigere Erkennung der abstoßungsbedingten Zellschädigung im Modell der allogenen heterotopen Dünndarmtransplantation. Am sensibelsten erwies sich der Antikörper gegen Maltase/Glucoamylase, mit dem schon am dritten Tag die intracellulären Enzymvorstufen nicht mehr markierbar waren. Unter Immunsuppression entsprach das Enzymmuster des Dünndarmepithels dem von nichtoperierten Tieren.

Summary

The early recognition of rejection episodes is necessary for small bowel transplantation to be successful. Conventional enzyme-histochemical staining of small intestinal brush-border alkaline phosphatase reacts only slowly to epithelial cell damage. Using monoclonal antibodies against brush-border hydrolases (sucrase/isomaltase, maltase/glucoamylase and alkaline phosphatase) which react with enzyme precursors within the enterocyte as well as with the active enzyme located in the brush border it is possible to recognize rejection-related cell damage earlier in the model of heterotopic small bowel transplantation. The antibody against maltase/glucoamylase was the most sensitive one, because at day 3 after transplantation no intracellular enzyme activity could be found. With immunosuppression, enzyme levels in the small intestinal mucosa of grafts were the same as in control rats.

Literatur

1. Billiar TR, Garberoglio C, Schraut WH (1984) Maltose Absorption as an Indicator of Small Intestinal Allograft Rejection. J Surg Res 37:75-82

2. Nordgren S, Cohen Z, Mackanzie R, Finkelstein D, Greenberg GR, Langer B (1984) Functional Monitors of Rejection in Small Intestinal Transplants. Am J Surg 147:152-158
3. Preissner WCh, Schroeder P, Gundlach M, Liedgens P, Schröder E, Deltz E (1986) Microsurgical Techniques of Heterotopic and Orthotopic Small Bowel Transplantation. In: Deltz E, Thiede A, Hamelmann H (Eds) Experimental and Clinical Fundamentals of Small Bowel Transplantation. Springer, Berlin New York Heidelberg Tokyo, pp 2-6
4. Hauri HP (1983) Biosynthesis and transport of plasma membrane glycoproteins in the rat intestinal epithelial cell: studies with sucrase-isomaltase. In: Porter R, Collins G (Ed) Brush Border Membranes. Ciba Foundation Symposium 95:132-149
5. Schroeder P, Sandforth F, Gundlach M, Deltz E (1988) Functional adaptation after heterotopic and orthotopic small bowel transplantation. Transplant Proc (in press)

Dr. P. Schroeder, Abt. Allgemeine Chirurgie, Chirurgische Universitätsklinik Kiel, Arnold-Heller-Str. 7, D-2300 Kiel 1

79. Bedeutung der MHC – Subloci für die Stärke und den Ablauf der Abstoßungsreaktion nach heterogener Dünndarmtransplantation im Rattenmodell*

Major Histocompatibility Complex – Sublocus Differences in Heterotopic Small Bowel Transplantation and Their Influence on Graft Rejection

M. Gundlach[1], P. Schmidt[1], P. Schroeder[1], M. L. Hansmann[2] und E. Deltz[1]

[1]Abteilung Allgemeine Chirurgie der Chirurgischen Universitätsklinik Kiel
[2]Abteilung Allgemeine Pathologie, Universitätsklinik Kiel

Die klinische Dünndarmtransplantation befindet sich zur Zeit in einer Phase des Überganges vom Tierexperiment zur klinischen Anwendung. Problem der Transplantation ist die außerordentlich starke Abstoßung des Spenderorgans. Die Abstoßungsreaktion (HVGR) nach allogener Transplantation ist abhängig von der Histokompatibilitätsdifferenz (MHC) zwischen Spender und Empfänger. Die MHC-Antigene unterteilt man in zwei Klassen:
1. Klasse I Antigene, die beim Menschen durch HLA-A, HLA-B und HLA-C Loci kodiert werden, bei der Ratte durch den RT1-A und RT1-C Locus. RT1-A Antigene erscheinen ubiquitär auf allen Zellen, besonders auf Lymphocyten, während RT1-C Antigene nur auf B-, T-Lymphocyten und Makrophagen nachweisbar sind.
2. Klasse II Antigene, werden bei der Ratte durch die RT1-B und RT1-D Loci kodiert, beim Menschen durch den HLA-D und -DR Locus. RT1-B und RT1-D Antigene werden von dendritischen Zellen, Makrophagen, B-Lymphocyten, epithelialen und endothelialen Zellen exprimiert. Klasse I und II Antigen tragende Zellen befinden sich im Dünndarm in großer Zahl in der Lamina epithelialis, der Lamina propria, den Peyerschen Plaques und den Mesenteriallymphknoten.

Weitere Antigendeterminanten werden vom Non-MHC kodiert. LEE et al. (1986) untersuchte die Auswirkungen von MHC- und Non-MHC Differenzen nach Dünndarmtransplantation auf die Abstoßungsreaktionen und zeigte, daß die MHC-Differenz die entscheidende genetische Barriere ist. Congene Rekombinanten des Lewis Inzucht-

---

*Gewidmet Herrn Prof. Dr. med. H. Hamelmann zum 65. Geburtstag.

Mit Unterstützung der DFG, SFB 111, Teilprojekt B 10.

stammes unterscheiden sich nur in den einzelnen MHC-Subloci, das restliche Genom ist identisch. Mit diesen genetisch genau definierten Tieren ist es möglich, den Einfluß der einzelnen MHC-Differenzen, als auch deren Kombination, auf die Abstoßungsvorgänge nach allogener Dünndarmtransplantation zu untersuchen.

Material und Methoden

Bei der heterotopen akzessorischen Dünndarmtransplantation an der Ratte wurde das distale Ende des Transplantates mit dem terminalen Ileum des Empfängers anastomosiert, während das orale Ende als Stoma aus dem Empfänger herausgeführt wurde. Anhand makroskopischer Veränderungen des Stomas, wie Abblassung, Blutung und Ablösung der Dünndarmschleimhaut wurde die Transplantatüberlebensrate ermittelt. Mit Standard- und immunhistochemischen Methoden (monoklonale Antikörper: Ox 1 Leukocyten, W3/25 T-Helferzellen und Makrophagen, Ox 8 cytotoxische/Suppressor T-Lymphocyten, Kim 2R Makrophagen, Ox 6 Klasse II Antigene) wurde das Verteilungsmuster der immunoinkompetenten Zellen im Transplantat semiquantitativ nach Abstoßung analysiert.

Ergebnisse

In Tabelle 1 sind die Versuchsgruppen und die Transplantatüberlebensraten dargestellt. Bei Differenz der A+B+C, A+B und A Subloci kommt es zu einer schweren akuten Abstoßungsreaktion innerhalb kürzester Zeit. Morphologisch zeigt sich in diesen Gruppen eine transmurale Infiltration der Darmwand mit Leukocyten. Eine alleinige B Locusdifferenz führt erst nach 11 Tagen zu einer chronischen Abstoßungsreaktion mit einer Zellinfiltration von Submucosa und Krypten. Diese Bereiche und die Zotten werden vornehmlich zerstört, während die Muscularis nur sehr geringe Zellinfiltrationen aufweist und intakt ist. Bei alleiniger C Locusdifferenz fanden sich keine wesentlichen Veränderungen im Transplantat im Vergleich zur syngenen Kontrolle. Bei den immunhistochemischen Untersuchungen war auffällig, daß bei A Locus-

Tabelle 1. Transplantatüberlebensrate nach heterotoper Dünndarmtransplantation bei verschiedenen MHC-Subloci-Differenzen

Spender	Empfänger	Differenz	Tag der Abstoßung	$\bar{x}$	+/- s
LEW.1A	LEW.1A	keine	keine, (n=7), getötet Tag 6,11,120		
LEW.1A	LEW.1U	A+B+C	6,6,6,6,6,6,7	6,1	+/-0,4
LEW.1A	LEW.1WR1	A+B	5,5,5,6,6,6,7	5,7	+/-0,8
LEW.1A	LEW.1WR2	A	6,6,7,7,7,7,7	6,7	+/-0,5
LEW.1WR2	LEW.1WR1	B	10,10,11,11,11,11,13	11,0	+/-1,0
LEW.1WR1	LEW.1U	C	keine (n=7), getötet Tag 120		

$\bar{x}$: Mittelwert; s: Standardabweichung.

differenz hauptsächlich W3/25 positive Zellen das Transplantat
infiltrieren und wesentlich weniger Makrophagen vorkommen, als
bei einer A+B+C, A+B oder B Differenz. Die Anzahl der Ox 8 positiven Zellen nimmt von einer C zu B zu A über A+B zu A+B+C MHC-
Differenz beständig zu. Eine alleinige B Locus Differenz führt
zu einem Anstieg von Makrophagen. Die Größte Zahl von immunokompetenten Zellen wurde bei voller MHC Differenz beobachtet.

Diskussion

Die Ratte ist wie kaum ein anderes Tier genetisch und immunologisch untersucht worden (GÜNTHER 1985). Da die immunologischen
Gesetze für alle Säugetiere zu gelten scheinen, sind die Ergebnisse in den Rattenmodellen auch auf den Menschen übertragbar
(MÜLLER-RUCHHOLTZ 1985). Bei genetisch identischen Individuen
tritt nach einer Transplantation keine Immunreaktion auf. Ziel
bei allogenen Transplantationen ist es, die Abstoßungsreaktion
durch Auswahl einer Spender-Empfänger-Kombination mit möglichst
großer Übereinstimmung der MHC-Zellantigene zu minimieren. Die
aufgeführten Ergebnisse lassen deutlich erkennen, daß die HVGR
nach Dünndarmtransplantation durch eine A Locus Differenz, der
die MHC-Antigene der Klasse I determiniert, die besonders von
Lymphocyten exprimiert werden, ausgelöst wird. Das Dünndarm-
transplantat enthält in den Peyerschen Plaques, den Mesenteriallymphknoten und in der Lamina mucosa mehr lymphatisches Gewebe
als jedes andere Organtransplantat mit Ausnahme vom Knochenmark
und der Milz. Die große Zahl dieser "passenger lymphocytes" induziert bei einer allogenen Dünndarmtransplantation möglicherweise die besonders starke Abstoßungsreaktion dieses Organs.
Klasse II Antigene, durch den B Locus codiert, werden von Epithelien und Endothelien exprimiert. Sie lösen eine chronische Abstoßungsreaktion aus. Insgesamt zeigt die Zahl der immunokompetenten Zellen im Transplantat, daß besonders Makrophagen das
Transplantat zerstören. Das Verhältnis der Zellen im Transplantat untereinander deutet auf eine MHC Restriktion der Immunantwort hin. Unsere Untersuchungen geben nur einen statischen Zustand im Stadium einer fortgeschrittenen Abstoßungsreaktion wieder. Weitere Untersuchungen über die Kinetik und Funktion der
Zellen im Transplantat sind notwendig, um dies detaillierter zu
klären. Durch die prospektive HLA-Gewebetypisierung von Spender
und potentiellem Empfänger konnte bei der klinischen Nierentransplantation die Incidenz der Abstoßungsreaktion minimiert
werden, besonders bei HLA-B und -DR Kompatibilität (OPELZ 1987).
Bisher ist nichts über den Einfluß der einzelnen Haupthistokom-
patibilitätsantigene bei einer Dünndarmtransplantation bekannt.
Aus unseren experimentellen Untersuchungen geht hervor, daß Klasse I MHC-Antigene eine starke Abstoßungsreaktion hervorrufen.
Diese Erkenntnis ermöglicht es, Spender auszuwählen, deren HLA-
Differenz für die Akzeptanz des Dünndarms eine günstige Prognose
bietet. Bei Inkompatibilitäten der HLA-A, -B oder -C Loci sollte
mit einer starken akuten Abstoßungsreaktion gerechnet werden und
bei HLA-D oder -DR Differenzen mit einer chronischen HVGR.

Zusammenfassung

Die akute Abstoßungsreaktion nach Dünndarmtransplantation wird
durch eine A Locus Differenz ausgelöst und ist durch eine Infil-

tration der gesamten Darmwand mit immunokompetenten Zellen charakterisiert. Ursache scheint die große Zahl an Klasse I exprimierenden "passenger lymphocytes" zu sein. Eine B Locus Differenz führt zu einer chronischen Organabstoßung mit Infiltration von Submucosa und Krypten.

Summary

Acute graft rejection after small intestinal transplantation is due to an A-region incompatibility and is characterized by a transmural infiltration with immunocompetent cells of the small bowel. Passenger lymphocytes expressing class I antigens seem to be the reason for acute host versus graft reaction. B-region incompatibility leads to a chronic graft rejection with infiltration of the submucosa and crypts.

Literatur

Lee MD, Kunz HW, Gill III TJ, Lloyd DA, Rpwe MR (1986) Transplantation of the small bowel across MHC and Non-MHC disparities in the rat. Transplantation 42:235-238

Opelz G (1987) HLA matching analysis of cyclosporine-treated cadaver kidneys transplanted in 1986. Transpl Proc 19:3557-3558

Günther E (1985) Immunogenetic aspects of organ transplantation in the rat. In: Thiede A, Deltz E, Engemann R, Hamelmann H (Hrsg) Microsurgical models in rats for transplantation research. Springer, Berlin Heidelberg New York Tokyo, S 83-94

Müller-Ruchholtz W (1985) Theoretical aspects of rat organ transplantation. In: Thiede A, Deltz E, Engemann R, Hamelmann H (Hrsg) Microsurgical methods in rats for transplantation research. Springer, Berlin Heidelberg New York Tokyo, S 77-81

Dr. M. Gundlach, Abteilung Allgemeine Chirurgie der Chirurgischen Universitätsklinik, Arnold-Heller-Str. 7, D-2300 Kiel

80. Charakterisierung von T-Suppressorlymphocyten nach orthotoper Rattenlebertransplantation*

Characterization of T-Suppressor Lymphocytes Following Orthotopic Rat Liver Transplantation

H.-J. Gassel, R. Engemann und H. Hamelmann

Abteilung Allgemeine Chirurgie, Chirurgische Univ.-Klinik Kiel

Die klinische Lebertransplantation gilt heute als kurative operative Maßnahme bei verschiedenen Formen der terminalen Leberinsuffizienz. Bislang nicht ausreichend geklärt sind die immunologischen Prozesse nach Lebertransplantationen, die von perakuter Abstoßung bis hin zur Langzeitakzeptanz des fremden Gewebes reichen. Zum Studium dieser Immunprozesse hat sich besonders das Modell der orthotopen Rattenlebertransplantation (ORTL) bewährt (1). So ist die Wahl adäquater Spender-Empfängerpaarungen z.B. das Phänomen der Spontantoleranz nach voll allogener Lebertransplantation analysierbar: Entgegen der starken Histokompatibilitätsbarriere überleben z.B. LEW-Empfänger langfristig die Transplantation einer voll allogenen BN-Leber und entwickeln spezifisch gegen BN-Antigen gerichtete T-Suppressorzellen (2). In der vorliegenden Arbeit sollten diese T-Suppressorzellen phänotypisch charakterisiert werden. Verglichen wurde die suppressive Kapazität von T-Lymphocyten (CD5) mit T-Helfer- (Th, CD4) und T-Cytotox/Suppressor-Zellen (Tc/s, CD8) im klassischen adoptive transfer assay.

Material und Methoden

In Äthernarkose wurden BN(RT-1n) Lebern mit Rekonstruktion und Wiederanschluß der Arteria hepatica orthotop in unbehandelte LEW(RT 1-1) Ratten transplantiert (n = 42). Langzeitüberlebende Empfängertiere (länger als 100 Tage postop.) wurden splenektomiert und die Milzzellen wurden mit monoklonalen Antikörpern in einem immunomagnetischen Zelltrennungsverfahren (Dynabeads^{TM}) in die folgenden Lymphocytensubpopulationen getrennt: CD5+T-

---

*Herrn Prof. Dr. med. Horst Hamelmann zum 65. Geburtstag gewidmet.

Lymphocyten (Ox 19+/Ox 12-), CD4+T-Helferzellen (W3/25+/Ox 8-/Ox 12-) und CD8+T-Suppressorzellen (Ox 8+/W3/25-/Ox 12-). Die Zellpopulationen wurden phänotypisch im Cytofluorographen analysiert.

Adoptive Transfer Assay

1×10^7 T-Zellen bzw. 6×10^6 Th- bzw. 4×10^6 Tc/s- bzw. 6×10^6 Th- plus 4×10^6 Tc/s-Zellen von lebertransplantierten bzw. normalen (Kontrollgruppen) LEW-Ratten wurden in am Vortage subletal bestrahlte syngene LEW-Empfänger intravenös injiziert. Am darauffolgenden Tag wurden Haut, Herz oder Niere vom BN (Leber-Spenderstamm) bzw. DA(RT-1a) (Drittstamm) transplantiert und die Abstoßungszeiten dieser Testorgane analysiert (n = 6 pro Gruppe).

Ergebnisse

Mehr als 80% der LEW-Empfänger akzeptierten das allogene arterialisierte BN-Lebertransplantat und überlebten mehr als 100 Tage postop. Die Separation der Milzzellen in die T-Zellen und ihre Subpopulationen führte nach cytofluorographischer Analyse zu einer Reinheit der Zellen von mehr als 95% mit Kontaminationen unter 1%.

Zelltransfer von T-Lymphocyten (CD5)

1×10^7 negativ selektierte T-Zellen aus der Milz langzeitüberlebender LEW-Empfänger von BN-Lebertransplantaten verlängerten die Überlebenszeit von BN-Haut in mit 600 rad-bestrahlten Zellempfängern von 9 (Kontrolle) auf bis zu 22 Tage (mittlere Überlebenszeit (MST): 19,2 Tage). Die Überlebenszeit von BN Herztransplantaten wurde von 10 auf 20 Tage verlängert. BN-Nierentransplantate wurden nach T-Zelltransfer sogar langfristig akzeptiert. Im Gegensatz dazu wurden in allen 3 Testorgansystemen Drittstamm (DA)-Transplantate nicht verzögert abgestoßen.

Zelltransfer von T-Helferzellen (CD4)

Im Gegensatz zu nicht separierten T-Zellen hatte die Gabe von 6×10^6 negativ selektierten CD4 positiven T-Helferzellen keinen Einfluß auf die Überlebenszeit von BN oder DA-Testorganen.

Zelltransfer von T-Cytotox/Suppressorzellen (CD8)

4×10^6 negativ selektierte CD8 positive T-Zellen verlängerten die Überlebenszeit von BN-Hauttransplantaten auf bis zu 22 Tage (Kontrollen: 11,2 Tage). Während BN Herztransplantate unverzögert abgestoßen wurden, funktionierten BN-Nierentransplantate bis zu 43 Tage postop.

Zelltransfer von Th-(CD4) plus Tc/s-Zellen (CD8)

Die gemeinsame Gabe von 6×10^6 Th plus 4×10^6 Tc/s Zellen nach Separation verlängerte die Überlebenszeit von BN Haut, Herz- und Nierentransplantaten in ähnlicher Ausprägung wie unseparierte T-Zellen (CD5). BN-Hauttransplantate überlebten bis zu 21 Tage, Herzen bis zu 28 Tage und BN-Nierentransplantate länger als 100 Tage. Wiederum war der Effekt streng spezifisch für den Leberspenderstamm, da die DA Transplantate ohne Verzögerung abgestoßen wurden.

Diskussion

In vivo wirksame T-Suppressor-Lymphocyten sind in den Empfängern allogener Lebertransplantate in der Spätphase nach ORLT nachweisbar. Die T-Milzzellen sind in allen Testansätzen streng gegen BN-Spenderantigen gerichtet, jedoch zeigen sie unterschiedliche Wirksamkeit in der Suppression der Abstoßungsreaktion gegen Haut-, Herz- bzw. Nierentestorgane. Unseparierte T-Zellen verlängern die Überlebenszeit von BN Herz- und Hauttransplantaten und induzieren Langzeitüberleben der BN-Nierentransplantate. Die klassischen T-Suppressorzellen (CD8-Subtyp) verlängern die Haut- und Nieren-, jedoch nicht die Herzüberlebenszeit. Im Gegensatz dazu hat die Gabe von T-Helferzellen (CD4-Subtyp) keinen Effekt. Nur die gleichzeitige Administration von CD4- und CD8-positiven T-Zellen im Ursprungsverhältnis hat den gleichen suppressiven Effekt wie unseparierte T-Zellen allein (CD5). Somit liegt kein durch das Zelltrennungsverfahren induzierter Funktionsverlust der Zellen vor. Die Ergebnisse deuten darauf hin, daß beide T-Zell-Subtypen auch in langzeitüberlebenden, immunologisch stabil toleranten Tieren für die Aufrechterhaltung der Toleranz verantwortlich sind. Ähnliche Ergebnisse wurden in einem Milztransplantationsmodell an der Ratte gefunden (3). Andererseits wurden in Rattennieren- bzw. Rattenherztransplantationsmodellen sowohl CD4-positive (4) als auch CD8-positive (5) Suppressorzellen gezeigt, die in vivo die Abstoßungsreaktion gegen Testorgane unterdrückten. In den eigenen Versuchen konnte den CD4-positiven Zellen allein kein suppressiver Effekt zugeordnet werden. Die klassischen CD8 positiven Suppressorzellen sind in unseren Versuchen nur partiell effektiv. Dies deutet auf eine aktive Rolle der CD4 positiven Zellen im Sinne einer Augmentation der CD8 positiven T-Zell-vermittelten aktiven Immunsuppression hin. Klinische Untersuchungen an in vitro-Modellen müssen zeigen, ob ähnliche Situationen nach klinischer orthotoper Lebertransplantation vorliegen. Dies würde die Möglichkeit einer Therapie akuter Abstoßungen mit monoklonalen Antikörpern gegen T-Zell-Subtypen zumindest in der Spätphase nach Lebertransplantation einschränken.

Zusammenfassung

In der voll allogenen BN(RT-1n)-LEW(RT-1l) Rattenzuchtstammkombination führt die orthotope Rattenlebertransplantation (ORLT) zur Induktion spenderspezifischer immunologischer Toleranz. T-Suppressorzellen wurden in der Milz langzeitüberlebender

Empfängertiere nachgewiesen. Diese T-Lymphocyten wurden mit monoklonalen Antikörpern in einem immunomagnetischen Trennungsverfahren in die CD4 (Th) und CD8 (Tc/s) Subtypen getrennt und in einem Adoptive transfer-Versuch auf ihre immunsuppressive Wirksamkeit hin überprüft. Die CD4-positiven Zellen zeigten keinen suppressiven Effekt. Die klassischen CD8-positiven Suppressorzellen unterdrückten die Abstoßungsreaktion von Nieren- und Hauttesttransplantaten partiell. Optimale Suppression wurde nur durch die Gabe von unseparierten CD5T-Zellen oder die gemeinsame Gabe von CD4 und CD8 positiven Zellen erzielt.

Summary

Orthotopic rat liver transplantation in the fully allogeneic BN(RT 1-n) to LEW(RT 1-1) strain combination induces donor-specific tolerance. T-suppressor cells were demonstrated in the spleens of long-term surviving recipients. The T-cells were separated into CD4 and CD8 positive subsets using monoclonal antibodies and immunomagnetic beads. In an adoptive transfer assay using skin, heart, and renal allografts as indicator organs, the CD8-positive cell population was partially effective; it suppressed the rejection response to skin and renal but not cardiac allografts. By contrast, the CD4-positive cells showed no suppressive effect. Optimal suppression was achieved when both the CD4- and the CD8-positive cells were remixed and given together.

Literatur

1. Engemann R (1985) In: Thiede A, Deltz E, Engemann R, Hamelmann H (eds) Microsurgical models in rats for transplantation research. Springer, Berlin Heidelberg New York, S 69
2. Gassel H-J, Hutchinson IV, Engemann R, Morris P-J (1987) Transplant Proc 19:4207
3. Stepekowski SM, Bitter-Suermann H, Duncan WR (1987) Transplantation 44:443
4. Hall BM, Jelbart ME, Gurley KE (1985) J Exp Med 162:1683
5. Hutchinson IV, Barber WH, Morris PJ (1985) J Exp Med 162:1409

Dr. H.-J. Gassel, Abteilung Allgemeine Chirurgie, Chirurgische Univ.-Klinik Kiel, Arnold-Heller-Str. 7, D-2300 Kiel 1

81. Gallesedimentcytologie: Eine neue, nichtinvasive Methode im postoperativen Monitoring nach Lebertransplantation

Bile Cytology: A New, Noninvasive Method for Postoperative Monitoring After Liver Transplantation

K. J. Oldhafer[1], G. Gubernatis[1], G. Tusch[1], E. Kuse[2] und R. Pichlmayr[1]

[1]Abteilung für Abdominal- und Transplantationschirurgie und
[2]Zentrum Anaesthesie Abt. 4 der Medizinischen Hochschule Hannover

Die Ergebnisse der Lebertransplantation werden nicht nur von der Organqualität, dem Zustand des Empfängers sowie der Transplantation selbst, sondern auch wesentlich durch den frühpostoperativen Verlauf beeinflußt. Ein kontinuierliches und intensives Monitoring während dieser Phase ist von besonderer Bedeutung. Bei routinemäßig eingelegtem T-Drain stellt die Galle als direktes Produkt des Transplantates ein leicht zugängliches Medium zur Beurteilung der Transplantatfunktion dar. Bisher werden Volumen und Farbe der Galle bei der klinischen Beurteilung berücksichtigt. In dieser Arbeit werden die Eignung der Galle für ein cytologisches Monitoring untersucht und erste Ergebnisse vorgestellt.

Methodik

15 konsekutiv lebertransplantierte Patienten (16 Transplantationen) wurden untersucht. Die Rekonstruktion der Gallenwege erfolgte in 14 Fällen als Seit-zu-Seit Choledocho-Choledochostomie mit Einlegen einer T-Drainage in den empfängerseitigen D. choledochus, in 2 Fällen als Choledocho-Jejunostomie. Die T-Drainage wurde im Mittel für 19,4 ± 10,8 Tage belassen. Galleproben wurden täglich entnommen.

Die cytologischen Präparate wurden nach folgender Technik angefertigt: Steriles Auffangen der Galle in ein mit Kulturmedium (TC 199) und Humanalbumin gefülltes Zentrifugenröhrchen, Sammeldauer unter 30 min, zweimaliges Waschen der Zellen in Kulturmedium, Bestimmung der absoluten Zellzahl mit Neubauerzählkammer, Anfertigung von Cytospinnpräparaten, Pappenheim- und alpha-Naphtylacetatesterase (ANAE)-Färbung. Pro Präparat wurden 200

Zellen ausgewertet und ein Differentialzellbild erstellt. Die cytologische Befunderhebung erfolgte ohne Kenntnis der klinischen Symptomatik.

Ergebnisse

Die Morphologie der Zellen war weitgehend erhalten und erlaubte eine ausreichende Zelldifferenzierung zwischen Granulocyten, Lymphocyten und Monocyten/Makrophagen. Gallenwegsepithelzellen (Abb. 1) und Hepatocyten wiesen in unterschiedlichem Ausmaß Zeichen des Zellabbaus auf. Morphologisch auffällig waren Zellen, die größer als Leukocyten waren und eine ausgeprägte Karyorhexis aufwiesen. Der Zerfall dieser Kerne war gekennzeichnet durch verschieden große, dichte Kernkügelchen.

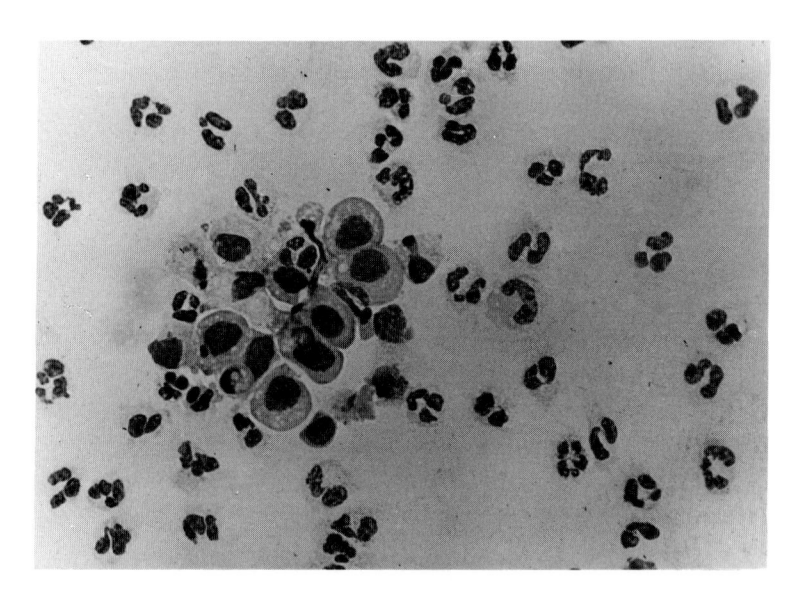

Abb. 1. Cytospinnpräparat einer Galleprobe vom 5. postoperativen Tag eines unkomplizierten Verlaufes nach Lebertransplantation. Abgebildet ist eine Gruppe von Gallengangsepithelzellen umgeben von segmentkernigen Granulocyten (Pappenheim Färbung)

Unterschiede in der Zellqualität und -quantität zwischen Galleproben von Patienten mit Choledocho-Choledochostomie und Choledocho-Jejunostomie konnten nicht beobachtet werden.

Nach der Transplantation kam es zu einem raschen Anstieg der Zellkonzentration. Das Maximum lag mit 140000 $\pm$ 113000 Zellen/ml in der Regel am 3. postoperativen Tag, wobei der Hauptanteil mit über 90% aus segmentkernigen Granulocyten bestand. Unter den restlichen 10% traten Gallenwegsepithelzellen und Hepatocyten in den ersten postoperativen Tagen gehäuft auf. Im weiteren Verlauf fiel die Zellkonzentration bei unkomplizierten Verläufen ab und lag vor Entfernung der T-Drainage bei 4500 $\pm$ 3500 Zellen/ml.

Die Zellen im Gallesediment bei unkomplizierten Verläufen bestanden zu 92-98% aus Granulocyten, zu 0-4% aus Monocyten/Makrophagen und zu 0-2% aus Lymphocyten. Hepatocyten und Gallenwegsepithelzellen traten im unkomplizierten Verlauf nur noch vereinzelt auf. Bei zwei Patienten kam es zu einem Anstieg des Monocyten/Makrophagen Anteils auf über 40% zwischen dem 8. und 16. bzw. 5. und 12. postoperativen Tag, ohne daß ein klinisches Korrelat beobachtet werden konnte.

Während des Beobachtungszeitraumes dieser Studie wurden bei 6 Patienten 7 Abstoßungsbehandlungen durchgeführt. Bei zwei Episoden lag auf Grund der schlechten Transplantatfunktion keine ausreichende Galleproduktion vor, so daß eine cytologische Diagnose nicht möglich war. In den restlichen 5 Episoden konnten vor Durchführung der Abstoßungsbehandlung Gallesedimentpräparate gewonnen werden. In allen Fällen war die Zellkonzentration erhöht. Auffällig war bei 4 von 5 Episoden eine Zunahme der lymphoiden Zellen mit Auftreten von Lymphoblasten. In einem Fall stiegen sie bereits einen Tag vorher auf 12% an. Ferner kam es bei 3 von 5 Fällen während der Abstoßungsbehandlung zu einem Anstieg der Hepatocyten und Gallenwegsepithelzellen.

Postoperativ entwickelten sich bei zwei Patienten wegen einer Gefäßproblematik Nekrosen im Transplantat, die mit einem frühzeitigen, erheblichen Anstieg von degenerierten Hepatocyten und Gallengangsepithelzellen assoziiert waren. Die Nekrosebildung führte bei einem Patienten zur Retransplantation; der Anteil von degenerierten Hepatocyten/Gallengangsepithelien betrug bei diesem Patienten 80%.

Durch die Irritation der Gallenwege bei der Kontrastmitteldarstellung über das liegende T-Drain kam es in 4 von 6 Fällen zu einem kurzen, meist einen Tag dauernden Anstieg der Gallenwegsepithelzellen und Hepatocyten.

Diskussion

Während des frühpostoperativen Verlaufes nach Lebertransplantation kommen den nichtinvasiven diagnostischen Methoden bei teilweise noch nicht vollständig normalisiertem Gerinnungsstatus besondere Bedeutung zu. Die bei routinemäßig eingelegtem T-Drain ohnehin zur Verfügung stehende Galle wurde als direktes Produkt des Transplantates mit der Beurteilung von Menge und Farbe bisher nur unzureichend gewertet, denn die in der Galle enthaltenen Zellen können für zusätzliche diagnostische Hinweise genutzt werden. Es war Ziel dieser Arbeit, die diagnostische Möglichkeit der Gallencytologie für das Monitoring nach Lebertransplantation zu untersuchen. In der Gallencytologie ist die Technik der Materialgewinnung wegen der zellauflösenden Eigenschaft der Galle von besonderer Bedeutung (1). In dieser Studie wurden bei Beschränkung der Sammelzeit auf unter 30 min Galleproben gewonnen, die für Cytospinnpräparate ausreichende Zellzahlen und zugleich eine erhaltene Zellmorphologie aufwiesen. Bei Zunahme der Zelldegeneration gestaltete sich die morphologische Zuordnung schwieriger. Die oben beschriebenen Zellen mit der charakteristischen Karyorhexis konnten nach

HENNING und WITTE (2) als nekrobiotische Hepatocyten klassifiziert werden, ihre Abgrenzung gegenüber Abbauformen segmentkerniger Granulocyten erwies sich jedoch teilweise als schwierig. Bei der Differenzierung zwischen Monocyten/Makrophagen und lymphoiden Zellen war neben der routinemäßig durchgeführten Pappenheim Färbung die ANAE Färbung besonders hilfreich.

Die in den ersten postoperativen Tagen stark ansteigende Granulocyten-Konzentration in der Galle muß wahrscheinlich als Reaktion auf den Ischämieschaden verstanden werden. Dem entspricht der parallele Anstieg der Leberenzyme als Ausdruck des Ischämieschadens sowie die während dieser Phase vermehrt aufgetretenen Zellformationen von abgeschilferten Gallenwegsepithelzellen und Hepatocyten.

Abstoßungsepisoden waren mit drei cytologischen Phänomenen assoziiert: Anstieg der absoluten Zellzahl, Anstieg der Lymphocyten und Anstieg der Hepatocyten/Gallengangsepithelzellen im Differentialzellbild. Bemerkenswert ist, daß auch hier die Mehrzahl der Zellen aus segmentkernigen Granulocyten bestand. Eine bakterielle Infektion der Gallenwege zu dieser Zeit konnte durch Direktpräparate und negative Kulturen ausgeschlossen werden. Der cytologische Befund läßt auf eine Schädigung im Bereich der Gallenwege schließen. Dies steht in Übereinstimmung mit histologischen Untersuchungen von Leberbiopsien bei akuten Abstoßungsreaktionen, bei denen Infiltrationen der Gallengänge mit polymorphkernigen Entzündungszellen beschrieben wurden (3).

Eine diagnostische Bedeutung könnte der Methode bei der Erkennung von arteriellen Durchblutungsstörungen des Transplantates zukommen, die zu ischämischen Nekrosen der Gallenwege führen (4). So waren bei 2 Patienten dieser Studie Nekrosen im Transplantat mit einem erheblichen Anstieg von degenerierten Gallengangsepithelzellen und Hepatocyten assoziiert.

Zusammenfassung

Bei 15 Patienten nach Lebertransplantation wurde die Eignung der T-Drainagen Galle für ein cytologisches Monitoring untersucht. Der Hauptanteil (>90%) der Zellen bestand beim unkomplizierten Verlauf aus neutrophilen Granulocyten. Abstoßungsepisoden waren assoziiert mit einem Anstieg der Gesamtzellzahl, Erhöhung der Lymphocyten und der Gallenwegsepithelzellen/Hepatocyten im Differentialzellbild. Bei Nekrosen im Transplantat stieg der Anteil der Gallenwegsepithelzellen/Hepatocyten auf über 50% an. Die Ergebnisse zeigen, daß die Gallencytologie bei entsprechender Technik eine interessante Methode im postoperativen Monitoring nach Lebertransplantation darstellt.

Summary

The suitability of T-tube bile for cytological monitoring was studied in 15 patients after liver transplantation. The majority of cells (>90%) found in the bile during uncomplicated courses consisted of neutrophil granulocytes. Acute rejection episodes were associated with an increase in total cell counts, and an elevation of lymphocytes, hepatocytes, and biliary epithelial cells in the differential cell count. Hepatic necrosis was accompanied by a marked increase (>50%) of hepatocytes and biliary epithelial cells. The study shows that bile cytology is an interesting method for postoperative monitoring after liver transplantation.

Literatur

1. Cobb CJ, Floyd WN (1985) Usefulness of bile cytology in the diagnostic management of patients with biliary tract obstruction. Acta Cytologica 29:93
2. Henning N, Witte S (1968) Atlas der gastroenterologischen Zytodiagnostik, 2. Aufl. Thieme, Stuttgart
3. Hubscher SG, Clements D, Elias E, et al (1985) Biopsy findings in cases of rejection of liver allograft. J Clin Pathol 38:1366
4. Tzakis AG, Gordon RD, Shaw BW et al. (1985) Clinical presentation of hepatic artery thrombosis after liver transplantation in the cyclosporine era. Transplantation 40:667

Dr. K.-J. Oldhafer, Abt. für Abdominal- und Transplantationschirurgie, Medizinische Hochschule Hannover, Konstanty-Gutschow-Str. 8, D-3000 Hannover 61

82. Partielle Lebertransplantation: Indikation, Technik und Ergebnisse*

Partial Liver Transplantation: Indication, Technique, and Results

B. Ringe[1], H. Bunzendahl[1], G. Gubernatis[1], M. Burdelski[2] und R. Pichlmayr[1]

[1] Medizinische Hochschule Hannover, Klinik für Abdominal- und Transplantationschirurgie
[2] Zentrum Kinderheilkunde und Humangenetik, Hannover

Mangel an geeigneten Spenderorganen ist gegenwärtig der wohl bedeutsamste limitierende Faktor für die klinische Lebertransplantation, auch wenn bei der individuellen Auswahl zwischen Spender und Empfänger neben der Dringlichkeit im allgemeinen nur ABO- und Größeninkompatibilität berücksichtigt werden. Besonders schwerwiegend ist das unzureichende Spenderorganangebot in der Notfallsituation des fulminanten Leber- oder Transplantatversagens, wo es oftmals nicht möglich ist, innerhalb weniger Tage ein passendes Organ zu finden, und bei kleinen Kindern, die elektiv zur Transplantation vorgesehen sind, sich aber nicht selten durch die viele Monate dauernde Wartezeit auf ein kindliches Organ erheblich klinisch verschlechtern.

Nachdem die Idee einer partiellen Lebertransplantation zur Umgehung der Größenbarriere zwischen Spender und Empfänger 1980 klinischen Eingang fand, wurde von den gleichen Autoren erstmals eine orthotope Übertragung eines reduzierten Lebertransplantates erfolgreich durchgeführt (1). Seither haben verschiedene Arbeitsgruppen diese Methode nicht nur weiterentwickelt, sondern auch klar zeigen können, daß die erzielten Resultate akzeptabel sind (2, 3). Die von uns beschriebene spezielle Technik der Lebervenenrekonstruktion unter Erhalt der empfängereigenen V. cava inferior hat darüberhinaus die Möglichkeiten eröffnet, Lebern von erwachsenen Spendern auf kleine Kinder zu übertragen, sowie eine Spenderleber zu teilen, um sie dann auf 2 Empfänger zu transplantieren (4, 5).

---

*Mit Unterstützung durch die Deutsche Forschungsgemeinschaft

Im Folgenden sind unsere bisherigen Erfahrungen mit der Teiltransplantation hinsichtlich Indikationen, Spender-Empfänger-Relation, Technik und Ergebnissen zusammengestellt.

Indikationen und Spender-Empfänger-Relation

Insgesamt wurden 17 partielle Lebertransplantationen bei 15 Patienten durchgeführt. Indikationen waren in der Mehrzahl extrahepatische biliäre Atresie (n = 7) sowie bei jeweils 1 Patienten primär-biliäre Cirrhose, Morbus Wilson, Angiomatose der Leber, akute Hepatitis, traumatische Leberruptur und Alagille-Syndrom. In 4 Fällen erfolgte eine Retransplantation mit einer Teilleber wegen chronischer Abstoßung, Thrombose der A. hepatica oder V. portae 80 - 230 Tage nach der ersten Transplantation. Zusätzlich zu diesen zweifellos dringlichen Operationen wurden 3 weitere Patienten notfallmäßig im Coma hepaticum transplantiert.

Neben 3 Erwachsenen (24, 46 und 63 Jahre alt) waren 12 Kinder im Alter zwischen 20 Monaten und 14 Jahren. Das Körpergewicht der Empfänger zum Zeitraum der Transplantation lag zwischen 7,8 und 60,6 kg. Die entsprechenden Angaben zum Organspender sind Alter von 6 bis 46 Jahren und Gewicht zwischen 23 und 90 kg. In 8 Fällen wurde der Teil einer Erwachsenenleber ($\geq$ 16 Jahre) auf ein Kind transplantiert. Die individuelle Relation des Körpergewichts zwischen Spender und Empfänger reichte von 1,2:1 bis 9,2:1, wies jedoch signifikante Unterschiede hinsichtlich der verwendeten Transplantate auf (Abb. 1). Bei Transplantation des linken Leberlappens (Segmente I-IV) betrug das Verhältnis im Mittel $1,8 \pm 0,5:1$ im Gegensatz zu $6,0 \pm 2,1:1$ bei Verwendung der linkslateralen Segmente (S. II-III bzw. S. I-III).

Technik

Die Operation basiert auf einer standardmäßig durchgeführten Leberentnahme beim Spender und Konservierung mit Euro Collins- bzw. UW-Lösung. Es folgt die Reduktionshepatektomie, die gute anatomische Kenntnisse der Leber voraussetzt, und deren Ausmaß an der individuellen Empfängergröße abgeschätzt werden muß. Folgende Transplantate - entsprechend der Segmenteinteilung der Leber nach CUINAUD - wurden verwendet: erweiterter rechter Leberlappen = S. I, IV-VIII (n = 1), rechter Leberlappen = S. V-VIII (n = 1), linker Leberlappen = S. I-IV (n = 5), erweiterter linkslateraler Leberlappen = S. I-III (n = 1) und linkslateraler Leberlappen = S. II-III (n = 9). Die Teilresektion der Leber erfolgte bis auf eine Ausnahme ex situ in einem Eiswasserbad und nahm durchschnittlich 2 h in Anspruch. Hierbei wurden die entsprechenden Aufzweigungen von A. hepatica, V. portae und Ductus hepaticus im Hilus-Bereich sowie die Einmündungen der V. hepatica in die V. cava inferior präpariert und dann die Parenchym-Dissektion entlang der Segmentgrenzen vorgenommen. Blutstillung wurde durch gezielte Versorgung der jeweiligen Strukturen und abschließende Sprühung der Resektionsfläche mit Fibrin-Kleber erzielt. Bei einem Patienten mußte wegen Teilnekrose der Leber bei zu großem Transplantat etwa 24 h nach der Transplantation eine rechtsseitige Hemihepatektomie in situ durchgeführt werden.

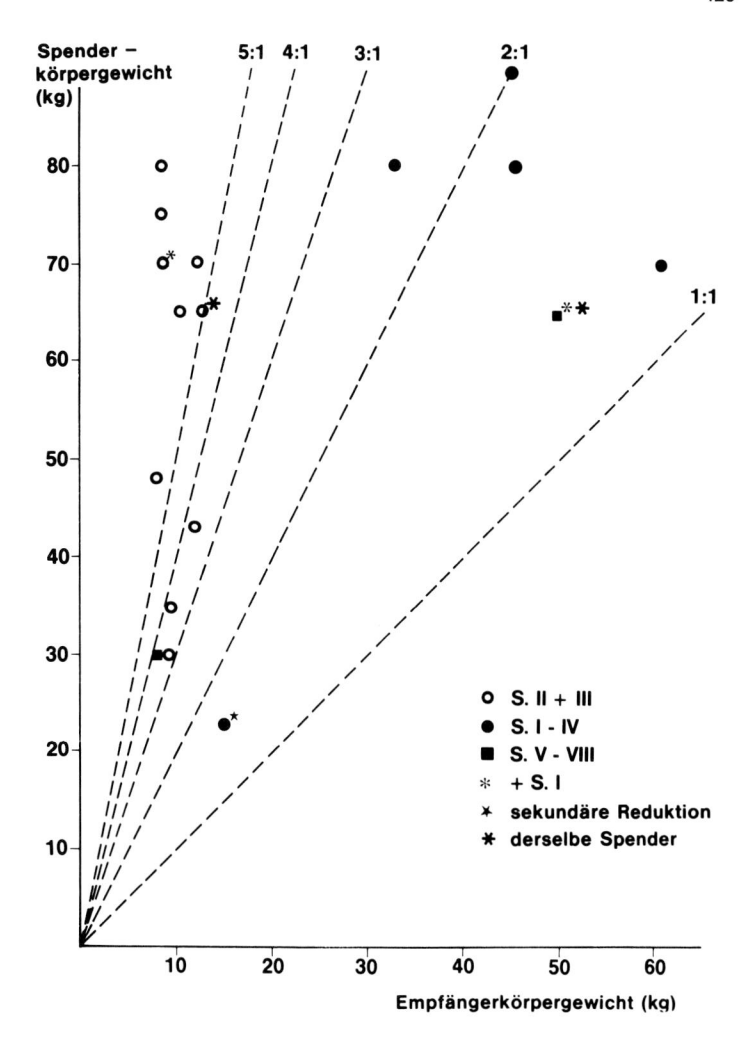

Abb. 1. Partielle Lebertransplantation - Relation des Körpergewichtes zwischen Spender und Empfänger (n = 17)

Die Implantation erfolgte nach vorheriger Hepatektomie in allen Fällen orthotop, wobei die Anastomosen in der auch sonst üblichen Weise durchgeführt wurden. Bei Verwendung der linkslateralen Segmente wurde das Transplantat um ca. 90° nach rechts rotiert und mit der dorsal gelegenen Resektionsfläche im rechten Oberbauch gelagert. Zur Rekonstruktion des venösen Abflußes wurde in diesen Fällen einmal ein Interponat der V. cava inferior aus der Lebervenenkonfluenz gebildet, während in den übrigen 8 Fällen die empfängereigene V. cava inferior belassen und die linke Lebervene End/Seit in die Hohlvene anastomosiert wurde. Die anhepatische Phase dauerte im Mittel 94,1 $\pm$ 18,9 min, die kalte Ischämiezeit betrug 404,9 $\pm$ 89,5 min.

Ergebnisse

Insgesamt 8 von 15 Patienten sind zwischen 1 Tag und 64 Monaten nach partieller Lebertransplantation verstorben (Tabelle 1). Todesursachen waren jeweils in 2 Fällen initiale Nichtfunktion des Transplantats bzw. Multiorganversagen sowie bei 3 weiteren Patienten Sepsis, davon 2mal nach Retransplantation. Postoperative chirurgische Komplikationen, z.B. signifikante Nachblutung aus der Leberresektionsfläche, haben in 2 Fällen sicherlich zur Mortalität beigetragen. Unser erster Empfänger eines partiellen Lebertransplantats - ein zum damaligen Zeitpunkt 3jähriges Kind mit Thrombose der A. hepatica nach erster Transplantation - ist nach mehr als 5 Jahren an einer chronischen Abstoßung gestorben (LTX Nr. 95).

Gegenwärtig sind 6 Kinder und 1 erwachsener Patient am Leben (Beobachtungszeitraum 1 - 18 Monate), zwei davon nach erfolgreicher Retransplantation: bei einem Kind konnte die Transplantation der linkslateralen Segmente II und III unter Erhalt der empfängereigenen V. cava inferior zweimal hintereinander durchgeführt werden, wegen extrahepatischer biliärer Atresie und 144 Tage später chronischer Abstoßung des ersten Transplantats (LTX Nr. 292 + 318). Ein 14 Jahre altes Mädchen war nach schwerer traumatischer Leberruptur zunächst total hepatektomiert und nach einer anhepatischen Phase von 14 h und 45 min sekundär mit einem linken Leberlappen notfallmäßig transplantiert worden; da das stark verfettete Spenderorgan keine Initialfunktion zeigte, erfolgte 1 Tag später eine Retransplantation mit einer gut passenden ganzen Leber (LTX Nr. 421). Von den 2 Empfängern, die je einen Teil einer Spenderleber erhalten hatten ("Splitting-Transplantation"), wurde bei dem Kind wegen Pfortaderthrombose nach Abszeß bei perforiertem Ulcus duodeni eine Retransplantation erforderlich, die von einer tödlich verlaufenden Sepsis gefolgt war, während die erwachsene Patientin inzwischen 10 Monate mit normaler Leberfunktion lebt.

Diskussion

Unsere bisherigen Erfahrungen mit partieller Lebertransplantation - wie auch die Berichte anderer Autoren - zeigen deutlich, daß diese Technik grundsätzlich möglich und weitgehend sicher ist. Bei der Bewertung der Ergebnisse muß berücksichtigt werden, daß neben auch chirurgisch oder technisch bedingten Komplikationen im Einzelfall ganz besonders die kritische Ausgangssituation vor Transplantation zum Tragen kan. In Anbetracht des momentanen Spenderorganmangels erscheint damit nicht nur notfallmäßig, sondern auch im Elektivstadium besonders bei Kindern die Berechtigung zu diesem Vorgehen gegeben.

Die Frage, welche Lebersegmente am besten zur Transplantation geeignet sind, muß jeweils der individuellen Spender-Empfänger-Konstellation entsprechend geklärt werden. Eine Übertragung des rechten Leberlappens (S. V-VIII) ist wohl eher selten vorteilhaft, wenn Platzmangel im Empfängersitus das vordergründige Problem darstellt, da der Transversaldurchmesser der Leber durch linksseitige Reduktionshepatektomie kaum zu verringern ist. Als

Tabelle 1. Indikation und Ergebnisse der partiellen Lebertransplantation (17 LTX bei 15 Patienten)

Empfänger LTX Nr.	Indikation	Alter (J/M)	Körpergewicht (kg)	Spender Alter (J/M)	Körpergewicht (kg)	Körpergewicht Verhältnis Spender/Empfänger	Transplantat (Segment)	Verlauf
351[1]	prim.bil.Cirrhose	63/0	50	23/10	65	1,3:1	I, IV-VIII	lebend: 10 Mon.
95[2]	Thrombose A.hepatica	3/3	7,8	10/6	30	3,8:1	V-VIII	verstorben: 64 Mon. (chron. Abstoßung)
307[3]	biliäre Atresie	3/6	15,2	6/5	23	1,5:1	I-IV	lebend: 18 Mon.
324	akuter M. Wilson	9/7	33	24/7	80	2,4:1	I-IV	lebend: 15 Mon.
338	Angiomatose	46/1	60,6	23/1	70	1,2:1	I-IV	verstorben: 5 d (Multiorganversagen)
366	akute Hepatitis	24/5	46,7	46/1	80	1,7:1	I-IV	verstorben: 1 d (Hirnödem, INF)
421	traum.Leberruptur	14/7	45	44/5	90	2,0:1	I-IV	ReLTX: 1 d (INF), lebend: 1 Mon.
332[2]	Thrombose A.hepatica	2/2	8,8	23/4	70	8,0:1	I-III	verstorben: 14 d (Sepsis)
96	biliäre Atresie	3/0	8,0	16/2	48	6,0:1	II-III	verstorben: 60 g (CMV-Infektion)
292	biliäre Atresie	2/5	12,3	14/6	70	5,7:1	II-III	ReLTX: 144 d (chron. Abstoßung), LTX Nr.318
310	biliäre Atresie	1/9	8,7	23/0	80	9,2:1	II-III	verstorben: 2 d (INF)
318[2]	chron.Abstoßung	2/10	12,0	13/0	43	3,6:1	II-III	lebend: 16 Mon.
320	Alagille-Syndrom	3/2	8,5	9/9	30	3,5:1	II-III	verstorben: 33 d (Multiorganversagen)
321	biliäre Atresie	2/4	9,3	6,3	35	3,8:1	II-III	lebend: 16 Mon.
347	biliäre Atresie	1/8	8,4	21/4	75	8,9:1	II-III	lebend: 11 Mon.
350[1]	biliäre Atresie	2/2	12,6	23/10	65	5,2:1	II-III	ReLTX: 126 d (Thrombose V. portae), LTX Nr. 368
368[2]	Thrombose V. portae	2/6	10,4	28/10	65	6,3:1	II-III	verstorben: 11 d (Sepsis)

[1] gleicher Spender; [2] Retransplantation; [3] sekundäre Reduktion.
LTX = Lebertransplantation; INF = initiale Nichtfunktion

bislang am häufigsten verwendetes Teiltransplantat kommt der linke Leberlappen (S. I-IV) in Betracht. Hierdurch kann in vielen Fällen eine signifikante Größenreduktion erzielt werden. Vorausetzung ist jedoch eine nicht sehr ausgeprägte Größen- und Gewichtsdifferenz zwischen Spender und Empfänger, etwa unter 3:1.

Im eigenen Vorgehen wird besonders die Transplantation der linkslateralen Segmente (S. II-III) und der Erhalt der empfängereigenen V. cava inferior bevorzugt. Abgesehen von der recht günstigen Technik der Gefäßrekonstruktion ermöglicht diese Methode, auch größere Inkompatibilität zwischen Spender- und Empfängergewicht - über 3:1 - zu akzeptieren, und Organe von Erwachsenen nach Reduktion auf kleine Kinder zu transplantieren. Gerade hier ist der Bedarf z.Zt. sicherlich am größten. Darüberhinaus ist diese spezielle Technik Grundlage der von uns entwickelten und erstmals durchgeführten Teilung einer Spenderleber und Transplantation auf 2 Empfänger ("Splitting-Transplantation"). Ob sich hieraus auch die Möglichkeit zur Verwandten-Lebertransplantation ableiten läßt, z.B. Übertragung der linkslateralen Segmente von einem Elternteil auf ein Kind, bleibt zukünftigen Entwicklungen vorbehalten. In der wohl technisch möglichen Durchführbarkeit ist hierbei ganz sicherlich die ethisch-moralische Berechtigung abzuwägen. Bei dem derzeitig gravierenden Spenderorganmangel müssen jedoch alle Möglichkeiten ausgeschöpft werden, Patienten mit terminalen Lebererkrankungen die Chance auf eine Transplantation zu gewähren. In diesem Zusammenhang hat die Einführung der partiellen Lebertransplantation ohne Zweifel die bisherigen Grenzen erweitert.

Zusammenfassung

Unsere bisherigen Erfahrungen mit 17 partiellen Lebertransplantationen bei 15 Patienten wurden analysiert. Die Relation des Körpergewichts Spender zu Empfänger lag zwischen 1,2:1 und 9,2:1. Folgende Segmente wurden transplantiert: S. I, IV-VIII (n = 1), S. V-VIII (n = 1), S. I-IV (n = 5), S. I-III (n = 1) und S. II-III (n = 9). 7 Patienten sind gegenwärtig 1-18 Monate nach Transplantation am Leben. Postoperative Komplikationen waren maßgeblich durch den klinischen Status vor Transplantation bestimmt. Diese Ergebnisse zeigen, daß die partielle Lebertransplantation angesichts des erheblichen Spenderorganmangels besonders in der Notfallsituation und bei kleinen Kindern technisch durchführbar und berechtigt ist.

Summary

Our experience with 17 partial liver transplants in 15 patients is summarized. Body weight ratios between donor and recipient ranged from 1.2:1 to 9.2:1. The following segments (S) were used as grafts: S I, IV-VIII (n=1), S V-VIII (n=1), S I-IV (n=5), S I-III (n=1) and S II-III (n=9). Seven patients are currently alive 1-18 months after transplantation. Postoperative complications were mainly influenced by the clinical status before transplantation. These results show that, in the light of donor organ shortage, partial liver transplantation is technically feasible and can be justified especially in emergency cases and small children.

Literatur

1. Bismuth H, Houssin D (1984) Reduced-size orthotopic liver graft in hepatic transplantation in children. Surgery 95:367-370
2. Brölsch CE, Emond JC, Thistlethwaite JR et al (1988) Liver transplantation with reduced-size donor organs. Transplantation 45:519-523
3. De Hemptinne B, de Ville de Goyet J, Kestens PJ et al (1987) Volume reduction of the liver graft before orthotopic transplantation: report of a clinical experience in 11 cases. Transpl Proc 19:3317-3322
4. Pichlmayr R, Ringe B, Gubernatis B et al (1988) Transplantation einer Spenderniere auf 2 Empfänger (Splitting-Transplantation) - Eine neue Methode in der Weiterentwicklung der Lebersegmenttransplantation. Langenbecks Arch Chir 373:127-130
5. Ringe B, Pichlmayr R, Burdelski M (1988) A new technique of hepatic vein reconstruction in partial liver transplantation. Transplant Int I:30-35

Dr. B. Ringe, Medizinische Hochschule Hannover, Klinik für Abdominal- und Transplantationschirurgie, Konstanty-Gutschow-Straße 8, 3000 Hannover 61

83. Die Präservierung von Spenderlebern mit UW-Lösung – Erste Erfahrungen an der University of Chicago

Preservation of Liver Grafts with University of Wisconsin-Solution – Preliminary Results at the University of Chicago

P. Vogelbach, J. C. Emond, J. R. Thistlethwaite, S. Woodle, S. B. Henry und C. E. Broelsch

The University of Chicago, Department of Surgery, Chicago/Ill., U.S.A.

Einleitung

Seit der ersten Lebertransplantation vor über 20 Jahren konnten durch schrittweise Verbesserung der Operationstechnik, der Abstoßungsdiagnostik und -behandlung große Fortschritte erzielt werden, die in einem ständig zunehmenden Transplantat-Überleben resultierten. Somit wurde die orthotope Lebertransplantation (OLT) zur Therapie der Wahl bei Patienten mit terminalem Leberversagen mit einem Einjahres-Transplantatüberleben zwischen 70 bis zu 90% (1).

Nach wie vor ist die Aufbewahrung der Spenderorgane über längere Zeit ein Problem. Bis vor kurzem war die Konservierung der Organe in kalter Euro-Collins Lösung (EC) das Standardverfahren. Dies limitierte die kalte Ischämiezeit auf maximal 8 - 10 h. Somit war ein relativ enger Zeitrahmen für den Transport der Spenderorgane und den Beginn der Empfängeroperation gegeben, so daß die Transplantation praktisch immer als Notfalleingriff durchgeführt werden mußte. Es wurden immer zwei voneinander unabhängige Operationsteams, eines für die Spender- und eines für die Empfängeroperation, benötigt.

1987 berichteten WAHLBERG et al. (2) über eine verlängerte Aufbewahrung von Spenderpankreas am Hund bis zu 72 h mit der sogenannten University of Wisconsin (UW)-Lösung. Dieselbe Gruppe berichtete anschließend über die erfolgreiche Langzeitkonservierung von Hundelebern über 30 h (3), so daß dort seit 1987 auch im klinischen Programm die Verlängerung der kalten Ischämiezeit akzeptiert wurde.

Anfang 1988 wurde die "UW"-Lösung im Rahmen einer Multicenterstudie erhältlich und seither auch ausschließlich für alle Lebertransplantationen an der University of Chicago angewandt.

Methodik

Die Zusammensetzung der "UW"-Lösung ist in Tabelle 1 beschrieben (3).

Tabelle 1. "UW"-Lösung enthält:

	mM
K-Lactobionate	100
NaKH$_2$PO$_4$	25
Adenosine	5
MgSO$_4$	5
Glutathione	3
Raffinose	30
Allopurinol	1
Insulin	100 U
Hydroxylethylstarch	5 g%
Bactrim	0,5 ml
Dialysed HES	5 g/dl
Na	30
K	120
pH 7,4	
osm 320-330 mosm/l	

Die Wirkungsweise der beschriebenen Lösung liegt vor allem in Substanzen, die während der kalten Ischämiezeit die Zellmembranen stabilisieren und somit ein Gewebeödem verhindern.

Die Spender-Hepatektomie wurde in standardisierter Weise als Multiorganentnahme zusammen mit Herz-, Nieren- und Pankreasentnahmen durchgeführt (4). Die Spenderlebern wurden in situ durch den Truncus coeliacus und durch die Arteria mesenterica sup. mit 1 - 2 Liter "UW"-Lösung perfundiert. Nach Abschluß der Spender-Hepatektomie wurde die Vena portae mit weiteren 1000 ml "UW"-Lösung gespült. Anschließend wurde die Leber bei ca. 4°C in "UW"-Lösung aufbewahrt.

In der Zeit von März 88 bis Oktober 88 wurden 50 konsekutive Transplantationen mit "UW"-konservierten Spenderlebern durchgeführt. 21 der Empfänger waren Kinder unter 16 Jahren, die z.T. eine größenreduzierte Leber erhielten. 29 Empfänger waren Erwachsene, die eine OLT erhielten. Dieses Kollektiv wird retrospektiv mit 50 vorhergehenden Lebertransplantationen verglichen, die mit Euro-Collins perfundierte Spenderlebern erhielten. Die beiden Kollektive sind bezüglich Alter, Geschlecht und Indikationen miteinander vergleichbar.

Ergebnisse

Die höchsten Leberfunktionsparameter in den ersten 5 postoperativen Tagen sowie die Länge der kalten Ischämiezeit und die Anzahl der Organe mit primärem Transplantatversagen werden miteinander verglichen (Tabelle 2).

Tabelle 2. Leberfunktion 1.-5. Tag p.op., Ischämiezeit und Transplantatversagen

	EC	UW
kalte Ischämiezeit (h =)	5,9+3,6	10,2+7,8 (p<0,01)
prim. Graftversagen (n =)	6 (12%)	4 (8%) (p<0,05)
Serumaspartat-Aminotransferase (U/l)	329+125	441+137 (n.s.)
Prothrombinzeit (sec)	14,2+2,1	13,9+2,3 (n.s.)
Serum-Bilirubin (mg/dl)	15,0+2,3	10,8+1,9 (n.s.)

Die kalte Ischämiezeit nach Konservierung mit EC betrug 5,9 h ± 3,6, während mit der "UW"-Lösung 10,2 h ± 7,8 erzielt wurden (Abb. 1). Die Transaminasenerhöhungen (SGPT) und Funktion (Synthese: Prothrombinzeit, Excretion: Bilirubin i.S.) zeigten in den ersten 5 Tagen keinen signifikanten Unterschied (i.e. PT > 19 sec, Bilirubin > 30 mg/dl, Encephalopathie, hepatorenales Syndrom).

Als primär nicht funktionierend erwiesen sich 6 von 50 Transplantaten in der Euro-Collins-Gruppe (12%) und 4 von 50 in der UW-Gruppe (8%).

Diskussion

Die seit langer Zeit mit der Euro-Collins-Lösung durchgeführte Leberperfusion (Konservierung) erlaubt Ischämiezeiten bis zu 10 bis 12 h. Dieser Grenzbereich ist aufgrund tierexperimenteller Versuche und klinischer Erfahrungsberichte festgesetzt worden, obwohl auch in Einzelfällen diese 12-Stundengrenze erfolgreich überschritten wurde. Aufgrund der Zusammensetzung der Euro-Collins-Lösung (Hyperosmolarität zur Vermeidung von Zellschwellen, hoher Kaliumgehalt zur Stabilisierung der ATPase, die das Zellvolumen reguliert) wurde vermutet, daß mit dieser Lösung längere Konservierungszeiten nicht zu erzielen waren. Auf der Suche nach anderen Substanzen zur Stabilisierung der Zellmembran wurde von Belzer's Gruppe Dextran verwendet, das zusammen mit Lactobionat folgenden Vorteil zeigte: Diese Membranstabilisatoren verhindern das Zellschwellen und somit den Zellschaden, der durch die Hypothermie verursacht wird (6). Die guten experimentellen und klinischen Resultate des Wisconsin-Gruppe rechtfertigen eine Multicenter-Studie, ohne jedoch eine Minimalkonservierungszeit zu definieren und Kontrolluntersuchungen unter vergleichbaren Bedingungen mit anderen Lösungen durchzuführen. Ziel der Studie war, die Reproduzierbarkeit längerer kalter Ischämiezeiten mit der neuen UW-Lösung zu demonstrieren. Dies erfolgt durch entsprechende Operationsplanung, die anstelle des überlappenden Operationsbeginnes von Spender- und Empfängeroperation ein Zeitintervall von einigen Stunden einräumte. Die Empfängeroperation konnte somit in drei Vierteln der Fälle als Wahloperation am Vormittag begonnen werden. Überraschend ist, daß dies durch eine Verlängerung der kalten Ischämiezeit auf

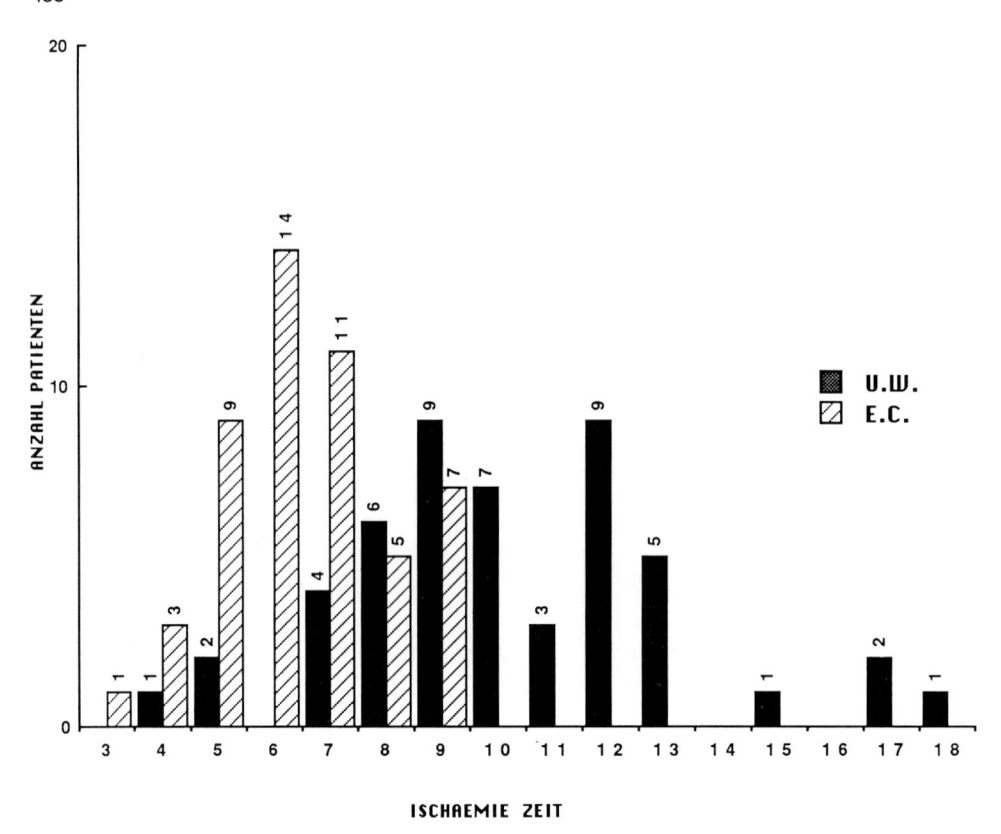

Abb. 1. Ischämiezeit (UW/EC)

10,2 ± 7,8 h erreicht wurde, während sich in der Höhe der Enzymausschüttung keine signifikante Veränderung zeigte. Die makroskopische Beurteilung der Spenderorgane war zugunsten der UW-Lösung ausgefallen, wobei die Beurteilungskriterien Parenchymkonsistenz, Perfusionsgeschwindigkeit, Reperfusionsqualität und Galleproduktion den Ausschlag gaben. Dieser "Initialeindruck" war geeignet, die UW-Lösung unmittelbar als geeignet einzustufen, da nach Perfusion mit EC-Lösung häufig gute (d.h. weich, homogen, scharfkantig) Organe von akzeptablen Organen (geschwollen, härter, abgerundet) unterschieden wurden.

Trotz dieses überzeugenden Initialeindruckes zeigten 8% (4 von 50 Transplantaten) keine Initialfunktion, so daß die Konservierungszeit von über 20 h als Standardvorgehen nicht ohne Vorbehalt akzeptiert werden kann. In unserem Kollektiv traten die primär nicht funktionierenden Transplantate nur nach einer Ischämiezeit von über 18 h auf, so daß trotz der nun möglichen Verlängerung der Ischämiezeit mit einer sicheren Transplantatfunktion nur bei einer Konservierungszeit unter 18 h gerechnet werden kann.

Zusammenfassung

Die "UW"-Lösung erlaubt eine Konservierung von Spenderlebern in kalter Ischämie bis zu 20 h mit frühen Funktionsergebnissen, ähnlich der bisher verwandten Euro-Collins-Lösung. In Anbetracht einer Verlängerung der kalten Ischämiezeit um das Doppelte ergeben sich offensichtliche operationslogistische Vorteile, die in einer Reduktion der postoperativen Komplikationen, verursacht durch Transplantatdysfunktion, resultieren. Dennoch erscheint eine großzügige Ausdehnung der Ischämiezeit an den neuen Grenzbereich (20 - 24 h) nicht indiziert, infolge relativ zahlreicher PNF-Transplantate (primär nicht funktionierend) nach längerer Ischämiezeit.

Summary

The University of Wisconsin solution extends the cold storage time of liver grafts up to 20 h. The early function is equal to or better than that with the formerly used Eurocollins solution. Due to the longer preservation time, logistical advantages are obvious. However, deliberate extension of cold ischemia to the limit of 20 - 24 h seems not yet indicated, due to the relatively high incidence of PNF grafts following extended preservation.

Literatur

1. Calne RY, Williams R, Lindop M et al. (1981) Improved survival after orthotopic liver grafting. Br Med 282:115-118
2. Wahlberg JA, Love R, Landegaard L, et al. (1987) 72-hour preservation of the canine pancreas. Transplantation 43:5-8
3. Kalayoglu M, Sollinger HW, Stratta RJ, D'Alessandro AM, Hoffmann RM, Pirsch JD, Belzer FO (1988) Extended preservation of the liver for clinical transplantation. Lancet Vol 1,8586:617-19
4. Starzl TE, Hakala TR, Shaw BW, et al. (1984) A flexible procedure for multiple cadaveric organ procurement. Surg Gynecol Obstet 158:223-230
5. Broelsch CE, Emond JC, Thistlethwaite JR, Rouch DA, Whitington PF, Lichtor JL (1988) Liver transplantation with reduced-size donor organs. Transplantation 45:519-523
6. Jamieson NV, Lindell S, Sundberg R, Southard JH, Belzer FO (1988) An analysis of the components in UW solution, using the isolated perfused rabbit liver. Transplantation 46:512-516

Dr. P. Vogelbach, The University of Chicago, Department of Surgery, Box 259, Chicago/Ill. 60637, USA

84. Ein experimentelles Modell zur Toleranzinduktion bei stark allogener Pankreastransplantation*

An Experimental Model of Tolerance Induction in Allogeneic Pancreas Transplantation

W. Hamelmann, W. Timmermann und A. Thiede

Abteilung für Allgemeine Chirurgie der Christian-Albrecht-Universität Kiel (Leiter: Prof. Dr. med. H. Hamelmann)

Experimentelle Organtransplantationen bei Ratten stellen objektive und gut reproduzierbare Modelle zur Klärung technischer und immunologischer Probleme dar. So konnte für Nieren-, Herz- und Lebertransplantationen eine langfristige Akzeptanz der transplantierten Organe durch Immunosuppression mit Cyclosporin A (CsA) erzielt werden (HOMAN et al. 1980; TIMMERMANN et al. 1980; ENGEMANN et al. 1983). Die experimentelle Pankreastransplantation scheint jedoch eine Ausnahme darzustellen, da es bisher nicht gelungen ist, eine längerfristige Akzeptanz allogener Pankreastransplantate durch eine zeitlich begrenzte immunosuppressive Behandlung der Empfängertiere zu erreichen (RYNASIEWICZ et al. 1980). Daher wurde versucht, andere Modelle zu entwickeln, die eine langfristige Funktionsfähigkeit allogener Pankreastransplantate in der Ratte ermöglichen sollen. So wurde gezeigt, daß es möglich ist, durch allogene Lebertransplantation (Stammkombinationen BN-LEW) eine spontane Toleranz im Empfängertier zu erzielen, die sich auch auf ein nachfolgendes, spenderspezifisches Pankreastransplantat erstreckt (TIMMERMANN et al. 1985). Im Unterschied zu diesem, durch spontane Lebertransplantattoleranz gekennzeichneten Modell, ist in den vorliegenden Experimenten untersucht worden, ob sich ein langfristiger Erhalt allogener Pankreastransplantate auch durch Toleranzinduktion mittels allogener Nierentransplantation und nachfolgender temporärer Immunosuppression erwirken läßt; dies in einem stark allogenen Modell, in dem keine spontane Transplantat-Toleranz beobachtet werden kann (DA-LEW).

---

*Meinem Vater, Herrn Professor Dr. med. Horst Hamelmann, zum 65. Geburtstag gewidmet.

Material und Methoden

Als Versuchstiere dienten männliche Ratten der Stämme DA(RT-1^{av1}), LEW(RT-1^{l}) und BN(RT-1^{n}). DA-Ratten dienten als Spender von Nieren-, Pankreas- und Hauttransplantaten, LEW-Ratten waren jeweils die Empfängertiere, BN-Ratten spendeten Kontroll-Drittstamm-Hauttransplantate. In dieser Stammkombination wurde eine Nierentransplantation mit End-zu-End-Anastomose der Ureteren vorgenommen (Kontrollgruppen I und III, s. Abb. 1). Gleichzeitig wurde der Empfänger beidseits nephrektomiert. Anschließend erfolgte für die Dauer von 14 Tagen eine Immunosuppression mit 5 mg/kg KG CsA i.m. Tiere der Versuchsgruppe, die eine langfristige Akzeptanz der voll funktionsfähigen Nierentransplantation aufwiesen, bekamen an Tag 80 ein Pankreas durch pankreatico-duodenale Transplantation mit Drainage des exokrinen Sekretes in die erste Jejunalschlinge des Empfängers übertragen (Kontrollgruppen II und IV, s. Abb. 2). Einen Tag vor der Pankreastransplantation wurde bei diesen Tieren eine diabetische Stoffwechsellage durch 55 mg/kg KG Streptozocin i.v. induziert. Die anschließende, wöchentliche Bestimmung der Blutglucosewerte wurde als ein sicherer Parameter für die Funktionsfähigkeit der transplantierten Pankreata herangezogen. Überstieg die Blutglucose Werte von 200 mg/100 ml so galt dies als Verlust der endokrinen Funktion des Transplantates und wurde als erfolgte Abstoßung gewertet, die jeweils histologisch gesichert wurde. Einigen Tieren der Versuchsgruppe, die eine Funktion der transplantierten Pankreata von über 100 Tagen aufwiesen, wurde etwa 120 Tage nach Pankreastransplantation Haut von Organspender-

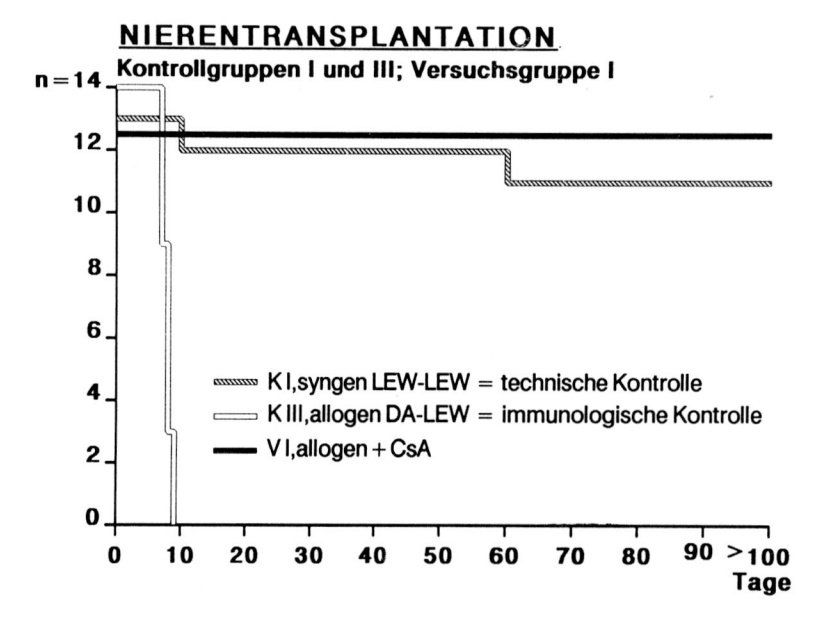

Abb. 1. Sowohl die syngene Kontrollgruppe (K I) als auch die temporär mit CsA behandelte Versuchsgruppe (V I) zeigen eine langfristige Funktion der Transplantate; in der allogenen Kontrollgruppe (K III) werden die Transplantate nach höchstens 9 Tagen abgestoßen

PANKREASTRANSPLANTATION
Kontrollgruppe II, IV

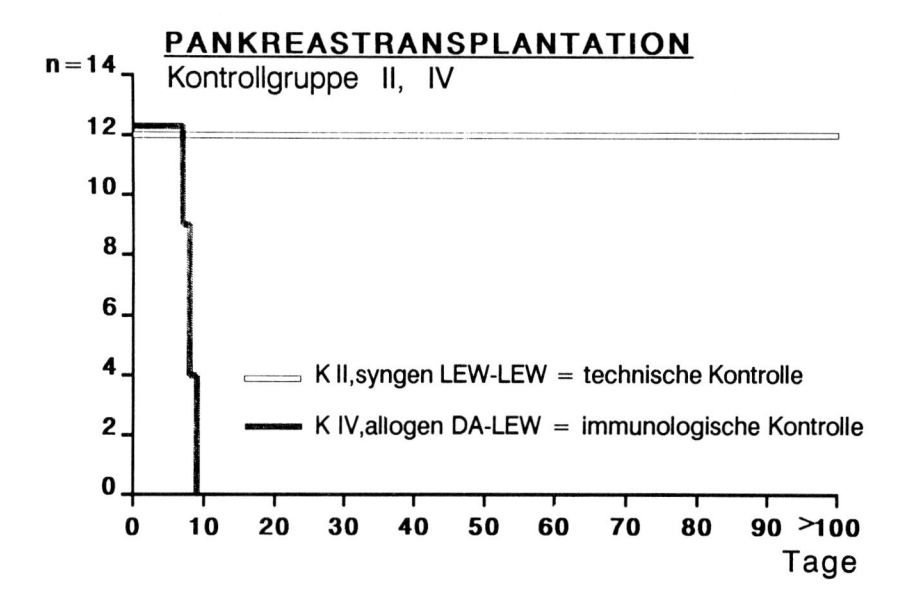

Abb. 2. Alle syngenen Kontrolltiere (K II) zeigen auch nach mehr als 100 Tagen die volle Funktion des Transplantates, während die Transplantate der allogenen Kontrollgruppe (K IV) nach höchstens 9 Tagen abgestoßen sind

Stamm (DA) und von einem Drittstamm (BN) übertragen. Als abgestoßen galten diese Hauttransplantate, wenn sie nach vorangegangener Schwellung und Rötung mit Schorf überzogen waren.

Die Ergebnisse, die im folgenden besprochen werden, beziehen sich nur auf Tiere der Versuchsgruppe, die letztlich folgenden Versuchsablauf überstanden hatten: Beidseitige Nephrektomie und Nierentransplantation mit anschließender 14tägiger CsA-Medikation; 79 Tage nach Nierentransplantation Induktion einer diabetischen Stoffwechsellage mit Streptozocin; einen Tag danach Pankreastransplantation ohne weitere Behandlung; 120 Tage nach Pankreastransplantation Haut- und Kontrollhaut-Transplantation. Diese Versuchsgruppe umfaßte zum Schluß 13 Tiere (Abb. 3).

Ergebnisse

11 der 13 Tiere zeigten längerfristig (über 60 Tage) eine volle Akzeptanz beider Transplantate. Bei zwei von den 13 Tieren wurde eine Abstoßung vorherrschend des Pankreas an Tag 18 und Tag 24 nach Pankreastransplantation beobachtet (Abb. 4).

4 der 11 Tiere, die eine Transplantatfunktion von über 60 Tagen aufwiesen, starben an Tag 69, 76, 83 und 88 an akuten Lungeninfektionen, dies jedoch ohne histologische Anzeichen einer Transplantatabstoßung. Die verbleibenden 7 Tiere wiesen auch nach mehr als 100 Tagen ein voll funktionsfähiges Pankreastransplantat mit Blutglucosewerten im Normbereich und ein ebenso funktionsfähiges Nierentransplantat auf. Bei 4 dieser Tiere wurde 120 Tage nach Pankreastransplantation eine Spezifitätskontrolle der eingetre-

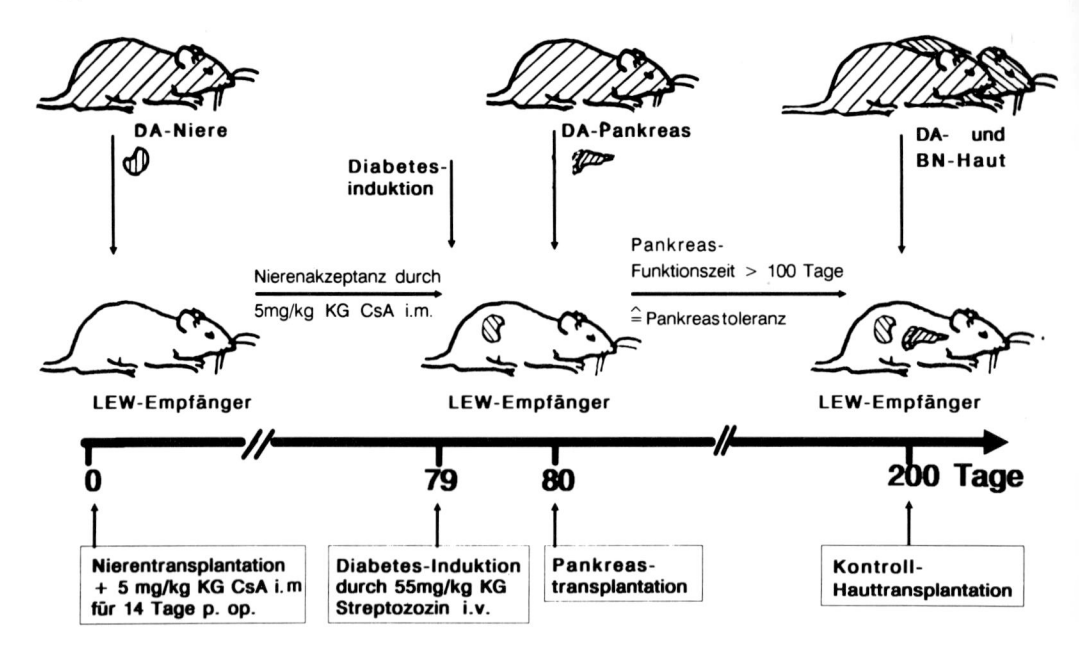

Abb. 3. Schema des Versuchsmodelles für die Induktion spezifischer Toleranz bei Pankreastransplantation in der Ratte

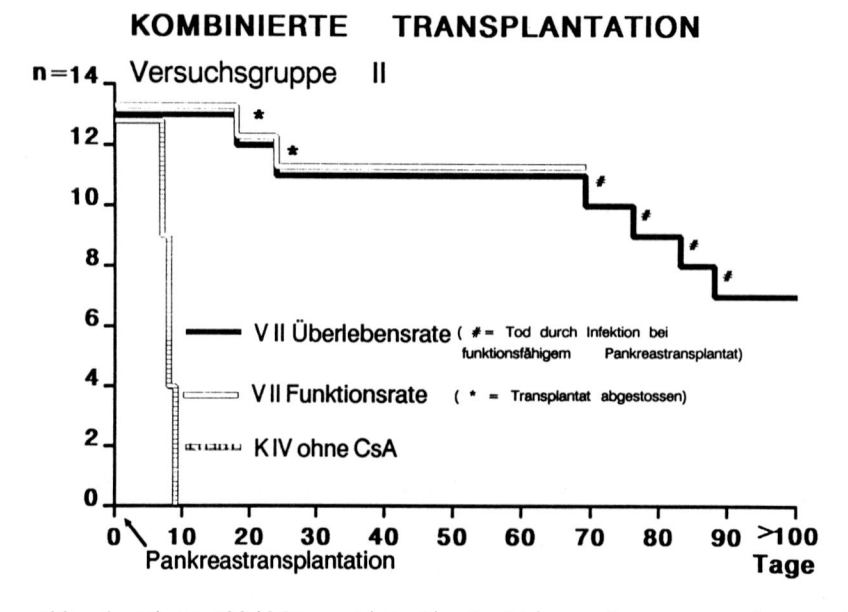

Abb. 4. Diese Abbildung zeigt die Funktionsrate von spenderspezifischen Pankreastransplantaten, die 80 Tage nach Nierentransplantation übertragen wurden. Die Überlebensrate der Tiere ist geringer, da 4 Tiere zwischen Tag 69 und 88 an Lungeninfektion verstarben. Zum Vergleich noch einmal die Funktionsrate von Pankreastransplantaten in unbehandelten Kontrolltieren (K IV)

tenen Toleranz durch Organspender- und Drittstamm-Hauttransplantate durchgeführt (Abb. 5). Dabei zeigten die spenderspezifischen DA-Hauttransplantate auch nach mehr als 35 Tagen Haarwuchs und eine gute Vascularisation (Normale Abstoßung im Median 8 Tage). Die Drittstamm-Hauttransplantate waren dagegen sämtlich nach im Median 11 Tagen abgestoßen (Normale Abstoßung im Median 10 Tage).

HAUTTRANSPLANTATION
Spezifitätskontrolle V II

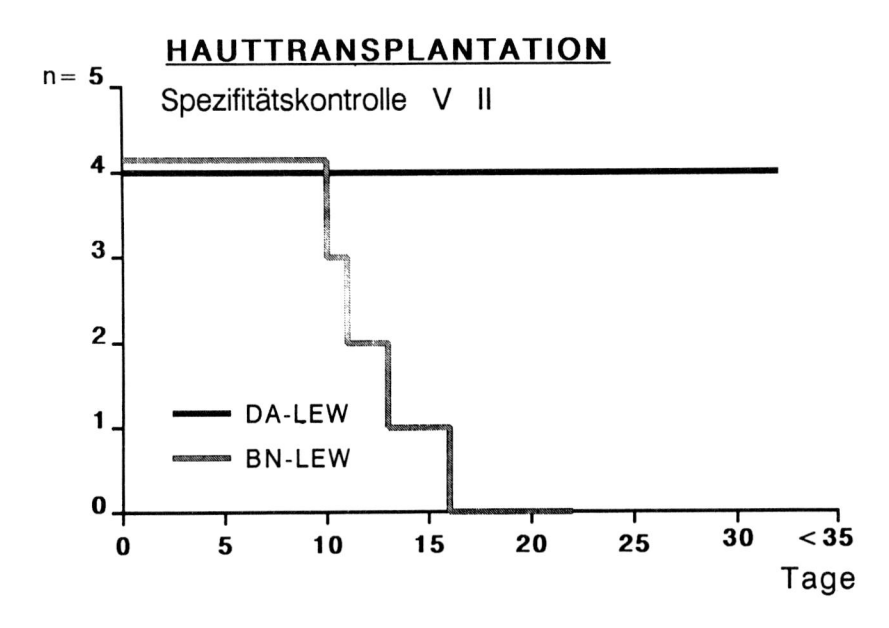

DA-LEW
BN-LEW

Abb. 5. Die 120 Tage nach Pankreastransplantation erfolgte Hauttransplantation ergab für die spenderspezifische Kombination (DA-LEW) einen Verbleib der Haut von über 35 Tagen, während Kontroll-Hauttransplantate (BN-LEW) sämtlich nach 16 Tagen abgestoßen waren

Diskussion

Durch die Hauttransplantate konnte der Beweis einer Spezifität der erfolgten Toleranzinduktion für DA-Pankreastransplantate in LEW-Ratten (= RT-1 inkompatibel) erbracht werden. Die erhöhte Infektionsrate und die leicht verzögerte Abstoßung der Drittstamm-Hauttransplantate sprechen für eine geringe Verminderung auch der allgemeinen, unspezifischen immunologischen Reaktionsfähigkeit. Es besteht somit ein experimenteller Ansatz, stark allogene Pankreastransplantate langfristig auch ohne unspezifische Immunsuppression im Empfängerorganismus zu erhalten. Dafür muß wohl die anfänglich unspezifische Transplantatakzeptanz der transplantierten Niere in eine spezifische Toleranz übergehen, die sich dann auch auf ein nachfolgend transplantiertes Pankreas erstreckt. Es ist gezeigt worden, daß für diesen Vorgang wahrscheinlich aktive Suppressionsmechanismen im Empfängertier verantwortlich sind, die sich durch einen adoptive transfer auch auf native Ratten übertragen lassen (HUTCHINSON et al. 1986). Warum zur Induktion solcher Suppressionsmechanismen eine vorangehende Nieren- oder Lebertransplantation nötig scheint, ist ungeklärt. Sicher ist, daß sich durch Pankreastransplantation und temporäre Immunosuppression solche Suppressionsmechanismen nicht induzieren lassen. Sind sie jedoch durch andere Organtransplantationsmodelle induziert worden, so reicht die daraus resultierende Form der Toleranz auch zur langfristigen Erhaltung eines voll funktionsfähigen Pankreastransplantates aus.

Zusammenfassung

In stark allogener Stammkombination (DA-LEW) wurde eine Nierentransplantation durchgeführt. Anschließend erhielten die Tiere für 14 Tage 5 mg/kg KG CsA i.v., um eine Akzeptanz des Nierentransplantates zu erreichen. 80 Tage nach Nierentransplantation wurde den Tieren ein spenderspezifisches Pankreas transplantiert. 7 (11) von 13 Tieren wiesen einen Toleranzstatus auf, der zum Erhalt der funktionstüchtigen Pankreastransplantate für über 100 Tage führte. Drittstamm-Hauttransplantate, die 120 Tage nach Pankreastransplantation durchgeführt wurden, bewiesen die Spezifität dieser Toleranz.

Summary

Kidney transplantation was performed in a fully allogeneic rat strain combination (DA-LEW). Subsequent treatment with cyclosporin A 5 mg/kg body weight i.m. for 14 days led to acceptance of the graft. 80 days after kidney transplantation, a pancreas was transplanted in the same strain combination. Eleven out of 13 rats developed tolerance, and in seven this led to the pancreatic graft functioning for more than 100 days. Third-party skin grafts performed on day 120 after pancreas transplantation gave proof of the specifity of tolerance.

Literatur

Homan WP, Fabre JW, Williams KA, Millard PR, Morris PJ (1980) Studies on the immunosuppressive properties of Cyclosporin A in rats receiving renal allografts. Transplantation 29:361-366

Timmermann W, Calne RY, White DJG, White D, Thiede A (1980) Die Wirkung von Cyclosporin A und Cytimun auf die Überlebenszeit von RT-1 allogenen Rattenherztransplantaten. Lanbecks Arch Chir [Suppl] Chir Forum. Springer, Berlin Heidelberg New York, S 139-143

Engemann R, Ulrichs K, Thiede A, Müller-Ruchholtz W, Hamelmann H (1983) Induction of liver graft tolerance in a primarily non-tolerant strain combination with temporary treatment of Cyclo-sporin A. Transplant Proc [Suppl 1] 15:2986-2991

Rynasiewics JJ, Sutherland DER, Kawahara K, Goretzki P, Najarian JS (1980) Cyclosporin A prolongation of segmental pancreatic and islet allograft function in rats. Transplant Proc 12:270-274

Dr. W. Hamelmann, Abteilung für Allgemeine Chirurgie, Christian-Albrecht-Universität Kiel, Arnold-Heller-Str. 7, D-2300 Kiel

85. Die Immunogenität isolierter Langerhansscher Inseln ist unabhängig vom Transplantationsort*

The Immunogenicity of Isolated Islets of Langerhans Is Independent of the Site of Transplantation

W. F. A. Hiller, J. Klempnauer und R. Pichlmayr

Klinik für Abdominal- und Transplantationschirurgie der Medizinischen Hochschule Hannover (Leiter: Prof. Dr. R. Pichlmayr)

Isolierte Langerhanssche Inseln können prinzipiell an verschiedenen Stellen des Organismus implantiert werden. Eine relativ gute endokrine Funktion wurde zunächst nach intraportaler Applikation berichtet. Neben guten Bedingungen zur Vaskularisierung wurde diesem Implantationsort anfangs auch eine immunologisch privilegierte Rolle zugeschrieben (1). Zwischenzeitlich wurde die Transplantation unter die Nierenkapsel etabliert, die neben einer guten endokrinen Funktion auch gegenüber der intraportalen Implantation spezifische Vorteile einer geringen Immunogenität des Transplantats aufweisen sollte (2). Diese Versuche erfolgten an Ratten in voll allogenen Stammkombinationen, die sich in allen bekannten Histokompatibilitätsantigenen unterscheiden. An einer Familie congener und rekombinanter Ratten haben wir nun den Einfluß einzelner Antigene innerhalb und außerhalb des Haupthistokompatibilitätskomplexes (MHC) bei der Inseltransplantation analysiert und dabei untersucht, inwieweit dem Transplantationsort eine entscheidende Rolle zukommt.

Tiere, Material und Methoden

Die Versuche wurden an 8 bis 12 Wochen alten ingezüchteten männlichen Ratten durchgeführt. 5 Tage vor Transplantation wurde bei den Transplantatempfängern ein chemischer Diabetes mellitus durch einmalige intravenöse Gabe von Streptozotocin (55 mg/kg KG) induziert. Von drei Spendern wurden die Langerhansschen Inseln durch intraductale Kollagenaseapplikation (Worthington Typ IV CLS), 20-minütige Inkubation im Wasserbad (38°C) und anschließende Trennung im Ficoll-Dichtegradienten isoliert. 1800 Inseln wurden unter einem Stereomikroskop handverlesen

---
*Mit Unterstützung der DFG (Hi 391/2-1 und Pi 48/11-2).

und bei jeweils 6 Tieren pro Versuchsgruppe in die Pfortader bzw. unter die linke Nierenkapsel injiziert. Spender und Empfänger unterschieden sich entweder im gesamten MHC, in ihren MHC-Klasse I oder MHC-Klasse II Antigenen, oder in non-MHC Antigenen. Die Transplantatfunktion wurde durch tägliche Bestimmungen von nichtnüchtern Serumglucosespiegeln und Gewicht über 100 Tage kontrolliert. Transplantatabstoßung wurde definiert als ein Ansteigen der Serumglucose über 14 mmol/l und stets histologisch verifiziert.

Ergebnisse

Durch Streptozotocin wurde bei allen Tieren ein stabiler Diabetes mellitus induziert. Innerhalb von 24 h nach Transplantation isolierter Langerhansscher Inseln normalisierten sich die Serumglucosewerte. Voll MHC differente Inseln wurden immer akut abgestoßen; die mittlere Abstoßungszeit betrug 8 Tage bei subcapsulär transplantierten und 6 Tage bei intraportal implantierten Inseln (n < 0,05; Tabelle 1). Non-MHC inkompatible Transplantate wurden bei etwas längerer Überlebenszeit unabhängig vom Implantationsort ebenfalls akut abgestoßen. Klasse I-Antigene der RT1.A- bzw. RT1.C-Region konnten keine Abstoßung induzieren. Histologisch waren Klasse I differente Inseln 100 Tage nach Transplantation vollkommen erhalten ohne Anhalt für akute oder chronische Abstoßungsreaktionen. Klasse II inkompatible Inseln wurden nur bei 50% der Versuchstiere verzögert abgestoßen. Auch hier gab es keine Abhängigkeit vom Transplantationsort.

Tabelle 1. Abstoßungszeiten Langerhansscher Inseln (Tage)

Barriere		Spender Stamm	Empfänger Stamm	subcapsulär	intraportal
non-MHC		AS	LEW	9,10,11,13,14,26	9,9,9,11,11,11
MHC	(RT1)	LEW.1A	LEW.1U	7,7,8,8,9,10	6,6,6,6,7,7
Klasse I	(RT1.A)	LEW.1A	LEW.1R6	100 x 6	14, 100 x 5
	(RT1.C)	LEW.1A	LEW.1R3	54, 100 x 5	100 x 6
Klasse II	(RT1.B)	LEW.1R6	LEW.1R4	22,33,38, 100x3	21,30,55,100x3

Diskussion

In verschiedenen experimentellen Studien wurden immunologische Vorteile der Transplantation Langerhansscher Inseln unter die Nierenkapsel gegenüber anderen Implantationsorten beschrieben (2). Die dabei verwendeten Stammkombinationen erlaubten jedoch keine weitere Differenzierung in Abhängigkeit vom Grad der Histokompatibilität, der im wesentlichen die Immunogenität der Inseln bestimmt. Voraussetzung für das Ablaufen immunologischer Reaktionen ist dabei ein ausreichender Kontakt des Transplantats zu immunologisch kompetenten Zellen. Dieser ist bei intraportalen Transplantaten sofort, bei subcapsulären Transplantaten spätestens mit der Vascularisierung am dritten postoperativen

Tag (eigene unveröffentlichte Ergebnisse) gegeben. Der spätere Anschluß von Inseln unter der Nierenkapsel an das Gefäßsystem des Empfängers bewirkt nur bei akuten Abstoßungsreaktionen, die innerhalb weniger Tage post transplantationem ablaufen, eine unwesentliche Verlängerung des Transplantatüberlebens um wenige Tage. Ein Einfluß des Implantationsorts auf die Abstoßungsreaktion selbst ist bei den von uns verwendeten Stammkombinationen jedoch nicht nachweisbar.

Im Pankreas der Ratte werden Klasse I MHC-Antigene bereits im Normalzustand auf Langerhansschen Inseln exprimiert (3). Im Gegensatz zur vascularisierten Pankreastransplantation (4) sind Klasse I Antigene der RT1.A Region per se bei der Transplantation isolierter Langerhansscher Inseln jedoch nicht in der Lage, Abstoßungsreaktionen zu induzieren. Dies zeigt, daß die Expression von Histokompatibilitätsantigenen auf dem Transplantat zwar eine notwendige, aber keine hinreichende Bedingung für die Induktion von Abstoßungsreaktionen ist. Antigene der RT.1C-Region bewirken bei der Inseltransplantation wie auch bei anderen Organtransplantationen keine Abstoßung. MHC-Klasse II Antigene werden in Acinuszellen und Gangepithelien exprimiert. Selbst bei akuten Abstoßungsreaktionen kommt es auf den endokrinen Zellen Langerhansscher Inseln jedoch nicht zur Expression von Klasse II Antigenen (3). Dies spiegelt sich in einer im Vergleich zu anderen Organen wie Herz, Niere oder vascularisiertem Pankreas (4) deutlich verminderten Immunogenität Klasse II differenter Inseln wider. Bei voller MHC Differenz zwischen Spender und Empfänger kommt es im Gegensatz zur isolierten Klasse I, bzw. Klasse II Inkompatibilität zur akuten Abstoßung der Transplantate. Dies entspricht einem deutlichen synergistischen Effekt von Klasse I und Klasse II Antigenen. Non-MHC Antigene lösen bei der Inseltransplantation ebenfalls akute Abstoßungsreaktionen aus, die sich nicht entscheidend von denen nach Transplantation voll MHC-differenter Inseln unterscheiden. Dies entspricht der funktionellen Bedeutung von non-MHC Antigenen bei der vascularisierten Pankreastransplantation (5) und zeigt, daß diese Antigene auf den Inseln selbst exprimiert sein müssen.

Zusammenfassung

Bei der Transplantation isolierter Langerhansscher Inseln der Ratte hat der Implantationsort, ob intraportal oder unter die Nierenkapsel, keinen Einfluß auf das Transplantatüberleben. Klasse I und Klasse II Antigene per se verursachen gewöhnlich keine akuten Abstoßungsreaktionen. Sie haben jedoch einen starken synergistischen Effekt. Non-MHC Antigene bewirken eine akute Transplantatabstoßung, die sich nicht wesentlich von der Abstossung voll MHC-differenter Transplantate unterscheidet.

Summary

In transplantation of isolated islets of Langerhans in the rat, the site of implantation, whether intraportal or under the renal capsule, does not influence the outcome of the grafts. Major histocompatibility complex (MHC) class I and class II antigens do not usually induce acute graft rejection. However, they have a strong synergistic effect, resulting in acute rejection of class I + II incompatible grafts. Non-MHC antigens also induce acute rejection in islet transplantation. The site of transplantation, whether intraportal or under the renal capsule, had no effect on graft survival.

Literatur

1. Ziegler MM, Reckard CR, Barker CF (1974) Long-term metabolic and immunological consideration in transplantation of pancreatic islets. J Surg Res 16:575-581
2. Reece-Smith H, DuToit DF, McShane P, Morris PJ (1981) Prolonged survival of pancreatic islet allografts transplanted beneath the renal capsule. Transplantation 31:305-308
3. Hart DNA, Newton MR, Reece-Smith H, Fabre JW, Morris PJ (1983) Major histocompatibility complex antigens in the rat pancreas, isolated pancreatic islets, thyroid and adrenals. Transplantation 36:431-435
4. Klempnauer J, Wonigeit K, Steiniger B, Günther E, Pichlmayr R (1983) Pancreas whole organ transplantation in the rat. Differential effect of individual MHC regions. Transplant Proc 15:1308-1310
5. Klempnauer J, Steiniger B, Wonigeit K, Günther E (1987) Major effect of minor histocompatibility antigens in rat pancreas transplantation. Transplant Proc 19:3041-3042

Dr. W.F.A. Hiller, Klinik für Abdominal- und Transplantationschirurgie, Medizinische Hochschule Hannover, Konstanty-Gutschow-Str. 8, D-3000 Hannover 61

86. Evaluierung von Abstoßungsparametern bei experimenteller Pankreasallotransplantation*

Evaluation of Rejection Parameters in Experimental Pancreas Allotransplantation

N. Senninger[1], N. Runkel[1], G. Frank[1], R. von Kummer[2] und Ch. Herfarth[1]

[1]Chirurgische Universitätsklinik Heidelberg, Abt. 2.1. (Ärztl. Direktor: Prof. Dr. Ch. Herfarth)
[2]Klinik für Neurologie (Direktor: Prof. Dr. med. W. Hacke) der Universität Heidelberg

Einleitung

Mit Ausnahme von frühzeitigen Transplantatverlusten aufgrund technischer Fehler stellt die Organabstoßung den häufigsten Grund des Transplantatversagens nach Pankreasallotransplantation dar (1). Intensive Anstrengungen werden unternommen, um aussagekräftige Parameter der Abstoßung zu etablieren, die eine rechtzeitige Antirejektionstherapie ermöglichen. Hier gilt pankreasspezifischen, nicht-invasiven Methoden eine besondere Beachtung.

Die Drainage des exokrinen Pankreas über das Urogenitalsystem erlaubt die Beurteilung der exokrinen Sekretionsparameter, die wesentlich sensibler auf Abstoßungsvorgänge reagieren (1). In unserem früher beschriebenen Modell ("Intestinalisierung") ist eine direkte endoskopische Untersuchung des Pankreas möglich, was neben der Chance einer Biopsie unter Sicht auch eine Durchblutungsmessung mittels Wasserstoffclearance erlaubt (2, 3).

In der vorliegenden Studie untersuchten wir in einem Modell mit heterotoper Pankreasallotransplantation und vesikaler Sekretableitung verschiedene endo- und exokrine Parameter sowie die Pankreasdurchblutung hinsichtlich ihrer Wertigkeit als Abstossungsparameter.

---

*Die Arbeit wurde in Teilen unterstützt durch ein Stipendium der DFG, Bad Godesberg (Se 409/1-3).

Material und Methoden

Operationsverfahren (genaue Beschreibung s. (3))

Sieben konditionierte Foxhound-Paare beiderlei Geschlechts, Gewicht 15 bis 26 kg, wurden unter Lachgas-Barbiturat-Anästhesie operiert (Na-Pentobarbital, 25 mg/kg). Die Organperfusion erfolgte mit heparinisierter Ringer-Lösung von 4°C (150 ml pro Organ). Transplantiert wurde das gesamte Pankreas mit einem Duodenalsegment heterotop in die rechte Fossa iliaca mit End-zu-Seit-Anastomose der Arterie (trunco-iliacal) sowie Interposition des das Transplantat drainierenden Pfortadersegmentes in die infrarenale V. cava. Die exokrine Drainage erfolgte mittels Seit-zu-Seit Duodenocystostomie. Die Zeit der kalten Ischämie betrug 81 ± 9 min, die der zweiten warmen Ischämie 33 ± 6 min. Anschließend wurde das Empfängerpankreas komplett entfernt. Zur Intestinalisierung wurde ein Segment des mittleren Jejunums von ca. 40 cm Länge ausgeschaltet, in seinem distalen Anteil zu einem S-Pouch umgestaltet, in seinem proximalen Teil als Jejunostoma ausgeleitet. Der Pouch wurde dergestalt mit dem transplantierten Duodenum vernäht, daß das gesamte Pankreastransplantat komplett primär wasserdicht eingehüllt war. Die Eintrittsstelle der Transplantatgefäße wurde durch eine Omentoplastik geschützt und abgedichtet. Der Pouch wurde abschließend retroperitoneal fixiert, um eine Abknickung oder Torsion zu verhindern.

Die Tiere erhielten perioperativ einmalig 5 Mega Penicillin i.v. Freier Zugang zu Wasser erfolgte ab dem ersten, normale Fütterung, ergänzt mit Pankreon-Granulat 3 EL pro Mahlzeit, ab dem 2. postoperativen Tag. Eine eventuell auftretende metabolische Acidose aufgrund der Verluste basischer Valencen in die Blase wurde täglich auf einen BE von -5 meq korrigiert. Die Tiere wurden nicht immunsupprimiert.

Experimentelles Protokoll und Meßverfahren

Am 2. postoperativen Tag, der als "Kontrolle" definiert wurde, begannen regelmäßige Bestimmungen von Nüchternglucose, Pankreasdurchblutung mittels Wasserstoffclearance (2), Urinamylase- und Urintrypsinkonzentration sowie Urin-pH. Als Abstoßungstag "R" wurde der erste Tag mit einer Nüchternglucose über 150 mg/dl definiert. Unterschiede der Verlaufswerte zu den Kontrollwerten wurden mittels des Wilcoxon-Tests für Paardifferenzen auf Signifikanz geprüft.

Nach Erreichen des Abstoßungstages "R" wurden die Tiere mit einer Überdosis Barbiturat und anschließender i.v.-Gabe einer gesättigten KCl-Lösung getötet und die Transplantate histologisch untersucht.

Ergebnisse

Der Abstoßungstag "R" wurde nach 7, 7, 8, 8, 8, 9 und 10 Tagen erreicht. Während die Spiegel der Urintrypsinkonzentration erst am Tag vor "R" signifikant erniedrigt waren, zeigten Urinamylase-

konzentration, Pankreasdurchblutung und Urin-pH bereits drei
Tage vor "R" signifikante Unterschiede zu den Kontrollwerten
(s. Tabelle 1). Die histologische Aufarbeitung zeigte disseminierte Acinuszellnekrosen, Insulitis und lymphoplasmocelluläre
Infiltrate.

Tabelle 1. Verhalten der Abstoßungsparameter

	Kontrolle	Tage vor Rejektion ("R")				"R"
		-4	-3	-2	-1	
NG	95+21	93+18	98+17	115+22	130+15*	191+15**
F	85+16	78+14	58+13*	36+18**	28+16**	27+11**
UA	26,8+11,1	22,5+10,5	11,7+5,1*	6,6+2,6**	3,0+1,9**	1,7+1,1**
UT	9,6+3,7	7,2+1,9	5,7+2,5	5,5+4,5	3,2+3,7*	1,6+1,4*
UPH	8,7+0,4	8,3+0,2	7,7+0,05*	7,4+0,4**	7,2+0,4**	7,1+0,4**

*$p < 0,05$, **$p < 0,01$, signifikant kleiner als Kontrollwert.
NG, Nüchternglucose (mg/dl); F, Pankreasdurchblutung (ml/100g/
min); UA, Urinamylasekonzentration (U/l x 1000); UT, Urintrypsinkonzentration (U/l); UPH, Urin-pH

Diskussion

Nicht-invasive Methoden zur Erkennung der Pankreasrejektion
stützen sich im wesentlichen auf die Analyse der exokrinen
Leistung des Transplantates sowie auf durchblutungs- und
stoffwechselspezifische Veränderungen (1, 3, 4, 5). Die vorliegenden Daten aus unserer Studie bestätigen diese Befunde. Die
Bestimmung von Urinparametern ist leicht möglich, die pH-Messung kann durch die Patienten selbständig zu Hause durchgeführt
werden. Dennoch kann die Wertigkeit eines der genannten Parameter nur im Kontext mit anderen Abstoßungsparametern beurteilt
werden, da Urin-pH und Urinvolumen zahlreichen rejektionsunabhängigen Einflüssen unterworfen sind.

Zusammenfassung

In einem Modell mit heterotoper Allotransplantation von Pankreas
und Duodenum sowie vesicaler Sekretableitung ohne Immunsuppression evaluierten wir die Aussagekraft der Rejektionsparameter
Nüchternglucose, Pankreasdurchblutung (gemessen mittels Wasserstoffclearance am intestinalisierten Pankreas), Urinamylase- und
Urintrypsinkonzentration sowie Urin-pH. Während die Urintrypsinkonzentration erst spät eine zeitliche Korrelation zur Abstossung erkennen ließ, waren Pankreasdurchblutung, Urinamylasekonzentration und Urin-pH bereits drei Tage vor Rejektion
signifikant gefallen ($p<0,01$, Wilcoxon-Test). Unter standardisierten Bedingungen zeigen diese drei Parameter frühzeitig eine
bevorstehende Pankreasrejektion an.

Summary

In a model of heterotopic pancreatoduodenal allotransplantation and urinary diversion of pancreatic secretions without immunosuppression we evaluated the value in predicting rejection of fasting glucose levels, pancreatic blood flow (measured endoscopically by the hydrogen clearance technique in the intestinalized graft), urinary amylase and trypsin concentration, and urinary pH. While trypsin concentration only showed a correlation with the ongoing rejection processes late on, pancreatic blood flow, urinary amylase concentration, and pH dropped significantly ($p<0.01$, Wilcoxon test) 3 days before rejection. Under standardized conditions, these three parameters give early indication of imminent pancreatic graft rejection.

Literatur

1. Prieto M, Sutherland DER, Fernandez-Cruz L, Heil J, Najarian J (1987) Experimental and clinical experience with urine amylase monitoring for early diagnosis of rejection in pancreas transplantation. Transplantation 43:73-79
2. Senninger N, Runkel N, Machens HG, von Kummer R (1987) Intestinalisierung von Pankreasfragmenten bei Hunden – ein neues Modell zur nicht-invasiven Durchblutungsmessung am Pankreas. Langenbecks Arch Chir [Suppl] Chir Forum 104:339-342
3. Senninger N, Runkel N, Frank G, von Kummer R, Herfarth Ch (1988) Endoskopische Durchblutungsmessungen am allotransplantierten Pankreas bei Hunden – Ein Parameter zur frühzeitigen Erkennung der Organabstoßung. Langenbecks Arch Chir [Suppl] Chir Forum 105:105-109
4. Zheng T, Schang T, Sutherland DER (1987) Monitoring of urinary amylase and pH after pancreas transplantation in rats. Transplant Proc 19:3906-3907
5. Vahey TN, Glazer GM, Francis IR, Li K, Dafoe DC, Aisen AM, Smid DM (1988) MR diagnosis of pancreatic transplant rejection. AJR 150:557-560

Dr. N. Senninger, Abteilung für Allgemeinchirurgie, Chirurgische Klinik der Universität, Im Neuenheimer Feld 110, D-6900 Heidelberg

X. Onkologie 2

87. Diagnose, Differentialdiagnose und Verlaufskontrolle des Ösophaguscarcinoms mit dem neuen Tumormarker SCC-Antigen

Diagnosis, Differential Diagnosis, and Monitoring of Treatment of Esophageal Carcinoma by Determination of SCC Antigen

Th. Kraus[1], W. Ebert[2], B. Lehner[1], P. Friedl[1] und P. Schlag[1]

[1]Chirurgische Universitätsklinik Heidelberg, Abt. 2.1. (Ärztl. Direktor: Prof. Dr. Ch. Herfarth)
[2]Klinisches Labor der Thoraxklinik Heidelberg-Rohrbach (Ärztl. Leiter: Prof. Dr. W. Ebert)

Das SCC-Antigen (Squamous Cell Antigen) ist eine Subfraktion des tumorassoziierten Antigens TA-4. TA-4 (Tumor Associated Antigen) wurde von KATO und TORIGOE erstmals aus Plattenepithelcarcinomgewebe der menschlichen Cervix uteri isoliert und als ein Glykoprotein mit einem Molekulargewicht von 48000 Daltons beschrieben (1). TA-4 läßt sich in erhöhter Konzentration im Serum von Patientinnen mit Cervixcarcinom nachweisen. Aber auch in normalen Plattenepithelgewebe wurden geringe Konzentrationen des Antigens gefunden. Auf der Suche nach einem noch spezifischeren Marker konnte das SCC-Antigen als Subfraktion von TA-4 aus Lebermetastasen von Cervixcarcinomen isoliert werden (5). Jüngste Untersuchungen zum klinischen Stellenwert dieses Antigens als Marker bei Patienten mit Plattenepithelcarcinomen der Cervix uteri, aber auch bei Carcinomen des Analkanals, der Lunge sowie des Mund-. Kiefer-, Gesichtsbereichs weisen auf eine relativ hohe diagnostische Sensitivität und Spezifität des Markers hin (2, 3, 4, 5). Daten zur Wertung des SCC-Antigens beim Ösophaguscarcinom stehen bisher noch aus.

Methodik

Die Bestimmung des SCC-Antigens im Serum wurde mittels Radioimmunoassay (SCC-RIA-Kit der Firma Abbott, Wiesbaden) prätherapeutisch bei 34 Patienten mit histologisch gesichertem Ösophaguscarcinom durchgeführt. Im Rahmen der differentialdiagnostischen Abklärung von Ösophagusstenosen erfolgten SCC-Antigenspiegel-Analysen bei 23 Patienten mit Adenocarcinom des ösophago-kardialen Übergangs sowie bei 7 Patienten mit benigner Ösophagusstenose. Dabei handelte es sich um 1 Patienten nach Boerhave Syndrom, 1 Patienten mit Ösophagusacanthom, eine Ösophagus-

Divertikulose sowie je zwei Patienten mit Achalasie, bzw. einer chronisch ulzerösen Ösophagitis. Serumanalysen bei 73 gesunden Probanden ohne maligne Vorerkrankungen dienten als Kontrolle sowie zur Festlegung des Normbereichs.

Verlaufsbestimmungen wurden postoperativ, bzw. unter Chemo-, Radio- oder Lasertherapie bei 19 Patienten über einen Zeitraum von bisher maximal 8 Monaten (Median 4 Monate) durchgeführt. Nach radiologischen Kriterien, bzw. bei resezierten Patienten nach histologischen Kriterien, erfolgte eine Unterteilung der Ösophaguscarcinome entsprechend einer Vereinfachung der UICC-Klassifikation in drei Tumorstadien: Stadium I - TU begrenzt auf den Ösophagus (entspricht UICC-Stadium I und II, bzw. pT_0-pT_2); Stadium II - TU infiltriert benachbarte Strukturen und/oder lokale Lymphknotenmetastasen (entspricht UICC-Stadium III, bzw. pT_3/N_{1-3}); Stadium III - Fernmetastasen (entspricht UICC-Stadium IV, bzw. M_1).

Der Intra-Assay Variationskoeffizient betrug 4,1% (n = 40), der Inter-Assay Variationskoeffizient 6,5% (n = 16) bei einer SCC-Antigen Testkonzentration von 5,0 ng/ml.

Die statistische Auswertung erfolgte als Median, Mittelwert $\pm$ Standardabweichung (SEM). Zum Vergleich der Verteilungsfunktion wurde der H-Test nach KRUSKAL-WALLIS angewendet. Nichtparametrische multiple Vergleiche erfolgten nach NEMENYI. Zweiseitige p-Werte < 0,05 wurden als signifikant gewertet.

Ergebnisse

Die mittlere SCC-Antigen-Serumkonzentration in der gesunden Kontrollgruppe betrug 1,7 $\pm$ 0,5 ng/ml. Basierend auf der 95%igen Spezifität in der Gruppe gesunder Individuen wurden SCC-Antigen-Spiegel $\geq$ 2,6 ng/ml als pathologisch eingestuft.

Patienten mit Ösophaguscarcinom wiesen im untersuchten Kollektiv prätherapeutisch gegenüber allen anderen untersuchten Gruppen einen statistisch signifikant erhöhten SCC-Antigenspiegel von 3,4 $\pm$ 2,8 ng/ml auf. Ösophagusstenosen anderer Ursache gingen, unabhängig von der Dignität, bis auf einen Fall (Patient mit Cardia-CA und früherer Sarkomanamnese) allesamt mit im Normbereich liegenden SCC-Antigenspiegeln einher. Statistisch signifikante Unterschiede zwischen diesen Gruppen lagen nicht vor.

Die Höhe des mittleren SCC-Antigenspiegels zeigte einen Zusammenhang mit dem Stadium der Erkrankung. Fortgeschrittene oder metastasierte Ösophaguscarcinome wiesen höhere SCC-Antigen-Konzentrationen auf als lokal begrenzte Neoplasien. Pathologisch erhöhte SSC-Antigen Spiegel (Diagnostische Markersensitivität) fanden sich entsprechend vermehrt mit zunehmendem Ausbreitungsgrad der Erkrankung, im eigenen Patientenkollektiv bei 38% (Stadium I) bis 83% (Stadium III) der Ösophaguscarcinome.

In allen dokumentierten Fällen (n = 9) kam es nach kurativer Ösophagusresektion zu einem postoperativen Abfall der SCC-Antigenspiegel. Alle prätherapeutisch erhöhten SCC-Antigenspiegel

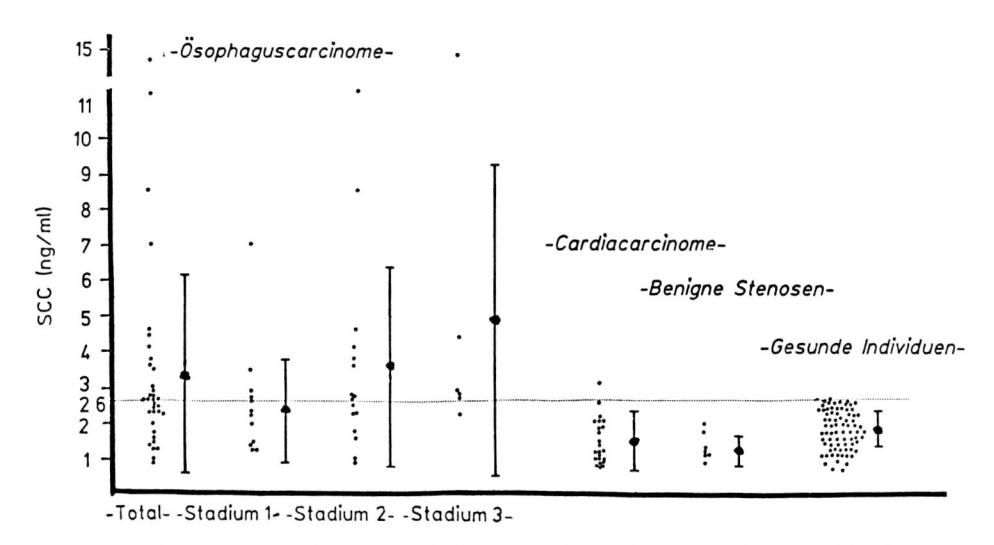

Abb. 1. Verteilung, Mittelwerte und Standardabweichung prätherapeutischer SCC-Antigenspiegel

Tabelle 1. Sensitivität und Spezifität des SCC-Antigens für Patienten mit Ösophaguscarcinom. Mittlere SCC-Antigen-Konzentration $\pm$ Standardabweichung ($\bar{x} \pm$ SD), Anzahl pathologisch erhöhter SCC-Spiegel (n $\geq$ 2,6 ng/ml) und prozentuale Häufigkeit erhöhter Werte (% $\geq$ 2,6 ng/ml) bezogen auf die Gesamtzahl (n-gesamt) der jeweils untersuchten Patienten mit Ösophaguscarcinom, Cardia CA und benigner Stenose

	- Ösophagus-Carcinome -				Cardia CA	Benigne Stenose
	Total	Stadium1	Stadium2	Stadium3		
n gesamt	34	13	15	6	23	7
n$\geq$2,6ng/ml	19	5	9	5	1	0
%$\geq$26ng/ml	56%	38%	60%	83%	4%	0
SCC $\bar{x} \pm$ SD	3,4$\pm$2,8	2,4$\pm$1,5	3,6$\pm$2,8	5,0$\pm$4,4	1,5$\pm$0,6	1,3$\pm$0,3

fielen innerhalb einer Woche in den Normbereich ab. Auch nach palliativer Tumorreduktion durch Laser- oder endocavitärer Radiotherapie wurde in allen Fällen (n=3) ein Rückgang der SCC-Antigen-Konzentration beobachtet.

Diskussion

Die Bestimmung der SCC-Antigen-Konzentration stellt auch beim Ösophaguscarcinom, besonders in fortgeschrittenen Tumorstadien, eine Untersuchung mit relativ hoher diagnostischer Sensitivität und Spezifität dar. Die hier für das Ösophaguscarcinom erhobenen Daten sind hinsichtlich der zu erwartenden diagnostischen Sensitivität mit den Ergebnissen früherer Studien bei Plattenepi-

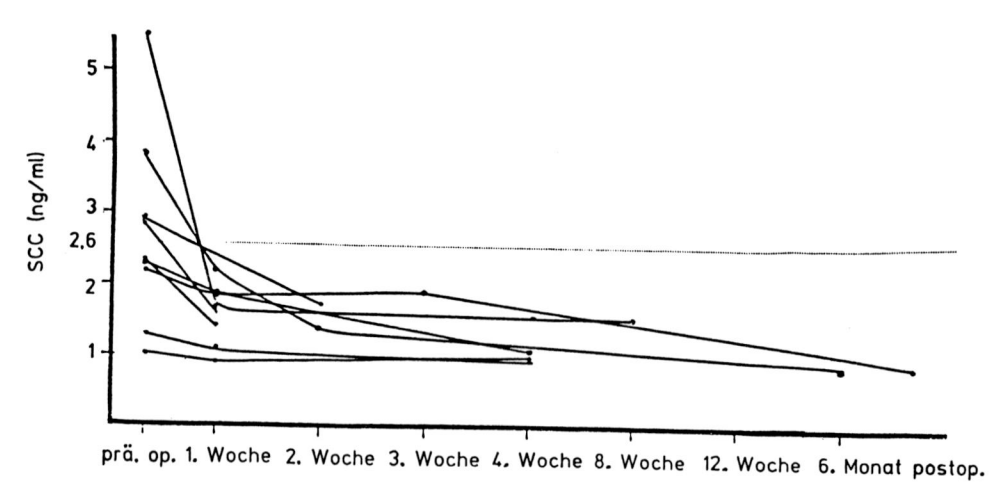

Abb. 2. Prä- und postoperative SCC-Antigenspiegel nach kurativer Resektion beim Ösophaguscarcinom

thelcarcinomen anderer Lokalisation vergleichbar (2, 3, 4, 5). Mit einer Sensitivitätsrate von nur 38% bei lokal begrenzten Tumoren im eigenen Krankengut erscheint der Marker zur Frühdiagnose jedoch isoliert betrachtet nur bedingt geeignet. Aufgrund der hohen beobachteten Spezifität kann die Bestimmung der SCC-Antigen Konzentration im Rahmen der differentialdiagnostischen Abklärung ätiologisch unklarer Ösophagusstenosen als ein weiterer relevanter diagnostischer Parameter angesehen werden. Der bei therapeutischer Tumorreduktion jeweils unmittelbar beobachtete Abfall des SCC-Antigenspiegels läßt erwarten, daß weitere Verlaufsbestimmungen des Markers eine wichtige Rolle im Rahmen der Therapie- und Verlaufskontrolle spielen können. Ein Großteil der gemessenen SCC-Antigenspiegel lag verteilt um den Schwellenwert von 2,6 ng/ml. Insofern basiert die resultierende Sensitivität des Markers entscheidend mit auf der Meßgenauigkeit des eingesetzten Assays und variiert entsprechend stark bei geringen Verschiebungen der Normbereichsdefinition. Dies limitiert seinen Wert.

Zusammenfassung

Der Wert der Bestimmung des neuen Tumormarkers SCC-Antigen im Serum für die Diagnostik, Differentialdiagnostik und Verlaufskontrolle bei Patienten mit Ösophaguscarcinom wurde evaluiert. In Abhängigkeit vom Stadium der Erkrankung besitzt der Marker im untersuchten Patientenkollektiv eine diagnostische Sensitivität von 38% bis 83%. Bedingt durch seine hohe Spezifität kann die Bestimmung bei der differentialdiagnostischen Abklärung von Ösophaguserkrankungen eine wertvolle Hilfe darstellen. Therapeutische Tumorreduktion geht mit einem raschen Abfall der SCC-Antigenspiegel im Serum einher, weist somit auf eine Bedeutung des Markers auch für die Therapie- und Verlaufskontrolle des Ösophaguscarcinoms hin.

Summary

The value of the new tumor marker, squamous cell carcinoma (SCC) antigen in diagnosis, differential diagnosis and monitoring of treatment of esophageal carcinoma was evaluated using a radioimmunoassay technique. The test had a sensitivity for detecting malignant disease ranging from 38% to 83%, depending on the disease stage. The paramount benefit in using the SCC antigen for differential diagnosis is the low rate of false positives for other forms of esophageal disease. Therapeutic reduction of tumor mass was followed by a rapid drop of SCC antigen serum concentration. This indicates that long-term serial determinations can be a useful tool in clinical monitoring.

Literatur

1. Kato H, Torigoe T (1977) Radioimmunoassay for tumor antigen of human squamous cell carcinoma. Cancer 40:1621-1628
2. Ebert W, Stabrey A, Bützbruck H, Kayser K, Merkle N (1988) Efficiency of SCC-antigen determination for diagnosis and therapy-monitoring of squamous cell carcinoma of the lung. Tumor Diagnostik & Therapie 3:87-95
3. Petrelli N, Shaw N, Bhargava A, Herrera L, Mittelman (1988) SCC-antigen as a marker for squamous cell carcinoma of the anal canal. J Clin Oncol 6:782-785
4. Fischbach W, Meyher T (1987) Early results concerning the clinical usefulness of SCC-antigen in oral and facial squamous cell carcinoma. Exerpta medica, Princeton (in press)
5. Maruo T, Shibata K, Hoshina M (1985) TA-4 in the monitoring of the effects of the therapy for squamous cell carcinoma of the uterine cervix. Cancer 56:302-308

Dr. Th. Kraus, Chirurgische Universitätsklinik Heidelberg,
Im Neuenheimer Feld 110, D-6900 Heidelberg 1

88. Bindungsaffinität monoklonaler Antikörper an humane Coloncarcinome im ex vivo Perfusionssystem

Binding Affinity of Monoclonal Antibodies in Human Colon Tumors by an Ex Vivo Perfusion Model

E. Löhde[1], P. Schwarzendahl[1], O. Abri[1], S. Matzku[2], H. Schlicker[1] und E. Kraas[1]

[1] I. Chirurgische Abteilung und Abteilung für Nuklearmedizin, Krankenhaus Moabit, Berlin
[2] Deutsches Krebsforschungsinstitut, Heidelberg

Einleitung

Diagnostik und Therapie colorectaler Tumore finden eine mögliche Verbesserung durch Einsatz radioaktiv markierter oder toxingekoppelter monoklonaler Antikörper (MAK). Der Erfolg hängt entscheidend ab von der Antikörperspezifität und Erreichbarkeit des korrespondierenden tumorassoziierten Antigens im Organismus. Nach anfangs guten Ergebnissen der Radio-Immunodetektion tumorspezifischer Antigene in humanen Tumoren in vivo stellt sich limitierend für dieses Verfahren insbesondere die geringe Tumor/Background-Ratio als auch die insgesamt nur schwache Akkumulation der Antikörper im Tumorgewebe dar (1, 2, 3, 4).

Weder Serum-CEA Bestimmungen noch immunologische Untersuchungen von Tumorschnittpräparaten gestatten eine Aussage über die tatsächliche in vivo Bindung intravasal applizierter Antikörper an Tumorzellen.

Ziel war, die bislang unklare Antikörperbindungskinetik, Anreicherungsverhältnisse und intragewebliche Verteilungsmuster von MAK in humanen Colontumoren zu untersuchen.

Methode

Nach Resektion des tumortragenden Colonsegmentes (n = 14, 9 x C. ascendens, 1 x C. transversum, 4 x Sigma) erfolgte die Kanülierung der versorgenden Arterie. Das Präparat wurde ex vivo pulsativ mit dem J-131 gekoppelten monoklonalen anti CEA Antikörper C1P83 oder mit dem unspezifischen Antikörper B 40 über 45 min perfundiert. Die anschließende Auswaschphase erstreckte sich ebenfalls über 45 min.

Als Perfusionsmedium wurde heparinisiertes fresh frozen plasma gewählt. Neben der kontinuierlichen Messung von Druck, Fluß und Temperatur wurden in 15minütigen Intervallen Proben zur Bestimmung des pH-Wertes, Lactat, Glucose und Elektrolyte entnommen.

Die MAK-Verteilung wurde computerisiert über den gesamten Untersuchungszeitraum szintigraphisch festgehalten. Abschließend wurde die MAK-Anreicherung in den verschiedenen Gewebearten gemessen und in Aktivitätsprofilen analysiert. Neben der autoradiographischen Darstellung der MAK-Bindung im Gewebe wurden Affinität und Spezifität des MAK C1P83 immunhistologisch für die Tumore geprüft.

Ergebnisse

Nach initialer Applikation des MAK C1P83 zeigte sich szintigraphisch die Verteilung der Aktivität im gesamten Gefäßsystem des Präparates. Dabei kam es in der 45-minütigen Zirkulationsphase zunehmend zur spezifischen Anreicherung des MAK im Tumorgebiet. Nach Abschluß der 45-minütigen Auswaschphase verblieb in den gesunden Darmabschnitten eine geringe Restaktivität. Eine Gruppe der perfundierten Präparate zeigte die zunehmende Anreicherung des MAK im Tumorbereich, während andere Tumore nicht vermehrt speicherten.

Entsprechend der Tumorhistologie fand sich eine hohe MAK-Akkumulation bei gut differenzierten, eine niedrige bei undifferenzierten Adenocarcinomen. Das szintigraphische Anreicherungsverhältnis zwischen Tumor- und Darmgewebe lag im Mittel bei 2,3 respektive 0,8. Entsprechend lag das Anreicherungsverhältnis pro Gramm Gewebe in den entnommenen Proben bei 2,9 respektive 1,3 (Tabelle 1). Der unspezifische Antikörper B 40 zeigte eine weitgehend gleichmäßige Verteilung in Darm- und Tumorgewebe.

Tabelle 1. Bindung J-131 gekoppelter Antikörper an humane Adenocarcinome des Colon in der ex vivo Perfusion

Histologie	hochdifferenziert		undifferenziert	
Monoklonaler Antikörper	C1P83 anti CEA	B 40 unspezifisch	C1P83 anti CEA	B 40 unspezifisch
n	5	2	5	2
Tumor-Lokalisation	C.asc.n=3 Sigma n=2	C.asc.n=2	C.asc.n=3 C.trans.n=1 Sigma n=1	C.asc.n=1 Sigma n=1
Serum CEA	erhöht 2x	erhöht 1x	erhöht 3x	erhöht 1x
Ratio Tumor/Darm im Gewebe	2,9 (0,9-5,4)	1,1 (1,0-1,2)	1,3 (0,2-2,3)	0,9 (0,7-1,1)
Ratio Tumor/Darm szintigraphisch	2,3 (0,5-3,8)	0,9 (0,7-1,0)	0,8 (0,5-1,6)	0,8 (0,5-1,1)
Immunhistologie	Tumor pos. 5x	Tumor pos. 0x	Tumor pos. 5x	Tumor pos. 0x

Die Höhe des präoperativen CEA-Wertes im Serum korrelierte nicht mit der MAK C1P83 Anreicherung.
Demgegenüber zeigte sich in der direkten Immunhistologie eine hohe Affinität und spezifische Markierung der Tumorzellen durch den MAK C1P83 bei *allen* Tumoren unabhängig von der histologischen Klassifikation.

Die Autoradiographie ergab eine ungleichmäßige Verteilung des MAK im Tumorgewebe, wobei Zentren stärkster Akkumulation neben nicht speichernden Arealen lagen. Dabei war eine bevorzugt lumen-nahe oder auch lumen-ferne Antikörperlokalisation erkennbar.

Die immunhistologische Wiederfindung der im Verlauf der Perfusion im Tumor gebundenen MAK gelang sicher nur bei 2 hochdifferenzierten Adenocarcinomen.

Diskussion

Für die Radio-Immuno-Markierung von Tumoren ist neben der hohen Spezifität der Antikörper ihre rasche Bindungsfähigkeit an das tumor-spezifische Antigen erforderlich.

Mit dem hier dargestellten ex vivo Perfusionsmodell wird es erstmalig möglich, an humanen Coloncarcinomen das Problem der Anreicherungskinetik monoklonaler CEA Antikörper systematisch zu untersuchen. Mittels der Szintigraphie kann hierbei das Bindungsverhalten der J-131 markierten MAK während der Anflutungs-, Zirkulations- und Auswaschphase kontinuierlich analysiert werden.

Entscheidende Bedeutung kommt der Frage zu, ob die über das Gefäßsystem ins Tumorgewebe gelangten Antikörper ihr spezifisches "Target-antigen" überhaupt erreichen können und welches Verteilungsmuster sich darstellt. Hier ermöglicht die Autoradiographie von Tumorquerschnitten weitere Aussagen.

Die Ergebnisse für den verwendeten MAL C1P83 zeigen in der Immunhistologie, daß der MAK Tumorgewebe in *allen* Präparaten sicher und mit hoher Spezifität markiert.

Bei intravasculärer Applikation zeigt sich jedoch, daß es bei gering und undifferenzierten Adenocarcinomen kaum zu einer Bindung und Anreicherung kommt. Hingegen weisen die mittel- und hochdifferenzierten Adenocarcinome eine deutlich stärkere Markierung durch den MAK auf und erreichen eine mittlere Tumor/Darm Ratio von 2,9 (Tabelle 1).

Dies zeigt, daß der immunhistologische Nachweis hoher Spezifität des MAK für das tumor-assoziierte Antigen allein keine Aussage über die Anreicherungsfähigkeit im Tumor nach intravasaler Applikation zuläßt.

Ferner wird deutlich, daß die Höhe des prä-operativen Serum-CEA Wertes nicht mit dem tatsächlichen Anreicherungsverhalten des CEA spezifischen MAK im Tumor korreliert. CEA stark sezernierende Adenocarcinome unterscheiden sich hier nicht von schwach sezernierenden Tumoren.

In der Autoradiographie konnte erstmalig die Lokalisation und Verteilung perfundierter MAK in *humanen* Colontumoren dargestellt werden. Die Ergebnisse zeigen, daß es zu einer heterogenen MAK-Verteilung im Tumor mit unterschiedlich lokalisierten Anreicherungszentren kommt.

Möglicherweise handelt es sich hierbei um die immunologische Markierung von Zellsubpopulationen, die aufgrund von Besonderheiten in ihrer Antigenexpression für den intravasculär applizierten Antikörper erreichbar sind.

Zum anderen kann die veränderte Mikrozirkulation in soliden Tumoren mit zahlreichen a-v shunts, Gefäßverschlüssen und Permeabilitätsveränderungen der Tumorgefäße bei erhöhtem interstitiellen Druck im Gewebe Ursache dieses heterogenen Verteilungsmusters der MAK sein (5).

Die postoperative ex vivo Perfusionstechnik ist in ihrer Aussagekraft durch die zunehmende ischämische Gewebeschädigung und Ödembildung zur Zeit noch limitiert und die Möglichkeit von Artefakten muß bei der Übertragung der Daten auf die in vivo Situation berücksichtigt werden. Dennoch kann dieses experimentelle Modell zur weiteren Aufklärung des Bindungsverhaltens verschiedener monoklonaler Antikörper bei humanen Coloncarcinomen beitragen.

Zusammenfassung

Zur Untersuchung der Bindungskinetik CEA spezifischer monoklonaler Antikörper an humane Colontumore wurde ein ex vivo Perfusionssystem aufgebaut. Unmittelbar nach Resektion wurde das Präparat über die versorgende Arterie zirkulierend perfundiert. Unter kontinuierlicher Messung von Druck, Temperatur, pH und metabolischen Parametern wurde der J-131 markierte monoklonale CEA Antikörper C1P83 (MAL) intravasal appliziert. Die Verteilung des MAK wurde szintigraphisch analysiert. Hochdifferenzierte Adenocarcinome zeigten eine höhere MAK-Anreicherung gegenüber undifferenzierten Tumoren. Die Tumor/Darm Ratio lag im Mittel bei 2,9 respektive 0,8. In der Immunhistologie war der MAK hingegen für alle Carcinome stark positiv. Die Autoradiographie zeigte erstmalig die heterogene Verteilung der MAK in humanem Tumorgewebe. Mit Hilfe des dargestellten Perfusionssystems kann das Anreicherungsverhalten verschiedener Antikörper untersucht und Colontumore immunologisch charakterisiert werden.

Summary

An ex vivo perfusion model for investigating the binding affinity of monoclonal CEA antibodies (MAB) to human colon carcinoma is described. Immediately after resection of the tumor-bearing colon segment, arterial perfusion is carried out and pressure, temperature, pH, and various metabolic parameters determined. After administration of the ^{131}I-labeled monoclonal CEA antibody C1P83, the accumulation in the tumor was analyzed scintigraphically. Highly differentiated adenocarcinomas showed a higher antibody uptake than poorly differentiated tumors: the mean tumor/colon ratios were 2.9 and 0.8 respectively. Immunohistology showed all tumors to be positive for the MAB C1P83. Autoradiography demonstrated an inhomogeneous distribution pattern in the tissue. The ex vivo perfusion system provides a way of investigating the accumulation and binding kinetics of different antibodies in human carcinomas.

Literatur

1. Beatty JD, Duda RB, Wiliams LE et al. (1986) Preoperative imaging of colorectal carcinoma with 111-In labeled anti-carcinoembryonic antigen antibody. Cancer Res 46:6494-6502
2. Epenetos AA, Snook D, Durban H, Johnson PM, Taylor-Papadimitriou J (1986) Limitations of radiolabeled monoclonal antibodies for localization of human neoplasms. Cancer Res 46:3138-3191
3. Esteban JM, Colcher D, Sugarbaker P, Carrasquillo JA, Bryant G, Thor A, Reynolds JC, Larson SM, Schlom J (1987) Quantitative and qualitative aspects of radiolocalization in colon cancer patients of intravenously administered MAB B72.3. Int J Cancer 39:50-59
4. Mach J-P, Carrel S, Forni M et al. (1980) Tumorlocalization of radiolabeled antibodies against carcinoembryonic antigen in patients with carcinoma. N Engl J Med 303:5-10
5. Müller-Klieser W, Vaupel P (1983) Die Sauerstoffversorgung maligner Tumoren als kritischer Parameter der Therapie. Mikrozirk Forsch Klin 2: 91-106

Dr. E. Löhde, I. Chirurgische Abteilung und Abteilung für Nuklearmedizin, Krankenhaus Moabit, D-1000 Berlin

89. Möglichkeiten der Immundiagnostik mit monoklonalen Antikörpern (MAK) von Lebermetastasen über ein intraarterielles Port-System

Diagnosis of Liver Metastasis with Radiolabeled Monoclonal Antibodies Injected Via an Intraarterial Port System

O. Abri[1], G. Barzen[3], E. Löhde[1], H. Schlicker[2], R. Felix[3] und E. Kraas[1]

[1]I. Chirurgische Abteilung und
[2]Nuklearmed. Abteilung, Krankenhaus Moabit, Berlin
[3]Radiologische Klinik, Klinikum Rudolf Virchow, Standort Charlottenburg

Seit 1985 wird die Immunszintigraphie mit MAK zunehmend im Rahmen klinischer Studien zur Diagnostik von Lebermetastasen und Lokalrezidiven eingesetzt. Ihr klinischer Wert ist immer noch umstritten. Auch sind Versuche der intraarteriellen (i.a.) Applikationen von MAK zur Therapie von Lebermetastasen und Lokalrezidiven beschrieben (1, 2, 3), obwohl nachgewiesen wurde, daß mit den zur Zeit verfügbaren MAK nur maximal 1% am Tumor gebunden werden kann (4).

Um die Anreicherung der MAK im Tumor zu erhöhen, wird die tumornahe Applikation versucht. Dabei geht man von der Vorstellung aus, daß es durch den sogenannten "first-pass"-Effekt zu einer schnelleren und höheren Bindung des Antikörpers im Tumor kommen soll.

Ausgehend von dieser Vorstellung war die Zielstellung, den Nachweis einer vermehrten Anreicherung von MAK bei vorhandenen Lebermetastasen über ein arterielles Portsystem der Leber im Vergleich zur intravenösen (i.v.) systemischen peripheren Applikation zu überprüfen.

Material und Methode

Bei 10 Patienten mit Lebermetastasen, ausgehend von colorectalen Carcinomen, erfolgte präoperativ die i.v. systemische Radioimmunszintigraphie (RIS) zum Nachweis von Tumorgewebe in der Leber (m. 6; w. 4). Durch eine Computertomographie wurden die Lebermetastasen gesichert und mit den Ergebnissen der RIS als auch den intraoperativen bzw. histomorphologischen Befunden verglichen. Mindestens 8 Tage vor der Operation erfolgte die systemische i.v. Applikation des MAK. Zur Anwendung kam ein monoklonales Antikörpergemisch von F(ab)2-Fragmenten aus 1 mg anti-CEA und 1 mg anti-Ca-19-9 (Fa. CIS-Isotopendiagnostik) markiert mit J-131. Während der Operation erfolgte die Implantation eines arteriellen Portsystems zur Perfusion der Leber. In jedem Fall wurden sowohl von der Leber als auch vom Tumor sowie dem umliegenden Gewebe (Lymphknoten, Netz, etc.) Proben für die postoperative Aktivitätsmessung im Bohrloch (counts/g) und für die lichtmikroskopische Begutachtung gewonnen. Gleichzeitig wurden Lebertumorresektate mit dem sie umgebenden Lebergewebe in vitro szintigraphiert. Unmittelbar postoperativ (max. 8 Tage) wurden die MAK über das Portsystem appliziert. Mit Infusionsbeginn der MAK (ges. 5 min) erfolgte alle 10 s eine Aufnahme (ges. 30 min) sowie statische Aufnahmen nach 1 h p.i., 2 h, 24 h, 48 h und 120 h (ges. bis 7 Tage). Zur Frage, ob bei der ersten Anflutung vermehrt MAK gebunden werden, wurde gleichzeitig als unspezifischer Perfusionsparameter Technetium99 (Tc-99) appliziert.

Ergebnisse

Bei der systemischen i.v. Applikation kam es bei 6 Patienten zum Nachweis von Lebermetastasen bei der RIS. Die intraarterielle (i.a.) Applikation über das Portsystem verbesserte dieses Ergebnis nicht (Tabelle 1). Bis zu 400 s unterschied sich die Verteilung des Perfusionsparameters (Tc 99) nicht von der Verteilung der MAK in der Lebermetastase. Erst nach 48 h kam es zu einer nachweisbaren Anreicherung der Lebermetastase in der in-vivo RIS. Die präoperative (nach systemischer i.v. MAK Applikation) in vivo gemessene Tumor/Nichttumor (T/NT)-Ratio ergab Wer-

Tabelle 1. Vergleich der positiven und negativen radioimmunologischen Abbildungsnachweise im Vergleich zwischen i.a. (Port) und i.v. (systemisch) J-131-MAK Applikation

Name	Geschl.	RIS i.v.-syst.	T/NT-Ratio	RIS i.a.-Port	T/NT-Ratio	RIS in vitro	T/NT-Ratio
1. L.U.	M	pos.	1,3	pos.	1,4	pos.	-
2. B.B.	W	neg.	-	neg.	-	pos.	6,8
3. S.G.	W	pos.	1,4	pos.	1,3	pos.	-
4. W.K.	M	pos.	1,4	pos.	1,3	pos.	8,6
5. R.E.	W	pos.	1,6	pos.	1,7	pos.	4,3
6. K.A.	W	neg.	-	neg.	-	pos.	3,8
7. O.E.	W	pos.	1,9	pos.	1,8	pos.	12,6
8. H.G.	M	pos.	1,6	pos.	1,4	pos.	-
9. K.L.	M	neg.	-	neg.	-	neg.	-
10. W.E.	M	neg.	-	neg.	-	neg.	-

te zwischen 1,3 bis 1,9. Ein Unterschied zur postoperativen i.a. MAK Applikation war nicht nachweisbar. Die T/NT-Ratio der postoperativen in-vitro Szintigraphie zeigte Werte von 5,4 bis 12,6. Bei 3 Leberresektaten ließ sich trotz positivem in-vivo Nachweis im RIS eine in-vitro T/NT-Ratio aufgrund des schmalen Leberrandes nicht ermitteln. Die Messungen der Aktivität im Bohrloch (counts/g) wies jedoch eine spezifische Anreicherung der J-131-markierten MAK im Tumorgewebe nach. Bei 2 Patienten war eine spezifische Anreicherung der Tumorleberresektate trotz fehlendem Nachweis in der in-vivo RIS nachweisbar (Tabelle 1). Die Messungen der Bohrlochaktivität anderer Gewebeanteile zeigte die hohe Aktivitätsanreicherung der MAK in der Leber im Vergleich zu anderen Gewebeanteilen wie z.B. dem großen Netz (Tabelle 2). Die nachgewiesene Aktivität der Leber lag in diesem Fall bei 810 Bq/g und somit 40 Bq/g höher als die Anreicherung in einer Netzmetastase. In der Lebermetastase wurde eine Anreicherung von 1283 Bq/g nachgewiesen.

Tabelle 2. Bohrlochaktivität (counts/g) verschiedener Gewebeproben des Patienten L.U.

Gewebeproben	Bohrlockaktivität (counts/g)
Leber	810 Bq
Lebermetastase	1283 Bq
Lymphknoten	116 Bq
Netzmetastase	770 Bq
Netz	135 Bq
Fettg.	191 Bq

Die T/NT-Ratio der Leber ergab einen Wert von 1,5, jedoch gegenüber der Gesamt-in-vitro-Hintergrundsaktivität eine T/NT-Ratio von 10. Überprüft man die Anreicherung der MAK-Aktivität von Tumorgewebeproben innerhalb eines Tumors in verschiedenen Regionen, so weisen insbesondere große Tumoren mit zentraler Nekrose im Zentrum wesentlich geringere Anreicherungen auf als Gewebeproben vom Tumorrand (Tabelle 3).

Tabelle 3. Gegenüberstellung der Bohrlochaktivitäten zwischen Tumorzentrum und Tumorrand

Gewebeproben	Bohrlochaktivität (counts/g)	Patient R.L. (W)
Leber	656 Bq	
Lebermetastase		
-rand	1020 Bq	
-zentrum	680 Bq	

Zusammenfassend läßt sich feststellen:
1. Durch eine tumornahe Applikation mittels i.a.-Applikation der MAK über ein Portsystem ist keine Verbesserung der Abbildungsgeometrie von Lebermetastasen in der RIS zu erzielen.
2. Trotz Anreicherung des MAK im Tumor der Leber kann es zu einer fehlenden immunszintigraphischen Abbildung in der in-vivo RIS kommen. Dieses ist wahrscheinlich durch die hohe unspezifische Hintergrundsaktivität des umliegenden Gewebes bedingt.
3. Die hohe physiologische Anreicherung der MAK in der Leber im Rahmen des physiologischen Metabolismus sowie der Kinetik des verwendeten Nuklids beeinflussen die Abbildungsmöglichkeiten in der RIS.
4. Die unterschiedliche Anreicherung der MAK im Tumor (Tumorzentrum/Tumorrand) ist wahrscheinlich bedingt durch die unterschiedliche Durchblutung innerhalb des Tumors.

Welchen Einfluß die autoradiographisch nachgewiesenen unregelmäßigen Bindungen der MAK in gut durchbluteten Tumorarealen und welchen Einfluß der Differenzierungsgrad des Tumors auf die Abbildung in der in-vivo RIS hat, ist Aufgabe weiterer Untersuchungen (5).

Zusammenfassung

Bei 10 Patienten mit computertomographisch gesicherten Lebermetastasen nach colorectalen Carcinomen konnte die Überlegenheit einer tumornahen Applikation von radioaktiv (J-131) markierten MAK über ein intrarteriell gelegenes Portsystem der Leber im Vergleich zur i.v. systemischen Applikation nicht nachgewiesen werden. Trotz spezifischer Anreicherung des verwendeten monoklonalen anti-CEA und anti-CA 19-9 Antikörpergemisches im Lebertumor kann es zu einer fehlenden Abbildung des Tumors in der in-vivo RIS kommen. Durch Messung der Aktivität verschiedener Gewebeproben im Vergleich zu Tumorgewebe wurde die hohe physiologische Tumoranreicherung des MAK in der Leber und gleichzeitig eine unterschiedliche Verteilung innerhalb der Metastase zwischen Tumorzentrum und Tumorrand aufgezeigt.

Summary

In 10 patients with computer-tomographically confirmed liver metastases from colorectal carcinoma no superiority of administering ^{131}I-labeled monoclonal antibodies (MAB) close to the tumor via an intraarterial (i.a.) liver port system over systemic intravenous administration could be shown. Despite specific accumulation of the anti-CEA and anti-CA 19.9 MAB mixture in the liver tumor, the tumor may not be visualized by in vivo radio-immunoscanning. By measuring the count rate in various tissue and tumor samples, the high physiological uptake of MAB in the liver was shown. At the same time, a difference in the distribution of MAB between the center and periphery of the tumor was noticed.

Literatur

1. Baum RP, Saccavini JC, Buhl R, v Schuttenbach M, Berthold F, Lorenz M, Happ J, Manegold K, Senekowitsch R, Douillard JY, Hör G (1987) Radioimmuntherapy using 131-iodine-labeled monoclonal antibodies: initial clinical experience and critical evaluation. In: Klapdor R (ed) New tumour markers and their monoclonal antibodies. Thieme, Stuttgart
2. Bradwell AR, Vaughan ATM, Dykes PW (1986) Limitations in localising and killing tumours using radiolabelled antibodies. Nucl Med 25:245-248
3. DeLand FH, Goldenberg DM (1985) Diagnosis and treatment of neoplasms with radionuclide-labeled antibodies. Seminars in Nuclear Medicine 15: 2-11
4. Epenetos AA, Snook D, Durbin H, Johnson MP, Taylor J (1986) Limitation of radiolabeled monoclonal antibodies for localization of human neoplasms. Cancer Res 46:3183-3191
5. Kraas E, Löhde E, Abri O, Schlicker H, Matzku S, Kalthoff H, Schmiegel W (1988) Biodistribution of J-131-labeled monoclonal antibodies in human colon tumors by an ex-vivo-perfusion model. Int J Cancer

Dr. O. Abri, I. Chirurgische Abteilung, Krankenhaus Moabit,
D-1000 Berlin

90. Oberflächenmarker colorectaler Carcinome und ihre prognostische Bedeutung

Relevance of Cell Surface Markers for the Prognosis of Colorectal Cancer

A. Quentmeier, V. Schwarz und P. Schlag

Chirurgische Universitätsklinik Heidelberg, Abteilung 2.1.
(Ärztl. Direktor: Prof. Dr. med. Ch. Herfarth)

Zielsetzung

Bei einer vorausgehenden Untersuchung (1) beschrieben wir einen auffälligen Zusammenhang zwischen der Ausdehnung colorectaler Carcinome und dem Ca 19-9 und Ca 125-Gehalt im Tumorgewebe. Carcinome in fortgeschritteneren Tumorstadien mit bereits nach. weisbarer Lymphknoten- oder Fernmetastasierung wiesen signifikant vermehrt einen hohen Ca 19-9 und Ca 125-Gehalt im Gewebe auf. Für das CEA wurde eine derartige Assoziation nicht beobachtet. Eine klinische Nachbeobachtungsstudie sollte nun klären, ob den beschriebenen Befunden eine prognostische Bedeutung zukommt.

Methoden

Bei 108 Patienten (Stadium I-IV, TNM-Klassifikation) mit primärem colorectalen Carcinom wurde der cytosolische Gehalt der Tumormarker CEA, Ca 19-9 und Ca 125 im Carcinomgewebe der Darmresektate gemessen. Als Grenzwert zwischen niedrigem und hohem Gehalt im Gewebe wurden folgende Grenzwerte festgesetzt: CEA > 77,5 µg/g, Ca 19-9 > 1024 U/g und Ca 125 > 114 U/g. Hinsichtlich der Technik der Cytosolpräparation, der Tumormarkerbestimmung im Cytosol sowie der Festlegung der Grenzwerte wird auf die vorausgehende Publikation (1) verwiesen.

103 Patienten, darunter 70 potentiell kurativ operierte (R0-Resektionen), überlebten die operative Therapie und standen für eine Langzeitbeobachtung zur Verfügung. Zum Zeitpunkt der Auswertung betrug die mediane Nachbeobachtungszeit 49,9 Monate (minimal 2,5 Monate, maximal 59 Monate). Von allen Patienten waren Angaben über die Zensurgrößen, Rezidiv, Fernmetastasen und tumorabhängiger Tod sowie über das Datum des jeweiligen Ereignisses verfügbar.

Zur Einschätzung der Prognose wurden KAPLAN-MEIER-Schätzungen (2) für die Überlebenszeit und die rezidivfreie Zeit durchgeführt. Unterschiede zwischen Verteilungen der Überlebenszeit bzw. rezidivfreien Zeit wurden mit Hilfe des Log-Rank-Testes nach MANTEL (3) geprüft.

Ergebnisse

Innerhalb des Nachbeobachtungszeitraumes verstarben 49 aus der Gesamtgruppe von 103 Patienten an ihrer Tumorerkrankung. Das Überleben von Patienten mit hoher Ca 19-9- bzw. Ca 125-Konzentration im Tumorgewebe war gegenüber den Patienten mit niedrigem cellulären Gehalt dieser beiden Marker auffällig verkürzt. Bei der statistischen Analyse erreichte diese Assoziation für das Ca 19-9 mit $p = 0,087$ nur grenzwertige, für das Ca 125 mit $p < 0,0001$ jedoch deutliche Signifikanz. Diese Korrelation ließ sich für das CEA nicht nachweisen, hier verliefen die Überlebenszeitkurven der Gruppen mit hohem bzw. niedrigem cytosolischen Gehalt des Markers im Tumorgewebe deckungsgleich ($p = 0,763$).

Von den 70 potentiell kurativ operierten Patienten entwickelten im Beobachtungszeitraum 8 Patienten ein locoregionäres Rezidiv, 11 Patienten Fernmetastasen und 6 Patienten simultan ein Rezidiv und Fernmetastasen. 20 Patienten dieser Gruppe verstarben tumorabhängig.

Wie bei der Gesamtgruppe ergab sich auch bei den potentiell kurativ operierten Patienten eine eindeutige Beziehung zwischen der Prognose und dem Gehalt der Carcinome an den Markern Ca 19-9 und Ca 125. Es wurde eine signifikante Verkürzung sowohl der rezidivfreien Zeit (Ca 19-9: $p = 0,012$, Abb. 1; Ca 125: $p = 0,047$, Abb. 2) als auch der Überlebenszeit (Ca 19-9: $p = 0,054$; Ca 125: $p = 0,021$) bei hohem im Vergleich zu niedrigem cellulären Gehalt dieser beiden Marker festgestellt. Wiederum war eine derartige Assoziation für das CEA weder für die rezidivfreie Zeit ($p = 0,582$, Abb. 3) noch für die Überlebenszeit ($p = 0,689$) nachweisbar.

Schlußfolgerung

Eine hohe Konzentration der Oberflächenmarker Ca 19-9 und Ca 125 im Gewebe colorectaler Carcinome ist ein ungünstiges prognostisches Zeichen. Die Ergebnisse unserer prospektiven Verlaufsbeobachtung bestätigen frühere experimentelle Ergebnisse (1) und unterstützen die These, daß die Anwesenheit bestimmter Glycoproteine auf der Zellmembran die Adhäsivität der Tumorzellen an organständigen Lektinen begünstigt, und daß damit einer frühzeitigeren Metastasierung dieser Tumore Vorschub geleistet wird (4).

Zusammenfassung

Bei 106 Patienten mit primärem colorectalen Carcinom (darunter 70 potentiell kurativ operierte Patienten) wurde der cytosolische Gehalt der Tumormarker CEA, Ca 19-9 und Ca 125 im Carci-

Abb. 1. Schätzung der rezidivfreien Zeit für 7 potentiell kurativ operierte Patienten. Patienten mit hohem Ca 19-9 Gehalt (----) im Tumorgewebe sind den Patienten mit niedrigerem Ca 19-9 Gehalt (——) gegenübergestellt

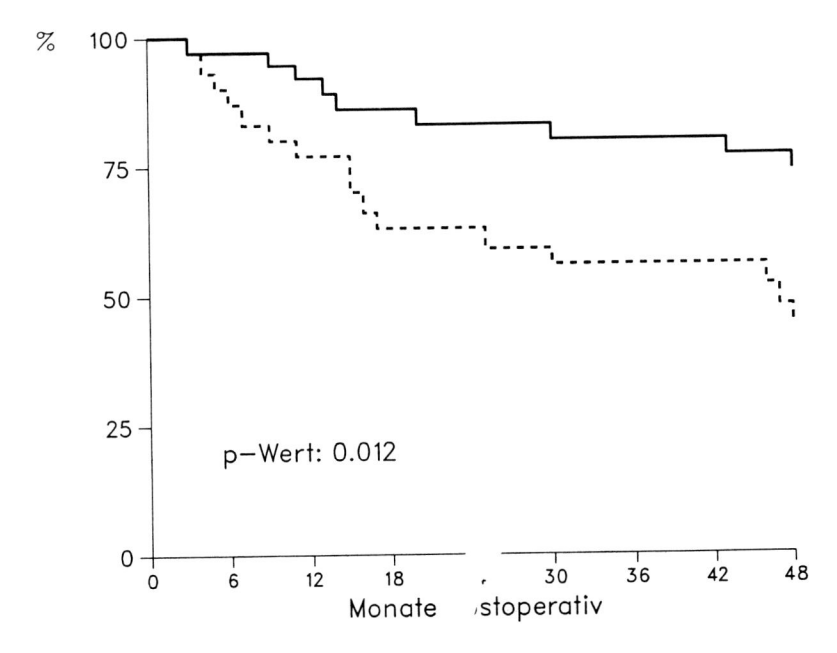

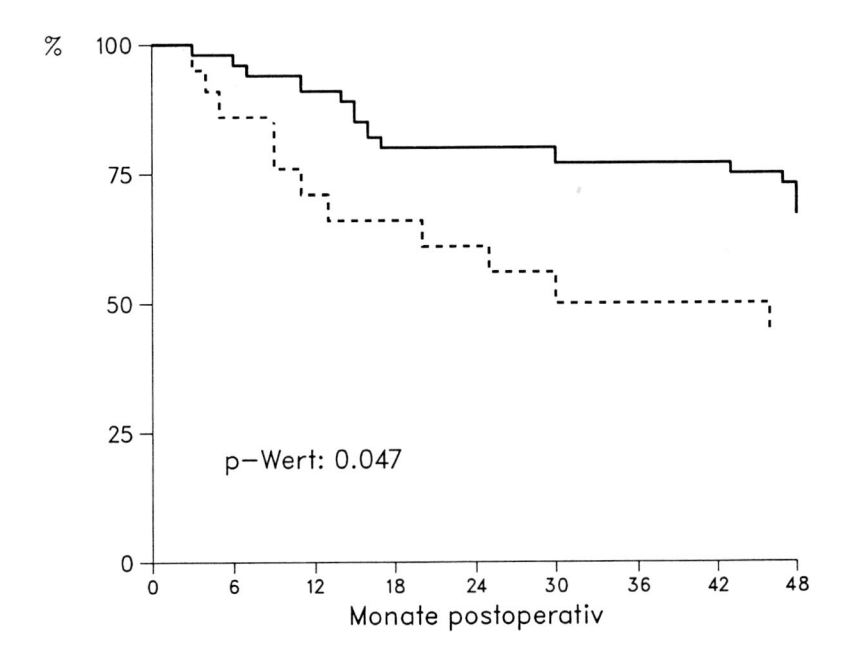

Abb. 2. Schätzung der rezidivfreien Zeit für 70 potentiell kurativ operierte Patienten. Patienten mit hohem Ca 125-Gehalt (----) im Tumorgewebe sind den Patienten mit niedrigerem Ca 125-Gehalt (——) gegenübergestellt

Abb. 3. Schätzung der rezidivfreien Zeit für 70 potentiell kurativ operierte Patienten. Patienten mit hohem CEA-Gehalt (----) im Tumorgewebe sind den Patienten mit niedrigerem CEA-Gehalt (———) gegenübergestellt

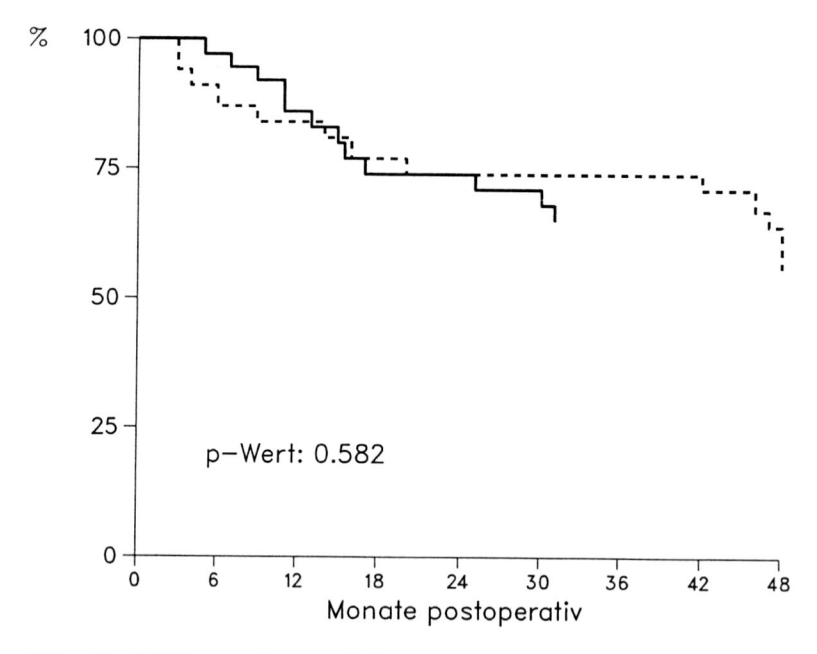

nomgewebe gemessen. Patienten mit hoher Ca 19-9 bzw. Ca 125 Konzentration im Carcinomgewebe überlebten sowohl bei der Gesamtgruppe als auch bei den kurativ operierten Patienten signifikant kürzer als die Patienten mit niedrigem cellulären Gehalt dieser beiden Oberflächenantigene. Diese Assoziation war für das CEA nicht nachzuweisen. Es wird angenommen, daß die Anwesenheit der Glycoproteine Ca 19-9 und Ca 125 auf der Tumorzelle den Vorgang der Metastasierung begünstigt und dadurch die Prognose negativ beeinflußt.

Summary

The cytosolic levels of the tumor markers CEA, Ca 19-9, and Ca 125 were measured in primary colorectal cancers (106 patients, including 70 who had undergone curative surgery. Patients with high Ca 19-9 or Ca 125 concentrations in the tumor tissue survived significantly shorter (whole group as well as curative operated patients) than patients with low tissue levels of these cell surface antigens. This association was not observed for CEA. The presence of the glycoproteins Ca 19-9 and Ca 125 on the tumor cells may favor the process of metastasis and therefore influence the prognosis negatively.

Literatur

1. Quentmeier A, Möller P, Schwarz V, Abel U, Schlag P (1987) Carcinoembryonic antigen, Ca 19-9, and Ca 125 in normal and carcinomatous human colorectal tissue. Cancer 60:2261-2266

2. Kaplan EL, Meier P (1958) Nonparametric estimation from incomplete observations. Am Stat Assoc 53:457–481
3. Mantel N (1966) Evaluation of survival data and two new rank order statistics arising in its consideration. Cancer Chemother Rep 50:163–170
4. Uhlenbruck G, Dati F (1986) Zur Labordiagnostik von Tumorerkrankungen. Diagnose Labor 36:41–55

Dr. med. habil. A. Quentmeier, Chir. Univ.-Klinik, Im Neuenheimer Feld 110, D-6900 Heidelberg

91. Erste in-vitro und immunhistochemische Ergebnisse mit einem neuen Tumormarker (CA 72–4)*

First In Vitro and Immunohistochemical Experience with a New Tumor Marker, CA 72–4

M. Lorenz[1], R. P. Baum[2], U. Runge[1], G. Herrmann[3] und C. Hottenrott[1]

[1]Zentrum der Chirurgie, [2]Radiologie und [3]Pathologie, Johann Wolfgang Goethe Universität Frankfurt/M.

Einführung

Aus menschlichen Zellinien eines Colon- und Mammacarcinoms konnte ein neues im Serum zirkulierendes Antigen TAG 72 identifiziert werden (2). Mittels eines entsprechenden, jetzt standardisierten Radioimmunoassays, der 2 monoklonale Antikörper: cc 49, B 72-3 verwendet, kann CA 72-4 im Serum nachgewiesen werden (5). Der Antikörper 72-3 reagiert spezifisch mit Colon-(80%) und Mamma-(50%) sowie weiteren Carcinomgeweben, jedoch nicht mit gesunder Colon- und Magenschleimhaut; desweiteren besteht keine Affinität zum CEA oder CA 19-9 (NUTI et al. 1982; JOHNSTON et al. 1985 zit. in 5). Erste Ergebnisse zeigten erhöhte CA 72-4 Serumspiegel bei Patienten mit Magen-, Colon-, Ovarial- und Bronchialcarcinomen (4, 5). Die diagnostische Relevanz ist noch ungeklärt, da eine Korrelation mit dem Tumorstadium nur selten erfolgte und häufig Pat. mit fortgeschrittenen Leiden analysiert wurden. Wir untersuchten deshalb Seren von Tumorpatienten mit verschiedenen malignen Erkrankungen des Gastrointestinaltraktes in verschiedenen Stadien, bei denen häufig CEA oder CA 19-9 erhöht ist.

Material und Methodik

Es wurden Seren von 321 Patienten gewonnen. Bei diesen wurden aus der gleichen Probe CA 72-4, CEA und CA 19-9 bestimmt. 107 Patienten mit verschiedenen benignen Erkrankungen dienten als Kontrollgruppe. Bei den übrigen 214 Patienten war ein Primärtu-

---

*Unterstützt durch das Tumorzentrum Rhein-Main und die Firma Isotopen-Diagnostik, CIS, Dreieich

tumor oder Rezidiv (UICC 1979) diagnostiziert worden. CEA und
CA 19-9 (CIS, Dreieich) sowie CA 72-4 (Centocor, USA) Serumspiegel wurden radioimmunometrisch bestimmt (Grenzwerte CEA > 3
ng/ml, CA 19-9 > 37 E/ml, CA 72-4 > 4 E/ml). *Statistik:* Chiquadrat-Test. Formalinfixierte, paraffin-eingebettete Gewebeschnitte
von 48 Pat. (Colorect. n = 41, Magencarcinom n = 3) wurden mit
Mab 72.3 incubiert und TAG72 durch Avidin-Biotin Komplexmethode
immunhistochemisch dargestellt. Eine Klassifizierung erfolgte
entsprechend früherer Arbeiten (6).

Ergebnisse

Magencarcinome (Tabelle 1a)

Tabelle 1a. Prozentsatz erhöhter Tumormarkerspiegel bei Patienten mit Magencarcinomen in Abhängigkeit vom Tumorstadium (UICC)

Stadien UICC 1978	N	CA72-4 > 4 U/ml %	CEA > 3 ng/ml %	CA19-9 > 37 U/ml %
I	4	0	25	25
II	12	33,3	41,7	8,3
III	14	50	64,3	14,3
IV	18	55,6	72,2	38,9
Rezidive	7	71,4	71,4	42,9
Total	57	45,6	59,7	26,3
X		116,3	22,5	691,4
Median		2,9	3,5	18,8
Range		5878	344	25063

Im Stadium I und II hatten jeweils 4 von 16 Patienten erhöhte
Ca 72-4 bzw. CEA Serumspiegel. CA 19-9 war nur einmal erhöht.
Rezidive eines Magencarcinoms wurden in 71% sowohl durch CEA
als auch CA 72-4 richtig angezeigt. Bei Betrachtung der Gesamtsensitivität ergibt sich ein leichter Vorteil des CEA-Tests mit
60% (CA 72-4: 46%). Die Spannweite der Marker ist unterschiedlich mit einem Höchstwert von 5878 E/ml für CA 72-4. Colorectale
Carcinome (Tabelle 1b). Bei 63 Pat. zeigt CA 72-4 mit 44% eine
deutlich niedrigere Sensitivität als CEA mit 75%. Für CA 72-4
besteht im Gegensatz zum CEA und zum CA 19-9 keine Korrelation
mit den Tumorstadien; so errechnet sich bei einer Sensitivität
von 46% im Stadium I nur eine Sensitivität von 27,3% bei Auftritt eines lokalen bzw. peritonealen Rezidivs. Bei einem im
Normbereich liegenden Median von 3,2 E/ml für CA 72-4 im Gegensatz zu 9,1 E/ml beim CEA, findet sich ebenfalls nur eine geringe Spannweite. Lediglich 8 Patienten weisen einen Serumspiegel, der größer als 50 E/ml ist, auf. Isolierte colorectale Lebermetastasen nach kurativer Resektion des Primärtumors zeigen
im Durchschnitt in 50% erhöhte CA 72-4 Serumspiegel (Tabelle 1c).

Tabelle 1b. Prozentsatz erhöhter Tumormarkerspiegel bei Patienten mit colorectalen Carcinomen in Abhängigkeit vom Tumorstadium (UICC)

Stadien UICC 1978	N	CA72-4 > 4 U/ml %	CEA > 3 ng/ml %	CA19-9 > 37 U/ml %
I	11	45,5	27,3	18,2
II	9	11,1	77,8	22,2
III	6	0	66,7	16,7
IV	26	73	96,2	78,9
Rezidive+	11	27,3	72,7	36,4
Total	63	44,4	74,6	38,1
X		25,5	177,2	1395
Median		3,19	9,1	27,7
Range		518	3211	39486

+ohne Lebermetastasen.

Tabelle 1c. Prozentsatz erhöhter Tumormarkerspiegel bei Patienten mit isolierten Lebermetastasen colorectaler Primärtumoren

N	Ca72-4 > 4 U/ml %	CEA > 3 ng/ml %	CA19-9 > 37 U/ml %
50	50	84	60
X	44	333	503
Median	3,85	47,45	53,4
Range	1177	4722	9959

Damit liegt die Sensitivität signifikant niedriger als im CEA Test mit 84%. Allerdings sind 12 von 50 Werten deutlich über 20 E/ml erhöht. Daraus resultiert auch der vergleichsweise hohe Mittelwert von 44 E/ml und die große Spannweite von über 1000 E/ml.

Pankreas und Ösophaguscarcinome

Patienten mit fortgeschrittenen Pankreascarcinomen (n = 19) (III, IV UICC 1988) sind mit einer Ausnahme CA 72-4-negativ, während CEA eine 58% bzw. CA 19-9 eine 68% Sensitivität aufweist. Dieses wird bestätigt durch einen Mittelwert von 3,5 E/ml. Bei Ösophaguscarcinomen ist CA 72-4 in 5 von 12 Fällen erhöht. Ebenso wie für CEA ergibt sich gleichfalls für CA 72-4 eine geringe Spannweite (CA 72-4 27 U/ml, CEA 65 ng/ml). Komplementäre und additive Sensitivität (Tabelle 2a+b): Durch eine simultane Bestimmung von CEA und CA 72-4 kann die Sensitivität

Tabelle 2a. Komplementäre Sensitivität der Tumormarker bei Patienten mit Colorectalen-, Magen-, Pankreas- und Ösophaguscarcinomen

Tumorlokalisationen	N	CA72-4 > 4	CA72-4 +/0 CEA > 3	CA72-4 +/0 CEA +/0 CA19-9
Colorect.Carc.	52	44,4%	79,4%	81%
Magen Carc.	50	45,6%	71,9%	71,9%
Pankreas Carc.	19	5,3%	63,2%	73,7%
Oesopha. Carc.	12	41,7%	66,7%	75%
Col.rect. Lebermetast.	50	50%	90%	90%

Tabelle 2b. Additive Sensitivität der Tumormarker bei Patienten mit colorectalen-, Magen-, Pankreas- und Ösophagus-Carcinomen

Tumorlokalisation	N	CA72-4 + CEA	CA72-4 + CEA + CA19-9
Colorect.Carc.	52	44%	27%
Magen Carc.	50	27%	12%
Pankreas Carc.	19	0%	0%
Oesopha.Carc.	12	25%	8%
Col.rect. Lebermetast.	50	44%	33%

bei colorectalen bzw. Magencarcinomen auf 79% bzw. 72%, bei isolierten Lebermetastasen bis auf 90% gesteigert werden. Der Gewinn an Sensitivität liegt bei der additiven Bestimmung von CA 72-4 zum CEA beim Magencarcinom bei 12%. Beim colorectalen Carcinom sind in 27% alle 3 Marker erhöht (Magencarcinome 12%).

Benigne Erkrankungen (Tabelle 3)

Es interessierte die Serumspiegelhöhe bei Erkrankungen, die häufig falsche positive CEA oder CA 19-9 Spiegel aufweisen. Für CA 72-4 errechnet sich eine Spezifität von 87,9% (CA 19-9: 86,9%). Falsch positive CA 72-4 Spiegel bestanden bei folgenden Erkrankungen: Akute Pankreatitis (20%), Lebercirrhose (23%, Spannweite 55 E/l), Diverticulitis (20%), Morbus Crohn (28%), AVK (8%). Im Vergleich zum CA 72-4 und CA 19-9 zeigte das CEA eine signifikant niedrigere Spezifität mit 40%. Im Stadium IV der arteriellen Verschlußkrankheit (AVK) errechnete sich der größte Unterschied zwischen CA 72-4 und CEA bezüglich der Spezifität. CEA wies hier lediglich eine Spezifität von 10%, im Gegensatz zu 100%

Tabelle 3. Serumspiegel mit statistischen Grenzmarken der Tumormarker bei 107 Patienten mit benignen Erkrankungen

	N	CA72-4 < 4 U/ml	CEA < 3 ng/ml	CA19-9 < 37 U/ml
Gesamt	107	94	43	93
Spezifität		87,9	40,2	86,9
X		3,9	4,3	22,9
Standardabweichung		3,6	6,0	25,1
Median		2,68	3,2	15,4
Range		55	27	182

für CA 72-4 und 90% für CA 19-9 auf. Beim Ulcus duodeni und ventriculi (n = 8) zeigte CA 72-4 keine Differenz gegenüber einem Normalkollektiv während CEA nur eine Spezifität von 55% aufwies.

Immunhistochemie: In 37,5% konnte TAG72 nachgewiesen werden. 44% aller colorectalen Primärtumoren waren positiv (Metastasen 39%). In Präparaten von 3 Magencarcinomen fand sich nur einmal, hier allerdings sehr ausgeprägt, eine Anfärbung. Insgesamt war bei einer mittelgradigen Färbeintensität in der Hälfte der Fälle TAG72 nur apical lokalisiert.

Diskussion

Da bisher nur tumorassoziierte Antigene identifiziert wurden, die physiologisch im fetalen Entwicklungsprozeß vorkommen bzw. Vorstufen von Blutgruppen-Antigen darstellen, muß bei den bisher verwendeten Tumormarkern bei benignen Erkrankungen mit Erhöhungen der Markerspiegel gerechnet werden (1, 3, 7). Dieses trifft auch für das neue Antigen TAG 72 zu. Vergleichbar dem CEA und CA 19-9 findet sich der größte Prozentsatz falsch positiver Erhöhungen bei Pat. mit einer Lebercirrhose, eventuell durch eine gestörte Metabolisierung aufgrund der eingeschränkten Leberfunktion bedingt. Berichte, die eine Überlegenheit des CA 72-4 als idealen Marker für das Magencarcinom postulieren, können mit größeren Patientenzahlen und exaktem Staging nicht reproduziert werden (4, 5). Eine kombinierte Bestimmung steigert die Sensitivität um 12% bis auf 72%. Ansonsten erbringt die zusätzliche CA 72-4 Bestimmung bei den übrigen untersuchten Tumoren keine weitere wesentliche Information. Die eigenen histochemischen Studien unterscheiden sich von bisher publizierten bezüglich der Prozentzahl positiver Präparate (THOR et al. zit. in 4). Da in 33% der TAG 72 positiven Gewebsschnitte die Färbung intensiv und in mehr als 75% aller Zellen lokalisiert ist, können methodische Fehler ausgeschlossen werden. Die Ergebnisse korrelieren jedoch mit den nur in 45% erhöhten Serumspiegeln. Ein voreiliger Einsatz zur Immunszintigraphie scheint deshalb noch nicht angebracht.

Schlußfolgerungen

Nach diesen ersten, vorläufigen Ergebnissen ist CA 72-4 ein sensitiver Marker für das Magencarcinom und das colorectale Carcinom. Eine Primärdiagnostik sowie Differentialdiagnose ist ebenso wie mit dem CEA und CA 19-9 mit dem CA 72-4 nicht möglich. Der klinische Stellenwert der Tumormarkerbestimmung liegt weiter hauptsächlich in der Tumornachsorge (1, 3, 7). Aufgrund der geringen Zahlen von untersuchten colorectalen und Magencarcinomrezidiven ist eine Aussage bezüglich der Relevanz des CA 72-4 für die Nachsorge noch nicht möglich. Desweiteren sollte beachtet werden, daß selbst bei einer erhöhten Sensitivitätsrate die therapeutischen Konsequenzen bei Rezidiven gastrointestinaler Tumoren mit Ausnahme der colorectalen Tumoren keine kurative Intention beinhalten (1).

Zusammenfassung

Das neue tumorassoziierte Glycoprotein 72 (CA 72-4) wurde im Vergleich mit CEA und CA 19-9 bei 321 Patienten radioimmunometrisch im Serum sowie immunhistochemisch mittels Avidin-Biotin-Komplex-Methode an 48 Paraffinschnitten bestimmt. Grenzwerte: CEA > 3 ng/ml, CA 19-9 > 37 E/ml, CA 72-4 > 4 U/ml. *Magen CA (n = 49):* Bei einer Sensitivität des CA 72-4 von 46% im Gegensatz zu CEA mit 60% waren im Stadium II und III (50%) und bei Auftreten eines Rezidivs (n = 7; 71%) beide Marker nahezu gleichwertig. *Colon CA (n = 46):* Hier errechnete sich für CA 72-4 eine Sensitivität von 44% (CEA 75%). Im Stadium I (n = 11) waren 44% der Patienten CA 72-4 positiv, *Lebermetastasen (50%)*. Patienten mit *Pankreas CA* waren mit einer Ausnahme CA 72-4 negativ. *Ösophaguscarcinome (n = 12)* in fortgeschrittenem Stadium (III, IV) wiesen in 42% erhöhte Spiegel auf. *Benigne Erkrankungen (n = 107):* Es errechnete sich eine Spezifität von 88,7% für CA 72-4 und von 87% für CA 19-9 (CEA 44%). Durch die Bestimmung von CEA und CA 72-4 wurde die Sensitivität beim colorectalen CA auf 79%, beim Magen CA auf 72% und bei isolierten Lebermetastasen auf 90% erhöht. Der Gewinn an Sensitivität betrug 5-12%. *Immunhistochemie:* In 8 von 18 Primärtumoren des Colons sowie 9 von 23 Metastasen konnte CA 72-4 bei 20 - 80% aller epithelialen Zellen nachgewiesen werden.

Summary

Serum levels of CA 72-4, a monoclonally defined antigen, were measured with a newly developed immunoradiometric assay using two antibodies (cc 49 and b72) in 321 patients with benign (n = 107) or malignant (n = 214) diseases. A cut off of 4 U/ml was used (CEA 3 ng/ml; CA19-9 37 U/ml). Immunohistochemical tests for CA 72-4 were done using the avidine biotin complex method in paraffin embedded sections from 48 patients mostly with colorectal cancer. For *gastric cancer (n=57)*, overall sensitivity was 46% (CEA 60%). In stage III, 50% of all patients were CA 72-4 positive, and of patients who suffered recurrences, 71% were positive; the figures for CEA were comparable. In *colorectal cancer (n=63)*, overall results were inferior to CEA (46%

versus 75%), with the exception of stage I (n = 11, 44%). In patients with *pancreatic* (5%) and *esophageal tumors (41,7%)*, CA 72-4 determinations were without any benefit. The high specificity of 88% (CA 19-9, 87%; CEA 40%) was confirmed for CA 72-4, including inflammatory processes. *Immunhistochemical stainings* could be detected in nine of 18 primary and nine of 23 metastatic colorectal tumors. Clinical value must be defined in further studies.

Literatur

1. Blum U, Lorenz M (1988) Postoperative Tumornachsorge. Perimed, Erlangen
2. Colcher D et al. (1981) A spectrum of monoclonal antibodies reactive with human tumor cells. Proc Natl Acad Sci (USA) 78:3199-3203
3. Encke A et al. (1988) Therapeutische Konzepte in der Krebschirurgie. II. Die Bedeutung der Immundiagnostik für Metastasen- und Rezidivchirurgie. Chirurg 59:309-316
4. Heptner G et al. (1988) Der neue Tumormarker CA 72-4 im Vergleich zu CA 19-9 und CEA bei gastrointestinalen Erkrankungen. Nuc Compact 19: 132-134
5. Klug T et al. (1986) Monoclonal antibody immunometric assay for an antigenic determinant (CA 72) on a novel pancarcinoma antigen (TAG-72). Int J Cancer 38:661-669
6. Lorenz M et al. (1987) Vergleichende Immunhistochemie und Korrelation zu Serumspiegeln von CA 19-9 und CEA bei gastrointestinalen Tumoren. Nuc Compact 18:102-108
7. Lorenz M et al. (1986) The value of in-vitro diagnosis with monoclonal antibodies in surgical treatment of gastrointestinal tumors - Primary diagnosis and follow-up. In: Greten H, Klapdor R (eds) Clinical relevance of new monoclonal antibodies. Thieme, Stuttgart

Dr. M. Lorenz, Zentrum der Chirurgie, Johann Wolfgang Goethe Universität, Theodor Stern Kai 7, D-6000 Frankfurt/M. 70

92. Gibt es Zusammenhänge zwischen präoperativem Serum-CEA-Spiegel und der durchflußcytometrisch bestimmten Ploidie colorectaler Carcinome?

Are There Correlations Between Preoperatively Measured Serum CEA Levels and the Ploidy of Colorectal Carcinomas Determined by Flow Cytometry?

G. Späth und K. E. Grund

Abteilung für Allgemeine Chirurgie mit Poliklinik (Direktor: Prof. Dr. H.-D. Becker) der Universität Tübingen

Einleitung

Ist der Serum-CEA-Spiegel vor der Exstirpation eines colorectalen Carcinoms erhöht, so stellt dieser Marker im weiteren Verlauf einen guten Parameter der Tumorprogression dar (2). Selbst unter Berücksichtigung des Malignomstadiums weisen Patienten mit colorectalen Carcinomen jedoch deutlich unterschiedliche präoperative Serum-CEA-Werte auf, welche auch nicht durch einen differenten CEA-Gehalt in den Tumorzellen selbst erklärt werden können (5). Bei durchflußcytometrischen DNA-Messungen erweisen sich je nach Untersucher 39 - 76% der colorectalen Carcinome als aneuploid (3), die übrigen - euploiden - Tumoren sind mit dieser Methode nicht von normalen Zellen mit diploidem DNA-Gehalt unterscheidbar.

Mit der vorliegenden Untersuchung sollte geprüft werden, ob Ploidie und Serum-CEA-Spiegel unter Berücksichtigung des Tumorstadiums in eine Beziehung zueinander gebracht werden können.

Material und Methoden

Von 76 colorectalen Tumoren wurden repräsentative Gewebsproben unmittelbar nach Excision mechanisch zu Einzelzellsuspensionen disaggregiert, in Methanol fixiert und bis zur Messung bei -18°C aufbewahrt. Nach Färbung mit 20 µg Propidiumjodid/ml wurden der DNS-Gehalt (mittels Rotfluorescenz) und die Zellgröße (mittels Coulter-Volumen) 2-parametrig durchflußcytometrisch gemessen. Auf diese Weise konnten die kleineren inflammatorischen Zellen von den Tumorzellen separiert und als jeweiliger "innerer Standard" für Euploidie verwendet werden. Die Tumoren wurden dann in aneuploide und euploide eingeteilt. Die Malignomstadien, modifiziert nach DUKES (unter Einschluß eines Stadiums "D" für metastasierende Carcinome), sowie die mittels Enzymimmunoassay (Roche) am Tag vor der Operation gemessenen Serum-CEA-Spiegel wurden registriert.

Zur statistischen Auswertung wurde der U-Test nach Wilcoxon verwendet. Unterschiede wurden als signifikant bezeichnet, wenn $p < 0,05$ war.

Ergebnisse

59,2% der Tumoren wiesen aneuploide Zellpopulationen auf. Die Aneuploidiefrequenz war nicht mit dem Dukesstadium korreliert (Tabelle 1).

Tabelle 1. Aneuploidiefrequenz in Korrelation zum Dukes-Stadium bei 76 colorectalen Carcinomen

Dukes A (n = 21):	66,7%
Dukes B (n = 22):	54,5%
Dukes C (n = 14):	64,3%
Dukes D (n = 19):	52,6%

Für jedes Stadium lag der Medianwert der S-CEA-Spiegel in der Gruppe der euploiden Tumoren höher als bei den aneuploiden (Tabelle 2).

Tabelle 2. Präoperative Serum-CEA-Spiegel in Korrelation zu Dukes-Stadium und Ploidie bei 76 colorectalen Carcinomen. Angegeben sind die Medianwerte und der Streubereich in jeder Untergruppe. Die p-Werte resultieren aus dem U-Test nach Wilcoxon

	euploid		aneuploid		p
Dukes A (n=21)	8,1	(3,6-10) (n=7)	2,5	(0,8-7,8) (n=14)	< 0,001
Dukes B (n=22)	3,45	(0,8-18,4) (n=10)	2,9	(0,4-89) (n=12)	n.s.
Dukes C (n=14)	12	(6,1-318) (n=5)	9	(2,7-34,8) (n=9)	n.s. (0,053)
Dukes D (n=19)	86	(5,1-550) (n=9)	14,9	(5,4-51,5) (n=10)	< 0,005

Statistisch signifikant war die Differenz in den Stadien A und D. Wurden die beiden niedrigeren und die beiden höheren Dukes-Stadien zusammengefaßt, ergab sich für die Stadien A und B zusammen ein Signifikanzniveau von 0,005, für C und D ein solches

von 0,05. Bemerkenswerterweise wies in der Gruppe der aneuploiden
Dukes A-Tumoren lediglich ein Patient (von 14) einen S-CEA-Wert
größer 5 ng/ml auf, während die Werte der euploiden Dukes A-
Patienten mit nur einer Ausnahme diese Schwelle überschritten.
Im Stadium B lagen 40% der euploiden und auch bereits 25% der
aneuploiden Tumoren über dem genannten Schwellenwert, in den
Stadien C und D bis auf eine Ausnahme alle Tumoren.

Diskussion

Für die Tatsache, daß trotz histochemisch in den Tumorzellen
nachweisbarem CEA auch in höheren Stadien niedrige CEA-Serum-
Spiegel vorliegen können, bietet die Theorie der Arbeitsgruppe
um von KLEIST eine gute Erklärungsmöglichkeit, welche diese Tumoren in "low secretors" und "high secretors" einteilt (1).

ROGNUM et al. berichteten über höhere S-CEA-Werte bei Patienten
mit aneuploiden im Vergleich zu solchen mit euploiden colorectalen Carcinomen gleichen Dukes-Stadiums (4). Da sie bei semiquantitativer Auswertung von histologischen Immunfluorescenz-
schnitten keinen unterschiedlichen CEA-Gehalt in den beiden
Gruppen fanden, stellten sie die Hypothese auf, daß aneuploide
Dickdarmtumoren aktivere CEA-Sekretoren seien als euploide.

CEA nicht nur produzieren, sondern auch sezernieren zu können,
ist sicherlich eine differenziertere Leistung, als es lediglich
in der Zelle anzusammeln (low secretors). Daß Tumoren mit einem
(nahezu) normalen (euploiden) DNS-Gehalt dazu eher in der Lage
sind als solche mit mehr oder weniger stark vom Normalgewebe
abweichendem (aneuploidem) DNS-Besatz erscheint einleuchtend.
Daher wirken unsere im Gegensatz zu ROGNUM (4) stehenden Ergebnisse eher plausibel.

Schlußfolgerung

Eine wesentliche praktische Konsequenz dieser Untersuchung sehen
wir darin, daß nach Exstirpation aneuploider Tumoren - insbesondere im Stadium Dukes A - im Rahmen der Nachsorge "unauffälli-
gen" S-CEA-Werten eine sehr viel geringere Bedeutung zukommt als
bei euploiden Tumoren. Dies sollte nicht zu geringerer Nach-
sorgeintensität und falscher Sicherheit verleiten.

Zusammenfassung

Es wird über 76 colorectale Carcinome berichtet, bei denen die
durchflußcytometrisch bestimmte Ploidie mit dem präoperativen
Serum-CEA-Spiegel korreliert wurde. Dabei zeigte sich, daß in
allen Dukes-Stadien aneuploide Tumoren niedrigere S-CEA-Werte
aufwiesen als euploide, was den Schluß nahelegt, daß euploide
Tumoren aktivere CEA-Sekretoren sind als aneuploide. Auf die
unterschiedliche Bedeutung unauffälliger CEA-Werte im Rahmen
der Nachsorge nach Exstirpation euploider und aneuploider colorectaler Carcinome wird hingewiesen.

Summary

The authors report on 76 colorectal carcinomas in which flow cytometrically determined ploidy was related to preoperative CEA serum values. For all Dukes stages, patients with aneuploid tumors had lower CEA serum values than those with euploid tumors. These results may be explained by the hypothesis that euploid tumors are more active secretors of CEA than aneuploid ones. The different importance of normal CEA levels in the follow-up of euploid and aneuploid colorectal carcinomas is stressed.

Literatur

1. Fiebig HH, von Kleist S (1983) Carcinoembryonic antigen (CEA) in human colorectal cancers growing subcutaneously in nude mice. J Cancer Res Clin Oncol 105:238
2. Go VLW, Zamcheck N (1982) The role of tumor markers in the management of colorectal cancer. Cancer 50:2618
3. Goh HS, Jass JR, Atkin WS, Cuzick J, Northover JMA (1987) Value of flow cytometric determination of ploidy as a guide to prognosis in operable rectal cancer: a multivariate analysis. Int J Colorect Dis 2:17
4. Rognum TO, Thorud E, Elgjo K, Brandtzaeg P, Orjasaeter H, Nygaard K (1982) Large-bowel carcinomas with different ploidy, related to secretory component, IgA, and CEA in epithelium and plasma. Br J Cancer 45:921
5. Wagener C, Müller-Wallraf R, Nisson S, Gröner J, Breuer H (1981) Localization and concentration of carcinoembryonic antigen (CEA) in gastrointestinal tumors: correlation with CEA levels in plasma. JNCI 67:539

Dr. G. Späth, Abteilung für Allgemeine Chirurgie mit Poliklinik, Universität Tübingen, Calwer Str. 7, D-7400 Tübingen

93. Sofortbeurteilung cytotoxischer Effekte bei der hyperthermen Extremitätenperfusion durch MR-Spektroskopie

Monitoring Cytotoxic Effects of Isolated Hyperthermic Limb Perfusion by ^{31}P Magnetic Resonance Spectroscopy

P. Hohenberger[1], W. Semmler[2], P. Bachert-Baumann[2], M. Manner[1] und P. Schlag[1]

[1]Chirurgische Universitätsklinik Heidelberg, Abt. 2.1. (Ärztl. Direktor: Prof. Dr. Ch. Herfarth)
[2]Deutsches Krebsforschungszentrum, Heidelberg

Problemstellung

Die Kontrolle des Ansprechens maligner Tumoren auf eine systemische oder intraarterielle Chemotherapie oder nach hyperthermer Extremitätenperfusion mit Hilfe von CT, Sonographie oder Tumormarkern erfordert meist ein mehrwöchiges Zeitintervall bis zur Beurteilung. Eine sichere Aussage über das Vorhandensein vitaler Tumorareale ist wegen intratumoraler Nekrosen und Verkalkungen oft nicht möglich.

Das primäre Ziel der magnetischen Resonanzspektroskopie (MRS) mit Phosphor 31 (P-31) ist die nicht-invasive Untersuchung des Zellmetabolismus. Neben der Untersuchung des Muskel- und Gehirnstoffwechsels konnten auch typische Veränderungen der P-31 Spektren in Tumoren nach Chemo- oder Strahlentherapie sowie nach Hyperthermie gefunden werden (2, 3, 4).

Unsere Untersuchungen sollten die Frage klären, ob durch MR-Spektroskopie mit P-31 das Ansprechen von Weichteiltumoren auf eine hyperthermer Extremitätenperfusion am Pat. zu einem Zeitpunkt zu beurteilen ist, zu dem noch keine Veränderungen in der bildgebenden Diagnostik nachzuweisen sind.

Spektroskopische Beurteilung des Effektes einer Chemo- oder Strahlentherapie im Tumor

An über 30 Pat., die wegen oberflächennah gelegener Tumoren (Melanom, Plattenepithelcarcinome der Kopf-Hals-Region, Osteosarkom, Synovialsarkom) unter cytostatischer oder Strahlentherapie standen, wurden P-31-Spektren unter Therapie gewonnen (5). Ein Teil der Spektren wurde während der Applikation von Chemo- oder Strahlentherapie gemessen. Charakteristische Veränderungen der Spektren konnten mit dem weiteren klinischen Verlauf und dem Ansprechen des Tumors auf die durchgeführte Therapie korreliert werden. Einige der Spektren konnten zusätzlich mit bildgebenden Verfahren des Tumors wie MRI und CT verglichen werden. Fast alle Tumoren zeigten ähnliche Spektren mit erhöhten Phospho-monoester-(PME) und Phospho-di-ester-(PDE) Spiegeln.

Durch Vergleich der Ergebnisse von in-vivo Spektren mit solchen von Biopsiematerial vor und nach Therapie, kann eine Korrelation mit histologischen Veränderungen im Tumor überprüft werden.

Die Methode wurde nun erstmals bei drei Patienten nach hyperthermer Extremitätenperfusion wegen Rezidivsarkom bzw. -melanom angewendet.

Patienten

P.M., 59 J., Z.n. Vorfußamputation wegen eines malignen Melanoms 1979, Z.n. inguinaler und iliacaler Lymphdissektion und externer Radiotherapie der Leiste 5/87, jetzt Indikation zur Extremitätenperfusion mit Melphalan und Cisplatin wegen eines ausgedehnten Weichteilrezidivs in der planta pedis.

L.W., 55 J., wegen eines malignen Histiocytoms der linken Ellenbeuge multiple Voroperationen; 1983 hypertherme Extremitätenperfusion wegen eines Tumorrezidivs mit Melphalan. Rezidivfreier Verlauf bis 7/88, dann Auftreten eines erneuten Rezidivs im ehemaligen Tumorbett. Indikation zur erneuten Extremitätenperfusion mit Melphalan und Cisplatin.

G.U., 22 J., Z.n. Exstirpation eines embryonalen alveolären Weichteilsarkoms des linken Unterschenkels 9/1985; Indikation zur Extremitätenperfusion wegen eines lokalen Tumorrezidivs mit Arrosion der Fibula. Perfusion mit Cisplatin, Melphalan und Adriamycin. 12 Tage post op. Kompartimentektomie mit Fibulateilresektion zur extremitätenerhaltenden Therapie. Histologisch jetzt embryonales Rhabdomyosarkom.

Spektroskopische Untersuchungen

Vor Durchführung der Spektroskopie wurde am MR-Tomographen Größe, exakte Lokalisation und Binnenstruktur der Tumoren bestimmt, um die optimale Position der Oberflächenspule zu ermitteln. Es folgte dann die Messung der P-31 Spektren bei 1,5 Tesla zwei Tage präoperativ als Basisspektrum sowie am 1., 2., 3., 7. und 10. postop. Tag. Am 3., 7. und 10. postop. Tag erfolgte zusätzlich die bildgebende Diagnostik mittels MRI sowie die MR-Spektroskopie der Gastrocnemiusmuskulatur der gesunden sowie der perfundierten Extremität.

Es wurden folgende Parameter simultan bestimmt: intracellulärer pH-Wert, relative Konzentration an Phosphocreatin (PCr), anorganischem Phosphat (Pi) und energiereichen Nucleosid-tri-phosphaten (NTP). Der Gehalt an PDE und PME wurde nach Subtraktion der

theoretischen Kurven von den gemessenen Werten errechnet. Zur
Diskriminierung der gemessenen Spektren wurden die Histogramme
ausgewertet. Das intracelluläre pH wurde nach der Formel von Ng
berechnet (2).

Die erhaltenen Spektren wurden mit denen der gesunden, nicht
perfundierten Extremität verglichen. Parallel erfolgte eine
MR-Tomographie zur Beurteilung des Tumorvolumens.

Ergebnisse

Nach hyperthermer Extremitätenperfusion ließ sich in den MR-Kon-
trollbildern keine Nekrosezone im Tumor ausmachen. Lediglich die
T2-gewichteten Bilder 10 Tage nach Perfusion zeigten eine
Signalverstärkung.

Präoperativ erhobene Spektren zeigten hohe Signalintensitäten
für PME, PDE und Pi. Am 1. postop. Tag waren maximale Werte für
Pi und PME nachzuweisen, für PDE lag das Maximum am 2. postop.
Tag. In den folgenden Messungen lagen die Signalintensitäten
für PDE, PME und Pi um den Faktor 3-4 niedriger als vor Perfusion. Die energiereichen Phosphate (NTP) zeigten bereits am
1. postop. Tag einen Abfall bis an die Nachweisgrenze, der von
einem geringfügigen Anstieg gefolgt war (Abb. 1). Die PCr-
Signale waren am 1. postop. Tag an der Nachweisgrenze, zeigten
aber innerhalb von 3 Tagen eine Rückkehr zum Ausgangswert.

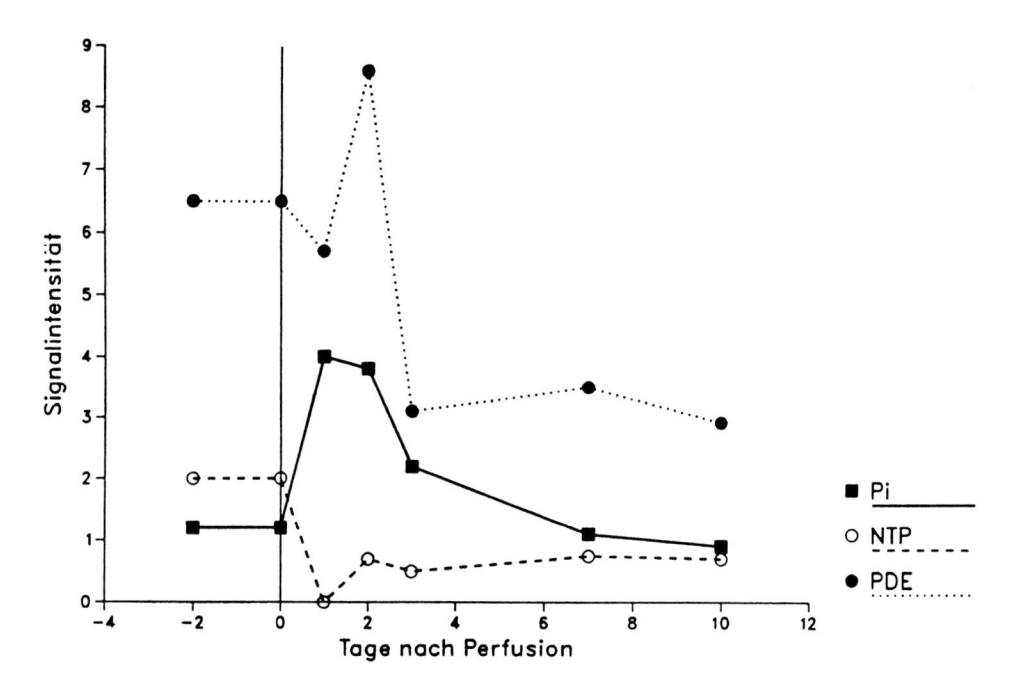

Abb. 1. Aus den Spektren abgeleitete Signalintensitäten für anorganisches
Phosphat (Pi), energiereiche Phosphate (NTP) und Phospho-di-ester (PDE)
vor und nach Extremitätenperfusion

Die Spektren der Gastrocnemius-Muskulatur der perfundierten und nichtperfundierten Seite zeigten als wesentlichen Unterschied eine allgemeine Verminderung in den Signalintensitäten. In der perfundierten Extremität lag der Anteil an PDE um 30% höher. Das Verhältnis PCr:Pi lag mit 5.1 der perfundierten Extremität und 5.6 der nicht-perfundierten ähnlich.

Die pH-Werte im Tumorgewebe lagen präoperativ bei 7,15. Postop. kam es zu einem Abfall auf pH 6,5 bis zum 7. postop. Tag, gefolgt von einem Wiederanstieg bis zum 10. postop. Tag auf den Ausgangswert (Abb. 2).

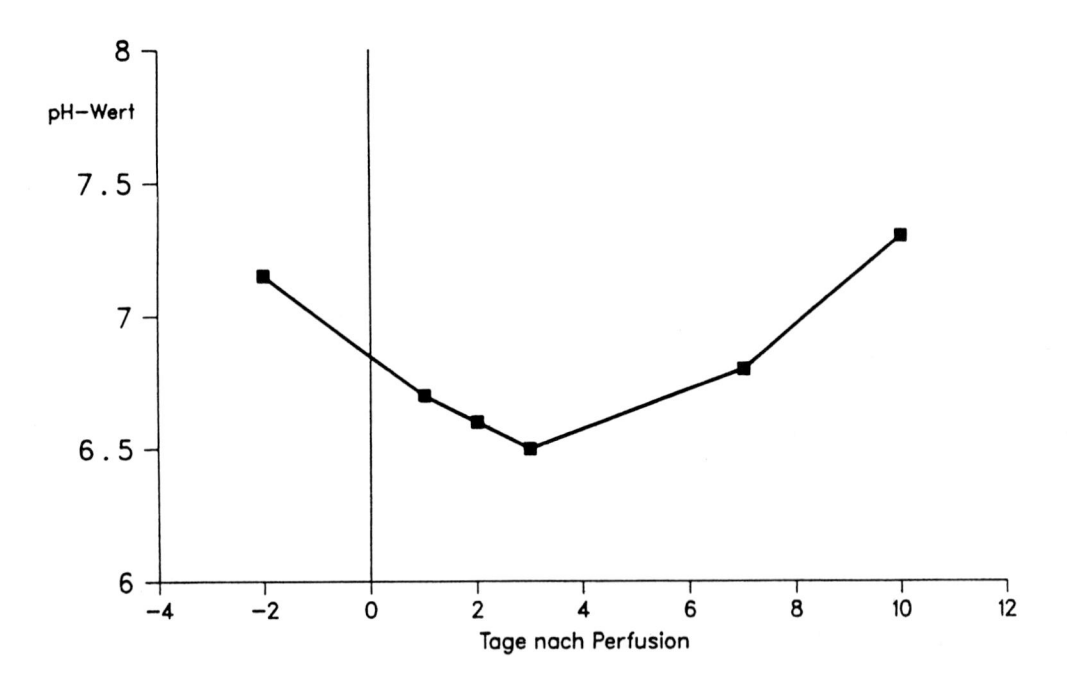

Abb. 2. Intratumoraler pH-Verlauf vor und nach Extremitätenperfusion

Die Veränderungen waren im Fall P.M. am stärksten und wurden als exzessive Nekrose des Tumors gedeutet; dieser Befund bestätigte sich histologisch nach Ablatio cruris. Bei L.W. und G.U. waren geringere Veränderungen nachweisbar, klinisch konnte keine sichere Tumorregression jedoch auch keine Progression nachgewiesen werden; nach Kompartimentektomie (G.U.) konnten histologisch jedoch nur minimale cytotoxische Zellschäden gefunden werden.

Interpretation und Diskussion

Bereits 24 h nach Therapie konnte ein Effekt der Extremitätenperfusion auf das Tumorgewebe festgestellt werden. Es kam zum kompletten Abfall des Zellgehaltes an energiereichen Phosphaten, sowie zu einer Gewebsacidose, die durch den acidotischen Effekt des in hypoxischen Tumorzellen akkumulierten Lactat bestimmt sein dürfte. Es muß jedoch festgehalten werden, daß hier lediglich die unspezifische Zellreaktion beobachtet wird. Neben dem spezifischen cytotoxischen Effekt muß auch eine Reaktion auf einen Sauerstoffmangel berücksichtigt werden.

Intratumoral erhöhte Integrale an PME sind tierexperimentellen Befunden zufolge am ehesten auf erhöhte turn-over Raten von Membramproteinen zurückzuführen (1). Durch die Extremitätenperfusion wird der Membranmetabolismus der Tumorzellen gestört, so daß es zur Akkumulation von Intermediärprodukten der Phospholipidsynthese kommt (PME Anstieg am 1. postop. Tag).

Erhöhte Resonanzen von PDE werden fast immer in Tumoren gefunden. PDE wird als repräsentativ für die katabole Metabolisierung von Phospholipiden angesehen (1). Die Desintegration von Membrankomponenten nekrotischer Zellen kann den Anstieg an PDE am zweiten Tag postop. erklären.

Der Anstieg an anorganischem Phosphat (Pi), die extreme Verarmung an NTP sowie der pH-Abfall zeigen die schwere Zellschädigung an. Die Befunde entsprechen denen komplett anoxischer Zellen im Tierexperiment. Solche Veränderungen wurden in der gesunden Muskulatur der perfundierten Extremität nicht beobachtet. Histologisch bestätigte sich am Tumorresektat die exzessive Nekrotisierung (Pat. L.W.).

Der schwache Wiederanstieg der gemessenen NTP-Spektren trotz histologisch bestätigter kompletter Nekrose kann durch die Einwanderung von Lymphocyten, Makrophagen und Zelldetritus abräumender, somit vitaler Zellen, erklärt werden.

Schlußfolgerungen

Mittels der aufwendigen aber nicht-invasiven Technik einer P-31-Spektroskopie ist zum ersten Mal eine sichere Beurteilung der Beeinflussung des Energiestoffwechsels in Tumorzellen nach Extremitätenperfusion am Pat. möglich. Die Unterscheidung zwischen Ansprechen und Nicht-Ansprechen auf die Perfusionstherapie konnte auf präzise Daten gestellt werden, die zu den histologischen Befunden korrelierten. Die Zeichen der Devitalisierung des Tumors lassen sich unmittelbar nach Therapie nachweisen und gehen klinischen Veränderungen sowie bildgebenden Verfahren wie CT, MRI oder Ultraschall zeitlich weit voraus.

Summary

By means of ^{31}P magnetic resonance spectroscopy the influence of hyperthermic limb perfusion on tumor cell metabolism has been monitored in patients. A complete depletion of high-energy phosphates has been observed, accompanied by a decrease of intracellular pH. An immediate effect on tumor tissue could be demonstrated before any clinical signs of tumor response were detectable.

Literatur

1. Evanochko WT, Sakai TT, Ng TC, Krishna NR, Kim HD, Zeidler RB, Ghanta VK, Brockman RW, Schiffer LM, Braunschweiger PG, Glickson JD (1984) NMR study of in vivo RIF-1 tumors: Analysis of perchloric acid extracts and identification of 1-H, P-31 and 13-C resonances. Biochem Biophys Acta 805: 104-116
2. Ng TC, Vijayakumar S, Majors AW, Thomas FJ, Meaney TF (1987) Response of a non-Hodgkin lymphoma to Co-60 therapy monitored by P-31 MRS in situ. J Rad Oncol Biol Phys 13:1545-1551
3. Ross B, Helsper JT, Cox IJ, Young IR, Kempf R, Makepeace A, Pennock J (1987) Osteosarcoma and other neoplasm of bone: Magnetic resonance to monitor therapy. Arch Surg 122:1464-1469
4. Semmler W, Gademann G, Bachert-Baumann P (1988a) In vivo 31 Phosphor Spektroskopie von Tumoren: prä-, intra- und posttherapeutisch. Fortschr Röntgenstr 149:335-340
5. Semmler W, Gademann G, Bachert-Baumann P, Zabel HJ, Lorenz WJ, van Kaick G (1988b) Monitoring human tumor response to therapy by means of P-31 MR spectroscopy. Radiology 166:533-539

Dr. P. Hohenberger, Chirurgische Universitätsklinik, Im Neuenheimer Feld 110, D-6900 Heidelberg

94. Positronenemissionstomographie (PET) trägt zur Individualisierung einer regionalen Tumortherapie bei Patienten mit colorectalen Lebermetastasen bei

Positron Emission Tomography (PET) Provides an Individualized Regional Tumor Therapy in Patients with Colorectal Liver Metastases

A. Dimitrakopoulou[1], S. Frohmüller[1], L. G. Strauss[2] und P. Schlag[1]

[1]Chirurgische Universitätsklinik Heidelberg, Abt. 2.1. (Ärztl. Direktor: Prof. Dr. Ch. Herfarth)
[2]Deutsches Krebsforschungszentrum Heidelberg

Fragestellung - Zielsetzung

Die regionale Chemotherapie hat in den vergangenen Jahren als ein Behandlungsprinzip bei Lebermetastasen colorectaler Carcinome vermehrtes Interesse gefunden. Mit zunehmender Erfahrung zeigt sich allerdings, daß auch unter intraarterieller Behandlung das Ansprechen auf die Therapie individuell sehr unterschiedlich sein kann. Nach der Literatur schwankt die Ansprechrate zwischen 25% und 83% (1, 2).

Ein wesentlicher Parameter für die Abschätzung des Therapieerfolgs stellt die Messung der Cytostaticumkonzentration in der Metastase dar, da die Fluoruracil-Akkumulation mit dem Therapieerfolg korreliert ist (3, 4). Wir haben daher mit dem neuen Verfahren, der Positronenemissionstomographie (PET), die Aufnahme des Cytostaticums Fluoruracil (FU) in vivo untersucht und analysiert, inwieweit die Möglichkeit besteht, prätherapeutisch eine Aussage über die günstigste Applikationsform (i.v. versus i.a.) zu treffen und damit das Ansprechen auf die Therapie abschätzen zu können.

Material und Methodik

Untersucht wurden 20 Patienten (Durchschnittsalter 52 Jahre) mit chirurgisch nicht resektablen Lebermetastasen. Als Primärtumor lag bei jedem Patient ein colorectales Carcinom vor. 20% der Patienten hatten synchrone und 80% metachrone Lebermetastasen, die computertomographisch und/oder sonographisch gesichert waren.

Nach einer präoperativen, angiographischen Darstellung der tumorversorgenden Gefäße mit Hilfe einer Coeliacomesentericographie, erfolgte die chirurgische Einlage eines A. hepatica-Infusionskatheters. Das System besteht aus dem eigentlichen Port (Infuse-A-Port, Infusaid Corp., Sharon, Mass.) mit einer konischen Kammer (3,5x1,5 cm) und einem Silikongummi-Septum sowie einem Silastic-Katheter, der an den Port angeschlossen wird. Der Infusionskatheter wurde chirurgisch in die A. gastroduodenalis implantiert und die Lage des Katheters wurde durch Tc-99m-MAA Szintigraphie oder angiographisch geprüft.

Für die Untersuchungen der Cytostaticumakkumulation wurde ein Positronen-Emissions-Tomograph (PC 2048-7WB, Scanditronix Co.) mit zwei Detektorenringen und einem Durchmesser von 107 cm verwendet. Jeder Detektorring besteht aus 512 BGO(GSO Detektoren, mit einer Größe von 6 mm x 20 mm x 30 mm. Das System ermöglicht die simultane Aufnahme von drei Querschnittschichten (Schichtdicke 11 mm).

Für die PET-Untersuchung wurde F-18 markiertes FU verwendet, das als Kurzinfusion (12 min) appliziert wurde. Das radioaktiv markierte FU wurde zusammen mit 500 mg nicht markiertem FU appliziert, um therapeutische Konzentrationen zu simulieren. Bei 20 Patienten erfolgte eine intravenöse Infusion von F-18-Uracil. Zehn Patienten wurden sowohl nach intravenöser als auch intraarterieller Infusion von F-18-Uracil mit PET untersucht. Bei Doppeluntersuchungen betrug der Abstand zwischen zwei Untersuchungen (i.v., i.a.) mindestens zwei Wochen. Das Zielgebiet (Metastase) wurde computertomographisch bestimmt und entsprach dem größten Tumordurchmesser. Die Datenaufnahme mit PET erfolgte mit Beginn der FU-Kurzinfusion über 2 h, wobei zwischen 60 und 75 Aufnahmen angefertigt wurden. Die rekonstruierten PET-Schichten, welche in der Lage und Orientierung den CT-Schichten entsprechen, zeigen im Querschnitt die Konzentrationsverteilung der markierten Substanz. Während am Anfang der Untersuchung die F-18-Konzentration weitgehend der freien FU-Konzentration entspricht, kann 2 h nach FU-Infusion der Anteil des FUs im Gefäßsystem vernachlässigt werden.

Die quantitative Auswertung erfolgte über Regions of Interest (ROIs) im Zielgebiet (Metastase) sowie im normalen Leberparenchym. Zeitaktivitätswerte wurden ermittelt. Aus den von PET gelieferten Aktivitätskonzentrationen wurden dann standardisierte Konzentrationswerte, die sogenannten DAR-Werte (Differential Absorption Ratio) durch Normalisierung auf Dosis und Körpergewicht berechnet:

$$DAR = \frac{\text{Konzentration (nCI/ml)}}{\text{Dosis (nCi)/Körpervolumen (ml)}}$$

Bei einer Gleichverteilung des Tracers im Organismus ergibt sich ein DAR-Wert von 1, während sich bei einer Traceranreicherung ein Wert von >>1 ergibt. Für die Auswertung werden die DAR-Werte zwei Stunden nach der FU-Infusion verwendet, da zu diesem Zeitpunkt der Anteil des freien Flururacils vernachlässigt werden kann und die PET-Schichtbilder die Verteilung der FU-Metabolite darstellen.

Ergebnisse

Untersucht wurden 20 Patienten, wobei in 10 Fällen Doppeluntersuchungen mit i.v. und i.a. Infusion von F-18-Uracil erfolgten. Die Metabolitkonzentrationen in den Metastasen und im normalen Leberparenchym sind in Abb. 1 dargestellt. Betrachtet man die Tracerkonzentration nach i.v. Applikation von FU, so liegen die DAR-Werte in den Metastasen (n = 34) zwischen 0,38 und 3,53 (Abb. 1). In etwa 20% (8) der Fälle lag der DAR-Wert über 1,9. Im normalen Leberparenchym wurden DAR-Werte zwischen 1,58 und 7,74 gemessen; Konzentrationen über 5,7 wurden bei etwa 20% der Auswertungen gefunden. Der Medianwert betrug für das normale Leberparenchym 3,94 und für die Metastase 1,19.

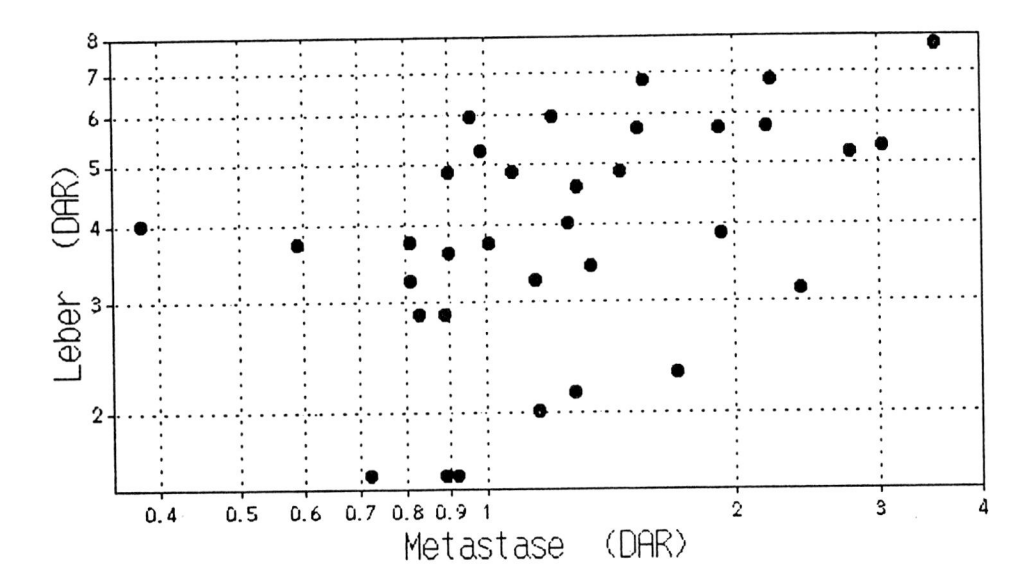

Abb. 1. FU-Metabolitkonzentrationen in den Metastasen und im normalen Leberparenchym zwei Stunden nach FU-Infusion (logarithmische Skalierung)

Vergleicht man die unterschiedlichen Applikationsarten von FU auf der Basis der PET-Konzentrationsmessungen (10 Doppeluntersuchungen), so ist in 7 von den 13 ausgewerteten Metastasen eine höhere FU-Metabolitkonzentration durch die regionale Applikation erzielt worden (Abb. 2). Bei 3 Auswertungen war die Tracerkonzentration nach intraarterieller Infusion niedriger im Vergleich zur intravenösen Applikation. In drei weiteren Fällen war die Metabolitkonzentration für beide Applikationsarten vergleichbar. Wir konnten in einem Fall eine etwa vierfach höhere FU-Metabolitkonzentration nach intraarterieller Infusion messen.

Diskussion

Messungen von FU-Metaboliten erfolgten bisher nur im Rahmen von in-vitro Studien. Wie unsere Ergebnisse zeigen, ist die Positro-

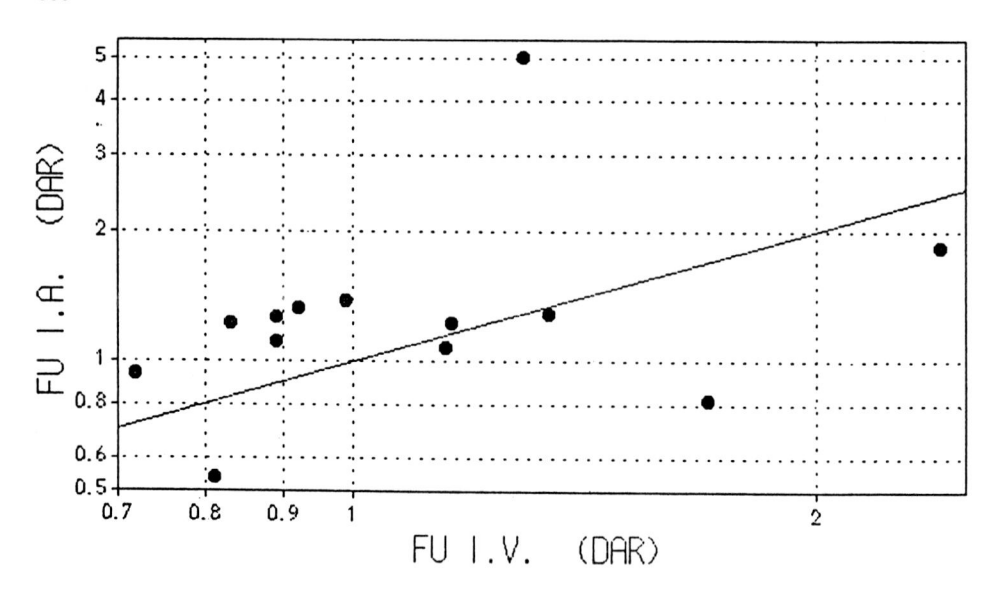

Abb. 2. FU-Metabolitkonzentrationen in 13 Metastasen nach i.v. und i.a.
Infusion von F-18-Uracil

nenemissionstomographie ein geeignetes Verfahren, um im Patienten nichtinvasiv FU-Metabolite zu messen. Durch die dreidimensionale Darstellung der Tracerverteilung ist es möglich, verschiedene Organbereiche getrennt auszuwerten. Durch die Zuordnung von CT-Bild und PET-Schicht können Morphologie und Funktion kombiniert werden.

Die Bestimmung der standardisierten Konzentrationswerte zeigt, daß kein Zusammenhang zwischen den Metabolitkonzentrationen in dem normalen Leberparenchym und der Metastase besteht (Abb. 1). Damit ist für die Abschätzung eines Therapieerfolges die Konzentrationsmessung der FU-Metabolite in der Metastase erforderlich.

Bereits früher wurden Konzentrationsmessungen mit FU und FU-Derivaten im Tierversuch durchgeführt, wobei ein Ascites-Hepatom verwendet wurde (5). Die in der Leber und im Tumor gemessenen Werte weichen von unseren bei Patienten ermittelten Konzentrationen um das 2-3fache ab. Ähnliche Abweichungen ergibt der Vergleich mit einer tierexperimentellen Studie von SHANI et al (4). Dies zeigt, daß Tierversuche nur sehr begrenzt Rückschlüsse auf die Verhältnisse im Patienten zulassen. Während im Experiment üblicherweise mittlere Konzentrationswerte verglichen werden, ist dies aufgrund der großen Spannweite der DAR-Werte bei Patientenuntersuchungen nicht möglich. PET ermöglicht es, durch Doppeluntersuchungen identische Bereiche im Patienten bei unterschiedlicher Applikationsweise zu vergleichen. Wir konnten nur bei einem Patienten eine wesentliche Erhöhung der Metabolitkonzentration feststellen, während bei 6 Metastasen eine Konzentrationssteigerung um weniger als 50% durch die i.a. Infusion erzielt wurde. Die große Streuung der Ergebnisse der Doppeluntersuchungen zeigt, daß eine individuelle Beurteilung einzelner Metastasen Voraussetzung für die optimale Therapiewahl ist.

Zusammenfassung

Untersuchungen mit F-18 markiertem Fluoruracil und PET wurden nach intravenöser (n = 20) und intraarterieller (n = 10) Infusion durchgeführt. PET erweist sich als eine geeignete Methode, um standardisierte Metabolitkonzentrationen in verschiedenen Organbereichen zu ermitteln und die unterschiedlichen Applikationsarten zu vergleichen. Im Mittel lag die in den Metastasen gemessene Tracerkonzentration um den Faktor 3,3 niedriger im Vergleich zum normalen Leberparenchym. Es wurde eine breite Streuung der Konzentrationswerte für die Metastasen und die Leber festgestellt. Eine intraarterielle Applikation führte nur in einem Fall zu einer vierfach höheren Metabolitkonzentration in der Metastase. Insgesamt wurden durch die i.a. Infusion in 7 von 13 Metastasen höhere Cytostaticumkonzentrationen erzielt. Unsere Ergebnisse zeigen, daß für eine optimierte FU-Therapie die Konzentrationsmessung mit PET in einzelnen Metastasen notwendig ist.

Summary

Positron emission tomography (PET) examinations were performed in 20 patients after i.v. infusion of ^{18}F-labeled uracil (FU) and in ten patients following intraarterial tracer application. PET is an appropriate procedure for determining metabolite concentrations in various organs, as well as for comparing different modes of drug application. The average tracer concentration in liver tissue was 3,3 times greater than that measured in metastases. The concentrations varied widely in both liver parenchyma and liver metastases in different patients. Only once did intraarterial injection result in a fourfold tracer concentration increase in a metastasis. In all, the intraarterial administration resulted in elevated tracer concentrations in seven of 13 metastases. Our data show that PET-determined FU metabolite concentration measurements of individual metastases are required for optimizing the therapy with FU.

Literatur

1. Hubermann MS (1983) Comparison of systemic chemotherapy with hepatic arterial infusion in metastatic colorectal carcinoma. Semin Oncol 10: 238-248
2. Schlag P, Hohenberger P (1988) Regionale Chemotherapie von Lebertumoren - Eine Situationsanalyse. Chirurg 59:218-224
3. Young D, Vine E, Ghangbarpour A, Shani J, Siemsen JK, Wolf W (1982) Metabolic and distribution studies with radiolabeled 5-Fluorouracil. Nucl Med 21:1-7
4. Shani J, Wolf W (1977) A model for prediction of chemotherapy response to 5-Fluorouracil based on the differential distribution of 5-[^{18}F]Fluorouracil in sensitive versus resistant lymphocytic leukemia in mice. Cancer Res 37:2306-2308

5. Abe Y, Fukuda H, Ishiwata K, Yoshioka S, Yamada K, Endo S, Kubota K, Sato T, Matsuzawa T, Takahashi T, Ido T (1983) Studies on ^{18}F-labeled pyrimidines. Tumor uptakes of ^{18}F-5-Fluorouracil, ^{18}F-5-Fluorouridine, and ^{18}F-5-Fluorodeoxyuridine in animals. Eur J Nucl Med 8:258-261

Dr. A. Dimitrakopoulou, Chirurgische Universitätsklinik Heidelberg, Sektion chir. Onkologie, Im Neuenheimer Feld 110, D-6900 Heidelberg

95. Immunhistochemische Untersuchungen zum Magencarcinom – Eine Studie am Primärtumor und den Lymphknotenmetastasen im Hinblick auf das tumorbiologische Verhalten

Immunhistochemistry in Gastric Carcinoma – Comparison of the Biological Behavior of the Primary Tumor and the Lymph Node Metastases

J. Jähne[1], H.-J. Meyer[1], C. Wittekind[2] und R. Pichlmayr[1]

[1] Zentrum Chirurgie, Klinik für Abdominal- und Transplantationschirurgie (Leiter: Prof. Dr. R. Pichlmayr), Medizinische Hochschule Hannover
[2] Zentrum Pathologie und Rechtsmedizin, Pathologisches Institut (Leiter: Prof. Dr. A. Georgii), Medizinische Hochschule Hannover

Einleitung

Die Prognose des Magencarcinoms wird entscheidend vom Tumorstadium bestimmt. Neben den morphologischen Kriterien scheint jedoch auch das tumorbiologische Verhalten von Bedeutung zu sein, denn die Produktion bestimmter Tumormarker ist mit einer schlechteren Prognose verbunden. Nur vereinzelt wurde versucht, zwischen den verschiedenen histologischen Typen Unterschiede hinsichtlich der Produktion von Tumormarkern nachzuweisen bzw. gleichzeitig die Lymphknotenmetastasen zu analysieren (1, 5). Ziel dieser Studie war es, Histologie-orientiert das Markerverhalten des Primärtumors sowie der Metastasen zu untersuchen.

Material und Methode

Immunhistochemisch wurden retrospektiv insgesamt 48 nach LAURÉN (2) klassifizierte Magencarcinome sowie deren Lymphknotenmetastasen an Paraffinschnitten analysiert. Folgende Antikörper wurden mit der indirekten Immunoperoxidasetechnik (4) untersucht: CEA, Keratin, Ca 19-9, α-Antitrypsin und Antichymotrypsin (AAT, ACHT). Die Ergebnisse der immunhistochemischen Färbung wurden hinsichtlich der Färbeintensität und der -häufigkeit (1+ = < 25% Positivität; 2+ = 25% - 75%; 3+ = > 75%) unterteilt. Neben einer Korrelation der immunhistochemischen Ergebnisse mit dem histologischen Tumortyp wurden der Primärtumor und die Lymphknotenmetastasen verglichen; für die Tumormarker CEA und CA 19-9 erfolgte ferner der Vergleich des präoperativen Serumwertes (Norm: CEA < 5 µg/l; Ca 19-9 < 25 U/ml) mit dem Markerverhalten im Tumor.

Ergebnisse

Bei allen 48 Carcinomen sowie den entsprechenden Lymphknotenmetastasen war Keratin als epithelialer Marker unabhängig vom histologischen Typ sowohl hinsichtlich der Färbeintensität als auch der Färbehäufigkeit stark positiv (3+/3+). Während CEA und ACHT bei 81% aller Tumoren positiv war, gelang der Nachweis von Ca 19-9 und AAT in 56% bzw. 60%. Es fand sich keine Korrelation zwischen der Intensität und der Häufigkeit der Färbung (Tabelle 1).

Tabelle 1. Immunhistochemie am Magencarcinom; Verteilungsmuster von Färbeintensität und -häufigkeit für verschiedene Tumormarker (CEA, CA 19-9, AAT und ACHT)

	Intensität			Häufigkeit			
	1+	2+	3+	1+	2+	3+	n total
CEA	8	11	20	11	14	14	39/48
Ca 19-9	7	10	10	16	8	3	27/48
AAT	10	17	2	2	9	18	29/48
ACHT	8	22	9	0	11	28	39/48

Während dieses färberische Verhalten auch hinsichtlich des histologischen Typs nachweisbar, gelang nur für das CEA und Ca 19-9 ein leicht erhöhter Nachweis beim diffusen Typ. Ansonsten zeigten die histologischen Typen eine annähernd gleiche Expression der untersuchten Marker (Tabelle 2).

Tabelle 2. Immunhistochemischer Nachweis der Tumormarker CEA, Ca 19-9, AAT und ACHT bei den verschiedenen histologischen Typen des Magencarcinoms (n = 48)

	CEA		Ca 19-9		AAT		ACHT	
	n	%	n	%	n	%	n	%
intestinal (n=30)	21	70	16	53	19	63	26	87
diffus (n=11)	11	100	7	63	5	45	8	72
Mischtyp (n=6)	6	100	3	50	4	67	4	67
unklassifiziert (n=1)	1	100	1	100	1	100	1	100

In den metastatisch befallenen Lymphknoten waren die Marker unabhängig vom pN-Stadium in ähnlicher Weise wie im Primärtumor darstellbar, wenn auch in einigen Fällen in verminderter Intensität. Diese war für CEA und ACHT um jeweils 21%, für Ca 19-9 und AAT um je 15% verringert. Färbeintensität und -häufigkeit waren jedoch meist nur um einen Intensitätsgrad geringer.

Beim Vergleich des Primärtumors mit den Serumwerten (CEA, Ca 19-9) hatten nur 9 bzw. 14 Patienten (23% bzw. 61%) pathologische Serumwerte. Umgekehrt zeigte kein Patient mit negativem Nachweis des Markers im Primärtumor einen abnormen Serumwert.

Für alle Marker konnte keine Beziehung zwischen der Expression des Antikörpers und dem Tumorstadium gefunden werden.

Schlußfolgerungen und Diskussion

Immunhistochemisch können in Magencarcinomen verschiedene Tumormarker nachgewiesen werden (1), wobei bisher nur vereinzelt eine Differenzierung hinsichtlich des histologischen Types unternommen (3) wurde. Wie unsere Ergebnisse zeigen, läßt sich hinsichtlich der in dieser Studie untersuchten Substanzen kein signifikanter Unterschied für die verschiedenen histologischen Typen finden. Lediglich der diffuse Typ scheint zu einer vermehrten Synthese von CEA und Ca 19-9 fähig zu sein. Dieses Ergebnis steht in einem deutlichen Kontrast zu anderen Untersuchungen, wobei hier jedoch auch die Gesamtpositivitätsrate für CEA erheblich unter den dargestellten Ergebnissen lag (3). Die in unserer Studie erreichte Positivitätsrate entspricht anderen Untersuchungen (5). Während des Metastasierungsprozesses behält der Tumor im wesentlichen seine biologischen Fähigkeiten bezüglich der Markersynthese bei. Die von uns untersuchten Substanzen sind unabhängig vom histologischen Typ um durchschnittlich 20% verringert in den Lymphknotenmetastasen nachweisbar. Ob sich daraus jedoch wirklich - wie für das CEA nachgewiesen - eine prognostische Relevanz ergibt (5), müssen erst die Langzeitergebnisse zeigen. Nach unseren Ergebnissen korreliert der Serumwert nur schlecht mit der Anfärbung im Tumor. Offensichtlich ist nur ein geringer Teil der Carcinome in der Lage, trotz einer Synthese des Markers diesen auch zu sezernieren. Möglicherweise hängt die Höhe des Serumwertes aber auch von der Tumormasse ab. Die Bestimmung dieser Werte im Rahmen der Primärdiagnostik sowie im Follow-up scheint trotz anderer Mitteilungen (3) fraglich aussagefähig zu sein.

Zusammenfassung

Immunhistochemisch konnte bei 48 Magencarcinomen sowie deren Lymphknotenmetastasen eine Positivität von 81% für CEA und ACHT, 56% für Ca 19-9 und 61% für AAT nachgewiesen werden. Bei leicht erhöhter CEA und Ca 19-9 Produktion des diffusen Typs bestand kein Unterschied zwischen den histologischen Typen. Der Serumwert für CEA bzw. Ca 19-9 korrelierte nur in 21% bzw. 61% mit der Anfärbung im Tumor. Bei der Metastasierung ändern sich die biologischen Eigenschaften des Tumors hinsichtlich der Marker nicht, wobei allerdings 20% der Tumoren nur zu einer verringerten Synthese in den Lymphknoten fähig sind. Bei zu kurzem Follow-up bleibt die prognostische Relevanz offen.

Summary

Of 48 gastric carcinomas and their lymph node metastases, 81% stained immunohistochemically for CEA and ACHT, 56% for Ca 19-9, and 61% for AAT. No difference was seen between the histological types of tumor, except for a slight increase of CEA and Ca 19-9 in the diffuse type. The serum levels of CEA and Ca 19-9 reflected tumor activity in only 21% and 61% respectively. As regards the biological behavior, tumor markers do not change during metastatic growth, although in 20% of the tumors synthesis in the lymph nodes is decreased. Follow-up is too short for the prognostic importance to be determined.

Literatur

1. Kittos C, Aroni K, Kotsis L, Papadimitriou CS (1982) Distribution of lysozyme, a_1-antichymotrypsin and a_1-antitrypsin in adenocarcinomas of the stomach and large intestine. Virchows Arch A 398:139-147
2. Laurén P (1965) The two histological main types of gastric carcinoma - diffuse and so-called intestinal type carcinoma. Acta Pathol Microbiol Scand 64:31-49
3. Santeusanio G, Peronace L, Castagna G, De Muro G, Santi D, D'Orazio A, Amanti C. Midiri G, Campisi C, D'Ambra G, Di Paola M (1988) Immunohistochemical study of carcinoembryonic antigen (CEA) in gastric tumors: Correlation with preoperative serum levels, histologic type, and grade of anaplasia of the tumor. J Surg Oncol 37:13-19
4. Wittekind C (1985) Immunhistologische Untersuchungen bei Hodentumoren. Lab Med 9:10-15
5. Wittekind C, Wachner R, Kirchner R, von Kleist S (1986) Zur prognostischen Relevanz des Markerverhaltens in Magenkarzinomen und deren Lymphknotenmetastasen. Verh Dtsch Ges Path 70:221-224

Dr. J. Jähne, Zentrum Chirurgie, Klinik für Abdominal- und Transplantationschirurgie, Medizinische Hochschule Hannover, Konstanty-Gutschow-Str. 8, D-3000 Hannover 61

96. Intraarterielle Chemotherapie colorectaler Lebermetastasen mit 5-Fluorouracil/Folinsäure

Intraarterial Combined Therapy of Colorectal Hepatic Metastasis with 5-Fluorouracil/Folinic Acid

R. Raab[1], E. Schmoll[2], C. Schöber[2], B. Ringe[1], P. Vogt[1] und H.-J. Schmoll[2]

[1]Klinik für Abdominal- und Transplantationschirurgie (Leiter: Prof. Dr. R. Pichlmayr)
[2]Abt. Hämatologie/Onkologie (Leiter: Prof. Dr. H. Poliwoda), Medizinische Hochschule Hannover

Einleitung

Die intraarterielle Chemotherapie colorectaler Lebermetastasen erbrachte in bisherigen Untersuchungen abhängig vom Therapieregime, von den angewandten Chemotherapeutica und von der Applikationsform unterschiedliche Remissionsraten bis zu 70%. Ein Vorteil im Hinblick auf die Überlebenszeit konnte jedoch bislang nicht gesichert werden.

Aufgrund eines pharmakokinetischen Modells kamen CHEN und GROSS (1) zu dem Schluß, daß nur für 5-FU ein Vorteil der lokalen intraarteriellen venösen Therapie besteht. Durch experimentelle Untersuchungen an Zellkulturen wurde gezeigt, daß ein intrazellulärer Folinsäureüberschub die Bindung des aus 5-FU entstehenden FdUMP an Thymidilatsynthetase verstärkt bzw. stabilisiert. In vitro konnte so die antimetabole, d.h. cytotoxische Wirkung von 5-FU auf das dreifache erhöht werden (5). In mehreren randomisierten Phase III-Studien erbrachte die systemische Kombinationstherapie 5-FU/Folinsäure signifikant bessere Remissionsraten als die Monotherapie mit 5-FU (3).

Es liegt aber nahe, die Vorteile der Kombinationsbehandlung mit den möglichen Vorteilen der intraarteriellen Therapie zu verbinden. Ziel der vorliegenden Untersuchung war, erste Erfahrungen mit der intraarteriellen 5-FU/Folinsäure-Therapie im Hinblick auf Toxizität und Remissionsrate im Vergleich zur systemischen Applikation zu gewinnen.

Patienten und Methodik

a) Intraarterielle Therapie

30 Patienten mit symptomatischen, irresektablen Lebermetastasen colorectaler Carcinome erhielten eine intraarterielle Therapie. Über einen Rippenbogenrandschnitt rechts wurde ein Portsystem (Implantofix mit Ventil) implantiert. Alle Patienten wurden, soweit dies nicht schon früher geschehen war, im Rahmen dieser Operation cholecystektomiert, bei allen wurde der Portkatheter via A. gastroduodenalis eingeführt. A. gastrica dextra und andere kleine Seitenäste wurden ligiert. Funktion und vollständige Leberperfusion wurden intraoperativ mit Indiocarmin, postoperativ durch Tc^{99}-Szintigraphie verifiziert.

Dosis und Schema: Die Patienten erhielten an je 5 aufeinanderfolgenden Tagen zunächst 170 mg/m^2 (20 Pat.) oder 300 mg/m^2 (10 Pat.) Folinsäure als 10-minütige i.a. Infusion, 20 min später 600 mg/m^2 5-FU als i.a. Infusion über 120 min. Bei GRad 0-Toxizität (n. WHO) wurde die 5-FU-Dosis gesteigert, bei Grad 3- oder 4-Toxizität gesenkt. Nach 6 in 3-wöchigem Abstand gegebenen Kursen wurde die Therapie bis zum erneuten Progress ausgesetzt.

b) Systemische Therapie

Die zum Vergleich herangezogene Gruppe, die eine systemische Therapie erhielt, bestand aus 16 Patienten, die wegen atypischer Lebergefäßversorgung von der i.a. Therapie ausgeschlossen worden waren und aus 3 Patienten, deren Portsystem initial nicht adäquat funktionierte (2x unzureichende Perfusion der Metastasen, 1x technische Probleme mit der Katheterspitze). Alle 19 Patienten hatten jedoch ebenfalls irresektable Lebermetastasen vergleichbarer Ausdehnung.

Dosis und Schema: Die Patienten erhielten an je 3 aufeinanderfolgenden Tagen zunächst 300 mg/m^2 Folinsäure als 10-minütige i.v. Infusion, 50 min später 600 mg/m^2 5-FU i.v. Auch in dieser Gruppe wurde die 5-FU-Dosis der Toxizität angepaßt und es wurden initial evenfalls 6 Kurse in 3-wöchigem Abstand gegeben.

c) Allgemeines

In beiden Gruppen wurden nur Patienten behandelt, deren Tumor bei Therapiebeginn auf die Leber beschränkt war, d.h. der Primärtumor war in allen Fällen durch Colon- oder Rectumresektion vollständig entfernt worden und es bestanden keine extrahepatischen Metastasen. Eine komplette Remission wurde angenommen, wenn computertomographisch und sonographisch kein Tumor mehr nachweisbar war, eine partielle Remission, wenn die Tumorrückbildung computertomographisch mindestens 50% betrug. Beide Therapieverfahren wurden ambulant durchgeführt.

Ergebnisse

Beide Gruppen waren hinsichtlich medianem Alter (i.a.: 56 Jahre, 35-75 Jahre, i.v. 53 Jahre, 39-69 Jahre) und Geschlecht vergleichbar. Das Verhältnis zwischen synchronen und metachronen Metastasen betrug in der i.a.-behandelten Gruppe 57%:43% (17:13), in der i.v.-behandelten Gruppe 63%:37% (12:7). Intraarteriell wurden vergleichsweise höhere Dosierungen 5-FU vertragen (bis 750 mg/m^2) als systemisch (bis 500 mg/m^2). Limitierend war auch in der regional behandelten Gruppe in allen Fällen die systemische Toxizität, es wurde keine chemische Hepatitis und keine biliäre Sklerose gesehen.

Im Rahmen der Portimplantation gab es keine Operationsletalität und keine bedrohlichen Komplikationen. Bei der postoperativen szintigraphischen Kontrolle zeigten 2 Patienten eine inhomogene Anreicherung des Tracers in der Leber mit Minderperfusion der Metastasen. Mechanische Probleme im Bereich des Ventils an der Katheterspitze traten bei 1 Patienten bereits unmittelbar postoperativ, bei 2 Patienten während der Therapie auf. Unter Behandlung kam es außerdem in je 1 Fall zu einer Thrombose der A. hepatica, zu einer Intimadissektion am Abgang der A. gastroduodenalis, zu einer Diskonnektion zwischen Anspritzport und Katheter und zu einer Pankreatitis durch Mitperfusion des Pankreaskopfes. Dies entspricht einer gesamten Komplikationsrate von 33%.

Während der ersten Kurse der i.a.-Therapie zeigte kein Patient eine Progredienz des Tumorleidens, in einem Fall wurde eine komplette Remission (CR), in 18 Fällen eine partielle Remission (PR) beobachtet, 11 Patienten hatten eine unveränderte Tumorausdehnung (NC). Damit ergibt sich eine Ansprechrate (CR + PR) der regionalen Therapie von 63%. Demgegenüber waren unter systemischer Therapie 6 Patienten bereits initial progredient. 1 Patient zeigte eine komplette Remission, 2 Patienten eine partielle Remission, bei 10 Patienten blieb der Tumor unverändert. Damit ergibt sich eine Ansprechrate (CR + PR) der systemischen Therapie von 16%. Die Dauer bis zur Tumorprogression betrug für die Gruppe mit regionaler Therapie im Median 10 Monate, für die Gruppe mit systemischer Therapie 3 Monate.

Bei 7 Patienten (23%) mit i.a.-Therapie kam es zuerst zu extrahepatischem Progress, bei 9 Patienten (30%) waren zuerst die Lebermetastasen progredient, 7 Patienten (23%) hatten sowohl intra- wie extrahepatischen Progress. Ein Patient verstarb an einer intrakraniellen Blutung (10 Monate nach Therapiebeginn), wobei sein Tumorleiden in partieller Remission stabil war. 6 Patienten waren im Dezember 1988 ohne Tumorprogression, darunter 1 Patientin, die 6 Monate nach Induktion einer partiellen Remission durch eine ex-situ-Leberresektion potentiell kurativ operiert worden war (Dezember 1988: kein Anhalt für Rezidiv).

Die kumulative Überlebensprognose (Kaplan-Meier) lag für regional behandelte Patienten nach 1 Jahr bei 85%, nach 2 Jahren bei 45%, nach 3 Jahren bei 0%, für systemisch behandelte Patienten nach 1 Jahr bei 33%, nach 2 Jahren bei 0%.

Diskussion

Die Wahl von 5-FU für die regionale Therapie trug einerseits theoretischen pharmakokinetischen Überlegungen Rechnung, andererseits konnten die beiden gravierendsten Nachteile des Einsatzes von FUDR vermieden werden, 1. die (dosisabhängige) hohe Hepatotoxizität mit Gefahr der Entwicklung einer chemischen Hepatitis oder einer biliären Sklerose (2), 2. die auf der hohen hepatischen Extraktionsrate beruhende ungenügende systemische Wirkung mit vermehrter Entwicklung extrahepatischer Metastasen (4). Beides wurde in unserer Untersuchung mit 5-FU-Therapie nicht beobachtet.

Unsere Ergebnisse sprechen für eine Überlegenheit der regionalen gegenüber der systemischen Therapie colorectaler Lebermetastasen mit der Kombination 5-FU/Folinsäure. Dauerhafte komplette Remissionen konnten mit keinem der Verfahren erreicht werden. Dennoch verbesserte die regionale Therapie die Prognose quoad vitam um etwa 1 Jahr. Bei einer an der Toxizität orientierten 5-FU-Dosierung war die i.a. Therapie im ganzen besser verträglich, d.h. es wurden durchschnittlich höhere Dosen toleriert als bei systemischer Therapie.

Entsprechend der Erfahrung anderer Untersuchungen wurde eine relativ hohe Rate technischer Komplikationen mit den Portsystemen beobachtet (33%); es gab jedoch dadurch keine Letalität und keine längerdauernde Morbidität.

Insgesamt erscheint aufgrund der vorliegenden Ergebnisse die Durchführung einer randomisierten Studie zum Vergleich der regionalen und systemischen Therapie mit 5-FU/Folinsäure sinnvoll.

Zusammenfassung

Im Rahmen einer Pilotstudie erhielten 30 Patienten mit irresektablen Lebermetastasen colorectaler Carcinome eine i.a. Therapie mit 5-FU/Folinsäure. Gegenüber einer vergleichbaren Gruppe von 19 Patienten, die mit der selben Kombination systemisch behandelt wurden, lag die Ansprechrate um das 4fache höher (63% vs. 16%) bei deutlich besserer Prognose (1J.: 85% vs. 33%, 2J.: 45% vs. 0%). Die Ergebnisse lassen eine randomisierte Studie mit dem gezeigten Schema sinnvoll erscheinen.

Summary

We report the results of regional intraarterial 5-fluorouracil (5-FU)/folinic acid treatment in 30 patients with nonresectable liver metastasis of colorectal cancer. Compared to 19 patients with similar tumor masses but who had systemic 5-FU/folinic acid treatment, a better response rate (complete remission + partial remission 63% vs. 16%) and prolonged survival (1 year, 85% vs 33%; 2 years, 45% vs 0%) were observed. In view of these results a randomized trial with regional 5-FU/folinic acid treatment seems justified.

Literatur

1. Chen HSG, Gross JF (1980) Intra-arterial infusion of anticancer drugs: Theoretic aspects of drug delivery and review of responses. Cancer Treat Rep 64:31-40

2. Encke A, Hottenrott Ch, Lorenz M (1987) Die regionale Chemotherapie von Lebermetastasen. Langenbecks Arch Chir 371:137-148
3. Erlichman C (1987) 5-FU/Leucovorin beim kolorektalen Karzinom. Randomisierte Studien. In: Hartenstein R, Löffler Th, Trampert HM (Hrsg) Aktuelle Onkologie 40: 5-FU/Leucovorin - Ein neues Behandlungsprinzip in der Onkologie? Zuckschwerdt, München Bern Wien San Franzisko
4. Schlag P, Hohenberger P (1988) Regionale Chemotherapie von Lebertumoren - Eine Situationsanalyse. Chir 59:218-224
5. Waxman S, Bruckner H (1982) The enhancement of 5-FU antimetabolite activity by Leucovorin, Menavione and Alpha-tocopherol. Europ J Canc Clin Oncol 18:685-692

Dr. R. Raab, Medizinische Hochschule Hannover, Klinik für Abdominal- und Transplantationschirurgie, Konstanty-Gutschow-Straße 8, D-3000 Hannover 61

97. Charakterisierung und erste Ergebnisse einer aktiven spezifischen Immuntherapie bei Patienten mit colorectalem Carcinom

Characterization and Initial Results of Active Specific Immunotherapy in Colorectal Cancer Patients

B. Lehner[1], W. Liebrich[1], G. Mechtersheimer[2], V. Schirrmacher[3], P. Schlag[1] und Ch. Herfarth[1]

[1]Chirurgische Universitätsklinik Heidelberg, Abt. 2.1. (Ärztl. Direktor: Prof. Dr. Ch. Herfarth)
[2]Pathologisches Institut der Universität Heidelberg und
[3]Deutsches Krebsforschungszentrum Heidelberg, Institut für Immunologie/Genetik

Zielsetzung

Trotz potentiell kurativer Resektion eines colorectalen Carcinoms im Stadium Dukes C ist in bis zu 60% mit einem Rezidiv des Tumors zu rechnen (1). Auch eine adjuvante cytostatische Behandlung konnte bisher zu keiner gesicherten Prognoseverbesserung führen.

Mit der aktiven spezifischen Immuntherapie (ASI) eröffnet sich eine neue Behandlungsmöglichkeit. Hierbei soll durch wiederholte Impfung des Patienten mit inaktivierten, autologen Tumorzellen die in-vivo-Stimulierung spezifisch gegen Tumorzellen gerichteter Abwehrzellen sowie von Antikörpern angeregt. Durch eine Modifikation der Tumorzellen mit Viren kann über eine Induktion von Lymphokinen die Immunantwort verstärkt werden. Inwieweit diese vorwiegend tierexperimentell erarbeiteten Grundlagen (3) klinisch übertragbar sind, sollte in unserer Untersuchung überprüft werden.

Material und Methode

Bei bisher 20 Patienten wurde nach Resektion eines colorectalen Carcinoms im Rahmen einer Phase-I-Studie die ASI durchgeführt. Bei allen Patienten bestand ein hohes Rezidivrisiko. Alle Patienten hatten nach Aufklärung über die geplante Immuntherapie eine Einverständniserklärung unterzeichnet.

Innerhalb einer Stunde nach operativer Resektion eines colorectalen Tumors erfolgte die mechanische und enzymatische Tumor-

gewebsdissoziation mittels Kollagenase und DNAse. Die hieraus
gewonnene Einzelzellsuspension wurde auf Vitalität und Sterilität geprüft, aliquotiert und in geeignetem Medium mit 20% Dimethylsulfoxid (DMSO) als Kryoprotektivum in flüssigem Stickstoff tiefgefroren. Für die erste Vaccinierung, die in der
3. postoperativen Woche erfolgte, wurden die durch lokale Bestrahlung mit 200 Gy durch einen ^{137}Cäsium-Strahler (Gammacell
1000, Atomic Energy of Canada Ltd., Canada) inaktivierten Tumorzellen bei 37°C für eine Stunde mit dem avirulenten Ulster-
Stamm des apathogenen Newcastle Disease Virus (NDV) inkubiert.
Nun wurden 200 µl Zellsuspension intracutan in den Oberschenkel
des Patienten injiziert. Bei jedem Patienten wurden mehrere
Zell- und Viruskonzentrationen vacciniert, um die optimale
Vaccinekonzentration zu finden. Die Zahl der Tumorzellen reichte
hierbei von 2×10^6 bis 2×10^7 Zellen, die NDV Konzentration von
2-64 hämagglutinierenden Einheiten (HAU). Als Kontrolle dienten
die Vaccination von NDV sowie von Tumorzellen alleine. Bei 10
Patienten wurde zusätzlich normale Dickdarmmucosa, bei weiteren
5 Patienten Carcinoembryonales Antigen (CEA) von 30 µg und 60 µg
vacciniert. Zur Kontrolle der Immunantwort dienten die lokale
Hautreaktion in Form der "Delayed Type Hypersensitivity(DTH)-
Reaktion" als auch die humorale Antwort. Hierzu wurde mit dem
ELISA-Test der Antikörpertiter,gemessen an einem Proteinextrakt
einer Colonmucosazell-Linie (HT 29), vor sowie während der
Vaccination bestimmt. Probebiopsien der Vaccinierungsstellen
wurden bei 4 Patienten histologisch und immunhistologisch aufgearbeitet. Die Vaccinierung wurde in 10-tägigen Abständen bis
zu viermal wiederholt.

Ergebnisse

Die mittlere Tumorzellausbeute bei Colon- und Sigma-Carcinomen
(n = 13) betrug $5,4 \times 10^7$ Zellen pro Gramm Tumorgewebe. Die
Zellvitalität betrug unabhängig von der Tumorlokalisation im
Mittel 75% und veränderte sich auch nach Wiederauftauen der
Zellsuspension nicht. Elektronenmikroskopisch konnte die Anheftung von NDV an die Tumorzelloberfläche im Sinne einer Zellmodifikation nachgewiesen werden (2). 17 der 20 Patienten reagierten mit einer lokalen DTH Reaktion auf die Vaccinierung. Als
optimale Vaccine stellte sich die Konzentration von 1×10^7 Tumorzellen inkubiert mit 32 HAU NDV heraus. Hierunter konnte die
beste DTH-Reaktion mit im Medium 7,0 mm Induration und Rötung
beobachtet werden (Tabelle 1). Auf die Vaccinierung von NDV und
Normalmucosa alleine konnte keine nennenswerte Reaktion beobachtet werden. Keiner der Patienten reagierte auf die Vaccinierung mit CEA. Die Vaccinierung von Tumorzellen alleine ergab
eine mediane Induration von 4,0 mm (Tabelle 2). Die histologische und immunhistologische Aufarbeitung der exzidierten Vaccinestellen mit guter DTH Reaktion ergab 24 h nach Vaccinierung
den Befund einer granulocytär-histocytären Infiltration. 48 bis
64 h nach Vaccinierung konnten CD 4 positive lymphocytäre Infiltrate nachgewiesen werden. Die serologische Untersuchung
von 10 Patienten mit positiver DTH-Reaktion zeigte bei 7 Patienten während der Vaccinierung einen Anstieg des Antikörpertiters
gegen Colonzellen um im Median 54% (20% - 105%).

Tabelle 1. Lokale DTH-Reaktion auf die Vaccine (24 h p.i.)

Vaccine	DTH-Reaktion	Mediane Induration Erste Vaccinierung	Letzte Vaccinierung
2×10^6 Tumorzellen			
+ 4 HAU NDV	3/6	3,0(1,0-4,0)	-
+ 32 HAU NDV	8/12	4,5(1,0-7,5)	5,0(1,5-8,5)
+ 64 HAU NDV	4/6	4,5(1,5-7,0)	5,0(1,5-7,5)
1×10^7 Tumorzellen			
+ 4 HAU NDV	6/9	4,0(2,0-8,0)	4,5(2,0-9,0)
+ 32 HAU DNV	17/20	7,0(3,0-16,5)	8,5(3,0-17,5)
+ 64 HAU NDV	7/10	6,5(2,5-13,0)	7,5(2,5-14,5)
2×10^7 Tumorzellen			
+ 32 HAU NDV	2/4	6,5(2,5-14,0)	

Tabelle 2. Lokale DTH-Reaktion auf die Kontrolle (24 h p.i.)

Vaccine	DTH-Reaktion	Mediane Induration (mm) Erste Vaccinierung	Letzte Vaccinierung
NDV Virus			
4-64 HAU	3/20	2,0(1,0-3,0)	2,5(1,0-4,0)
Tumorzellen			
2×10^6 - 2×10^7	13/20	4,0(1,0-9,5)	5,0(1,5-11,0)
Normale Colon-Mucosa	4/10	3,5(2,0-6,5)	3,5(2,0-7,0)
CEA			
30 - 60 µg	7/5	-	-

Diskussion

In Tierversuchen konnte die prinzipielle biologische Wirksamkeit einer aktiven spezifischen Immuntherapie (ASI) erstmals nachgewiesen werden. Im ESb-Mäuse-Lymphom-Modell wurde nach chirurgischer Resektion des Tumors und Vaccinierung mit NDV modifizierten Tumorzellen eine signifikant verringerte Rezidivrate im Vergleich zu nicht vaccinierten Mäusen beobachtet (3). Die Verwendung von NDV als stark immunogenes Fremdantigen beruht dabei auf einer Interferon Alpha- und Beta-Induktion als auch der Aktivierung einer spezifischen T- und B-Zell Antwort (4). Bei Patienten mit malignem Melanom im Stadium II konnte nach Resektion des Primärtumors als auch der Lymphknotenmetastasen und Vaccinierung mit einem NDV Oncolysat ebenfalls eine verringerte Rezidivrate der immunisierten Patienten im Vergleich zu einer nicht immunisierten Kontrollgruppe nachgewiesen werden (5). In unserer Phase-I-Studie konnte nun die praktische Durchführbarkeit einer ASI mit NDV modifizierten autologen Tumorzellen beim colorectalen Carcinom gezeigt werden. Eine Autoallergisierung konnte durch die schwache Reaktion auf Normalmucosa ausgeschlossen werden. Ebenso zeigte sich keine Reaktion auf NDV oder CEA alleine. Dies spricht für die Induktion einer spezifischen Immunantwort gegen autologe Tumorzellen, was durch den histologischen Nachweis von Helfer-Lymphocyten im Bereich der Vaccinestelle gestützt wird. Ob dabei die celluläre oder die humorale Immunreaktion bedeutungsvoller ist, muß weiter untersucht werden. Die klinische Bedeutung einer ASI nach Operation eines colorectalen Carcinoms kann erst aufgrund einer klinischen Phase-II/III-Studie sicher abgeklärt werden.

Zusammenfassung

Bei der aktiven spezifischen Immunisierung (ASI) soll durch die Vaccinierung von Virus modifizierten autologen Tumorzellen die Rezidivrate nach potentiell kurativer Resektion des Primärtumors verringert werden. In einer Phase-I-Studie führten wir die ASI mit Newcastle Disease Virus (NDV) modifizierten körpereigenen Tumorzellen bei 20 Patienten nach Resektion eines colorectalen Carcinoms durch. Bei allen Patienten konnten Tumorzellen in ausreichender Zahl und Vitalität gewonnen werden. 17 der 20 Patienten reagierten mit einer lokalen DTH-Reaktion auf die Vaccinierung. Während der ersten Vaccinierung wurde die optimale Tumorzell/Virus Konzentration ermittelt. Hierbei konnte die beste DTH-Reaktion bei einer Vaccine, bestehend aus 1×10^7 Tumorzellen und 32 hämagglutinierenden Einheiten NDV mit einer Induration von im Median 7 mm beobachtet werden. Unter der weiteren Vaccinierung kam es zu einem Anstieg der DTH-Reaktion auf 8,5 mm im Median. Lediglich 4 von 10 Patienten reagierten mit einer Induration von 3,5 mm auf die als Kontrolle vaccinierte Normalmucosa. In unserer STudie konnte somit die Induktion einer Immunantwort durch die ASI gezeigt werden.

Summary

Active specific immunotherapy (ASI) was performed in a clinical phase I study in 20 patients with Newcastle Disease Virus (NDV) modified autologous tumor cells. Following resection of a colorectal tumor, in all patients a sufficient number of vital tumor cells could be obtained. Of the 20 patients, 17 responded with a delayed type hypersensitivity (DTH) reaction to the vaccine. In the course of the first vaccination the best tumor cell-to-virus concentration ratio was tested. The best DTH reaction, with a median induration of 7 mm, was seen with a vaccine consisting of 1×10^7 tumor cells incubated with 32 HAU NDV. DTH response to the vaccine increased throughout the vaccination, up to a median induration of 8,5 mm. Only four of ten patients reacted with a weak DTH reaction to normal colon mucosa which was vaccinated as control. Our study clearly showed the induction of an immune response by ASI.

Literatur

1. Schlag P (1987) Das Tumorrezidiv - therapeutische Möglichkeiten. Edition Medizin, Weinheim
2. Liebrich W, Lehner B, Möller P, Schirrmacher V, Schlag P (1988) Preparation and characterization of a new type of tumor cell vaccine: surface modified human colon cells using Newcastle Disease Virus (NDV). Clin Exp Met 6 [Suppl 1]:80-81
3. Schirrmacher V, Heicappel R (1987) Prevention of metastatic spread by postoperative immunotherapy with virally modified autologous tumor cells. II. Establishment of specific systemic anti tumor immunity. Clin Exp Met 5(2):147-156
4. Marcus PI, Svitlik C, Selellick MJ (1983) Interferon induction by viruses. A model for interferon induction by Newcastle Disease Virus. J Gen Virol 64:2419-2431
5. Cassel WA, Murray DR, Phillips H (1983) A phase II study on the post-surgical management of stage II malignant melanoma with a Newcastle Disease Virus Oncolysate. Cancer 52:856-860

Dr. B. Lehner, Chirurgische Universitätsklinik Heidelberg,
Im Neuenheimer Feld 110, D-6900 Heidelberg 1

98. Aktiv spezifische Immuntherapie experimenteller Lungenmetastasen mit CT-26 Tumorzellen, die ein transfiziertes virales Genprodukt (Hämagglutininantigen) exprimieren

Active Specific Immunotherapy of Experimental Lung Metastases by CT-26 Tumor Cells Expressing a Transfected Viral (Hemagglutinin) Gene Product

H. K. Schackert[1], T. Itaya[2], L. Edler[3] und P. Frost[2]

[1]Chirurgische Universitätsklinik Heidelberg, Abt. 2.1. (Ärztl. Direktor: Prof. Dr. Ch. Herfarth)
[2]Department of Cell Biology, MD Anderson Cancer Center, Houston, Texas, USA (Dir.: Prof. Dr. I.J. Fidler)
[3]Institut für Epidemiologie und Biometrie am Deutschen Krebsforschungszentrum, Heidelberg (Dir.: Prof. Dr. J. Wahrendorf)

Einleitung

Immuntherapeutische Ansätze bieten neue Aspekte bei der adjuvanten Therapie kleinster Tumorrestmengen nach potentiell kurativer Operation. Erfolge bei der aktiv spezifischen Immuntherapie (ASI) wurden mittels Xenogenisierung der Tumorzelle im Tiermodell erzielt. Die Behandlung der Tumorzellen mit Mutagenen oder Viren führt zu einer Vermehrung der Antigenität des tumorassiziierten Transplantationsantigens (TATA) (1, 2). Jüngste Fortschritte in der Molekularbiologie haben die Xenogenisierung von Tumorzellen mittels Gentransfertechnik möglich gemacht.

Die Transfektion der murinen Coloncarcinomlinie CT-26 mit dem BPV-Expressionsvektor MTHA resultiert in der Expression des Influenzavirus-Hämagglutininantigens (HA) auf der Tumorzelle. Transfizierte Zellen, die HA in großen Mengen exprimieren, können nicht in syngenen Tieren wachsen und vermitteln eine Protektion gegen sonst letale Dosen nicht transfizierter CT-26 Tumorzellen. Wir haben kürzlich berichtet, daß die Vorimmunisierung mit transfizierten CT-26 Tumorzellen gegen die nachfolgende CT-26 Tumorzellinjektion in die Lunge, die Leber und das Cöcum schützt, während ein solcher Schutz im Gehirn nicht nachweisbar war (3). In dieser Arbeit zeigen wir, daß die Verwendung der Vaccine auch bei der aktiv spezifischen Immuntherapie etablierter Lungenmetastasen wirksam ist.

Material und Methoden

Weibliche sechs bis acht Wochen alte BALB/c Mäuse aus dem NCl-Frederick Cancer Research Family Animal Production Center fanden Verwendung. Die Tiere waren unter Pathogen-freien Bedingungen aufgezogen worden und wurden im Department of Cell Biology des MD Anderson Cancer Center unter gleichen Bedingungen in Übereinstimmung mit institutionellen Richtlinien gehalten.

Zellinien: CT-26 ist eine undifferenzierte murine Coloncarcinomlinie, die von einem mittels N-nitroso-N-methylurethane induzierten Tumor etabliert worden war (4). Die Zellkulturen wurden regelmäßig auf Mykoplasmen und murine pathogene Viren untersucht. In Vorversuchen wurde gezeigt, daß CT-26 gering bis mäßig immunogen ist (5).

CT-26 Zellen waren mit den Plasmid Vektoren pSV2neo und pBV-1MTHA als Kopräzipitat mit Calciumphosphat transfiziert worden. pBV-1MTHA ist ein boviner Papilloma Virus Expressionsvektor, der den Metallothionein Promoter und das Hämagglutinin (HA) des A/Jap/305/57 H2N2 Stammes des menschlichen Influenzavirus enthält. Die Selektion mit G418 wurde für 14 Tage durchgeführt und überlebende Kolonien wurden isoliert. Diese Zellen wurden geklont. Hohe Expression von HA korrelierte mit der Immunogenität von Clone 5 (5). Die Vorimmunisierung mit bestrahlten Clone 5 Zellen erhöht die LTD_{50} (lethale Tumordosis für 50% der Tiere) von CT-26 um den Faktor 17 im Vergleich zur Vorimmunisierung mit bestrahlten CT-26 Zellen (6).

Die Zellinien und Klone wurden unter standardisierten Zellkulturbedingungen (5) gehalten. Die Zellen wurden entweder mit Trypsin (zur i.v. Injektion) oder mechanisch (Vaccine) vom Plastik abgelöst.

Immunisierung mit Clone 5: Die Tiere wurden mit bestrahlten (10 000 rad) Clone 5 Zellen am 3. und am 10. Tag nach der Erzeugung von CT-26 Lungenmetastasen subcutan immunisiert. Die Kontrolle bestand aus unbehandelten Tieren. Die Tiere wurden in jedem Experiment nach i.v. Injektion der nichttransfizierten CT-26 Zellen randomisiert. Mikrometastasen der Lunge ließen sich am 3. Tag nach intravenöser Injektion von CT-26 Tumorzellen histologisch nachweisen.

Alle Experimente wurden zu vorgegebenen Zeiten beendet. Die Tiere wurden autopsiert und die Lungen wurden in Bouin's Lösung für mindestens 24 h fixiert. Die Zahl der Metastasen in den Lungen wurde entweder unter dem Dissektionsmikroskop bestimmt (Exp. 2) oder die Lungen wurden bei zu großer Metastasenzahl gewogen (Exp. 1). Im Experiment 3 wurden alle Tiere nach 60 Tagen getötet. Tiere, die große Tumoren trugen und/oder Krankheitszeichen zeigten, wurden vorher getötet. Der Nachweis von Tumor wurde nach oben beschriebenen Kriterien durchgeführt.

Ergebnisse

Im ersten Experiment war eine exakte Erfassung der Metastasen wegen der zu großen Zahl nicht möglich. Das gemessene Lungengewicht als Ausdruck der Tumormasse war signifikant geringer in der immunisierten Gruppe im Vergleich zur Kontrollgruppe. Im zweiten Experiment zeigte sich eine deutliche Verminderung der Zahl der Metastasen in der behandelten Gruppe. Experiment 3 wurde nach 60 Tagen beendet. Zu diesem Zeitpunkt lebten noch 21 von 23 immunisierten Tieren. In der Kontrollgruppe waren noch 10 von 24 Tieren am Leben (p < 0,001; exakter Fisher-Test). Die Tumorincidenz war hochsignifikant verschieden. Während lediglich 5 von 23 immunisierten Tieren nachweisbaren Tumor hatten, fanden sich bei 20 von 24 unbehandelten Tieren Lungenmetastasen (Tabelle 1).

Tabelle 1. Effekt von Clone 5 als Vaccine zur aktiv spezifischen Immuntherapie experimenteller Lungenmetastasen

Exp. Nr.	CT-26 Zellen i.v.	Clone 5 Zellen s.c. (3. und 10. Tag)	Versuchsende (Tage nach i.v. Injektion)	Kontrolle (unbehandelt)	ASI	p
				Lungengewicht (g)		
1	1×10^5	5×10^6 1×10^6	24	0,65 (0,41-0,84)	0,53 (0,38-0,67)	p<0,05
				Lungenmetastasen		
2	5×10^4	5×10^6 1×10^6	24	53 (36-67)	31 (3-52)	p<0,01
				Tumorincidenz		
3	1×10^4	1×10^7 1×10^6	60	20/24	5/23	p<0,001

Exp. 1 und 2: Je 10 Tiere in Kontroll- oder ASI-Gruppe.
Alle Werte sind Median und Spannweite.
Stat. Tests: Exp. 1: t-Test, Exp. 2: Mann-Whitney U Test, Exp. 3: exakter Fisher Test.

Diskussion

Die vorliegenden Ergebnisse demonstrieren, daß CT-26 Tumorzellen, die das transfizierte Hämagglutininantigenprodukt exprimieren, als Vaccine gegen etablierte CT-26 Lungenmetastasen effektiv sind. In früheren Experimenten konnten wir zeigen, daß der durch die Immunisierung mit Clone 5 erzeugte Schutz gegen CT-26 Tumoren systemisch ist mit Ausnahme des Gehirns (3). Das zugrundeliegende Prinzip der Xenogenisierung wurde von anderen Autoren unter Verwendung von Viren erfolgreich eingesetzt (1, 2). Es konnte andererseits gezeigt werden, daß die alleinige Expression eines viralen Fremdantigens auf der Zelloberfläche ebenfalls die Immunogenität des zu postulierenden TATA verstärkt (5). Dieser Effekt ist ausreichend, um die Zahl von etablierten Lungenmetastasen zu vermindern. Zukünftige Untersuchungen sollen den Effekt der Vorimmunisierung mit dem Fremdantigen alleine auf die ASI klären. Weiterhin ist von Interesse, ob mehrere Fremdantigene einen stärkeren Effekt auf die Immunogenität der Tumorzelle haben als ein Fremdantigen alleine.

Zusammenfassung

In früheren Untersuchungen konnten wir zeigen, daß die Immunisierung mit CT-26 Zellen, die das transfizierte Hämagglutinin Genprodukt des menschlichen Influenzavirus exprimieren (Clone 5), gegen nichttransfizierte CT-26 Zellen schützen, die in das Cöcum, das mesenteriale Lymphsystem, die Leber und die Lunge von BALB/c Mäusen injiziert wurden. Der Schutz ließ sich nicht im Gehirn nachweisen. Die vorliegende Arbeit demonstriert die Effektivität von Clone 5 als Vaccine zur aktiv spezifischen Immuntherapie (ASI) gegen etablierte CT-26 Lungenmetastasen. In drei verschiedenen Experimenten reduziert die ASI mit Clone 5 signifikant die Tumormenge, die Zahl der Metastasen und die Tumorincidenz im Vergleich zur unbehandelten Kontrolle. Zukünftige Experimente sollen den Effekt mehrerer Fremdantigene und die Vorimmunisierung mit dem Fremdantigen alleine untersuchen.

Summary

We have previously demonstrated that immunization with CT-26 tumor cells expressing the transfected hemagglutinin gene product of the human influenza virus (clone 5) cross-protects against a challenge of nontransfected parental CT-26 cells in the cecum, the lymphatics of the mesentery, the liver, and the lung but not in the brain of BALB/c mice. In this report we demonstrate that clone 5 cells are effective as a vaccine in active specific immunotherapy (ASI) against established CT-26 lung metastases. ASI with clone 5 reduced significantly the tumor burden, the number of lung metastases, and the tumor incidence in three different experiments compared with the control. Further experiments will focus on the effect of several foreign antigens and preimmunization with the foreign antigen alone.

Literatur

1. Kobayashi H (1986) The biological modification of tumor cells as a means of inducing their regression: An overview. J Biol Response Mod 5:1-11
2. Heicappell R, Schirrmacher V, von Hoegen P, Ahlert T, Appelhans B (1986) Prevention of metastatic spread by postoperative immunotherapy with virally modified autologous tumor cells. I. Parameters for optimal therapeutic effects. Int J Cancer 37:569-577
3. Schackert HK, Itaya T, Schackert G, Fearon ER, Vogelstein B, Frost P (1989) Systemic immunity against a murine colon tumor (CT-26) produced by immunization with syngeneic cells expressing a transfected viral gene product. Int J Cancer (in press)
4. Brattain MG, Strobel-Stevens J, Fine D, Webb M, Sarrif AM (1980) Establishment of mouse colonic carcinoma cell lines with different metastatic properties. Cancer Res 40:2142-2146
5. Fearon ER, Itaya T, Hunt B, Vogelstein B, Frost P (1988) Induction in a murine tumor if immunogeneic tumor variants by transfection with a foreign gene. Cancer Res 48:2975-2980

6. Itaya T, Schackert HK, Frost P (1988) The potential immunoregulation of metastases: The use of transfection to produce immunogenic tumor cells. Progress in Immunology (in press)

Dr. H.K. Schackert, Chirurgische Universitätsklinik Heidelberg, Im Neuenheimer Feld 110, D-6900 Heidelberg 1

99. Neue Aspekte des Tumorstoffwechsels: Substrataustausch maligner Colontumoren beim Menschen

New Aspects of Tumor Metabolism: Substrate Exchange in Malignant Human Colon Tumors

E. Hagmüller[1], H.-D. Saeger[1], H.-O. Barth[1], M. Seßler[1] und E. Holm[2]

[1]Chirurgische Klinik Mannheim der Universität Heidelberg
 (Direktor: Prof. Dr. M. Trede)
[2]Medizinische Klinik I Mannheim der Universität Heidelberg
 (Direktor: Prof. Dr. H.-D. Heene)

Einleitung/Zielsetzung

Der Stoffwechsel von Patienten mit einem malignen Tumor ist in der Klinik bislang wesentlich intensiver untersucht worden als der Stoffwechsel des Tumors selbst. So liegen zum metabolischen Schicksal der Glucose sowie der Fette und Aminosäuren im Gesamtorganismus und in den peripheren Geweben zahlreiche Publikationen vor, während über die in vivo-Aufnahme und Abgabe dieser Substrate seitens neoplastischer Gewebe bisher nur vereinzelt berichtet wurde. Die wenigen Angaben über den Substrataustausch von Xenotransplantaten sind deshalb von fraglicher Relevanz, weil man bezüglich der Durchblutung und der "biochemischen Umgebung" mit Unterschieden zwischen menschlichen Tumoren, die auf Tiere verpflanzt wurden, und nicht-verpflanzten Tumoren zu rechnen hat.

Gegenstand der vorliegenden Studie waren deshalb intraoperative, quantitative Bestimmungen der Aufnahme und Abgabe energieliefernder Substrate sowie der Aminosäuren durch Colontumoren, wobei die betreffenden Ergebnisse mit den Substratbilanzen der peripheren Gewebe verglichen wurden.

Die bisher aus der Literatur verfügbaren Angaben weisen bezüglich des Kohlehydratstoffwechsels die schon von WARBURG (5) beschriebene, in neoplastischen Geweben stark ausgeprägte anaerobe und aerobe Glykolyse aus. Dabei beruht diese nach modernen Erkenntnissen (1) offenbar auf einer Aktivitätssteigerung glykolytischer Schlüsselenzyme, nämlich der Hexokinase, der Phosphofructokinase und der Pyruvatkinase, die sich in entarteten Zellen teilweise als Isoenzyme mit veränderten Merkmalen identifizieren ließen. Was den Aminosäurenstoffwechsel neoplastischer Gewebe betrifft, so ist bisher sehr oft eine herausragende Rolle des Glutamins als energetisches Substrat unterstellt worden (3, 4, 5). Pyruvat und Lactat können nicht nur aus Glucose stammen, sondern sich ebenso mit Hilfe des Malat-Enzyms von Glutamin herleiten.

Methodik

Die Daten der Studie stammen von 17 Patienten mit resektablen Colontumoren mittlerer Differenzierung. Sehr frühe Tumorstadien (T_1) wurden dabei ebenso nicht berücksichtigt wie weit fortgeschrittene (M_1). Kein Patient war unterernährt.

Bei den Patienten wurden einen Tag vor der geplanten resezierenden Operation die Substratbilanzen der peripheren Gewebe an einem Bein als Produkte aus der peripheren Durchblutung (Venenverschlußplethysmographie) und den arterio-venösen Konzentrationsdifferenzen bestimmt. Während der Operation erfolgte die Analyse der transtumoralen Substratbilanzen durch direkte Messung der Tumordurchblutung ("venous outflow-Technik" nach VAUPEL) und durch Entnahme arteriellen sowie tumorvenösen Blutes. Dazu wurde nach Darstellung des befallenen Colonabschnittes der gesamte venöse Abfluß des interessierenden Gebietes sorgfältig gesichtet und jene Vene identifiziert, die im wesentlichen als tumordrainierend gelten konnte.

Postoperativ ermittelten wir das Gewicht der Tumoren nach deren sorgfältiger Präparation. Bestimmt wurden in allen Proben (Vollblut bzw. Serum) als energieliefernde Substrate Glucose, Pyruvat, Lactat, freie Fettsäuren und die Ketonkörper (enzymatische-optische Tests), ferner die Aminosäuren (Biotronic LC 5001) und das Ammoniak (reflektorische Methode). Als inferenzstatistisches Verfahren zur Bestimmung der Irrtumswahrscheinlichkeit für zirkulatorische und metabolische Unterschiede zwischen der Peripherie und den Tumoren bot sich der Wilcoxon-Test für Paardifferenzen an.

Ergebnisse

(S. Tabelle 1 und Tabelle 2). Die Durchblutung der Colontumoren überstieg die der peripheren Gewebe um den Faktor 17 ($p \leq 0,001$); sie betrug nämlich im Schnitt 43,2 ml/100g x min, während für die Peripherie der Mittelwert 2,5 resultierte. Die untersuchten Tumoren wogen 24 ± 13 g ($x \pm s$). Zwischen dem Gewicht der Tumoren und ihrer Durchblutung ergab sich eine enge negative Korrelation ($r = -0,87$).

Unter den energieliefernden Substanzen hatten intraoperativ Glucose eine höhere und die Ketonkörper geringere arterielle Konzentrationen als präoperativ. Die AV-Differenzen von Glucose und Lactat erreichten transtumoral ungefähr doppelt so hohe Werte wie über die peripheren Gewebe hinweg. Freie Fettsäuren wurden von der Peripherie abgegeben und von den Carcinomen nur in minimaler Menge aufgenommen. Im Gegensatz dazu imponierte in

Tabelle 1. Austausch von Glucose, Lactat, freien Fettsäuren und Ketonkörpern (µmol/100 g x min). Mittelwerte und Standardfehler. Irrtumswahrscheinlichkeiten (*/**p $\leq$ 0,01/0,001) nach dem Wilcoxon Test

	Peripherie	Carcinome
Glucose	+ 1,05 $\pm$ 0,18	+ 31,65 $\pm$ 5,09*
Lactat	- 0,51 $\pm$ 0,13	- 21,73 $\pm$ 4,18**
Freie Fettsäuren	- 0,43 $\pm$ 0,09	+ 0,09 $\pm$ 1,65
Ketonkörper	+ 0,13 $\pm$ 0,04	- 0,80 $\pm$ 0,96

Tabelle 2. Austausch von Aminosäuren-Gruppen und einzelnen Aminosäuren (nmol/100 g x min). Mittelwerte und Standardfehler. Irrtumswahrscheinlichkeiten (*p $\leq$ 0,05) nach dem Wilcoxon Test

	Peripherie	Carcinome
Aminosäuren gesamt	- 357 $\pm$ 149	+ 633 $\pm$ 2442
Essentielle Aminosäuren	- 89 $\pm$ 40	+ 620 $\pm$ 664
Verzweigtkettige Aminosäuren	- 34 $\pm$ 20	+ 473 $\pm$ 347*
Glutamat	+ 73 $\pm$ 15	+ 104 $\pm$ 216
Glutamin	- 111 $\pm$ 40	+ 182 $\pm$ 1177
Alanin	- 168 $\pm$ 50	- 988 $\pm$ 518*

der Peripherie - wiederum den AV-Differenzen zur Folge - einheitlich ein Verbrauch von Ketonkörper, während die Tumoren eher zu einer Freisetzung dieser Substanzen in das Blut tendierten. Die quantitative Erfassung der Austauschquoten ließ noch wesentlich deutlicher als die AV-Differenzen erkennen, daß die Glucoseaufnahme und die Lactatabgabe seitens der Malignome im Vergleich zu den entsprechenden Vorgängen in der Peripherie exzessiv waren. Hinsichtlich der freien Fettsäuren und der Ketonkörper nivellierten sich bei der quantitativen Berechnung die Differenzen zwischen Tumor und Peripherie erheblich. Hervorzuheben ist dennoch, daß die periphere Utilisation der Ketonkörper vom arteriellen Angebot abhängig war und sich in dieser Beziehung vom (reduzierten) Glucoseverbrauch signifikant unterschied. Die Lactatabgabe der Malignome in Prozent der Glucoseaufnahme überschritt die der Peripherie erheblich und signifikant.

Die peripheren AV-Differenzen der Gesamtaminosäuren wie auch der essentiellen bzw. verzweigtkettigen und der nicht-essentiellen Aminosäuren war stark-negativ; das Gleiche gilt für Glutamin und Alanin. Die Tumoren wiesen bezüglich der essentiellen und verzweigtkettigen Aminosäuren wie auch des Glutamins schwach-positive AV-Differenzen auf. Was die Austauschquoten betrifft, so zeigen die peripheren Gewebe nur für Glutamat einen positiven Wert. Die transtumoralen Bilanzen der aufgeführten Aminosäurengruppen wie auch von Glutamat und Glutamin waren im Schnitt zwar positiv, streuten jedoch so massiv, daß ein sehr unterschiedlicher Aminosäurenstoffwechsel der einzelnen Malignome angenommen werden mußte. Eine Ausnahme bildeten die verzweigtkettigen Aminosäuren (signifikante tumorale Aufnahme) und Alanin (signifikante tumorale Abgabe). Weit stärker ausgeprägt als die Freisetzung von Alanin aus den Tumoren war die des Ammoniaks.

Diskussion

Der Befund einer relativ schlechten Durchblutung großer Tumoren entspricht der bekannten Tatsache einer Rarefizierung des terminalen Gefäßbettes solcher Tumoren. Erstmals beim Menschen demonstriert wurden die Relationen zwischen peripheren und tumoralen Austauschquoten energieliefernder Substrate. Adenocarcinome des Colons utilisierten Glucose offenbar als Hauptenergiequelle, obgleich sie - gemessen an der Glucoseaufnahme - mehr Lactat freisetzten als die Peripherie. Fettsäuren und Ketonkörper haben für Colontumoren calorisch wohl kaum eine Bedeutung. Die peripheren Gewebe hingegen verbrauchen bei malignen Erkrankungen Ketonkörper in Abhängigkeit vom Angebot. Diätetisch läßt sich daraus folgern, daß man bei Patienten mit Colontumoren relativ wenig Glucose und relativ viel Fett anbieten sollte, was den peripheren Geweben zugute kommt, ohne daß die Tumoren davon profitieren.

Entgegen der auf dem Schrifttum basierenden Erwartung (3, 4, 5), Glutamin trage zur energetischen Versorgung von Tumorzellen entscheidend bei, konnte eine signifikante Glutaminaufnahme durch die hier untersuchten Malignome nicht festgestellt werden. Die ausgeprägte Freisetzung von Alanin durch Colontumoren dürfte die ohnehin schon forcierte (energieverbrauchende) Gluconeogenese noch steigern. Unerwartet ausgeprägt war die tumorale Freisetzung des Ammoniaks; sie ließ sich durch die Aminosäurenaufnahme nicht erklären. Wie bekannt, führt sie nur fakultativ zu einer arteriellen Hyperammonämie.

Zusammenfassung

Die Bestimmung des Substrataustausches von 17 malignen Colontumoren beim Menschen ergab, daß Adenocarcinome Glucose als Hauptenergiequelle umsetzen, obwohl sie, gemessen an der Glucoseaufnahme, mehr Lactat freisetzten als die Peripherie. Fettsäuren und Ketonkörper haben für Colontumoren calorisch nur eine geringe Bedeutung. Die peripheren Gewebe hingegen verbrauchen bei malignen Erkrankungen Ketonkörper in Abhängigkeit vom Angebot. Eine wesentliche Bedeutung des Glutamins für die energetische Versorgung von Tumorzellen konnte entgegen den Erwartungen bei den untersuchten Coloncarcinomen nicht festgestellt werden.

Summary

In 17 patients with adenocarcinomas of the colon, tumor metabolism was investigated quantitatively during curative resections. It was shown that adenocarcinomas metabolized glucose as the main source of energy, although they released more lactate (in relation to glucose uptake) than the periphery. Fatty acids and ketone bodies only have minor importance for colon tumors in caloric terms. On the other hand, the peripheral tissues consume ketone bodies (depending on the supply) in malignant diseases. Contrary to expectations, appreciable use of glutamine in the energy supply of the tumor cells could not be detected in the colon carcinomas investigated.

Literatur

1. Eigenbrodt E, Fister P, Reinacher M (1985) New perspectives on carbohydrate metabolism in tumor cells (review). In: Breitner (ed) Regulation of carbohydrate metabolism. CRG Press, Boca Raton, Florida, Vol II, pp 141-179
2. Fürst P, Bergström J, Hellström B, Vinnars E, Herfarth Ch, Klippel C, Merkel N, Schultis K, Elwyn D, Hardy M, Kinruy J (1981) Amino acid metabolism in cancer. In: Klute R, Löhr GW (eds) Nutrition and metabolism in cancer. Thieme, Stuttgart New York, pp 75-89
3. Matsuno T (1987) Bioenergetics of tumor cells glutamine metabolism in tumor cell mitochondria. Int J Biochem 19:303-307
4. Striebel JP, Saeger HD, Ritz R, Lewelling H, Holm E (1986) Aminosäurenaufnahme und -abgabe kolorektaler Karzinome des Menschen. Infusionsth Klin Ern 13:92-104
5. Warburg O (1926) Über den Stoffwechsel der Carcinomzellen. In: Warburg O (Hrsg) Über den Stoffwechsel der Tumoren. Springer, Berlin, S 187-193

Dr. E. Hagmüller, Chirurgische Klinik Mannheim der Universität Heidelberg, Theodor Kutzer Ufer, D-6800 Mannheim

Chirurgisches Forum 1990
Berlin, 107. Kongreß, 18.–21. April 1990

Vortragsanmeldungen

Die Sitzungen des FORUM *für experimentelle und klinische Forschung* sind ein fester Bestandteil im Gesamtkongreßprogramm. Sie bestehen aus 7-Minuten-Vorträgen mit ausreichender Diskussionszeit über Ergebnisse aus der *experimentellen* und *klinischen Forschung*. Zur Beteiligung sind bevorzugt der chirurgische Nachwuchs, aber auch junge Forscher aus anderen medizinischen Fachgebieten zur Pflege interdisziplinärer Kontakte aufgefordert. Verhandlungssprachen sind Deutsch und Englisch.

Als Leitthemen der einzelnen Sitzungen sind vorgesehen: Trauma; Schock; Herz, Lunge und Gefäßsysteme; Transplantation; Onkologie; Magen-Darm, endokrine Chirurgie, Leber-Galle-Pankreas, perioperative Pathophysiologie-Intensivmedizin; Organersatz-Biomechanische Unterstützung.

Die Auswahl der Sitzungstitel für das endgültige Programm richtet sich nach dem zahlenmäßigen Überwiegen der eingereichten Beiträge zu den verschiedenen Themenkreisen auf der Basis der Qualitätsbewertung (siehe 9).

Bedingungen für die Anmeldung

1. Für die Anmeldung ist eine *Kurzfassung in sechsfacher Ausfertigung* bis spätestens **30. September** des Vorjahres vor dem Kongreßjahr an den FORUM-Ausschuß der Deutschen Gesellschaft für Chirurgie einzusenden:

   Sekretariat „Chirurgisches FORUM"
   Chirurgische Universitätsklinik
   D-6900 Heidelberg

   Bereits veröffentlichte Arbeiten dürfen nicht eingesandt werden!

2. Der Erstautor bestätigt durch seine Unterschrift, daß die gesetzlichen Bestimmungen des Tierschutzes bei tierexperimentellen Untersuchungen eingehalten worden sind.

3. Grundsätzlich ist die Anmeldung mehrerer verschiedener Beiträge möglich. Die Auswahl durch den wissenschaftlichen Beirat orientiert sich dahingehend, daß der *Erstautor* im endgültigen Programm *nur einmal* genannt werden kann.

4. Die Anmeldung eines Beitrags zum FORUM schließt die Anmeldung eines Vortrages mit dem gleichen Grundthema für eine andere Kongreßsitzung aus.

Kurzfassung

4. Die *Kurzfassung* soll in klarer Gliederung ausschließlich objektive Fakten über die Zahl der Untersuchungen oder Experimente, die angewandten Methoden und endgültigen Ergebnisse enthalten. Ausführliche Einleitungen, historische Daten und Literaturübersichten sind zu vermeiden. Nur Mitteilungen von *wesentlichem Informationswert* ermöglichen eine sachliche Beurteilung durch die Mitglieder des wissenschaftlichen Beirats.

5. Auf dem Formblatt (Beilage in den MITTEILUNGEN, ansonsten über Deutsche Gesellschaft für Chirurgie oder Sekretariat „Chirurgisches FORUM") sind die Namen der Autoren, beginnend mit dem Vortragenden, mit akademischem Grad sowie Anschrift von Klinik oder Institut und der Arbeitstitel einzutragen.

6. Da sich die Deutsche Gesellschaft für Chirurgie einer *„Empfehlung über die Begrenzung der Autorenzahl"* angeschlossen hat (siehe MITTEILUNGEN Heft 4/1975, Seite 140), können einschließlich des Vortragenden nur 4 Autoren genannt werden. Lediglich bei interdisziplinären Arbeiten sind insgesamt 6 Autorennamen möglich.

7. Dem *Text der Kurzfassung* wird nur der Arbeitstitel ohne Autorennamen vorangestellt, damit eine anonyme Weiterbearbeitung gesichert ist (siehe 9). Der Umfang darf das angegebene Feld nicht überschreiten. Die Einsendung hat per Einschreiben zu erfolgen. Die eigene Klinik (Institut) darf im Text nicht erwähnt oder zitiert werden.

8. Jeder Beitrag soll von dem Autor durch einen Vermerk für eines der oben angegebenen Leitthemen vorgeschlagen werden.

Anonyme Bearbeitung

9. Vor der Sitzung des FORUM-Ausschusses werden die Beiträge anonym (ohne Nennung der Autoren und der Herkunft) zur Beurteilung an die Mitglieder des wissenschaftlichen Beirats versandt. (Bestimmungen für den FORUM-Ausschuß siehe MITTEILUNGEN Heft 3/1973 Seite 70).

10. Die Autoren der angenommenen Beiträge werden bis Mitte November des Vorjahres vor dem Kongreß verständigt.

Manuskript

11. Das *Manuskript* ist in **doppelter Ausfertigung mit klarer Gliederung** (Zielsetzung, Methodik, Ergebnisse), *englischem Untertitel* und Zusammenfassungen auf Deutsch und Englisch einzureichen.

    Wenn **keine Bilder oder Tabellen** eingereicht werden, darf das Manuskript einschließlich deutscher und englischer Titel und Zusammenfassung sowie Literaturangaben **maximal 5 Schreibmaschinenseiten** haben (bei 4 cm Rand und $1^1/_2$ zeiligem Abstand).

    Jede *Schwarzweiß-Abbildung* (schematische Strichabbildungen) oder *Tabelle* verkürzt den zulässigen Schreibmaschinentext mindestens um $^1/_2$ Textseite. Es werden Positivabzüge (tiefschwarz) in Endgröße erbeten. Für jede Abbildung oder Tabelle ist eine kurze prägnante Legende auf besonderem Blatt erforderlich.

    Halbtonbilder, Fotos und Röntgenbilder werden nicht angenommen.
    Strichabbildungen, die mit einem PC erstellt werden, müssen über Laserdrucker ausgegeben werden (kein Nadeldrucker).
    Die *Bibliographie* soll 5 Zitate nicht überschreiten.

12. Die redaktionellen Vorschriften sind sorgfältig zu beachten. Gelegentlich trotzdem erforderlich werdende redaktionelle Änderungen im Rahmen der gegebenen Vorschriften behält sich die Schriftleitung vor.

13. Die *endgültige Fassung* wird in einem zitierfähigen FORUM-Band als Supplement von Langenbecks Archiv vor dem nächsten Kongreß gedruckt vorliegen.

Einsendeschluß

14. Manuskripte, die bis zum **31. 12. 1989** nicht eingegangen sind, können im FORUM-Band nicht berücksichtigt werden und schließen eine Aufnahme in das endgültige Kongreßprogramm aus.

15. Lieferung von *Sonderdrucken* nur bei sofortiger Bestellung nach Aufforderung durch den Verlag und gegen Berechnung.

Wissenschaftlicher Beirat im FORUM-Ausschuß der Deutschen Gesellschaft für Chirurgie

Ch. HERFARTH – Heidelberg M. BETZLER – Heidelberg
Vorsitzender des Beirats M. RAUTE – Mannheim
 Für das FORUM-Sekretariat